スキーマ療法

パーソナリティの問題に対する
統合的認知行動療法アプローチ

ジェフリー・E・ヤング
ジャネット・S・クロスコ
マジョリエ・E・ウェイシャー【著】

伊藤絵美【監訳】

SCHEMA THERAPY
A PRACTITIONER'S GUIDE

Jeffrey E.Young
Janet S.Klosko
Marjorie E.Weishaar

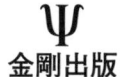

・デビー，サラ，そしてジェイコブに捧ぐ

——J. E. Y.

・わが師であるデイビッド・バーロウ先生に捧ぐ　すべての感謝を込めて

——J. S. K.

・両親に捧ぐ

——M. E. W.

Schema Therapy

A Practitioner's Guide

by

Jeffrey E. Young, Janet S. Klosko, & Marjorie. E. Weishaar

Copyright © 2003 by The Guilford Press, A Division of Guilford Publications, Inc.
Japanese translation rights arranged with The Guilford Press, A Division of Guilford Publications, Inc.
through Japan UNI Agency, Inc., Tokyo.
Printed in Japan

序　文

　我々がスキーマ療法についてまとまった著作を世に出してから，早いことにもう9年もの年月が過ぎてしまった。この約10年のあいだに，スキーマ療法に対する関心は急速に高まっており，我々はいろいろな人びとから，最新版をいつ出版するのか始終訊かれるようになった。そのたびに我々は，そのような大きな仕事にとりかかる時間がないという言い訳を，きまり悪さを覚えつつもしつづけてきた。

　しかし我々もようやく決心し，スキーマ療法を実践する際の"バイブル"とするべく，3年もの年月をかけて本書を執筆し，このたびようやく出版の運びとなった。スキーマ療法はこの10年でさらに進化し，改良されている。本書では，概念モデル，治療手続き，事例，患者とのやりとりなどが豊富に提示されているが，我々はそれらの全てを通じてスキーマ療法の最新版を提示するよう心がけた。特に，境界性パーソナリティ障害と自己愛性パーソナリティ障害に対するアプローチはこの10年でかなり進化した。本書では特別に章を設けてこの2つの障害について詳しく論じている。

　この10年もの間，メンタルヘルスの領域ではさまざまな変化が起きており，それがスキーマ療法にもさまざまな影響をおよぼしている。まず，さまざまな志向性をもつ多くの臨床家が，伝統的な心理療法のアプローチに限界を感じはじめたことが挙げられる。と同時に，心理療法の統合に対する関心が高まってきたことも大きな変化であるといえる。スキーマ療法は，まさに包括的で統合的な心理療法であり，だからこそ既存の心理療法の枠組みを超えたアプローチを求める多くの臨床家や研究者が（おそらく患者を"受容"しつつも，一方で積極的に患者を導いていくようなアプローチを皆は求めているのだろう），スキーマ療法に多大な関心を抱くものと思われる。

　スキーマ療法に対する関心の高まりは，Youngスキーマ質問票（Young Schema Questionnaire: YSQ）が世界中の臨床家や研究者たちに広く使われているという事実からもわかるだろう。YSQはすでに，スペイン語，ギリシャ語，オランダ語，フランス語，日本語，ノルウェー語，ドイツ語，フィンランド語に翻訳されており，しかもそれよりもさらに多くの国で，我々のモデルを用いた研究が行われている。YSQに関して厳密な基準を設けて実施されたさまざまな研究の成果は，我々のスキーマモデルを実証的に支持するものであった。

　スキーマ療法に対する関心の高まりは，我々が10年近くも前に出版した2つの著作が今もなお売れ続けていることからもわかるかもしれない。その1つである"*Cognitive*

Therapy for Personality Disorders: A Schema-Focused Approach" は第 3 版を重ねている。もう 1 つの "*Reinventing Your Life*" は 12 万 5,000 冊も売れ，今でも町の大きな書店で手に入れることができる。本書はいくつかの言語に翻訳されてもいる。

　この 10 年間，スキーマ療法はパーソナリティ障害のみならず，さまざまな対象に適用されるようになってきている。スキーマ療法は今ではさまざまな臨床的問題や障害，そしてさまざまな人びとに向けて活用されている。それはたとえば，慢性的な抑うつ，幼少期の外傷体験，犯罪の加害者，摂食障害，カップルのための治療，物質乱用の再発予防などである。スキーマ療法はまた，I 軸障害患者が性格上の問題を抱えている場合，障害の急性症状が軽快した後に本来の性格上の問題を改善するために適用されることも多い。

　もう一つ重要な発展として挙げられるのは，スキーマ療法とスピリチュアリティとの統合である。Tara Bennett-Goleman の著した "*Emotional Alchemy*"，John Cecero の著した "*Praying Through Our Lifetraps: A Psycho-Spiritual Path to Freedom*"，Joseph Novello の著した "*The Myth of More*" の 3 作は，スキーマ療法のアプローチとマインドフルネス瞑想法や伝統的な宗教的実践との融合を試みたものである。

　一方，この 10 年の間には我々を失望させるような変化もあった（ぜひ次の 10 年の間にそのような変化を挽回するような改善を望みたい）。それは合衆国においてマネジドケア（管理型医療）の影響力が大きくなったことと，それに伴ってパーソナリティ障害に対する医療費の抑制が図られたことである。そもそも II 軸障害は治療に時間がかかり，短期的治療に焦点を当てたマネジドケアのモデルには馴染みにくい。マネジドケアが浸透するにつれて，臨床家がパーソナリティ障害のための保険料の払い戻しを受けるのが難しくなり，研究者がパーソナリティ障害を対象とした研究助成金を獲得するのも難しくなっている。このような結果，パーソナリティ障害に対する支援や研究において，合衆国は他国に後れを取ることになってしまった。

　このような残念な流れはさらに，パーソナリティ障害に対して十分にデザインされた実証的効果研究の不足につながっている（Marsha Linehan の弁証法的行動療法だけが大いに注目すべき例外である）。スキーマ療法の実証的な裏づけを得るための研究に，なかなか助成がつかなくなっているのである。

　このような事情により，我々はスキーマ療法の研究に対する資金援助を他国に頼るようになっている。今我々がもっとも期待しているのは，Arnord Arntz のグループがオランダで行っている大規模な効果研究である。この研究は，境界性パーソナリティ障害に対する治療効果を，我々のスキーマ療法と Otto Kernberg のアプローチにおいて比較検討しようとするものである。我々はこの研究の成果を心待ちにしている。

　ここで，スキーマ療法にあまり馴染みのない読者のために，我々のアプローチについて簡単に解説しておきたい。よく用いられている他のアプローチと比較した場合のス

キーマ療法の利点を，これからいくつか挙げてみる。まず第1に，スキーマ療法は非常に統合的である。スキーマ療法は，認知行動療法，力動的心理療法（特に対象関係論），アタッチメント理論，ゲシュタルト療法の特徴を統合的に兼ね備えている。スキーマ療法は認知と行動を治療の柱とみなしているが，同時に，感情的な変化や体験的技法，そして治療関係も同じぐらい重視している。

第2の利点は，スキーマ療法がある意味では非常にシンプルでありながらも，同時に深みと複雑さを備えているということである。スキーマモデルはセラピストにも患者にも理解しやすいものである。一方，スキーマ療法と多くの共通点を有する他のさまざまな治療法は，患者にとって非常に複雑で，混乱を招くことが少なくない。スキーマモデルはそれらの治療法を非常にシンプルでわかりやすい形に統合している。つまりスキーマ療法は，常識を重視する認知行動療法（CBT）の利点と，それよりもっと深い側面を追求する力動的心理療法やそれに関連するアプローチの魅力の両方を兼ね備えている。

スキーマ療法は，CBTの2つの核心的特徴，すなわち"構造化されていること"および"系統的であること"という特徴をそのまま継承している。スキーマ療法のセラピストはCBTと同様，まずアセスメントを実施し，そのうえで治療的介入の段階に入る。セラピストはアセスメントの段階で，さまざまな尺度を援用しながら，患者のスキーマおよびコーピングスタイルを明らかにしていく。次の治療的介入の段階では，セラピストは積極的かつ指示的に患者をリードする。セラピストは患者が認知的洞察を得るだけではよしとせず，感情的変化，対人関係的変化，行動的変化が起きるようさまざまな試みをおこなう。さらにスキーマ療法はカップルの治療にも適用可能である。すなわちカップルのそれぞれが自らのスキーマを理解し，修復するのを手助けする。

スキーマ療法のさらなる利点としては，個別的であることが挙げられる。スキーマモデルは，個々のスキーマ，個々のコーピングスタイル，個々のスキーマモードについて，その特徴を明確に示している。しかもその治療戦略も非常に個別的である。たとえば「治療的再養育法」（limited reparenting）という概念と方法はスキーマ療法ならではの戦略である。さらにスキーマ療法は，治療関係を理解すると同時にそれを治療に活かすための具体的な方法論も有している。スキーマ療法のセラピストは，患者との治療を進めながら，セラピスト自身のスキーマやコーピングスタイル，そしてスキーマモードを観察し，それを治療に活かしていく。

スキーマ療法の最大の利点を最後に挙げる。それは我々のアプローチが従来の治療法に比べ，患者に対してさらに親切で思いやり溢れるものであるということである。スキーマ療法は，心理学的障害を"病理"とみなすのではなく，むしろそれを"ごく当たり前のもの"としてノーマライズする。我々は，全ての人がスキーマやコーピングスタイル，そしてスキーマモードを有していると考えている。治療を必要とする患者は，それらをより極端かつ強固に有しているにすぎないのである。スキーマ療法は深刻な問題

を抱える患者，とくにパーソナリティ障害を抱える患者を最大限に尊重し，できる限りの共感を示す。これらの患者は他のアプローチにおいては最小限の思いやりしか与えられず，むしろ非難されてしまうことが多い。しかしスキーマ療法では，「共感的直面化」と「治療的再養育法」というアプローチを通して，このような患者に最大限の思いやりを示すことができる。なかでも特にスキーマモードという概念は重要である。我々はスキーマモードという概念を活用することによって，患者と協同関係を保ちながら，患者の強固な不適応的行動に向き合うことができるようになった。

最後に，この10年間のスキーマ療法の進展について述べておきたい。第1に我々は，スキーマのリストを改訂し，より包括的なものとした。新たなリストには18のスキーマが含まれ，それらは5つのスキーマ領域に分類される。第2に我々は，境界性パーソナリティ障害と自己愛性パーソナリティ障害について，スキーマモードという概念を非常に重視する視点から，具体的な治療手続きを新たに構築した。これらの手続きによって，スキーマ療法はさらに豊かな治療法へと進化した。第3に，コーピングスタイル（とりわけ「スキーマの回避」と「スキーマへの過剰補償」），および行動パターンを変容することによってコーピングスタイルを修正することに，これまでよりもさらに重点を置くようになった。スキーマ療法が目指すのは，コーピングスタイルをこれまでの不適応的なものからより健康なものに置き換えることによって，中核となる感情的欲求を自分自身で満たせるようになることである。

第4に，スキーマ療法が発展し成熟するにしたがって，我々は，全ての患者に対して，とりわけより深刻な障害を抱える患者に対して，「治療的再養育法」を適用することを重視するようになっている。治療関係という制約のある枠組みのなかで，セラピストは患者の満たされなかった幼少期の欲求を満たすよう試みる。第5に，我々は，特に治療関係との関連において，セラピスト自身のスキーマとコーピングスタイルにさらに注目するようになっている。

本書が，慢性的で長期的な問題やパターンを抱える患者に対する新たな治療的アプローチを，多くのセラピストに提供できることを我々は願っている。我々のアプローチは従来のやり方では治療が困難で，さらなる治療的工夫を要する患者のために構築されたものである。本書によって，そのような患者が治療的利益を大いに受けることができるよう，我々は心から願っている。

謝　辞

□著者全員より

本書の執筆は長く困難なプロジェクトであった。その間，我々を支えてくれたギルフォード社の方々に感謝したい。Kitty Moore は編集責任者として，本書の編集にあたって無数のアドバイスと援助を与えてくれた。Anna Nelson は編集担当者として，我々の

執筆の進行を常に見守ってくれた。そして我々と一緒に仕事をすることを楽しんでくれた。Elaine Kehoe は本書をこのように美しく装丁してくれた。他にも我々と共に仕事をしてくれたギルフォード社のスタッフすべてに感謝する。

George Lockwood 博士に特別な感謝を示したい。博士は，精神力動的アプローチについて歴史的経緯や多くの知見を我々にレクチャーしてくれたが，それは大変貴重な経験であった。我々は第1章において統合的治療アプローチについて論じているが，そのために必要な多くの文献を提供してくれたのも博士である。博士と一緒に仕事をするのは本当に楽しい体験である。ぜひ今後も仕事で協同できればよいと願っている。

マンハッタンのスキーマ療法センターのスタッフの皆さんにも感謝したい。特に，Nancy Riberio と Sylvia Tamm にはいくら感謝してもしきれないぐらいである。我々の活動をいつも皆で支えてくれていることに，心からありがとうと言いたい。皆さんは，嵐の中で唯一のあたたかく安心できる港のような存在である。

最後に，すべての患者の方々に感謝の意を示したい。悲劇を希望と癒しに変えていくことを我々に教えてくれたのは，患者の皆さんなのである。

☐ Jeffrey E. Young

我々がスキーマ療法を構築し，本書を執筆する間，多くの方々が我々を支えてくれた。本書の執筆は我々にとって非常に厳しい仕事であったが，皆の支えによってやり遂げることができた。心から感謝したい。

Wendy Behary, Pierre Cousineau, Cathy Flanagan, Vivian Francesco, Gerorge Lockwood, Marty Sloane, Bob Sternberg, Will Swift, Dick と Diane Wattenmaker，そして，William Zangwill は，私の親しい友人であるが，ほとんど家族のような存在である。彼／彼女らの長年にわたる友情と思いやりに，そして私がスキーマ療法を構築するにあたって受けた数々の手助けに深く感謝する。

さまざまなアプローチを通じてスキーマ療法の発展にご尽力いただいている国内外の共同研究者の方々，Arnoud Arntz, Sam Ball, Jordi Cid, Michael First, Vartouhi Ohanian, Bill Sanderson, Glenn Waller, そして David Weinberger にも深く感謝を捧げたい。

私の秘書である Nancy Riberio にも感謝する。彼女は私の気まぐれに日々耐え続け，私の仕事を全面的にサポートしてくれている。

私の父にも感謝を捧げる。父が私に注いでくれた無条件の愛情が，スキーマ療法における「治療的再養育法」のモデルとなっている。

最後に，私の師匠である Tim Beck に心からの感謝を捧げたい。彼は私の個人的な友人であると同時に，私のキャリアを導いてくれた先達でもある。

□ **Janet S. Klosko**

　私の共同研究者の方々，とりわけ Jayne Rygh 博士，Ken Appelbaum 博士，David Bricker 博士，William Sanderson 博士，そして，Jenna Smith, CM に感謝したい。家族そして友人たちにも深く感謝を捧げる。特に私が仕事を続けるための"安全基地"を提供してくれる Michael と Molly には，心から感謝する。

□ **Marjorie. E. Weishaar**

　私を導いてくださった先生方の英知とご指導に感謝する。とりわけ Aaron T. Beck 先生には心からお礼を述べたい。さらに私の共同研究者および学生たちの多大な支援に感謝する。最後に4世代にもわたる私の家族全員に感謝する。家族は私に，ユーモア，楽観性，誠実さ，変わらぬ愛を惜しみなく与えてくれた。

目　　次

序　文　3
謝　辞　6

1
スキーマ療法：概念モデル……………………………15

1-1　認知療法からスキーマ療法への進化…15／1-2　スキーマ療法の開発…19／1-3　早期不適応的スキーマ…20／1-4　早期不適応的スキーマの特徴…22／1-5　スキーマの起源…24／1-6　スキーマ領域と早期不適応的スキーマ…27／1-8　早期不適応的スキーマの生物学…42／1-9　スキーマの作用…46／1-10　不適応的なコーピングスタイルとコーピング反応…49／1-11　スキーマモード…56／1-12　「アセスメントと教育のフェーズ」と「変化のフェーズ」…63／1-13　スキーマ療法と他のモデルとの比較検討…66／1-14　要約…81

2
アセスメントと教育のフェーズ……………………………84

2-1　スキーマに焦点を当てた事例概念化…86／2-2　アセスメントと教育の段階的プロセス…91／2-3　スキーマに関する質問紙…96／2-4　イメージ技法によるアセスメント…101／2-5　生来の感情的気質をアセスメントする…109／2-6　その他のアセスメント法…111／2-7　スキーマについて患者に教育する…111／2-8　スキーマに焦点を当てた事例概念化の完成…113／2-9　要約…113

3
認知的技法……………………………………………114

3-1　認知的技法の概要…115／3-2　治療スタイル…115／3-3　認知的技法…117／3-4　要約…131

4

体験的技法 ……………………………………………………134

4-1 アセスメントのためのイメージ技法と対話技法…134／4-2 変化のフェーズにおける体験的技法…146／4-3 体験的技法を通じて治療の障害を乗り越える：スキーマの回避…165／4-4 要約…169

5

行動パターンの変容 …………………………………………170

5-1 コーピングスタイル…171／5-2 行動パターンの変容が可能となるのはいつか…176／5-3 ターゲットとなる行動を同定する…177／5-4 パターン変容の対象とする行動に優先順位をつける…184／5-5 行動変容のためのモチベーションを高める…185／5-6 フラッシュカードを作成する…187／5-7 イメージ技法とロールプレイを用いて健康的な行動をリハーサルする…187／5-8 ホームワークの課題を設定する…188／5-9 ホームワークの結果を共有する…189／5-10 「行動パターンの変容」に関する事例…189／5-11 行動を変容させる際の障害を克服する…194／5-12 生活に大きな変化を起こす…200／5-13 要約…201

6

治療関係 ………………………………………………………203

6-1 「アセスメントと教育のフェーズ」における治療関係…203／6-2 「変化のフェーズ」における治療関係…224／6-3 要約…234

7

個々のスキーマに対する具体的な治療戦略 ………………235

7-1 スキーマ領域：断絶と拒絶（Disconnection and Rejection）…235／7-2 スキーマ領域：自律性と行動の損傷（Impaired Autonomy and Performance）…256／7-3 スキーマ領域：制約の欠如（Impaired Limits）…270／7-4 スキーマ領域：他者への追従（Other-Directedness）…277／7-5 スキーマ領域：過剰警戒と抑制（Overvigilance and Inhibition）…291

8

モードワーク ………………………………………………………310

8-1 どのような場合にモードワークを行うか？…311／8-2 主なスキーマモード…311／8-3 モードワークにおける7つのステップ…318／8-4 事例：アネットの場合…319／8-4 要約…342

9

境界性パーソナリティ障害のスキーマ療法 ………………345

9-1 境界性パーソナリティ障害のスキーマについて…345／9-2 BPD患者の治療…361／9-3 結論…415

10

自己愛性パーソナリティ障害のスキーマ療法 ……………416

10-1 自己愛性パーソナリティ障害患者に特徴的なスキーマモード…416／10-2 自己愛性パーソナリティ障害患者の診断基準（DSM-IV）…423／10-3 自己愛性パーソナリティ障害 対 "純粋な「権利要求スキーマ」"…424／10-4 幼少期における自己愛の起源…425／10-5 親密な関係における自己愛性パーソナリティ障害患者の特徴…428／10-6 自己愛のアセスメント…432／10-7 事例提示…435／10-8 自己愛の治療…439／10-9 自己愛の治療においてよく見られる問題…467／10-10 要約…468

監訳者あとがき　471
文　　献　478
さくいん　483

スキーマ療法

スキーマ療法:概念モデル

　スキーマ療法はYoungとその共同研究者によって開発された革新的で統合的な心理療法である(Young, 1990, 1999)。スキーマ療法は,伝統的な認知行動アプローチの概念と治療法を飛躍的に拡大かつ展開したものである。その治療モデルにおいては,認知行動療法,アタッチメント理論,ゲシュタルト療法,対象関係論,構成主義,精神分析学派が豊かな形で統合されている。

　スキーマ療法は心理療法の新たなシステムを提供している。このシステムは特に,これまで治療が難しいと考えられてきた,固定化した慢性的な心理的障害をもつ患者に適している。我々の臨床経験によると,本格的なパーソナリティ障害の患者やⅠ軸の疾患の背景に深刻な性格上の特徴を持つ患者が,スキーマ療法に非常によく反応する(ただし他の治療法と組み合わせる場合もある)。

1-1　認知療法からスキーマ療法への進化

　認知行動療法[注1]を概観することで,Youngがスキーマ療法を構築した理由を説明しやすくなる。多くの認知行動療法の研究者および実践家によって,Ⅰ軸障害(例:気分障害,不安障害,性の問題,摂食障害,身体表現性障害,物質乱用障害)に対する心理療法は飛躍的な発展を遂げた。Ⅰ軸障害に対する認知行動療法は概して短期間に終了し(大体20セッション前後),症状の軽減や患者がスキルを身につけること,そして患者が現在抱える生活上の問題を解決することを目指している。

　認知行動療法によって多大な助けを得られる患者も多いが,またそうでない患者も少なくない。治療効果研究によれば,認知行動療法は概して高い成功率を示している(Barlow, 2001)。たとえばうつ病に対しては,治療直後では60%もの患者に成果が見

注1:本書において我々が用いる「認知行動療法」という用語は,BeckやBarlowらが開発した,Ⅰ軸障害の治療に焦点を当てた治療法を指すものとする(Beck, Rush, Shaw, & Emery, 1979; Craske, Barlow, & Meadows, 2000)。認知行動療法にも,困難な問題を抱える患者に対して開発されたアプローチがあり(たとえばBeck, Freeman, & Associates, 1990を参照),それらは我々のスキーマ療法とかなり類似している。この点については本章で後述する。しかし現時点において,ほとんどの認知行動療法のアプローチは困難な問題を抱える患者の治療にそのまま適用するのは難しいであろう。

られる。しかし1年後の再発率は30％にものぼり，しかも残念ながらそもそも最初からさほど成果の得られない患者も存在する（Young, Weinberger, & Beck, 2001）。特に，パーソナリティ障害や性格上の問題を有する患者は，伝統的な認知行動療法に対して十分な効果を示さない（Beck, Freeman, & Associates, 1990）。現在，認知行動療法が直面しているのは，これらの慢性的で治療抵抗性の困難を抱える患者のためのアプローチを新たに構築しなければならないという課題である。

　伝統的な認知行動療法の成果が，患者の有する性格上の問題によって減弱されてしまう場合がある。性格上の問題を抱える患者が，たとえばうつ病や不安障害といったⅠ軸障害の治療を受けた場合，治療そのものがうまく進まなかったり，治療終結後に再発したりする。たとえばある女性患者は，広場恐怖を伴うパニック障害に対して認知行動療法を受けた。彼女は，呼吸コントロール，破局的思考の修正，恐怖刺激に対する段階的曝露を含む治療プログラムを通して，パニックに対する恐怖が減り，さまざまな場面への回避を克服した。にもかかわらず，彼女は治療を終了した途端，ふたたび広場恐怖に陥ってしまった。彼女は依存的な性格パターンを有しており，自分を弱く，欠陥のある存在と捉えていた（おそらく彼女は，我々が「依存スキーマ」や「脆弱性スキーマ」と呼んでいるものを有している）。そしてこのような特徴が，彼女が世界に乗り出していくことを阻んでいた。彼女は何を決めるのにも自信がなく，運転したり，状況を改善したり，金銭を管理したり，適切な目標を設定したりする実践的なスキルに欠けていた。代わりに彼女は，重要他者にそれらのことを頼み，やってもらっていた。つまり彼女は，セラピストの手助けがなければ，認知行動療法を通じて学んだスキルを生かして外出することができなかったのである。

　性格上の問題を抱えた患者も，はじめはⅠ軸の症状のために治療に訪れることが多くあるが，その場合，Ⅰ軸の症状が軽快した後，本来の性格上の問題が治療の焦点となる。たとえばある男性患者は，強迫性障害のために認知行動療法を受けに来た。曝露反応妨害法を中心とした行動的プログラムを通じて，彼は，彼の生活時間のほとんどを奪っていた強迫観念と強迫行為を克服することができた。それらの症状が軽減された途端，彼は，それまで症状にあてていた時間を他の活動に費やす必要が出てきた。しかし彼はこれまでほとんど孤立した生活を送ってきており，社会生活がほとんど欠如していた。つまり彼は強迫性障害が軽快したことで，このような問題に直面することになったのである。彼は，我々が「欠陥スキーマ」と名づけたスキーマを有しており，このスキーマを用いてこれまで社会的場面を回避していた。彼は幼少期から，他者から軽蔑されたり拒絶されたりすることに対して過敏で，そのため，他者との交流をほとんど避けていた。もし彼が充実した社会生活を送りたいのであれば，このような長期にわたる回避のパターンに取り組まなければならないだろう。

　また，焦点を当てるべき症状が特に見られないという患者が，認知行動療法を受けに

訪れる場合もある。このような患者が抱える問題は，曖昧で漠然としており，凝縮されていない。そして，自分の人生には何かが欠けており，何かがうまくいっていないと漠然と感じている。こういった人びとが性格上の問題を抱えていることは多い。これらの患者は，症状の治療ではなく，これまでの人生で抱えてきた慢性的な問題（例：職業生活，対人関係）に対する治療を求めて訪れるのである。この場合，I軸の症状が重篤でなかったり，そもそもI軸の症状がない場合があり，そのため伝統的な認知行動療法を適用しづらい。

1-1-1　なぜ伝統的な認知行動療法は，性格上の問題に十分な効果を示さないか

　伝統的な認知行動療法におけるいくつかの仮定は，性格上の問題を抱える患者の実情とは合わない。このような患者の有する心理的特性は，さほど複雑でないI軸障害だけを有する患者のそれとは異なっており，そのことがこのような患者に認知行動療法が十分な効果を示さない原因となっている。

　たとえば認知行動療法における仮定には，「患者は治療手続きを自主的に遵守する」というものがある。つまり標準的な認知行動療法では，「患者は，症状を軽減したり，スキルを身につけたり，生活上の問題を解決したりするための強い動機づけを持っており，したがって強力な正の強化があれば，治療手続きにこころよく従うだろう」と仮定している。しかし性格上の問題を有する患者の場合，治療に対する動機づけやアプローチの仕方はもっと複雑である。このような患者はしばしば，認知行動療法の治療手順に従うことを拒否したり，そもそも従うことができなかったりする。たとえば彼／彼女らはホームワークの課題をやってこなかったり，セルフコントロール法を学ぶことを拒否したりするかもしれない。あるいは，自助のためのスキルを身につける前に，セラピストによる慰めを必要としているのかもしれない。

　他の認知行動療法における仮定としては，「短期間の訓練を通じて，患者は自身の認知や感情にアクセスできるようになり，しかもそれらをセラピストに報告できるようになる」ということがある。治療の初期段階で，患者は自らの思考や感情をモニターし，記録することを求められる。しかし，性格上の問題を抱える患者には，これらのことができない人が多い。これらの患者がそもそも自分の認知や感情にアクセスできない場合があるが，それは彼／彼女らが認知的回避や感情的回避を行っているためである。彼／彼女らは自分の心をかき乱す考えやイメージを自ら遮断しており，自分自身を深く見つめたり，痛みを伴う記憶を想起したりすることを避けている。このような患者は，治療の進展に必要な行動や場面を回避することも多い。回避によってネガティブな感情が軽減されるという「負の強化」を，彼／彼女らはこれまでの人生で学んできたのだろう。そこで行動的な回避という道具的反応が形成されたのである。不安や抑うつのようなネガティブな感情は，幼少期の記憶に関連のある刺激によって引き起こされることが多い。

このような患者は，ネガティブな感情が生じることを避けるため，刺激そのものを回避するようになる。回避が習慣化されると，ネガティブな感情に対する他の対処法を身につけることが非常に難しくなる。

　認知行動療法には，「患者は，認知行動療法においてさまざまな練習（例：経験に基づく分析，論理的対話，行動実験，段階的練習や反復練習）を積むことを通じて，問題のある認知や行動を自ら修正できるようになる」という仮定もある。しかしこの仮定も，性格上の問題を抱える患者にはあてはまらないことが多い。我々の経験では，このような患者は認知行動療法の技法練習に対して，歪曲された思考や自滅的な行動を通じてひどく抵抗する場合があり，その場合，何カ月もの期間を治療に費やしても，改善が見られないことが少なくない。

　性格上の問題を抱える患者は，えてして心理的柔軟性に欠けている。そのため認知行動療法の技法になかなか反応せず，短期間の治療でははかばかしい回復が見られないことが多い。これらの患者は心理的に「硬い」のである。この「硬さ」はパーソナリティ障害の大きな特徴でもある（American Psychiatric Association, 1994, p.633）。患者自身が，「自分は変わることができないだろう」との絶望感を表明することがある。このような患者の性格上の問題は非常に自我親和的である。彼／彼女らの自滅的なパターンは，あまりにも「自分であることそのもの」なので，それを変えるということ自体，想像することが難しいのだろう。性格上の問題は患者のアイデンティティの中核にあり，したがって性格上の問題を変えようとすることは，自分のアイデンティティを放棄するのに等しい。つまり患者にとって自分が変わるとは，自分が死ぬこと，少なくとも自分の一部を殺すことでもある。そこでセラピストが治療を通じて患者のパターンを変えようとしても，患者は頑なに，そして反射的に，そしてときには攻撃的に，自らのアイデンティティや世界観に固執しようとする。

　認知行動療法では，「最初の数回のセッションを通じて，セラピストは患者と協同関係を結ぶことができる」と仮定している。通常，認知行動療法では治療関係上の問題を主要なテーマとして捉えたりはしない。しかしこのような問題こそ，性格上の問題を抱える患者が治療に取り組むために最初に克服すべきものである。通常の認知行動療法では，治療関係を治療の"主効果"とはみなさないが，性格上の問題を抱える患者の場合，セラピストと良好な協同関係を作ること自体が難しい。その困難は，彼／彼女らの治療外での対人関係の困難を反映したものでもある。このような患者は，幼少期から非機能的な対人関係を経験してきた人が多い。長期にわたる対人関係上の問題は，パーソナリティ障害を有する人のもう一つの大きな特徴である（Millon, 1981）。これらの患者は，安全な治療関係を作ること自体に困難を感じる。患者の中には（特に境界性パーソナリティ障害や依存性パーソナリティ障害において），自分の情緒的欲求をセラピストに満たしてもらうために必死になるあまり，治療外の実生活に目を向けられなくなってしま

う人もいる。また他のパーソナリティ障害（例：自己愛性，妄想性，失調型，強迫性パーソナリティ障害）を有する患者は，セラピストから逃れようとしたり，セラピストに対して敵意を抱いたりすることが多く，その結果，セラピストと良好な治療関係が結べなくなる。これらの患者にとって対人関係上の問題は治療の中心とすべき課題であるが，伝統的な認知行動療法では治療関係をさほど重要視してこなかった。しかしこれらの患者をアセスメントしたり，治療したりする上で，治療関係は重要なテーマの一つである。

認知行動療法では，「患者は治療のターゲットとすべき問題を比較的容易に同定できる」とも仮定している。しかし性格上の問題を抱える患者には，この仮定も当てはまらないことが多い。これらの患者が示すのは，漠然としていて，慢性的で，広範にわたる人生上の問題である。彼／彼女らは生活の大部分において不幸せで，記憶にある限り，人生に満足したためしがない。おそらくこれらの患者の大部分は，恋愛関係を長期に渡って維持することができなかったり，仕事において自らの能力を十分に発揮できなかったり，人生を非常に空虚なものと感じていたりするだろう。彼／彼女らは基本的に，愛や仕事，遊びから満足感を得られない。このような患者が抱いているのは広範囲で同定するのが難しい人生上の困難であり，それは標準的な認知行動療法が容易に焦点を当てられるものではないのである。

本章では後に，個々のスキーマがいかに標準的な認知行動療法の適用を困難にするか，ということについて検討したい。

1-2　スキーマ療法の開発

以上に述べてきたさまざまな理由から，Young（1990, 1999）は，伝統的な認知行動療法では十分な効果の得られなかった，つまり"治療がうまくいかなかった"慢性的な性格上の問題を抱える患者を治療するために，スキーマ療法を開発した。スキーマ療法は認知行動療法を拡張した体系的アプローチであり，多様な学派の技法を統合的に用いる。スキーマ療法は個々の患者に合わせて，短期的にも中期的にも長期的にも適用可能である。伝統的な認知行動療法に加え，患者の抱える心理的問題の幼少期や思春期における起源を探索すること，感情に焦点化した技法を用いること，治療関係を重視すること，不適応的なコーピングスタイルを修正することなどを強調しているのが，その特徴である。

スキーマ療法は，長期にわたって性格上の問題を抱えているⅠ軸およびⅡ軸の患者に対し，急性症状がある程度改善した時点で導入するべき治療法であり，通常，認知行動療法や薬物療法といった他のアプローチと共に実施される。スキーマ療法が焦点を当てるのは，急性の精神症状（例：大うつ病エピソード，頻発するパニック発作）ではなく，障害における性格上の諸問題である。スキーマ療法は，慢性的な抑うつや不安の問題，摂食障害，カップルが抱える困難な問題，親密な対人関係を維持するにあたっての

困難といった対象に対して効果的であることが確かめられている。また、犯罪者の再犯予防や薬物中毒の再発防止のためにも効果が認められている。

スキーマ療法は、性格上の問題を抱える患者における中核的な心理的問題を取り扱う。次節で詳しく論じるが、我々はこのような中核的な主題を、「早期不適応的スキーマ（Early Maladaptive Schemas）」と命名した。スキーマ療法は、患者の抱える慢性的で広範な問題についてよりよく理解し、それらの問題を統合的に整理できるよう、患者とセラピストを手助けする。スキーマ療法では、幼少期から現在に至るまでの患者のスキーマに焦点を当てるが、特にその際、患者の対人関係のあり方に注目する。スキーマ療法のモデルを通じて、患者は自身の性格上の問題を自我違和的なものとして捉えられるようになり、これまで抱いてきたスキーマを手放す勇気を与えられる。セラピストは患者と協力して、患者が自らのスキーマと格闘し、さまざまな技法（認知的技法、感情的技法、行動的技法、対人関係的技法）を活用できるようになることを目指す。もし患者が自らのスキーマに基づいた非機能的なパターンを繰り返し示すようであれば、セラピストは、それらを変化させるべき合理的な理由を提示しながら、あくまで共感的な態度を崩さずに、患者のそのような非機能的なパターンに取り組んでいく。その場合セラピストは、「治療的再養育法」というアプローチを通して、幼少期に満たされなかった患者の欲求を適度に満たしていく。

1-3　早期不適応的スキーマ

1-3-1　構成概念としての「スキーマ」の歴史

本節では、スキーマ療法における基礎理論について詳しく論じる。まずは「スキーマ」という概念のこれまでの歴史を概観する。

「スキーマ」という語は、さまざまな領域において用いられている。「スキーマ」の一般的な意味としては、「構造（structure）」「枠組み（framework）」「輪郭（outline）」というのが代表的である。初期のギリシャ哲学では、ストア学派の哲学者たちがスキーマという用語を用いている。特にChysippus（紀元前279-206）は、論理における原理について、「推論スキーマ（inference schemata）」という語を用いて論じている（Nussbaum, 1994）。カント哲学では、同じ階級内で共有されている概念のことを「スキーマ」と呼んでいる。他にもこの「スキーマ」という用語は、集合論、代数幾何学、教育学、文学研究、コンピュータのプログラミングといった多領域で活用されている。

「スキーマ」という概念が最も詳細に検討されているのは認知発達研究においてである。認知発達研究での「スキーマ」とは、人が現実や体験を捉える際のパターンであり、このパターンに導かれて、人は現実や体験を認識し、解釈し、反応する。スキーマはある出来事の特徴を、抽象的に表象したものである。つまり出来事において最も重要な要素だけを抜き出した青写真のようなものである。発達研究において「スキーマ」という

概念は，おそらく Piaget と最も関連が深いだろう。Piaget は子どもの認知的な発達段階を，それぞれ異なるスキーマと関連づけて詳細に論じた。また認知心理学では「スキーマ」を，情報を解釈したり問題を解決したりする際に用いられる抽象的な認知的プランであると定義している。認知心理学によれば，我々は「言語的スキーマ」を持っているから文章を読んで理解することができ，「文化的スキーマ」を持っているから神話を理解できる，ということになる。

認知心理学から認知療法に移ると，Beck（1967）は初期の著作の中でスキーマに言及している。いずれにせよ心理学や心理療法の文脈では，一般的にスキーマは，人が自分の生活体験を理解するために組織化されたある種の原理であると捉えられているようである。ここで重要なのは，スキーマの多くが人生の初期段階に形成され，その後それが精緻化され続け，たとえそのスキーマが適切なものではなくなったとしても，その後の人生経験に対して活用され続ける，ということである。これは人間が"認知的一貫性"を求めることにも関連するだろう。人は自分自身や世界に対して安定した認知を持ち，それを維持したいと望んでいる。したがって自らのスキーマがもはや現実とは合わない不正確で歪曲されたものになってしまっても，認知的一貫性を保つために，自分のスキーマを通して物事を解釈するのである。ところで，ここまで紹介してきた「スキーマ」についての定義はかなり広範囲にわたっている。人の持つスキーマはポジティブな場合もあればネガティブな場合もある。適応的なスキーマもあれば不適応的なスキーマもある。幼少期に形成されるスキーマもあれば，それ以降に形成されるスキーマもある。

1-3-2 スキーマ療法における「スキーマ」の定義

Young（1990, 1999）は，以上に述べてきたスキーマの一部，特に幼少期の有害な体験の結果として人生初期に形成されたスキーマが，パーソナリティ障害の問題，およびパーソナリティ障害ほど深刻ではないが何らかの性格上の問題，すなわち多くの慢性的なⅠ軸障害の問題の中核にあると仮定している。Young はこの仮説をさらに探求するため，「早期不適応的スキーマ」というスキーマの下位概念を提唱した。

我々は現在，この「早期不適応的スキーマ」という概念を次のように定義している。

・全般的で広範な主題，もしくはパターンである
・記憶，感情，認知，身体感覚によって構成されている
・その人自身，およびその人とその人をとりまく他者との関係性に関わっている
・幼少期および思春期を通じて形成され，その後精緻化されていく
・かなりの程度で非機能的である

簡単にまとめると，早期不適応的スキーマとは，発達の初期段階で形成され，生涯にわたって維持される，自滅的な認知と感情のパターンである。ここで注意が必要なのは，この定義に基づくと，個人の行動はスキーマには含まれない，ということである。

Youngは，不適応的な行動はスキーマそのものではなく，スキーマに対する**反応**であると理論化した。行動はスキーマの一部ではなく，スキーマによって**駆動される**反応なのである。これについては本章の後半で，コーピングスタイルについて述べるときに再度詳述する。

1-4　早期不適応的スキーマの特徴

　これから，スキーマの主な特徴を検討していく（ここから，「スキーマ」と「早期不適応的スキーマ」という用語を実質的に同義で使う）。ある患者を例に考えてみよう。その患者は，我々が表1.1にリストを示した18のスキーマのうち，最も強力で有害な4つのスキーマを有している。具体的には，①見捨てられ／不安定スキーマ，②不信／虐待スキーマ，③情緒的剥奪スキーマ，④欠陥／恥スキーマの4つである。これらのスキーマを有する患者は，幼少期に養育者によって見捨てられたり，虐待されたり，放棄されたり，拒絶されたりしており，それがトラウマとなっている。このような人が大人になり，幼少期のトラウマと似ていると本人が認識するような出来事が起きると，それがきっかけでこれらのスキーマが活性化される。これらのスキーマのうち1つでも活性化されると，患者は強烈でネガティブな感情（例：悲哀，恥辱，恐怖，怒り）を経験することになる。

　全てのスキーマが幼少期のトラウマや虐待を基にしているわけではない。たとえば，「依存／無能スキーマ」を持つ人は，必ずしも幼少期にトラウマとなるような経験をしているわけではない。むしろこのようなスキーマを持つ人は，幼少期を通じて，極端に過保護な扱いを受けていた可能性がある。したがって全てのスキーマがその起源にトラウマを持つわけではないが，しかし，我々の示すスキーマはすべて有害で，そのほとんどが幼少期や思春期を通じて頻繁に繰り返された有害な経験を通じて形成されたものである。このような有害な経験による影響が蓄積され，それが1つのスキーマとして形作られるのである。

　早期不適応的スキーマは，そのスキーマ自体が存続するように機能する。これは前述したように，認知的一貫性を保ちたいという人間の欲求のためである。スキーマとは人間の認識そのものである。たとえあるスキーマが苦痛をもたらすものであっても，その人にとってそのスキーマは馴染みのあるもので，ある種の心地よさをもたらす。そしてスキーマはその人にとってまったく「正しい」ものとして認識される。しかも人は自身のスキーマが活性化されるような状況に引き寄せられる。これらが，スキーマがなかなか変化しない理由である。患者はスキーマを「真実そのもの」と捉えており，自らのスキーマに基づいて自分の経験を解釈する。スキーマは，患者が何を考え，感じ，どう行動するか，そして他者とどう関わるかというときに，大きな影響をおよぼす。逆説的な話であるが，スキーマは，最も有害であった幼少期の状態をあたかも再現するかのよう

に，大人になった患者を導いてしまうのである。

　スキーマは，幼少期や思春期に，その子どもの現実体験の表象として形成される。我々の経験によれば，そのような個人のスキーマは，その人の人生初期の環境のあり方をかなり正確に反映している。たとえばある患者が「子どもの頃，家族は皆私に対して冷たく，愛情を注いでくれなかった」と言う場合，その訴えは通常「正しい」ものとしてみなすことができる。ただしその患者は，両親が**なぜ**自分に愛情を注いでくれなかったのか，その理由については実は理解していない。つまりその患者の，両親の行動に対する原因帰属の仕方は間違っている可能性があるが，自分が育った環境の情緒的なあり方や，自分がそのような環境でどのように扱われてきたか，ということについての感覚はほぼ妥当であると考えてよい。

　スキーマの非機能的な性質は，スキーマが形成された後，人生のずっと後になって次第に明確となる。患者は他者とのかかわりのなかで，幼少期に形成されたスキーマを使い続ける。大きくなってからの他者とのかかわりは，患者の幼少期の環境とは異なっており，そのようなかかわりにおいて患者のスキーマはもはや妥当ではなくなってしまっていても，患者は自らのスキーマを維持しようとする。実際，早期不適応的スキーマとそれに対する患者の不適応的な対処の仕方が，慢性的なⅠ軸障害（例：不安，抑うつ，物質乱用，身体表現性障害）の根底にある場合が多くみられる。

　スキーマは多次元的で，個々のスキーマの重症度や範囲はさまざまである。スキーマの重症度が高ければ高いほど，より多くの場面でそのスキーマは活性化されてしまう。たとえば幼少期より親から非難されてきたという男性がいるとする。その非難が頻繁でひどいものであればあるほど，そして一方の親ではなく両親から非難を受けていたのであれば，ほとんど全ての人との接触が彼の「欠陥スキーマ」の引き金となるだろう。もし親からの非難がある程度成長してからのもので，場面特異的でさほど頻繁ではなく，しかもそれほどひどいものでなかったのであれば，さらにその非難が両親からではなく片方の親からだけであったのであれば，たとえその人に「欠陥スキーマ」が形成されていようと，それがさほど頻繁に活性化されることはないだろう。このような人の場合，非難した親と同じ性別の権威者に厳しい態度を取られたときだけ，そのスキーマは活性化されるものと思われる。スキーマが活性化されたときのネガティブな感情が強ければ強いほど，その感情は長く続くことであろう。

　先述したように，スキーマの中にはポジティブなものもあればネガティブなものもある。同様に，人生の早期に形成されるスキーマもあれば，もっと後になって形成されるスキーマもある。我々は主に早期不適応的スキーマに関心があるので，本書でも成年期以降に形成されたポジティブなスキーマについては詳述するつもりはない。しかし，我々の提唱する早期不適応的スキーマには，それぞれと対応する個々の適応的なスキーマがあるということを主張する人たちもいる（この点についてはElliottの「極性理論」を

参照されたい；Elliott & Lassen, 1997)。また，Eriksonの心理学的発達段階理論(Erikson, 1950) に基づき，ある段階の発達課題がうまく達成されると適応的なスキーマが形成され，逆にそれに失敗すると早期不適応的スキーマが形成される，というふうに考える人もいるかもしれない。以上のような見解もあるのだが，それでもやはり我々は本書において焦点を当てたいのは，一般的な人びとではなく，慢性的な障害を抱え，心理療法を求めて訪れる患者の方々である。したがってさまざまな議論もあろうが，我々は，パーソナリティの病理の基盤であると我々が信じている早期**不適応的**スキーマに焦点を当てていこうと考えている。

1-5 スキーマの起源

1-5-1 中核的感情欲求

早期不適応的スキーマは，中核的感情欲求（core emotional needs）が幼少期に満たされなかったことによって形成されたのではないかというのが，我々の基本的見解である。我々は，人間にとって中核的な感情欲求を5つ仮定している[注2]。

1. 他者との安全なアタッチメント（安全で安定した，滋養的かつ受容的な関係）
2. 自律性，有能性，自己同一性の感覚
3. 正当な要求と感情を表現する自由
4. 自発性と遊びの感覚
5. 現実的な制約と自己制御

この5つは人間にとって普遍的な感情的欲求であると我々は考えている。人によって程度の差こそあるものの，誰もがこのような基本的欲求を抱いているのではないだろうか。したがって心理学的に健康な人は，これらの欲求が適度に満たされている人であるということになる。

スキーマ療法の対象となるのは，自身の生得的な気質と人生早期における環境との相互作用を通じて，不運にもこれらの欲求が満たされることのなかった人たちであるといえる。スキーマ療法の目的は，患者が自らの中核的な感情欲求を満たすための適応的なやり方を見つける手助けをすることである。これがスキーマ療法のすべての介入の目的であると言ってもよい。

1-5-2 人生早期の生活体験

注2：この感情的欲求リストは，他の諸理論と我々の臨床的観察から導き出されたものであり，実証的に十分吟味されたものではない。我々は今後，このテーマについての実証研究を実施する予定である。つまり本リストはこれまでにも何度か改訂を行ったが，今後も実証研究に基づいて改訂されうる暫定的なものである。なお，スキーマ領域のリスト（表1.1を参照）も実証研究および臨床的知見に基づき，今後も改訂される可能性がある。

有害な幼少期の体験は，早期不適応的スキーマの第1の起源である。最も早期に形成され，最も強力なスキーマは，親と子どもだけの核家族を源とする。子どもの属する家族の力動は，その子どもの世界そのものである。スキーマ療法に訪れた大人の患者が，自らの早期不適応的スキーマが活性化されたことに気づいたとき，彼／彼女らが体験しているのは，子ども時代に体験した筋書きそのものである。多くの場合，その筋書きは親と一緒にいたときに体験したものであろう。子どもが成長するにつれ，仲間や学校，地域グループ，文化的環境などが次第に重要になっていき，それらもスキーマの形成に寄与する。しかし後になって形成されたスキーマは，幼少期に形成されたスキーマと比べて，範囲が狭く，それほど強烈ではない。(ただし「社会的孤立スキーマ」は，例外である。このスキーマは通常，幼少期の後や青年期において形成され，核家族の力動の影響をさほど受けない。)

　我々は，スキーマの形成を促進する早期の生活体験を4つに分類した。1つめは，「**欲求を満たしてもらえなかったという有害な体験**」である。このタイプの体験をする子どもの養育環境は，安定性や理解，愛情といった重要な要素が欠如しており，子どもは中核的な欲求を満たしてもらう体験をほとんどせずに育ってしまう。このような子どもには，「情緒的剥奪スキーマ」や，「見捨てられスキーマ」が形成される。早期の生活体験の2つめは，「**外傷化 (traumatization)**」もしくは「**犠牲化 (victimization)**」である。子どもは傷つけられたり何かの犠牲となったりする体験をし，それらが，「不信／虐待スキーマ」や「欠陥／恥スキーマ」，もしくは，「損害に対する脆弱性スキーマ」の形成に結びつく。3つめのタイプは，質的には良いものではあるが，親によってそれが過剰に与えられてしまうという体験である。子どもは虐待されるのではなく，むしろ大切にされ甘やかされるのだが，このような子どもは，「自律性」や「現実的な制約」といった中核的感情欲求が満たされることはない。両親は子どもの生活に過剰に関与し，子どもを過保護に扱ったり，全く制約のない過剰な自由を子どもに与えたりする。この場合，形成されるのは，「依存／無能スキーマ」や，「権利要求／尊大スキーマ」である。

　早期の生活体験の4つめのタイプは，「**重要他者を選択的に内在化したり同一化したりすること**」である。子どもは親の思考，感情，経験，行動を選択的に同一化し，それらを内在化する。たとえば，幼少期に虐待を受けたことのある2人の患者が治療にやって来たとする。1人目のルースは，幼少期の被虐待経験を通じて，犠牲者の役割を取るようになった。父親に殴られたとき，彼女はやり返さず，やられっ放しになっていた。ルースは父親からの虐待の犠牲者であり，父親の虐待的行動は内在化されなかった。彼女が体験したのは犠牲者の感情であり，虐待者の感情に同一化することはなかった。2人目の患者であるケヴィンは，虐待する父親に反撃した。彼は父親に同一化し，父親の攻撃的な思考や感情，そして攻撃的行動を自分の内に取り込んで，ついにはケヴィン自身が他者を虐待する者となってしまった。(これらは極端な例である。実際はほとん

の子どもが犠牲者の役割を取りつつ，虐待する大人の思考や感情，行動も同時に内在化することが多い。）

　もう一つ別の例を考えてみたい。「情緒的剥奪スキーマ」を有する2人の患者が来談したとする。2人とも，幼少期に両親から冷淡な扱いを受けていた。我々は，そのせいで2人とも情緒的に冷淡な大人に育ってしまったと想定するべきであろうか？　実は必ずしもそうとは言えない。確かに2人とも両親から冷たく扱われてきたことは自覚している。しかし，だからといってその人自身が必ずしも冷淡な大人になるとは限らない。本節では後にコーピングスタイルについて論じるが，患者の中には冷淡な両親に同一化するのではなく，情緒的な剥奪に対処するために，むしろ他者に対して寛大で親切であろうとする人もいる。あるいは，多大な権利意識を持ち要求がましく振る舞うことによって，自らの被剥奪経験に対処しようとする人もいるだろう。我々のモデルは，子どもが両親の全てを同一化したり内在化したりするとは想定しない。むしろ子どもは重要他者のある側面だけを**選択的**に同一化し内在化するものと考える。このような同一化や内在化の一部がスキーマとなり，一部がコーピングスタイルに発展する。

　子どもが重要他者の特性をいかに同一化し内在化するか，それは子ども自身の生来の気質によってある程度決定されると我々は信じている。たとえば，生来不機嫌な気質をもつ子どもは，たとえ親が不運に対して楽天的な受け止め方をするスタイルを有していたとしても，その楽天性を内在化したりはしないであろう。そのような親の楽天性は子どもの生来の気質とはあまりにもかけ離れているので，子どもはそれを吸収することができないのである。

1-5-3　感情的気質

　幼少期の環境以外にも，スキーマの形成に重要な役割を担う要因はある。なかでも子ども自身の感情的気質は特に重要である。ほとんどの親がすぐに気がつくとおり，子どもは生まれつき，ユニークで明確な自分なりのパーソナリティもしくは気質を有している。ある子どもは生まれつきイライラしているかもしれないし，別の子どもは生まれつき内気かもしれない。さらにまた別の子どもは生まれたときから怒りっぽいかもしれない。パーソナリティに生得的な基盤があるという見解を支持する研究は数知れない。たとえばKaganらは，幼児に見られる気質的特徴に関して多くの研究を行い，幼児の気質が長期にわたって非常に安定的なものであることを見出した（Kagan, Reznick, & Snidman, 1988）。

　以下に示すのは，心理療法だけでは変化させることの難しい，人間が生得的に有すると思われる感情的気質である。

　　　不安定な（labile）　　⟷　　安定した（nonreactive）

不機嫌な（dysthymic）	←→	上機嫌な（optimistic）
不安な（anxious）	←→	穏やかな（calm）
没入した（obsessive）	←→	注意散漫な（distractible）
受動的な（passive）	←→	攻撃的な（aggressive）
短気な（irritable）	←→	朗らかな（cheerful）
内気な（shy）	←→	社交的な（sociable）

　各人はそれぞれの対のどこかの次元に位置する。それらの組み合わせがその人の感情的気質と考えて良いだろう（ただし今後の研究により，上記以外の気質が同定されることは間違いないと思われる）。
　感情的気質と幼少期の苦痛な体験とが相互作用することよって，スキーマは形成される。気質のあり方によって，子どもがさらされる環境そのものが異なってくる。たとえば攻撃的な気質をもつ子どもは，受動的でおとなしい子どもに比べて，暴力傾向を有する親から実際に暴力を受けやすいだろう。また，気質のあり方によって，同じ生活環境に対する子どもの感じ方が異なってくる。同じような扱いを親から受けたとしても，子どもによって反応の仕方が異なるのである。たとえば母親に拒絶されて育った2人の男の子を想定してみよう。内気な気質をもつ子どもは，世界から身を隠し，引きこもりがちになり，拒絶されればされるほどますます母親にしがみつこうとするかもしれない。社交的な気質をもつ子どもが母親に拒絶された場合，むしろどんどん外の世界に出て行って，母親以外の人びとと肯定的な関係を築こうとするかもしれない。実際，「社交的な」という気質は，虐待やネグレクト（育児放棄）を受けたにも関わらず健やかに成長する子どもの，非常に顕著な特徴である。
　我々の観察では，幼少期の環境が極端である場合（非常に望ましい場合も，非常に悪い場合も），生来の感情的気質が発揮されなくなるようである。たとえば，内気な気質をもつ子どもでも，その家庭環境が非常に安全で愛情に満ちたものであるならば，多くの場面で他者と親密なかかわりが持てるようになるだろう。逆にどんなに社交的な気質をもって生まれた子どもでも，幼少期の家庭環境が非常に拒絶的なものであれば，引きこもりがちになってしまうかもしれない。同じように，その子どもの感情的気質が極端である場合，ごく標準的な家庭環境に育ったとしても子ども自身の気質がその環境を無効化してしまい，親の養育にはっきりとした要因がないにもかかわらず何らかの精神病理を抱えることになる可能性がある。

1-6　スキーマ領域と早期不適応的スキーマ

　我々のモデルは，「スキーマ領域（schema domains）」と呼ばれる5つのカテゴリーと，18のスキーマから構成される。スキーマ領域とは，幼少期の感情的欲求が満たされない場合の，その「満たされなさ」を分類したものである。そしてその5つのスキーマ領域のそれぞれに，18のスキーマが下位分類される。18のスキーマに対する実証研究に

ついては，本節で後に紹介する。表1.1は，5つのスキーマ領域と18のスキーマをリスト化したものである。表1.1では，5つのスキーマ領域を**太字**で示し，行の中央に位置づけて示した。18のスキーマについては，それぞれ番号を振り，左寄せにして示した。

1-6-1 領域1：断絶と拒絶

　この領域のスキーマを有する患者は，安全で満たされた愛着関係を他者と形成することができない。患者は，安心，安全，養育，愛情，所属といった自らの欲求は満たされることがないと信じている。この領域のスキーマの源となる典型的な家族は，不安定であったり（**見捨てられ／不安定スキーマ**），虐待的であったり（**不信／虐待スキーマ**），冷淡であったり（**情緒的剥奪スキーマ**），拒絶的であったり（**欠陥／恥スキーマ**），外の世界から孤立していたりする（**社会的孤立／疎外スキーマ**）。この「断絶と拒絶」という領域に位置づけられるスキーマ（特に最初の4つのスキーマ）を有する患者は，最も損傷を受けている人である。これらの患者の多くが幼少期にトラウマを経験しており，大人になった彼／彼女らは，自己破壊的な対人関係を次から次へと渡り歩いたり，他者と親密な関係をもつことから回避したりすることが多い。このような患者に対する治療では，治療関係そのものが治療の中心になることが多い。

　「**見捨てられ／不安定スキーマ**」を持つ人は，重要他者との関わりを非常に不安定なものと感じている。患者は，自分の人生における大切な人びとは，今にでも自分を見捨て，去っていくだろうと思っている。なぜなら大切な人に限って，情緒的に不安定だったり，突然死んでしまったり，実際に自分を見捨て誰か他の人のもとに去っていったりするからである。

　「**不信／虐待スキーマ**」を持つ人は，他者とは，機会さえあれば利己的な目的のために自分のことを利用しようとする存在であると信じている。患者は他者のことを，自分を虐待したり，傷つけたり，恥をかかせたり，操ったり，嘘をついたり騙したりする存在であると感じているのである。

　「**情緒的剥奪スキーマ**」をもつ人は，自分の望む情緒的なサポートが，他者からほどよく与えられることはないだろうと信じている。剥奪には次の3つのタイプがある。1）**養育の剥奪**（愛情や世話を受けられないこと），2）**共感の剥奪**（他者に傾聴や理解をしてもらえないこと），3）**保護の剥奪**（他者から強さや教えを与えてもらえないこと）。

　「**欠陥／恥スキーマ**」をもつ人は，自分には欠陥があるとか，自分はダメ人間で他者より劣っていて価値がないとか，それらの点があらわになったら重要他者からの愛情を失うだろうと信じている。このような患者は大抵，自分の欠点をひどく恥じている。欠点には私的なものもあれば（例：利己的であること，怒りっぽいこと，許容されないであろう性的な嗜好），公的なものもある（例：容姿が魅力的でないこと，人づきあいが不器用であること）。

表1.1 スキーマ領域と早期不適応的スキーマ

断絶と拒絶（Disconnection and Rejection）

（この領域のスキーマには，さまざまな基本的欲求（安心，安全，安定，養育，共感，感情の分かち合い，受容，尊重）が安定して満たされることはないだろうという思いが含まれる。起源となる典型的な家族像は，他者と断絶する，冷淡である，拒絶的である，与え惜しみする，孤独である，激しやすい，予測ができない，虐待がある，といったものである。）

1．見捨てられ／不安定スキーマ（Abandonment / Instability schema）

このスキーマを有する人は，本来なら自分を手助けしてくれたり自分と関わってくれたりするはずの人との関係において，不安定さや信頼できない感覚を抱く。

彼／彼女らは，重要他者が，情緒的サポートや，関わり，支え，保護といったものを継続的に与えてくれることはないだろうと感じている。なぜなら，重要他者は情緒不安定で，予測不可能で（例：突然怒りを爆発させる），当てにならず，しかも気まぐれにしか自分の前に現れないからである。あるいは重要他者は明日にでも死んでしまうかもしれないし，自分を捨てて他の誰かの元に行ってしまうかもしれないからである。

2．不信／虐待スキーマ（Mistrust / Abuse schema）

このスキーマを有する人は，他者とは，自分を傷つけ，虐待し，恥をかかせ，騙したり嘘をついたりし，操り，利用しようとする存在であると考えている。他者は故意に，不当に，もしくは過度の怠慢によって，自分を傷つけようとする。このスキーマを有する人はまた，自分は他の人と比べて騙されやすく，常に"貧乏くじを引く"羽目になると信じている。

3．情緒的剥奪スキーマ（Emotional Deprivation schema）

このスキーマを有する人は，自分の望む情緒的なサポートが他者からほどよく与えられることはないだろうと考えている。剥奪には次の3つタイプがある。

A．**養育の剥奪**：他者から，配慮，愛情，あたたかさ，関わりを与えてもらえないこと
B．**共感の剥奪**：他者から，理解したり傾聴したりしてもらえないこと。また他者が自分に対して自己開示してくれたり感情を分かち合おうとしてくれたりしないこと
C．**保護の剥奪**：他者から強さ，指示，教えを与えてもらえないこと

4．欠陥／恥スキーマ（Defectiveness / Shame schema）

このスキーマを有する人は，自分のことを欠陥人間やダメ人間であると感じている。もしくは自分は，望まれない存在で，重要な点で他者より劣っており，そのような面があらわになったら重要他者からの愛情を失うだろうと信じている。彼／彼女らは，他者からの批判や拒絶，非難に対して過敏で，しかも自分の欠点をひどく恥じている。欠点には**私的な**ものもあれば（例：利己的であること，怒りっぽいこと，許容されないであろう性的な嗜好），**公的な**ものもある（例：容姿が魅力的でないこと，人づきあいが不器用であること）。

5．社会的孤立／疎外スキーマ（Social Isolation / Alienation schema）

このスキーマを有する人は，自分は外の世界から孤立し，他者とは異なり，どのグループやコミュニティにも属することのできない存在であると考えている。

自律性と行動の損傷（Impaired Autonomy and Performance）

（この領域のスキーマには，自分が家族から分離し，自律的に機能し，何かをきちんとやり遂げることができないだろうという思いが含まれる。起源となる典型的な家族像は，巻き込み型で，子どもが自信をもつ機会を奪い，過保護で，子どもが家庭外で自律して行動するよう強化しない，というものである）。

6．依存／無能スキーマ（Dependence / Incompetence schema）

このスキーマを有する人は，他者からの多大な助けがなくては，毎日の責任を自分がきちんと果せないと信じている。毎日の責任とはたとえば，自らの健康管理をする，日常的な問題を解決する，きちんと判断する，新たな課題に取り組む，意思決定する，といったことである。このような人は，無

力感を表明することが多い。

7. 損害や疾病に対する脆弱性スキーマ（Vulnerability to Harm or Illness schema）
このスキーマを有する人は，今にも破局的な出来事が起こり，自分はそれを防ぐことができないという過剰な恐怖を抱いている。恐怖の対象には次の3つのタイプがある。
A．医学的問題：心臓発作，エイズのような疾病
B．感情的問題：気が狂ってしまう
C．外的な問題：エレベーターの墜落，犯罪の被害にあう，飛行機事故，地震

8. 巻き込まれ／未発達の自己スキーマ（Enmeshment / Undeveloped Self schema）
このスキーマを有する人は，1人もしくはそれ以上の重要他者（大抵は親である）に感情的に巻き込まれており，その結果，個性化や社会的自立を果すことができないでいる。このような人は，他者から常に手助けされなければ，自分は生き延びることができない，もしくは幸せに生きていくことができないと信じている。そして，他者と密着していることに対する息が詰まるような感覚，そして自分のアイデンティティが不確かであるとの感覚を抱いていることが多い。このような患者はさらに，空虚感や閉塞感，方向性を持てない感覚を抱きやすく，極端な場合には生きること自体に多大な疑問を抱いている。

9. 失敗スキーマ（Failure schema）
このスキーマを有する人は，「自分はこれまでずっと失敗しつづけてきた」「自分は失敗するに違いない」「自分は同年代の人たちに比べて，何をするのでも根本的に劣っている（例：学業，仕事，スポーツなど）」という信念を抱いている。そして自分のことを，愚かで，不器用で，才能がなく，地位が低く，他者より劣っていると感じている。

制約の欠如（Impaired Limits）

（この領域のスキーマには，内的制約の欠如，他者に対する責任感の欠如，長期目標を達成する能力の欠如，他者の権利を尊重できないこと，他者と協力し合うことができないこと，約束を守れないこと，自ら目標を設定してそれを達成することができないことが含まれる。子どもに過度の自由を与え，子どもを甘やかし，きちんとしたしつけをせず，子どもに優越感を与えるのが，起源となる典型的な家族である。このような家族は，適度な葛藤や規律に耐えたり，責任を果すために我慢したり，他者とほどよく協力しあったり，目標を設定したりすることを子どもに教えない。）

10. 権利要求／尊大スキーマ（Entitlement / Grandiosity schema）
このスキーマを有する人は，自分は他者より優れており，特権と名誉を与えられていると信じている。そして，常識的な社会的関係には互恵性のルールが不可欠なのだが，自分はそのルールに縛られる必要がないと思い込んでいる。このような人は，現実や合理性や他者への迷惑を無視して，自分が欲するものは何でも手に入れることができ，したいことは何でもできると主張する。そして他者より優位に立つことに過剰な関心を抱いている（例：最も成功し，著名で，富のある人間になること）。それは，他者の注意を引きたかったり承認されたかったりするからではなく，他者をコントロールしたいからである。このような人は時に，過剰な競争心を示したり，他者を支配したりしようとする。また，自らの権力を誇示したり，自分の意見を相手に押し付けたり，他者の言動を自分の思うままに操ろうとする。彼／彼女らは他者の欲求や感情に興味がなく，ましてや共感することもない。ただ自分の欲望を実現させたいだけである。

11. 自制と自律の欠如スキーマ（Insufficient Self-Control / Self-Discipline schema）
このスキーマを有する人は，多くの場面において自分を制御することができなかったり，欲求不満に耐えることができなかったりする。そのため，目標を達成したり，自分の感情や衝動を抑制したりすることが彼／彼女らにはできない。このスキーマの軽症例では，患者は不快さを回避することに過度に焦点を当てる。すなわち，目標を達成したり，他者と深く関わったり，自分が成長したりできる機会を犠牲にして，苦痛，葛藤，対立，責任性，努力といったことを避けようとしつづける。

他者への追従 (Other-Directedness)

（この領域のスキーマには、他者の欲求や感情や反応に過度に焦点を当てるという特徴が見られる。患者は自分の欲求を犠牲にして、他者からの愛や承認を得たり、他者との情緒的なかかわりを保ったりしようとする。あるいは他者からの報復を必死で回避しようとする。このような人は、自分自身の欲求や怒りを自覚することなく、それらを抑圧している。起源となる典型的な家族には、"条件付きの受容"が基盤にある。すなわちこのような家族に育つ子どもは、愛情や承認を得るためには自分の中にある大切な側面を抑制しなければならないと思うようになる。このような家庭の親は、子ども自身の欲求よりも、親自身の情緒的欲求や欲望、もしくは親自身が社会的に承認されたり受容されたりすることを優先する。）

12. 服従スキーマ (Subjugation schema)

このスキーマを有する人は、他者から何かを強要されたと感じやすく、その結果他者に対して過度に服従する。彼／彼女らが服従するのは、他者からの怒りや報復や見捨てられることを避けるためである。服従には次の2つのタイプがある。

　A．欲求を犠牲にしての服従：自分の好み、意思、欲求を犠牲にして他者に服従する
　B．感情を抑制しての服従：自分自身の感情、特に怒りを抑制して他者に服従する

患者は、自分自身の欲求や考えや感情には大した意味はなく、特に他者にとってそれらはささいなことであると思っている。彼／彼女らは、自分は他者から逃れられないと感じており、他者に対して過度に従順に振る舞う。しかしそのようなことによって怒りが溜まってくる。このような人たちは、通常、そのような怒りを溜め込み、最終的には不適応症状として怒りを表出する（例：受動－攻撃的行動、突然の制御不能な感情爆発、心身症、感情的引きこもり、いわゆる"行動化"、薬物乱用）。

13. 自己犠牲スキーマ (Self-Sacrifice schema)

このスキーマを有する人は、日常生活において、自分自身の満足は後回しにして他者の欲求を自分が満たすことに過度にとらわれている。それは、他者が苦痛を感じることを防ぐためだったり、自分を利己的であると思うことによる罪悪感を減じるためだったり、自分にとって不可欠であると思われる他者との関わりを何としてでも維持するためだったりする。このような人は、他者が感じる苦痛に対して非常に敏感である。このような人の中には、自分自身の欲求が満たされていないと感じ、自分が世話をしている人に対して敵意を抱くようになる人もいる（"共依存"という概念と重なるかもしれない）。

14. 評価と承認の希求スキーマ (Approval-Seeking / Recognition-Seeking schema)

このスキーマを有する人は、他者から評価されたり承認されたり注目されたりすることに過度にとらわれており、しっかりとした自己感覚を育てることができない。このような人の自尊心は、自らの内的感覚とは関係なく、他者の反応次第で上がったり下がったりする。時折このような人の中には、他者から承認されたり賞賛されたり注目されたりすることにとらわれるあまりに、地位、外見、社会的立場、経済力、業績にひどくこだわる人がいる（権力を持ったり他者をコントロールすることにとらわれているわけではない）。彼／彼女らの多くが、人生において重要な判断をしなければならないときに、本心では満足できない選択肢を選んでしまう。また彼／彼女らは、他者から拒絶されることに対してひどく敏感である。

過剰警戒と抑制 (Overvigilance and Inhibition)

（この領域のスキーマには、自然な感情や衝動や好みを抑圧すること、厳格で内在化されたルールを守ること、業績を上げること、倫理的に正しく行動することに対するこだわりが含まれる。そのようなこだわりのあまり、彼／彼女らは自らの幸福感、自己表現、リラックス、親密感、健康を大切にすることはない。起源となる典型的な家族は、厳格で、要求がましい家族であり、中には懲罰的な家族もある。このような家族は、業績を上げ、義務を果たし、何事も完璧にやり遂げ、ルールに従い、感情を隠し、過ちを回避することに過剰にとらわれており、楽しみや喜び、リラックスすることは二の次である。患者は、常に悲観的で何かを心配している。というのも、始終警戒し注意深くしていないと、自分の人生が崩壊してしまうだろうと恐れているからである。）

15. 否定／悲観スキーマ（Negativity / Pessimism schema）
　このスキーマを有する人は，全般的に，人生のネガティブな側面（例：苦痛，死，喪失，失望，葛藤，罪，敵意，未解決の問題，過ちを犯す可能性，裏切り，上手くいかない物事，など）ばかりに注目し，逆に人生のポジティブで明るい側面は割引いて考えたり，無視してしまったりする。彼／彼女らは，物事（例：仕事，金銭面，対人関係など）は結局うまくいかないだろうと強く信じており，今現在うまくいっている面も結局はうまくいかなくなるに違いないという極端な予期を抱いている。このような人は，自分が大失敗をして，経済的に破綻すること，何かを失ってしまうこと，屈辱を与えられること，最悪の状況に陥ることといった羽目に陥ることをひどく恐れている。そして常に悪い結果ばかりを拡大視して考えるため，このような人には，慢性的な心配，警戒心，不満，優柔不断といった特徴が見られることが多い。

16. 感情抑制スキーマ（Emotional Inhibition schema）
　このスキーマを有する人は，自らの自然な感情や行為を抑制し，他者との自由な会話も控えている。というのも彼／彼女らは，他者から非難されたり，恥かしく感じたり，衝動を制御できなくなったりすることをひどく恐れてからである。このスキーマには以下の4つのタイプがある。
　A．怒りと攻撃性を抑制する
　B．ポジティブな衝動（例：喜び，愛情，性的興奮，遊び）を抑制する
　C．自分の弱さやその時々の気分や欲求を開示することを抑制する
　D．感情を無視し，理性ばかりを過度に強調する

17. 厳密な基準／過度の批判スキーマ（Unrelenting Standard / Hypercriticalness schema）
　このスキーマを有する人は，内在化された非常に高い基準を満たすよう，人はできるだけ努力し，そのように振る舞い行動するべきであると信じている。彼／彼女らがそのようにするのは，何より他者からの批判を避けるためである。このような人は，常にプレッシャーを感じ，ゆったりと過ごすことができない。そして自分に対しても他人に対しても過度に批判的である。患者は，楽しんだりリラックスしたりすることができず，このようなスキーマのせいでむしろ健康を損ない，達成感を抱けず，対人関係においても満足できないでいる。このスキーマには，以下の3つのタイプがある。
　A．完璧主義：物事をその細部に至るまで極度にこだわる。もしくは，自分が決めた基準に沿って自他の言動を厳しく評価する。
　B．広範にわたる厳格な基準と"べき"思考：非現実的なまでに高い道徳観，倫理観，文化的規範，そして宗教的規範を求める。
　C．極端な効率主義：短時間で業績を上げることにひたすら没頭する。

18. 罰スキーマ（Punitiveness schema）
　このスキーマを有する人は，人は失敗したら厳しく罰せられるべきであるという信念を抱いている。彼／彼女らは自分なりの期待や基準を設定しており，それに見合わない人に対して（もちろん自分自身に対しても），怒りを抱き，イライラし，耐えることができず，罰を与えたくなる。このような人は，自分の失敗も他人の過失も許すことができない。"情状酌量"を好まず，人が完璧でないことを受け入れたり，他者の気持ちに共感したりすることができない。

付記：Copyright 2002 by Jeffrey Young．書面による著者の承諾のない無許可の複製は，禁止されている。詳細は，スキーマ療法協会に書面で問い合わせのこと。130 West 42nd Street, Suite 501, New York, NY 10036．

「社会的孤立／疎外スキーマ」をもつ人は，自分は社会において変わり者であり，世間に馴染むことのできない存在であると信じている。そして，どのようなグループやコミュニティにも属することができないと感じている。

1-6-2　領域2：自律性と行動の損傷

自律性とは，家族から分離し，年齢相応に独立して行動するための能力である。この領域に関わるスキーマを有する患者は，自分にはそのような能力が欠けており，独立して機能することができないと考えている。このような患者の親は，子どものために全てをやってやり過保護にしているか，もしくは正反対に，ほとんどまともに子どもの世話をしなかったり過度に監視していたりすることが多い。後者（世話をしない，監視する）は前者（過保護）に比べて稀ではあるが，いずれにせよこれらの親は，自信を抱く機会を子どもに与えず，家庭の外で子どもが自律的に行動できるよう強化することをしない。その結果，子どもは自らのアイデンティティをしっかりと形成することができず，自分自身の人生を歩むことができない。また自ら目標を設定したり，自分に必要なスキルを習得したりすることもできない。つまり能力的には子どものまま，大人になってしまうのである。

「**依存／無能スキーマ**」をもつ人は，他者の多大な助けがなくては，自分の毎日の責任をきちんと果せないと信じている。毎日の責任とはたとえば，金銭の管理をする，日常的な問題を解決する，きちんと判断する，新たな課題に取り組む，意思決定する，といったことである。このスキーマは広範にわたる受動性や無力感につながりやすい。

「**損害や疾病に対する脆弱性**スキーマ」をもつ人は，今にも破局的な出来事が起こり，自分はそれを防ぐことができないという過剰な恐怖を抱いている。恐怖の対象には次の3つのタイプがある。1) **医学的**なもの（例：心臓発作，エイズのような疾病），2) **感情的**なもの（例：気が狂ってしまう，感情的制御を失う），3) **外的**なもの（例：事故や犯罪に巻き込まれる，自然災害）。

「**巻き込まれ／未発達の自己**スキーマ」をもつ人は，1人もしくはそれ以上の重要他者（大抵は親である）に感情的に巻き込まれており，その結果，個としての自立や社会的存在として発達することができないでいる。このような人は，他者から常に手助けされなければ，自分は機能することができないと信じている。そして，他者と密着していることに対する息が詰まるような感覚，自分のアイデンティティや方向性が不確かであるとの感覚を抱いていることが多い。

「**失敗**スキーマ」をもつ人は，学業やスポーツや仕事などに関して，「自分は何をしても失敗するだろう」「自分は同年代の人たちに比べて，何をするのでも根本的に劣っている」という信念を抱いている。そして自分のことを，無知で，不器用で，才能がなく，失敗ばかりしていると感じている。

1-6-3　領域3：制約の欠如

　この領域に関わるスキーマを有する患者は，他者との関わりや自己規制について適切な内的制約を持つことができていない。このような患者は，他者の権利を尊重したり，他者と協力しあったり，約束を守ったり，長期的な目標を達成したりすることができない。そして多くの場合，自己中心的で，甘やかされており，無責任で，自己愛的である。彼／彼女らのほとんどが，子どもに過度の自由を与え，甘やかすような家庭に育っている。（なお，「権利要求スキーマ」は，「情緒的剥奪スキーマ」など他のスキーマの過剰補償として形成されることがある。この場合は親の甘やかしがスキーマの起源ではない。この件については第10章で詳述する。）このような患者は，子どもの頃，誰もが従うべきルールを守ったり他者を配慮したりすることを求められるようなことがなく，自己制御についてのしつけを受けていない。その結果大人になっても，自らの衝動を抑えたり，将来のために今の満足をあえて保留にしたりすることができないのである。

　「権利要求／尊大スキーマ」をもつ人は，自分は他者より優れており，特権と名誉を与えられていると信じている。そして，常識的な社会的関係には互恵性のルールが不可欠なのだが，自分だけはそのルールに縛られる必要がないと思い込んでいる。このような人は，他者への迷惑を無視して，自分が欲することは何でもできると主張する。そして権力を獲得するために，自分が他者より優位に立つことに過剰な関心を抱いている（例：最も成功し，著名で，富のある人間になること）。このような患者は他者に対する共感性が欠けており，要求がましかったり他者を支配したりしようとすることが多い。

　「自制と自律の欠如スキーマ」をもつ人は，多くの場面において自分を制御することができなかったり，欲求不満に耐えることができなかったりする。あるいはそのようなこと（制御，忍耐）が自分には必要ないと思っている。このスキーマの軽症例では，患者は不快さを回避することに過度に焦点を当てており，葛藤や責任性をできるだけ避けようとする。

1-6-4　領域4：他者への追従

　この領域に関わるスキーマを有する患者は，自分自身の欲求よりも他者の欲求を満たすことを大変重視する。患者は，他者から承認を得たり，情緒的なかかわりを保ったりするため，もしくは他者からの報復を回避するため，自分よりも他者を重要視する。このような患者は，対人関係において，自分に対する相手の反応にもっぱら注目し，その結果，自分自身の欲求や怒りを自覚することができない。彼／彼女らは子どもの頃，自分の中に自然と生じる欲求に従う自由を与えられなかったのだろう。その結果，大人になってからも，自らの内的欲求に従うのではなく，外的事象に従い，他者の欲求に従うのである。起源となる典型的な家族には，"条件付きの受容"が基盤にある。すなわちこのような家族に育つ子どもは，愛情や承認を得るためには自分の中にある大切な面を

抑えなければならないと思うようになる。このような家庭の親は，子どもの欲求よりも，親自身の情緒的欲求や社会的体裁を優先する。

「**服従**スキーマ」をもつ人は，他者から何かを強要されたと感じやすく，その結果他者に対して過度に服従する。彼／彼女らが服従するのは，他者からの怒りや報復や見捨てられることを避けるためである。服従には次の2つのタイプがある。1）**欲求を犠牲にしての服従**：自分の好み，欲求を犠牲にして他者に服従する。2）**感情を抑制しての服従**：自分自身の感情，特に怒りを抑制して他者に服従する。患者は，自分自身の欲求や感情には大した意味や重要性がないと考えている。彼／彼女らは，自分は他者から逃れられないと感じており，他者に対して過度に従順に振る舞う。しかしそのように振る舞うことで徐々に怒りが溜まってくる。このような人たちは，通常，そのような怒りを溜め込み，最終的には不適応症状として怒りを表出する（例：受動-攻撃的行動，突然の制御不能な感情爆発，心身症，引きこもり，いわゆる"行動化"，薬物乱用）。

「**自己犠牲**スキーマ」をもつ人は，自分自身の満足は後回しにして他者の欲求を自分が満たすことに過度にとらわれている。それは，他者が苦痛を感じるのを防ぐためだったり，自分の罪悪感を減じるためだったり，自尊心を高めるためだったり，自分にとって不可欠であると思われる他者との関わりを何としてでも維持するためだったりする。このような人は，他者が感じる苦痛に対して非常に敏感である。このような人の中には，自分自身の欲求が満たされていないと感じ，自分が世話をしている人に対して敵意を抱くようになる人もいる。このスキーマは"共依存"という概念とかなり重なるものと思われる。

「**評価と承認の希求**スキーマ」をもつ人は，他者から評価されたり承認されたり注目されたりすることに過度にとらわれており，しっかりとした自己感覚を育てることができない。このような人の自尊心は，自分の反応ではなく，他者の反応次第で上がったり下がったりする。このような人は，他者から承認されたり賞賛されたりすることにとらわれるあまりに，地位，外見，経済力，業績などにひどくこだわることが多い。彼／彼女らの多くが，人生において重要な判断をしなければならないときに，本心では満足できない選択肢を選んでしまう。

1-6-5　領域5：過剰警戒と抑制

この領域に関わるスキーマを有する患者は，自分の中に自然と湧き上がる感情や衝動を抑圧している。このような人は，自分自身の行為に対して厳格なルールを持っており（そのルールは彼／彼女らに内在化されている），幸福感，自己表現，リラックス，親密感，健康といったことを犠牲にして，そのルールを守るために日々奮闘している。起源となる典型的な家族は，厳格で，抑圧的で，容赦ない家族である。そのような家庭では，自己制御と自己否定ばかりが強調され，自発性や喜びは重視されない。このような家庭で

育った人は，子どもの頃，幸福感を追求したり遊びを楽しんだりすることを促された経験を持たない。それどころか，彼／彼女らは，悪い出来事が起きるのを過剰に警戒することを教えられ，人生を荒涼としたものとして捉えるようになる。こうした患者は，常に悲観的で何かを心配している。というのも，始終警戒し注意深くしていないと，自分の人生が崩壊してしまうだろうと恐れているからである。

「否定／悲観スキーマ」をもつ人は，全般的に，人生のネガティブな側面（例：苦痛，死，喪失，失望，葛藤，裏切りなど）ばかりに注目し，逆に人生のポジティブな側面を極端に割引いて考えている。患者は，物事（例：仕事，金銭面，対人関係など）は最終的にはひどい結末を迎えるのだと信じている。そして自分が大失敗をして，経済的に破綻すること，何かを失ってしまうこと，屈辱を与えられること，最悪の状況に陥ることといった羽目に陥ることをひどく恐れている。このような人は，常に悪い結果ばかりを拡大視して考え続けているため，慢性的な心配，警戒心，不満，優柔不断といった特徴が見られることが多い。

「感情抑制スキーマ」をもつ人は，自らの自然な感情や行為を抑制し，他者との自由な会話を控えている。というのもこのような患者は，他者から非難されたり，自分の衝動を制御できなくなってしまったりすることをひどく恐れているからである。このスキーマには以下の4タイプがある。1）**怒りの抑制**，2）**ポジティブな衝動**（例：喜び，愛情，性的興奮，遊び）の抑制，3）**自分の弱さを開示できない**，4）感情を無視し，**理性**を過度に重要視する。このスキーマを有する人は他者に対し，平板である，萎縮している，引きこもっている，もしくは冷淡であるといった印象を与えることが多い。

「厳密な基準／過度の批判スキーマ」をもつ人は，内在化された非常に高い基準を満たすよう，人はできるだけ努力し，そのように振る舞い行動するべきであると信じている。彼／彼女らがそのようにするのは，他者から承認されなかったり恥をかかされたりすることを避けるためである。このような人は，常にプレッシャーを感じ，ゆったりと過ごすことができない。そして自分に対しても他人に対しても非常に批判的である。患者は，楽しんだりリラックスしたりすることができず，このようなスキーマのせいでむしろ健康を損ない，達成感を抱けず，対人関係においても満足できないでいる。このスキーマには，以下の3つのタイプがある。1）**完璧主義**：物事をその細部に至るまで極度にこだわる。もしくは，自分が決めた基準に沿って自他の言動を厳しく評価する。2）広範にわたる**厳格な基準**と"**べき**"思考：非現実的なまでに高い道徳観，倫理観，文化的規範，そして宗教的規範を求める。3）極端な**効率主義**：短時間で業績を上げることにひたすら没頭する。

「罰スキーマ」をもつ人は，人は失敗したら厳しく罰せられるべきであるという信念を抱いている。彼／彼女らは自分なりの期待や基準を設定しており，それに見合わない人に対して（もちろん自分自身に対しても），怒りを抱き，罰を与えたくなり，イライラし，

耐えることができない。このような人は，自分の失敗も他人の過失も許すことができない。そして"情状酌量"を好まず，人が完璧でないことを受け入れたり，他者の気持ちに共感したりすることができない。

1-6-6 事例

スキーマの概念を具体的に示すために，ある事例を簡単に紹介する。ナタリーという若い女性が治療にやってきた。彼女は「情緒的剥奪スキーマ」を有していた。彼女の感情的欲求は他者と親密な関係をもつことであったが，実際にその欲求は満たされていなかった。このようなことは，彼女が子どもの頃から続いていた。ナタリーは一人っ子で，両親は感情的に冷淡だった。両親は身体的な世話はすべてしてくれたものの，彼女を心から慈しんだり，十分な注意を払ったり，愛情を注いだりはしなかった。両親はナタリーがどんな人間であるのかを理解しようとしなかった。家庭内で，ナタリーは孤独感を募らせていた。

治療に訪れたナタリーが訴えたのは，慢性的な抑うつ症状であった。彼女はセラピストに対し，自分は生まれてこの方ずっと落ち込んでいるような気がする，と話した。彼女は数年間，断続的に治療を受けていたが，抑うつ症状は改善されていなかった。ナタリーは，それこそ"情緒的剥奪"傾向をもつ男性に惹かれることが多かった。夫のポールもこのパターンに該当していた。ポールに抱きしめてもらいたい，なぐさめてもらいたいと思ってナタリーが彼のところに行くと，ポールはイライラして彼女を遠ざけようとする。このようなことがあるとナタリーの「情緒的剥奪スキーマ」が活性化され，その結果彼女は怒り出す。彼女の怒りには，正当な面もあるのかもしれないが，概して過剰であった。というのも，確かに愛情表現が下手ではあるが，ポールは実際にはナタリーのことを愛していたからである。

ナタリーが怒れば怒るほど，ポールは彼女から離れようとした。つまり彼女の怒りはかえって夫を自分から遠ざけてしまっていた。その結果，ナタリーの「情緒的剥奪スキーマ」は維持されつづけることになってしまう。彼女のスキーマによって，二人の結婚生活は悪循環に陥っていく。結局ポールとの結婚生活の間，ナタリーの中では子どものときからの「情緒的剥奪スキーマ」が活性化されつづけていたということになる。実はポールと結婚する前，ナタリーは愛情表現豊かなある男性とつきあっていたことがあった。しかし彼が普通に優しく接してくれると，ナタリーはそれを息苦しく感じ，しかも性的な魅力を彼に感じることができなかった。自らの中核的スキーマを活性化するような相手に最も強く惹かれてしまう，という現象は，我々の臨床場面ではごく普通に見られることである（"スキーマによる化学作用"）。

ナタリーの例は，幼少期の親からの情緒的剥奪がいかに子どものスキーマを形成し，その後の人生に影響を与えるか，ということを示している。ナタリーが意識しなくても，

彼女の中に形成されたスキーマは存続しつづけ，非機能的な対人関係と，慢性的な1軸障害を引き起こしたのである．

1-6-7 条件スキーマ 対 無条件スキーマ

我々は当初，我々の提唱する早期不適応的スキーマとBeckの認知療法における"背景にある思い込み（underlying assumptions）"（Beck, Rush, Shaw, & Emery, 1979）との違いは，我々のスキーマは無条件的で，Beckの思い込みは条件的である，と信じていた．しかし現在我々は，早期不適応的スキーマにも条件的なものと無条件的なものがあると考えている．おおまかに分けると，その人において最も早期に形成され，その人の中核となっているのが"無条件スキーマ（unconditional schema）"であり，それよりも後に形成されたのが"条件スキーマ（conditional schema）"である．

無条件スキーマは，患者にとってほぼ永続的に苦痛をもたらす．患者は無条件スキーマに対して無力である．無条件スキーマによって，その人は，自分が無能で，混乱しており，他者から愛されず，はみ出し者で，危機にさらされており，駄目な人間であると思い込んでいる．そしてそのような思い込みは変化することがない．無条件スキーマとは，その子どもが周囲から"されたこと"全てが集約されている．つまり自分の中にどのようなスキーマが形成されるかということについて，子ども自身に選択権はない．そういう意味で無条件スキーマは，子どもにとって"ただ自分のなかにある"という存在である．それに対し条件スキーマが患者に与える苦痛は変容可能である．患者は条件スキーマに対しては，完全に無力というわけではない．というより，ネガティブな結果から一時的にでも逃れるため，患者は，他者に服従し，自己犠牲的にふるまい，承認されることを希求し，感情を抑制し，高い基準を満たすために奮闘するのである．

無条件スキーマ
・見捨てられ／不安定スキーマ
・不信／虐待スキーマ
・情緒的剥奪スキーマ
・欠陥スキーマ
・社会的孤立スキーマ
・依存／無能スキーマ
・損害や疾病に対する脆弱性スキーマ
・巻き込まれ／未発達の自己スキーマ
・失敗スキーマ
・否定／悲観スキーマ
・罰スキーマ
・権利要求／尊大スキーマ
・自制と自律の欠如スキーマ

条件スキーマ
・服従スキーマ
・自己犠牲スキーマ
・評価と承認の希求スキーマ
・感情抑制スキーマ
・厳密な基準／過度の批判スキーマ

条件スキーマのほとんどは，患者が無条件スキーマに何とか対処しようとする中で

形成されたものであると我々は仮定している。つまり条件スキーマは"二次的"である。具体例を示してみよう。

- 「欠陥スキーマ」への対処としての「厳密な基準スキーマ」：このような患者は，「完璧であれば，私は誰かから愛される価値がある」と信じている。
- 「見捨てられスキーマ」への対処としての「服従スキーマ」：このような患者は，「何であれ相手が望むことに応え，とにかく相手に腹を立てないようにすれば，その人は私とずっと一緒にいてくれるだろう」と信じている。
- 「欠陥スキーマ」への対処としての「自己犠牲スキーマ」：このような患者は，「自分の欲求は無視して，相手の欲求の全てに応えることができれば，相手は私の欠陥に目をつぶり，私を受け入れてくれるだろう。そうなれば私自身，『自分は愛されない存在である』と思わずに済むだろう」と信じている。

条件スキーマを完全に満たすことは不可能である。たとえば，「服従スキーマ」を有する人が，他者に完全に服従し，かつ相手に怒りを全く抱かずにいる，というのは無理である。「評価と承認の希求スキーマ」を有する人が，自分の願うように他者からの評価や承認を得ることも難しい。「自己犠牲スキーマ」を有する人が，他者の欲求の全てをかなえてあげることも不可能だろう。条件スキーマにできるのは，せいぜい，無条件スキーマの活性化を妨害することぐらいである。しかし活性化を完全に妨害するのはやはり不可能であり，条件スキーマを有する患者は，いつかどこかで基となる無条件スキーマの活性化を防ぎきることができない局面を迎え，無条件スキーマと直面せざるをえなくなるだろう。（ただし，全ての条件スキーマの基に，早期に形成された無条件スキーマが存在するとは限らない。何かをしたら，恐れている事態をたまたま回避できたという経験から形成された，さほど深い意味を持たない条件スキーマというのも多々あるだろう。）

1-6-8　早期不適応的スキーマはいかに伝統的な認知行動療法の進行を妨げるか

早期不適応的スキーマが，伝統的な認知行動療法の進行を妨げることは少なくない。本章ですでに述べたとおり，伝統的な認知行動療法にはいくつかの仮定があるのだが，早期不適応的スキーマがそれらの仮定をぶち壊してしまう。認知行動療法では，セラピストと患者は早い時期にポジティブな治療同盟を形成することが可能であると仮定しているが，たとえば"断絶と拒絶"領域のスキーマ（見捨てられスキーマ，不信／虐待スキーマ，情緒的剥奪スキーマ，欠陥／恥スキーマ）を持つ患者は，そのようなシンプルな信頼関係を他者と築くことが大変に難しい。また伝統的な認知行動療法では，患者は自己同一性感覚と人生の目的をしっかりと有しており，それらが明確な治療目標を設定する際の原動力になると仮定しているが，"自律性と行動の損傷"領域のスキーマ（依存スキーマ，脆弱性スキーマ，巻き込まれ／未発達の自己スキーマ，失敗スキーマ）を持つ患者は，そもそも自分が何者であるかとか自分が何をしたいのかといったことにつ

いての感覚がなく，それゆえ明確な治療目標を設定すること自体が困難である。

　伝統的な認知行動療法では，患者は自らの認知や感情にアクセスすることができ，それらを言語化する能力を持っていると仮定している。しかし，"他者への追従"領域のスキーマ（服従スキーマ，自己犠牲スキーマ，評価と承認の希求スキーマ）を持つ患者は，セラピストが自分に何を求めているかということばかりに注意が向きがちで，患者自身が自分を見つめたり，自分の思考や感情を表現したりすることができない。さらに認知行動療法では，患者は治療手続きに難なく従うものであると仮定しているが，"制約の欠如"領域のスキーマ（権利要求スキーマ，自制と自律の欠如スキーマ）を持つ患者は，治療に対する動機づけや自己制御が欠如しているため，治療手続きに従うことが困難である。

1-7　早期不適応的スキーマに関する実証研究

　Youngの早期不適応的スキーマについては，すでにかなりの数の研究が行われている。それらのほとんどが，Youngスキーマ質問票（Young Schema Questionnaire; Young & Brown, 1990）の全項目版を用いたものである（中には短縮版を用いた研究もある）。Youngスキーマ質問票は，フランス語，スペイン語，オランダ語，トルコ語，日本語[訳注]，フィンランド語，ノルウェー語など，多くの言語に翻訳されている。

　この質問票に関する最初の包括的な調査研究は，Schmidt, Joiner, Young, & Telch (1995) によって実施された。それによると，個々の早期不適応的スキーマの α 係数は，0.83（巻き込まれ／未発達の自己スキーマ）から0.96（欠陥／恥スキーマ）であり，非臨床群を対象とした再検査法による信頼係数は 0.50～0.82 であった。主要な下位尺度の再検査信頼性と内的一貫性も高かった。Youngスキーマ質問票はまた，心理的苦痛，自尊心，抑うつに対する認知的脆弱性，パーソナリティ障害の諸症状に関するさまざまな尺度との収束的妥当性と弁別妥当性が高かった。

　Schmidt, Joiner, Young, & Telch (1995) の研究では，臨床群と非臨床群のそれぞれについて因子分析を行っている。それによると，抽出された主因子の構造は，Youngが臨床経験に基づいて抽出した主因子の構造とそれらの階層的関係についての仮説に，非常によく一致していた。学部学生を使った調査では，Young (1990) が最初に仮定した16因子中15因子を含む，17の因子が得られた。つまりYoungが仮定しなかった2因子が抽出され，Youngが仮定した1つの因子（それは「社会的な望まれなさ」(Social Undesirability) というものである）が抽出されなかったという結果である。Schumidtら (1995) は，同じ学部学生に対してYoungスキーマ質問票を2回実施し，上記の因

訳注：Youngスキーマ質問票の日本語版（短縮版）は，以下の書物に掲載されている。Bell, L. (2003). Managing Intense Emotions and Overcoming Self-Destructive Habits. Brunner-Routledge.（井沢功一朗・松岡　律訳 (2006) 自傷行為とつらい感情に悩む人のために．誠信書房．）

子構造に対する交差妥当化（cross-validation）を試みたが，その結果，最初の研究で得られた17のうち13の因子が明確に抽出された。またその際，3つの明確な上位因子も見出された。さらに臨床群に対する調査からは15因子が得られたが，それらはYoung（1990）が最初に仮定した16因子中の15因子と一致しており，これら15因子の全分散に対する説明率は54％であった（Schumidt et al., 1995）。

　この研究は，Lee, Taylor, & Dunn（1999）によって，オーストラリアの臨床群を対象に追試されている。因子分析の結果，16の因子が抽出されたが，そのうちの15因子は，Young（1990）が最初に仮定した16因子の中の15因子と一致していた。ここでもやはり「社会的な望まれなさ」という因子は見出されなかった（結局我々は，「社会的な望まれなさ」を独立したスキーマとして設定しないことに決め，「欠陥スキーマ」としてまとめてしまうことにした）。またLeeらの研究によって見出された高次の因子は，Youngが仮定したスキーマ領域のいくつかと非常によく一致していた。Leeらの研究の結果は，Youngスキーマ質問票が非常に高い内的一貫性を有し，主要な因子構造が，2つの異なる国の異なる診断をもつ臨床群にまたがって安定して存在していることを示している。

　Leeらは，Schumidtら（1995）の研究と自分たちの研究との間で見出された因子構造が若干異なっていることについて検討し，その相違は母集団の違いによるものであろうとの結論を導き出した（Lee, Taylor, & Dunn, 1999）。非臨床群の学生サンプルはあまりにも多様であり，しかも測定の対象となる精神病理的症状を明確な形で示しているサンプルはさほど多くないと考えられる。もし臨床群における精神病理と，非臨床群である無作為抽出された学生における精神病理的傾向が全く同じであれば，同一の因子構造が見いだされたであろう。しかし結果はそうでなかった。Youngは，早期不適応スキーマは一般の健常母集団にも見られるが，それが臨床母集団においてはより明確な形で現れると述べている。このことが上記の2つの研究における因子構造の違いと関係しているかもしれない。

　いくつかの研究では，個々のスキーマの妥当性およびスキーマとYoungのモデルとの関連性について検討している。たとえばFreeman（1999）は，不合理な認知的情報処理を説明するモデルとして，Youngのスキーマ理論を活用することについて探究した。Freemanは一般の非臨床サンプルを用いて研究を行ったが，それによると早期不適応的スキーマがその後の対人関係における適応を予測するということが，部分的に支持されたということである。この結果は，早期不適応的スキーマが，その定義からして否定的かつ非機能的であるとするYoungの見解と一致する。

　Rittenmeyer（1997）は，Maslachバーンアウト尺度（Maslach Burnout Inventory）(Maslach & Jackson, 1986)を用いて，Youngのスキーマ領域の収束的妥当性を検討した。Maslachバーンアウト尺度とは，ストレスフルなライフイベントの否定的な影響を

査定する自記式尺度である。Rittenmeyer（1997）はカリフォルニア州の学校教員をサンプルとして用いたが、研究の結果、"過剰な関わり（Overconnection）"および"極端な基準（Exaggerated Standard）"という2つのスキーマ領域が同定された。この2つの領域は、Maslachバーンアウト尺度における下位尺度である"情緒的消耗感（Emotional Exhaustion）"との相関が高かった。"過剰な関わり"領域のスキーマはまた、Maslachバーンアウト尺度における下位尺度である"脱人格化（Depersonalization）"と"個人的達成感（Personal Accomplishment）"との間にも中程度の相関が見られた。

Carine（1997）は、パーソナリティ障害の治療において早期不適応的スキーマが予測変数としてどの程度有効かということを、判別関数分析を用いて調査し、Youngのスキーマ理論の有用性を検討した。Carineは特に、Youngの提唱する早期不適応的スキーマが、DSM-IVのⅡ軸障害と他の障害とを弁別できるかどうかに注目していた。研究の結果、早期不適応的スキーマは、Ⅱ軸群の現時点有病率の83％を説明できることが判明した。Carineの研究では他にも、感情がスキーマの本質的要素であることが見出されたが、これはYoungの理論を大きく支持するものである。

Youngスキーマ質問票は、DSM-IVにおけるパーソナリティ障害を測定するために作成されたものではない。しかしYoungの早期不適応的スキーマとパーソナリティ障害の諸症状との間には強力な関連性があることが示されている（Schmidt, et al., 1995）。改訂版パーソナリティ障害診断用質問票（Personality Diagnostic Questionnaire-Revised ; Hyler et al., 1987）とは、DSM-III-Rにおけるパーソナリティ障害を評価する自記式尺度であるが、この尺度の総合得点とYoungスキーマ質問票の総合得点の相関が極めて高いことが示された。特にSchmidtらのこの研究では、「自制と自律の欠如スキーマ」が、パーソナリティ障害の諸症状と最も高い相関があることが見出された。また個々のスキーマは個々のパーソナリティ障害と高い理論的関連性を有することも明らかにされた。たとえば、「不信／虐待スキーマ」は妄想性パーソナリティ障害と、「依存スキーマ」は依存性パーソナリティ障害と、「自制と自律の欠如スキーマ」は境界性パーソナリティ障害と、「厳密な基準／過度の批判スキーマ」は強迫性パーソナリティ障害と、それぞれ高い相関を示した（Schmidt et al., 1995）。

1-8　早期不適応的スキーマの生物学

本節では、最新の脳生物学と感情に関する研究（LeDoux, 1996）に基づき、我々の早期不適応的スキーマを生物学的観点から検討してみたい。ただし本節に示すスキーマの形成や変容に関する事柄は、あくまでも**仮説**であることに留意されたい。我々の仮説の妥当性についての判断は、今後の研究を待つ必要がある。

最近の研究でわかってきたのは、脳内の感情システムは1つではなく複数に分散されているということである。個々の感情は個々の生存機能と関連しており（例：危険に

反応する，食物を探す，性交する，仲間を見つける，子どもの世話をする，社会的関係を形成する），それぞれが個別の脳内ネットワークによって媒介されているようである。我々は特に恐怖条件づけと外傷体験に関連した脳内ネットワークに関心を抱いている。

1-8-1　恐怖条件づけおよび外傷体験と脳システム

　見捨てられたり虐待を受けたりといった幼少期の外傷体験によって早期不適応的スキーマが形成される。それが大人になってから何らかの刺激によって活性化されるのであるが，脳内のどこでそのような現象が起きるのだろうか？　最近の脳生理学研究はスキーマが活性化される脳内の部位を明らかにしている。たとえばLeDoux（1996）は以下のように書いている。

> 外傷体験の学習は，2つのシステムを通じて行われる。1つは海馬とそれに関連する大脳皮質によって構成されるシステムで，これは記憶の意識的側面と関連する。もう1つは，扁桃体によって構成されるシステムで，こちらは記憶の無意識的側面と関連する。この2つは並行して機能し，それぞれ異なる種類の情報を蓄積する。個体は後になって外傷体験に関連する刺激を受けると，2つのシステムはそれぞれ自らのシステムの記憶を検索する。扁桃体系の記憶検索の結果は，危険に対して身体を構えるといった形で表出される。一方，海馬系の記憶検索の結果は，過去の記憶が意識に上るといった形で表出される。(p.239)

　LeDouxによれば，外傷体験にまつわる強い感情を伴う記憶を符号化したり，保持したり，検索したりする脳機構は，記憶を意識的に処理する脳機構とは異なるということである。また感情を処理する脳機構と認知を処理する脳機構も異なるということである。扁桃体は感情的な記憶を記銘し，海馬と新皮質は認知的な記憶を記銘する。感情的な反応は，脳の高次処理系（思考，推論，意識など）が全く関与することなく生起する。

扁桃体系の特徴――

　LeDouxによると，扁桃体系にはさまざまな特徴があり，それらの特徴によって海馬系や高次の新皮質と区別されうるのだと言う。扁桃体の特徴を以下に挙げる。

- **扁桃体系は無意識的である**：感情的反応は，刺激を意識的に処理することなしに扁桃体において形成される。Zajonc（1984）が10年以上も前に主張したように，感情と認知は別々の系である[注3]。
- **扁桃体系は迅速である**：危険信号に関する情報は，視床を経由して扁桃体と大脳皮質の両方に到達する。しかしその速度が異なる。皮質に到達するよりも先に，危険信号は扁桃体に到達する。つまり皮質が危険信号を察知する頃にはすでに，扁桃体は危険信号に対して反応しはじめている。Zajonc（1984）が主張したとおり，感情は認知より先に生じるのである。
- **扁桃体系は自動的である**：扁桃体系がいったん危険の評価を下すと，それに対する感情と身体反応が自動的に喚起される。一方，認知的処理を伴うシステムはここまで自動的ではない。認知的処理

注3：無意識的認知を想定する認知科学者もいるが，我々は本節では"認知"という語を，意識的な思考やイメージとして定義したい。つまり本節での"認知"には，潜在的な（implicit）認知や感覚的知覚は含まれない。

の特徴は反応の柔軟性にある。我々は何かをいったん認知した後に，次の反応を選択することができる。

- **扁桃体系における感情的記憶は永続する**：LeDouxは次のように述べている。：「扁桃体を経由した無意識的な恐怖記憶は，脳に焼き付けられ，決して消えることはないようだ。それらの記憶は，我々の人生が終わるまで我々と共にあるのだろう」(p.252)。危険に関する刺激を絶対に忘れないでいることは，生存のために意味のあることである。この種の感情的記憶は決して消去されることがない。すでに消滅したと思っていた恐怖記憶が，ストレス下で一気に蘇るといった現象は珍しくない。確かに我々は，消去手続きを用いて，条件づけられた恐怖反応の発現を防ぐことができるだろう。しかしそのような反応の背景にある感情的記憶そのものを消し去ることはできない。「消去手続きを用いて我々ができるのは，扁桃体の記憶を一掃するということではない。せいぜい皮質が扁桃体の出力を制御できるようにするぐらいである」(p.250)。(我々はこれらの理論に基づき，スキーマが完全に癒されることはないだろうと考えるに至った。)

- **扁桃体系の弁別は厳格でない**：扁桃体系は，外傷体験に関わるさまざまな刺激に対して，恐怖という条件反応を起こすよう設計されている。外傷体験における感情的記憶が扁桃体系に貯蔵されると，後に外傷体験に少しでも似ている刺激に遭遇した途端に恐怖反応が喚起されてしまう。扁桃体系が保持するイメージは，極めて大雑把である。一方，大脳皮質系に貯蔵される記憶は，より詳細で，現実を正確に描写している。つまり皮質こそが認知的評価に基づき感情反応を抑制することができる。しかし扁桃体は感情反応を惹起するだけであり，それらの反応を抑制することはできない。

- **扁桃体系は進化論的には高次皮質より早い段階で構築されている**：個体が脅威刺激に直面すると，扁桃体系は直ちに恐怖反応を喚起する。このようにして喚起される恐怖反応は，人類という種においてほとんど変化せずに続いてきたものである。それどころか，哺乳類以前の種において，いや，もしかしたらもっと下等な種の時代にまでさかのぼれるかもしれない。海馬も脳の中では進化論的に古い部位に属する。しかし海馬は扁桃体とは異なり，後に進化した高次皮質を含む新皮質と連結している。

生物学とスキーマモデルとの関連性――

これまでに紹介した生物学とスキーマモデルとの関連性を検討してみたい。我々は前述のとおり，早期不適応的スキーマを，幼少期をめぐるテーマ（例：見捨てられ，虐待，ネグレクト（養育放棄），拒絶）を中心とした記憶，感情，身体感覚，認知による構成体であると定義している。脳生物学からスキーマを以下のように概念化できるかもしれない。扁桃体系に貯蔵された感情と身体感覚は，上に挙げたさまざまな特徴を有する。ある人が，早期不適応的スキーマ形成の発端となった幼少期の出来事を連想させる刺激に遭遇したとする。すると出来事に関連した感情と身体感覚が扁桃体系によって無意識的に活性化される。たとえその後その人が活性化された感情と身体感覚を認知することになるとしても，それより前にそれらの感情と身体感覚は扁桃体系を通じて活性化されてしまう。「スキーマの修復（schema healing）」によって，活性化の程度は縮小されるかもしれない。しかし幼少期の出来事に関連した感情と身体感覚は，基本的にはその人が生きている限り扁桃体系を通じて自動的に活性化される。反対に，外傷体験に関する意識的な記憶と認知は，海馬系と高次皮質に貯蔵されている。

外傷体験の認知的側面と感情的側面が脳内の異なるシステムに位置しているという事実は，シンプルな認知的手法だけではスキーマがなかなか変化しないことの説明となるだろう。これに関連して，スキーマの認知的要素は，スキーマの感情的要素と身体感覚

的要素が扁桃体系に蓄積された後に形成される。多くのスキーマは言語が発現する前に形成されはじめる。つまり子どもが言葉を理解し話すようになる頃には，いくつかのスキーマはすでに形成されているのである（患者が自らのスキーマに言葉を用いて接近するのを手助けすることが，セラピストの仕事である）。スキーマが機能する際，感情が認知を凌駕する，ということをスキーマ療法家は覚えておく必要がある。

　早期不適応的スキーマが活性化されると，人は感情と身体感覚の波に襲われたような状態になる。その人は，意識的にせよ無意識的にせよ，その経験とスキーマの源である過去の記憶とを結びつける（患者が自らの感情と身体感覚を幼少期の記憶に結びつけられるよう手助けすることが，セラピストのもう一つの仕事である）。この源の記憶はスキーマの中心にあるが，普段ははっきりとは自覚されておらず，イメージにすらなっていない。患者がこれらのスキーマについてイメージを再構築する際，セラピストは患者の感情的支えにならなくてはならない。

生物学とスキーマ療法との関連性――

　スキーマ療法が最初に目指すのは，患者が心理的な気づきを得ることである。セラピストは，患者が自らのスキーマを同定し，スキーマと関連する幼少期の記憶，感情，身体感覚，認知，コーピングスタイルを認識できるよう手助けする。患者は自分のスキーマとコーピングスタイルを自覚できるようになると，こんどはスキーマに対する自らの反応をある程度コントロールできるようになる。つまりスキーマに対して自分の意思を自由に働かせるようになる。LeDouxは次のように述べている。

> 治療によって脳の回路におけるシナプスを増強し，扁桃体の制御に結びつけることもできる。前述のとおり，扁桃体の感情的記憶は回路に焼き付けられており，決して消去されることはない。したがって我々のできることは，感情的記憶の表出を何らかの形で調整することである。つまり大脳皮質に扁桃体を制御させるのである。(p.265)

　LeDouxの見解を受けると，我々の治療の目標は，スキーマを意識的に制御することを通じて，スキーマと関連した記憶，感情，身体感覚，認知，行動を軽減するということになる。

　幼少期に受けた外傷体験は，身体の脳以外の部位にも影響を与えている。たとえば母親と分離されたサルは，血中コルチゾール値が上昇するが，分離が繰り返されると，コルチゾールの値は上がったまま下がらなくなる（Coe, Mendoza, Smotherman, & Levine, 1978; Coe, Glass, Weiner, & Levine, 1983）。早期の母子分離による持続的な神経生理学的変化は，他にも，副腎におけるカテコラミン合成酵素（Coe, et al., 1978, 1983），視床下部におけるセロトニン分泌（Coe, Weiner, Rosenberg, & Levine, 1985）などにも見出されている。他にも霊長類の母子分離の研究から，オピオイド系が分離不安の調整に関わっていること，社会的孤立が脳内のオピオイド受容体の感度と数に影響を与える

ことが確かめられている（van der Kolk, 1987）。以上をまとめると、早期の母子分離体験は子どもの身体に不可逆的影響をおよぼし、それがさらに心理的機能に影響を与える、ということになる。

1-9　スキーマの作用

スキーマは2つの作用をもつ。1つはスキーマの持続（schema perpetuation）、もう1つはスキーマの修復（schema healing）である。スキーマに関連する全ての思考、感情、行動、生活体験が、スキーマを**維持する**こともあれば（スキーマを精緻化し、強化する）、スキーマを**修復する**こともある（スキーマを弱める）。

1-9-1　スキーマの持続

「スキーマの持続」とは、スキーマを維持することにつながる患者の行為（内的であれ外的行動であれ）のすべてに関連する。スキーマを修復するのではなく、スキーマを強化するに至るような患者の思考、感情、行動はすべてスキーマを持続するために機能する。それらの思考、感情、行動は自己成就的である。スキーマが持続されるメカニズムには次の3つがある。1）認知的歪曲、2）自滅的な生活パターン、3）コーピングスタイルである（3については次節で詳述する）。患者は、スキーマを確証するような情報だけに選択的に注目し、スキーマと矛盾するような情報には注目しないといった認知的歪曲を示す傾向がある。そして物事に対する患者のこのような解釈の仕方が、スキーマをさらに強化する。感情面では一方、患者はスキーマと関連する感情を遮断する傾向がある。感情の遮断によって患者はスキーマを意識的に自覚するのを防ぐ。しかしそのことによって患者はスキーマを修復したり変化させたりする機会を失ってしまう。行動面では、患者は自滅的なパターンにはまっていることが多い。すなわちスキーマを修復してくれそうな対人関係を避け、逆にスキーマを活性化したり持続したりする対人関係を無自覚的に選んだり、そのような関係に留まったりしてしまう。対人関係ではさらに、患者の言動は相手のネガティブな反応を引き出すことが多く、その結果スキーマが強化されてしまう。

事例──

マーティンは「欠陥スキーマ」を有する女性患者である。彼女のスキーマは、幼少期における母親との関係に起因していた。「母は全く私を愛してくれませんでした」とマーティンはセラピストに語り、さらに「私にはどうすることもできなかったんです。私は可愛くなかったですし、社交的でも人気者でもありませんでした。大して個性的でもなく、流行の服だってうまく着こなすことができませんでした。私の唯一の長所は頭が良いということだったのですが、そんなことは、私の母にとって何の意味もなかったんです」と話した。

現在，マーティンは31歳である。彼女には同性の友人がほとんどいない。最近，恋人のジョニーは，彼の友人たちとつきあっている女性たちをマーティンに紹介した。マーティンは彼女たちを大変好きになり，また彼女たちもマーティンを歓迎してくれた。にもかかわらずマーティンは，自分が彼女たちと友だちになれそうにないと感じてしまった。彼女は，「私は『この人たちは私のことを好きじゃない』って思ってしまったんです」とセラピストに語った。「彼女たちと一緒にいると，なんだかビクビクしてしまうんです。ちっともくつろげないし，普通におしゃべりすることさえできなくなってしまうんです」

　マーティンは彼女たちに対して，認知面，感情面，行動面，対人関係面のすべてにおいて，自分の欠陥スキーマを持続するように反応している。認知面で彼女は情報を歪曲して解釈し，それがさらなるスキーマの持続につながっている。マーティンは，女性たちが自分に向けてくれた親しげな態度や身振りを割引いて考え（「彼女たちはジョニーのために，私に良くしてくれにすぎない。本当は私のことなんか好きじゃないに違いない」），女性たちの言動を，彼女たちが自分を嫌っている証拠として受け止めてしまった。たとえばそこにはロビンという女性がいた。彼女はもうすぐ結婚式を挙げる予定であったが，その花嫁介添人をマーティンに頼むことをしなかった。ロビンとマーティンは知り合ったばかりで，花嫁介添人を頼むほどのつきあいではない。マーティンにもそのことはわかっていた。しかし彼女はロビンに花嫁介添人を頼まれなかったことから，「ロビンは私のことを嫌っている」という飛躍した結論を導き出してしまった。感情面でもマーティンの反応は特徴的だった。彼女は，自らのスキーマに関わる幼少期の出来事とほんのわずかでも似ている点を状況の中から見つけ出しては，それに対して強烈な感情的反応を示していた。たとえば相手から拒絶されそうな気配を少しでも感じると，彼女は感情的にひどく混乱してしまうのである。マーティンは，自分がロビンから花嫁介添人を頼まれなかったことに対して，ひどく恥かしく，そして自分には価値がないのだと強く感じてしまった。彼女は，「私は自分が嫌でたまらないのです」とセラピストに語った。

　行動面でも特徴があった。マーティンは，幼少期における母親との関係を再現するかのような人間関係に引き寄せられてしまう。上の女性たちのグループでマーティンが最も積極的に接近したのは，彼女に対して最も不機嫌な，そして批判的な態度を示していた人物であった。その振る舞いは，マーティンの母親にそっくりであった。そしてマーティンはそのような人物に対して，慇懃に，そして申し訳なさそうに振る舞うのであった。

　性格上の問題を抱える患者は，幼少期からのネガティブなパターンを自滅的なやり方で繰り返す。このような患者は，自らのスキーマを持続するような思考，感情，行動，対人関係を，慢性的かつ広範囲にわたって繰り返している。それは患者が，自分に最もダメージを与えた幼少期の出来事を，そうとは意図せずにあたかも再現するかのようで

ある。

1-9-2 スキーマの修復

　スキーマの修復（schema healing）こそ，スキーマ療法の最終目標である。スキーマは，一連の記憶，感情，身体感覚，認知が組み合わされたものである。したがってスキーマが修復される過程において，そのスキーマに関わるさまざまな要素，たとえば感情や身体感覚の強度，不適応的な認知といった要素がすべて軽減されるはずである。スキーマの修復には，行動の変化も伴う。すなわちスキーマが修復されるとそれに伴って，患者の不適応的なコーピングスタイルは適応的なものへと変換される。スキーマ療法では，認知的介入，感情的介入，行動的介入の全てが行われる。あるスキーマが修復されればされるほど，そのスキーマは活性化されにくくなる。またたとえ活性化されたとしても，患者は前ほどそれに圧倒されなくなり，早く立ち直れるようになる。

　スキーマの修復は通常かなり困難で，時間がかかる。スキーマはそう簡単には変化しない。スキーマは患者が幼少期に学んだ自分自身および世界に対する信念であり，それは患者のなかに深く染み込んでいる。世界についての患者の知識全てがスキーマと言えばスキーマなのである。したがってたとえ自滅的なスキーマであっても，それは患者に安心感や予測可能感を与える。スキーマは患者の自己同一性感覚の中心にある。だからたとえ自滅的なスキーマであっても，患者はそれを手放すことに抵抗を感じる。患者にとってスキーマを手放すことは，世界がひっくり返ることに等しいのである。このように考えると，治療に対する患者の抵抗は，内的一貫性と自己制御を保つための一種の自己防衛であるとも言える。スキーマを手放すことは，「自分はどのような人間か」「この世界はどのようなところか」という自らの知識を放棄することでもある。

　スキーマの修復のためには，患者は自分の内なるスキーマと直面し，自らそれらと闘うことが求められる。その際，自律的であること，そして何度も実践することが重要である。患者は毎日，系統立てて自らのスキーマを観察し，スキーマを修正するための練習を行わなければならない。修正されない限り，スキーマは維持され続ける。治療はスキーマとの闘いである。セラピストと患者は，スキーマに打ち勝つために同盟を組み，スキーマとの闘いを始める。ただし「スキーマに打ち勝つ」という目標は，あまり現実的とはいえない。なぜなら我々はスキーマに関連する記憶を完全に消去することはできないからである。したがってスキーマが完全に修復されるということは，実際にはほとんどあり得ない。

　スキーマがきれいさっぱり消えてなくなるということはあり得ないが，修復に伴ってそのスキーマは活性化されにくくなり，関連する感情も軽減され，たとえ何らかの感情が生じても長続きしなくなる。患者は，スキーマを活性化する出来事に対して，より健康的なやり方で対応できるようになる。そして愛情や好意に基づいてパートナーや友人

を選ぶようになり，自分自身のことをよりポジティブに受け止められるようになる。本章では後に，我々がどのようにスキーマの修復を実施しているか，その概略を述べる。

1-10 不適応的なコーピングスタイルとコーピング反応

患者は幼少期，スキーマに適応するための自分なりのコーピングスタイル（coping style）とコーピング反応（coping response）を作り上げている。そのおかげで彼／彼女らは，スキーマが引き起こす強烈で圧倒的な感情を経験せずに済む。コーピングスタイルはこのように，患者がスキーマに関わる体験を回避するためには役立つが，結局このような回避のせいで，患者のスキーマはいつまでも修復されることがない。つまり不適応的なコーピングスタイルは全て，患者のスキーマの持続に一役買ってしまっているのである。

スキーマ療法は，スキーマそれ自体と，スキーマに対処するためにその人が用いている戦略とを区別する。我々のモデルでは，記憶，感情，身体感覚，認知はスキーマに含まれ，行動は含まれない。**行動はスキーマの構成要素ではなく，一種の対処反応である。**つまりスキーマが対処反応としての個々の行動を駆動するのである。ただし対処反応の全てが行動的なものであるとは限らない。患者はスキーマに対して，行動的対処だけでなく，認知的対処，感情的対処も用いている。いずれにせよコーピングスタイルやコーピング反応とは，それが認知的であれ，感情的であれ，行動的であれ，スキーマそれ自体に含まれるものではない。

我々がスキーマとコーピングスタイルを区別するのは，同じ一人の患者がある一つのスキーマに対して用いるコーピングスタイルが，時期や場面によってさまざまに異なるからである。つまり患者の内なるスキーマそのものは変わらなくとも，スキーマに対するコーピングスタイルは不変である必要はない，ということになる。さらに言えば複数の患者たちが似たようなスキーマを抱いていたとしても，そのスキーマに対して彼／彼女らが取る行動は，さまざまなものであるだろう。正反対の行動になる可能性もある。

たとえば「欠陥スキーマ」を有する３人の患者について考えてみよう。３人はそれぞれ異なるメカニズムを通じてこのスキーマに対処している。３人とも自分に欠陥があると強く感じつつ，１人は口やかましいパートナーや友人を求め，１人は誰とも親密にならないようにし，１人はその人こそが他者に対して口やかましく，偉そうに振る舞っている。この例からもわかるとおり，コーピングスタイルや対処行動は，スキーマ固有のものではない。

1-10-1　３種の不適応的なコーピングスタイル

全ての有機体は，脅威に対して"闘う（fight）""逃げる（flight）""麻痺する（freeze）"という３種類の基本的な反応を有している。この３つはそれぞれ，「スキーマへの**過**

剰補償（overcompensation）」「スキーマの回避（avoidance）」「スキーマへの服従（surrender）」という3種の不適応的なコーピングスタイルに該当する。

　早期不適応的スキーマは，その人の子ども時代の脅威を象徴したものである。中核的感情欲求（安定したアタッチメント，自律性，自由な自己表出，自発性と遊び，現実的な制約）が満たされないと，それが子どもにとって脅威となって立ち現れる。子どもはまた，スキーマが誘発する強烈な感情に対する恐れを抱いており，これも脅威に含まれる。このような脅威に直面したとき，子どもは上に挙げた3つのコーピングスタイルによって切り抜けようとする。つまり脅威に対して服従するか，回避するか，過剰補償するのであるが，その過程は無意識的である。また，子どもがある状況で用いるコーピングスタイルは1つだけだが，異なる状況や，異なるスキーマに対しては，また別のコーピングスタイルを用いることもある（下にこれら3つのスタイルについて具体例を示す）。

　中核的感情欲求が満たされないことやそれに伴う感情が，スキーマの引き金を引こうとする。そこで人は，自分のコーピングスタイルを通じてその状況に対応しようとする。コーピングスタイルは，幼少期においては適応的で健康的な生存のためのメカニズムとして機能していたのであろう。しかし子どもが成長するにつれて，それは次第に不適応的になっていく。というのも，そのコーピングスタイルが，結局その人のスキーマを維持してしまうからである。子どもが成長し，その人を取り巻く環境が変わり，これまでよりも適応的な反応をする機会を得ても，その人のコーピングスタイルが変わらなければ，結局スキーマも変わらない。不適応的なコーピングスタイルこそが，早期不適応的なスキーマの檻の中に，いつまでも患者を閉じ込めているのである。

スキーマへの服従──

　スキーマに服従するということは，スキーマの言いなりになるということである。患者はスキーマを回避したり過剰補償したりせず，ただただそのスキーマを「真実である」と認めてしまう。患者はその結果，スキーマがもたらす感情的な苦痛をそのまま感じることになる。そしてそのスキーマを自ら確証するような行動を取る。患者はスキーマに駆動されたパターンを無意識的に繰り返す。患者はこのようにして，スキーマを形成するに至った幼少期の体験を，大人になってからも再体験しつづける。スキーマの引き金となるような出来事に遭遇すると，患者の中には過剰な感情的反応が生じ，患者自身，そのような感情的反応を自覚してさらに苦痛を感じる。行動面では，患者は，親と同じように自分を傷つけてくるであろう人物をパートナーとして選んでしまう。たとえば前述したとおり，慢性的な抑うつ症状に悩んでいたナタリーは「情緒的剥奪スキーマ」を有していたが，彼女は情緒的に冷淡なポールという男性を夫に選んでしまった。このような患者はパートナーに対して受身的で従順に振る舞うことが多い。そしてそのような振る舞いがスキーマをさらに維持してしまう。このような患者は治療関係においても自らスキーマを再現するかのように，すなわちあたかもセラピストが患者に苦痛を与える

親で，自分がその子どもであるかのように振る舞うことがある。

スキーマの回避――

　コーピングスタイルとしてスキーマの回避を用いる患者は，スキーマが絶対に活性化されないよう注意深く生活する。彼／彼女らは内なるスキーマに自ら気づくことのないよう警戒している。そしてあたかもスキーマなど存在していないかのように振る舞う。患者はスキーマに関するあらゆる思考を回避しており，さらにスキーマの引き金となりそうな思考やイメージまでをも遮断する。たとえば患者は，スキーマに関わる思考やイメージが少しでも生じた時点で，すぐさま気晴らしをしたり，それらの思考やイメージを心から締め出そうとしたりする。患者はスキーマを感じることも回避する。スキーマが活性化されそうな気配を感じた途端，患者は反射的にその感覚を押し込める。またスキーマに関わる感情を回避するために，大量に飲酒したり，薬物を乱用したり，見境なく性的関係をもったり，過食をしたり，強迫的に部屋の掃除をしたり，何らかの刺激を求めたり，仕事に没頭したりするかもしれない。このような患者が他者と関わるとき，全く何の問題もないように見えるかもしれない。というのも，彼／彼女らは通常，親密な対人関係や仕事上での挑戦など，自分のスキーマを活性化しそうな状況を避け続けているからである。患者は自分の脆弱性を感じないよう注意深く生活している。そして多くの場合，治療においてもさまざまな回避を示す。たとえば患者は，ホームワークを実施してくることを"忘れ"たり，感情を表出することを控えたり，表面的な話し合いだけに終始したり，セッションに遅刻したり，場合によっては治療を早々に中断してしまったりするかもしれない。

スキーマへの過剰補償――

　スキーマに対して過剰補償する患者は，思考や感情や行動を通じて，そしてスキーマとは正反対のことが真実であるかのように振る舞うことを通じて，自らのスキーマと闘おうとする。彼／彼女らは，そのスキーマを獲得した子ども時代の自分とは極力違った存在であろうとして奮闘する。たとえば，幼少期に自分には価値がないと感じていた患者は，大人になってからできるだけ完璧であろうとするだろうし，幼少期に他者に屈服させられてばかりいた患者は，大人になってから周囲に反発ばかりするようになるかもしれない。あるいは幼少期に周囲からコントロールされてばかりいた患者は，大人になってからは逆に，周囲を過剰にコントロールしようとしたり，周囲からの影響をすべて拒絶しようとしたりするかもしれない。幼少期に虐待されていた人は，逆に誰かを虐待するかもしれない。このようにコーピングスタイルとしてスキーマに過剰補償する人は，スキーマに対してひたすら反撃しようとしつづける。このような患者は，表面的には自信に満ち溢れているように見えるかもしれない。しかし心の奥底では，スキーマが活性化されてしまうことに対して多大な恐怖を感じている。

　「スキーマへの過剰補償」というコーピングスタイルは不適応的なスキーマに対する

反撃の手段として健全なものである，というふうに捉えることも可能である。しかし結局はこのような過剰補償によって，スキーマは修復されるどころか維持されてしまう。表面的には，スキーマに対して過剰補償している人は，非常に健康的であるかのように見える。事実，世間から注目されたり尊敬されたりしている人，たとえばメディアの人気者，政治的指導者，ビジネス界の大物といった人たちは，スキーマに過剰補償していることが多い。確かに彼／彼女らの言動が，状況とバランスが取れていたり，他者の感情をきちんと配慮しているものであったり，望ましい結果を手に入れたりすることができていたりする限り，スキーマと闘うことは健康的であると言えるかもしれない。しかし過剰補償している人の多くがスキーマに反撃することだけにとらわれており，その言動は過剰で，非生産的であることが多い。

　たとえば「服従スキーマ」を有する患者が，自らの生活そのものを自己制御しようとすることはある意味では健康的であろう。しかしそのような患者がスキーマに対して過剰補償しようとすると，自己制御がいきすぎ，他者を排除することにつながってしまうかもしれない。たとえ他者に従ったほうが良い場合でさえも，そのことが受け入れられなくなってしまうのである。あるいはまた，「情緒的剥奪スキーマ」を有する患者が情緒的なサポートを他者から引き出そうとすることは，ある意味健全なことである。しかしそのような患者が自らのスキーマに過剰補償しようとすると，たちまち相手に対する要求が行き過ぎたものになってしまうことが多い。

　スキーマへの過剰補償というこのようなコーピングスタイルは，スキーマによる苦痛を防ぐという大きな効果を持つため，結果的にエスカレートしてしまうことが多い。過剰補償によって患者は自分が成長していると感じることができる。そしてそのことによって患者は，自分が脆弱で無力であるという感覚から逃れることができる。たとえば「情緒的剥奪スキーマ」や「欠陥スキーマ」を有する患者が自己愛的なやり方でスキーマを過剰補償すれば，中核的な感情が満たされない痛みを感じずに済むかもしれない。そして自己愛的な対処をすることで，自分が特別に優れた存在であると思い込むことができ，自分が他者から無視されたり他者より劣っていたりする存在であると感じずに済むかもしれない。しかしこのような人は，自分がいかに優れているかを外部に対してアピールすることはできても，内心では穏やかではいられないままである。彼／彼女らは過剰補償によって自らを孤立させ，その結果，いつまでたっても自分自身を幸せにすることができない。患者は過剰補償によって他者を自分から遠ざけ，そのうちに他者と深く関わることができなくなってしまう。自分が完璧な存在であると見せかけることに熱中するあまり，親密な対人関係を結ぶことを犠牲にしてしまうのである。しかしいくら完璧を装っても，永遠に完璧な存在でありつづけることは不可能である。誰でもいつかは大なり小なり失敗をする。そのときこのような患者は，いかにして建設的な方向にその失敗を活かせばよいか，全くわからず混乱してしまう。彼／彼女らは自らの失敗を認めたり，

失敗を建設的に扱ったりすることができない。失敗から学ぶこともできない。どんなに過剰補償していても，何らかの失敗は避けられないが，そのようなとき，彼／彼女らの過剰補償というコーピングスタイルそのものが破綻してしまうだろう。過剰補償によって自分の欠陥をカバーできなくなると，このような患者は慢性的な抑うつ状態に陥ることが多い。過剰補償が機能しなくなった途端に，患者の内なるスキーマが活性化し始め，患者の感情を揺さぶるからである。

　個人においてどのコーピングスタイルが形成されることになるか？　我々は気質（temperament）が要因として大きいのではないかと仮定している。気質は，スキーマそのものよりコーピングスタイルの形成に，より大きな役割を果しているように思われる。たとえば受動的な気質の持ち主には，「スキーマへの服従」か「スキーマの回避」といったコーピングスタイルが形成されやすいだろう。逆に攻撃的な気質の持ち主には，「スキーマへの過剰補償」といったコーピングスタイルが形成されやすいだろう。個人においてどのコーピングスタイルが形成されるかということを説明するもう一つの要因は，選択的内在化，別の言い方をすればモデリングである。子どもは，自分が同一視している親のコーピングをそのまま模倣することが多い。

　コーピングスタイルについては，第5章でさらに詳しく解説する。

1-10-2　コーピング反応

　上に示した3つのコーピング**スタイル**（服従，回避，過剰補償）は，**個々の具体的な**言動として表出される。その具体的な言動のことをコーピング反応（coping response）と呼ぶ。脅威に対して人が示す行動的反応レパートリーはすべてコーピング反応である。コーピング反応はその場その場で示される一回性のものであるが，ある人があるコーピング反応を繰り返し使い続ければ，それがその人のコーピングスタイルとして定着するだろう。コーピング反応は個別の状態（state）を，コーピングスタイルはその人の特性（trait）を示している。コーピングスタイルとは，その人のコーピング反応の集合体である。そしてその集合体が，スキーマへの服従，スキーマの回避，スキーマへの過剰補償のどれかに分類される。コーピング反応は，ある人がある日ある場面において示す特定の言動（もしくは方略）である。たとえば「見捨てられスキーマ」を持つある男性患者が，コーピングスタイルとしては「スキーマの回避」を有しているとする。あるとき彼は恋人と喧嘩して，恋人から別れ話を持ち出されてしまった。彼はその後自宅に戻り，ビールを大量に飲んで泥酔した。この例では，見捨てられスキーマに対するコーピング**スタイル**は"回避"であり，ビールをしこたま飲むという行動は，恋人から別れ話を持ち出されたという特定の状況に対する彼のコーピング**反応**である（両者の違いについては，後の"スキーマモード"の節で再度検討する）。

　表1.2に，それぞれのスキーマに関わる不適応的なコーピング反応の例を挙げる。た

だしほとんどの患者は，複数のコーピング反応やコーピングスタイルを組み合わせて使っていることに注意されたい。彼／彼女らは，ときにはスキーマに服従し，ときにはスキーマを回避する。そしてときにはスキーマに対して過剰補償する。

1-10-3　スキーマ，コーピング反応，Ⅱ軸診断の関係

　我々は，DSM-IV のⅡ軸診断システムには重大な欠陥があると考えている。我々はすでに別の文献で，DSM-IV の限界について見解を示した（Young & Gluhoski, 1996）。特に我々が問題視しているのは，Ⅱ軸診断における多くのカテゴリーに関する信頼性や妥当性が低いこと，そしてカテゴリー間の重複があまりにも多すぎることである。本章で特に強調したいのは，Ⅱ軸診断における根本的な概念上の欠陥である。DSM の診断基準は，観察可能な行動を基盤として作成されている。しかしそれだけでは，Ⅰ軸障害とⅡ軸障害を区別するための根本的要因や，難治性の慢性障害が形成される際の重要な要因が見逃されてしまうのではないだろうか。

　我々のモデルによれば，パーソナリティ障害の中核にあるのは内的なスキーマであり，DSM-IV に記載されている行動パターンはそれらの中核的スキーマに対する反応にすぎない。すでに我々が強調したとおり，性格上の問題を抱える患者に対する治療の最重要目標は，スキーマそれ自体の修復である。不適応的なコーピングスタイルやコーピング反応といった行動を変えるには，そのような行動を駆動するスキーマを変えることが不可欠である。そもそも安定的なスキーマに比べ，行動は一定していない。コーピングのための行動は，そのときどきに活性化されているスキーマや，そのときどきの生活や人生の状況によって変化する。治療において患者の行動だけに着目してしまうと，あたかも患者の症状や診断そのものが変わってしまうかのように思える場合もあるだろう。

　DSM-IV のⅡ軸診断では，コーピング反応がパーソナリティ障害の各カテゴリーを代表しているかのように記載されている。各カテゴリーにおける代表的なコーピング反応が，そのまま各カテゴリーの診断基準として提示されているのである。それとは対照的に我々のスキーマモデルは，広範にわたる慢性的な性格上のパターンを，コーピング反応だけでなく，スキーマそのものと関連づけて説明する。スキーマモデルは，各々のスキーマとコーピング反応を幼少期の起源と関連づけた上で，治療に対して直接的かつ明確な示唆を提示する。DSM のⅡ軸診断におけるカテゴリカルな手法とは異なり，ディメンジョナルな手法を採用する我々のスキーマモデルでは，個々の患者ごとに，その患者のプロフィールを多次元的に提示する。つまりスキーマモデルは一人の患者がさまざまな強度のさまざまなスキーマを有し，それに応じてさまざまなコーピング反応を示すものと考えるのである。

表1.2　不適応的なコーピング反応の例

早期不適応的スキーマ	「スキーマへの服従」の例	「スキーマの回避」の例	「スキーマへの過剰補償」の例
見捨てられ／不安定	対人関係を形成したり維持したりする能力のない人をパートナーに選ぶ。	親密な対人関係を避ける。一人のときに過度に飲酒する。	パートナーにしがみつく。パートナーが音を上げるまでまとわりつく。ほんの少し離れただけでパートナーを激しく非難する。
不信／虐待	自分を虐待するような人をパートナーに選ぶ。パートナーの虐待を許容する。	弱い立場に陥ることを避ける。他者を信用しない。自己開示をしない。	他者を利用し，虐待する。（「やられる前にやってやれ」）
情緒的剥奪	感情的に冷淡な人をパートナーに選ぶ。自分の欲求をパートナーに伝えたり求めたりしない。	誰とも親密な対人関係をもたない。	パートナーや親しい友人に対し，自分の欲求を大げさに示す。
欠陥／恥	自分に対して批判的・拒絶的な人をあえて友人に選ぶ。自分を卑下する。	本音や感情を表に出さない。他人同士を引き合わせ，自分は身を引く。	完璧そうに見える人をあえて批判したり拒絶したりする。
社会的孤立／疎外	社会的な集まりにおいて，自分と他者との類似点ではなく相違点ばかりに注目する。	対人関係や社会的な集まりを避ける。	その時々の社会的な集まりに自分を合わせ，カメレオンのように変身する。
依存／無能	重要他者(例：親，配偶者)に，経済的な判断を全て委ねる。	車の運転を習うなど，新たなことに挑戦することを避ける。	自分だけを頼みにして，他者を頼らない("反依存"状態)。
損害や疾病に対する脆弱性	悲惨な事故について書かれた新聞記事を取りつかれたように読む。日々の暮らしのなかで悲惨な事故が起こることを心配しつづける。	100％安全が保証されていない場所には出向かない。	危険を顧みず，無鉄砲な行動を取る("逆恐怖"状態)。
巻き込まれ／未発達の自己	大人になっても母親に何でも話す。(自分のためではなく)パートナーのために生きる。	他者と親密な関係になることを避ける。誰にも頼らずに全く一人で過ごす。	全てにおいて重要他者の言うことと正反対のことをしようとする。
失敗	何をするにも及び腰であったり行き当たりばったりであったりする。	仕事上のチャレンジを全くしようとしない。課題に取りかかるのをグズグズと先延ばしにする。	常に自分を駆り立て，実力以上に業績を上げようとする。
権利要求／尊大	欲しいものを手に入れるために他者を脅したりいじめたりする。自分の業績を自慢する。	自分が優位に立てない状況，自分が単なる"普通の人"になってしまう状況を避ける。	他者の要求に応じてばかりいる。
自制と自律の欠如	毎日の日課を簡単に放棄する。	仕事に就かない。責任を引き受けようとしない。	厳しく自己制御する。過剰に自分を律する。
服従	他者に状況を制御してもらったり物事を決めてもらう。	他者と争いになりそうな場面を避ける。	権威者にことごとく反抗する。

早期不適応的スキーマ	「スキーマへの服従」の例	「スキーマの回避」の例	「スキーマへの過剰補償」の例
自己犠牲	何の見返りも求めずに，他者に与えるばかりである。	ギブ・アンド・テイクの関係を避ける。	他者にはできるだけ何も与えようとしない。
評価と承認の希求	もっぱら自分を相手に印象付けるために振る舞う。	「この人にこそよく思われたい」という人との交流を避ける。	他者から批判されそうなことばかりする。できるだけ目立たないようにする。
否定／悲観	ネガティブな面ばかりに目を向ける。ポジティブな面を無視する。常に心配している。良くない結果を避けるために，どんなことでもする。	悲観的な感情や不幸な気分を追い払うために酒を飲む。	過度に楽天的であろうとする（"ポリアンナ"主義）。現実における喜ばしくない側面を無視する。
感情抑制	常に穏やかであろうとする。まるで感情がないかのように振る舞う。	皆が議論をしたり感情表出をしたりする状況を避ける。	常にパーティでも開いているかのようなはしゃいだ振る舞いをする。
厳密な基準／過度の批判	多大な時間を費やして完璧であろうとする。	成果が評価されるような場面や課題をことごとく避けたり，先送りにする。	規範を無視する。不注意に，そして大急ぎで課題に取り組む。
罰	自分にも他人にも非常に厳しく，懲罰的に振る舞う。	罰せられるのが怖いので他者と関わることを避ける。	やたらと寛大に振る舞う。

1-11 スキーマモード

　スキーマモード（schema mode）とは，我々のスキーマ理論の中でもおそらく最も説明の難しい概念である。というのも，スキーマモードには多くの構成要素が含まれるからである。スキーマモードとは，刻一刻と変化する感情状態とコーピング反応のことである。感情状態とコーピング反応はその時々によって変化し，適応的な場合もあれば，不適応的な場合もある。我々の誰もが，このような変化を日々経験している。通常スキーマモードは，日々のさまざまな生活状況において，その人がその状況に過敏に反応したときに（すなわち，"感情のボタン"が押されたときに）活性化される。我々は，スキーマ理論における他の概念についてはネガティブな側面にあえて焦点を当てているが，このスキーマモードという概念に限っては，適応的なモードおよび不適応的なモードの両方に積極的に焦点を当てたいと考えている。実際，我々はスキーマ療法において，患者が自分のスキーマモードを非機能的なものから健康的なものに切り替えるのを手助けすることを通じて，患者のスキーマの修復を図っている。

　スキーマやスキーマの作用（schema operation）は，その時々の生活状況に応じて，その一部が活性化され，別の一部は休止状態にある。これは個々のコーピング反応についても同じである。そして活性化され，優位となったスキーマやスキーマ作用に応じて，その時々の行動や気分が誘発される。スキーマモードとは，そのときに優位となってい

る一時的な状態のことである。スキーマモードは瞬時に切り替わる。それはあたかもスイッチが入るかのようである。あるとき，ある状況におけるスキーマモードは，適応的な場合もあれば，不適応的な場合もある。そしてそれは状況に応じて即座に切り替わる。そのような"切り替わり（flip）"は我々のなかで常に起きている。我々はスキーマ療法において，「今，この患者は，どのスキーマとスキーマの作用を用いているのだろうか？」という問いを立てるが，スキーマモードこそ，この問いに対する回答なのである。

したがってスキーマモードの定義とはこうなる。「今現在，その人において活性化されているスキーマおよびスキーマの作用のこと。それは適応的な場合もあれば不適応的な場合もある」（なおこの定義は，以前の定義が改訂されたものであることに注意されたい）。特定の早期不適応的スキーマやコーピング反応が活性化されると，それに伴って，苦痛な感情や回避反応，そして自滅的な行動が惹起される。それらの感情，反応，行動が，その個人において優位となり，その人の機能を支配する。そのようなときに活性化されているスキーマモードは，当然，**非機能的**なものであろう。そして次に，それまで休止状態であった別のスキーマやスキーマの作用が活性化されると，スキーマモードもそれに伴って切り替わる。

1-11-1　解離状態としての非機能的なスキーマモード

スキーマモードとは，その人の自己（self）の一面がその時々に表現されたものである。前述した通り，スキーマモードは機能的なものと非機能的なものに分けられるが，なかでも非機能的なスキーマモードは，その人の自己に十分に統合されていないスキーマやその作用が表現されたものであると考えられる。このように考えると，その人のもつ複数のスキーマの統合の程度，もしくは解離の程度によって，その人のその時々のスキーマモードのあり方を検討できるかもしれない。つまり非機能的なスキーマモードとは，自己に統合されていない，すなわちその人の自己から解離したもう一つの自己であると言えるのかもしれない。

ここに解離の程度を表す**連続体**があるとする。非機能的なスキーマモードは，この連続体のどこかに位置すると考えればよい。ある人が，複数（2つ以上）のスキーマモードを同時に体験したり，それらのモードを融合させたりすることができれば，その人における解離の程度は低いといえる。解離の程度が低く，極端ではないスキーマモードにおける気分は正常であり，比較的落ち着いている。"さびしい"とか"怒りを感じている"といった気分がそれに当たるかもしれない。逆に，解離の程度が最も高いのは，解離性同一性障害（dissociative identity disorder；DID, 多重人格障害とも言う）の患者である。あるとき，あるスキーマモードにあるDIDの患者は，別のときに自分が他のスキーマモードに切り替わりうるということを知らない。極端な場合，患者は個々のスキーマモードにそれぞれ名前をつけていたりする。このような解離状態に関わるスキーマモード

については、後ほど詳述する。

現時点で、我々は 10 のスキーマモードを同定しているが、今後間違いなく、さらに多くのスキーマモードが同定されることだろう。10 のスキーマモードは次の 4 つのカテゴリーに分類される。それは、1）チャイルドモード（Child mode）、2）非機能的コーピングモード（Dysfunctional Coping mode）、3）非機能的ペアレントモード（Dysfunctional Parent mode）、4）ヘルシーアダルトモード（Healthy Adult mode）である。10 のスキーマモードには健康的なものもあれば不適応的なものもあるが、詳しくは次節で述べる。

我々のスキーマ療法の重要な目標の一つは、上記の 4 つのうち【ヘルシーアダルトモード】を、患者自身が増強していけるよう、患者を手助けすることである。ヘルシーアダルトモードが増強されれば、患者は自らの非機能的なスキーマモードを上手に操縦したりいたわったりできるようになり、非機能的なスキーマモードと折り合いをつけられるようになるだろう。また、非機能的なスキーマモードを中和できるようにもなるだろう。

1-11-2　スキーマモードという概念の形成過程

スキーマモードという概念は、境界性パーソナリティ障害（BPD）の患者の治療を通じて形成された。ただし今現在我々は、この概念を BPD だけでなく、他の多くの診断カテゴリーにも適用している。我々は BPD 患者にオリジナルなスキーマモデルを適用すると、ある大きな問題が生じることに気づいた。それは、BPD 患者が多種多様なスキーマとコーピング反応を有しており、治療においてそれらを全て一度に扱おうとすると、セラピストも患者も圧倒されてしまうという問題である。たとえば BPD 患者に、Young スキーマ質問票を実施してもらうと、全てのスキーマにおいて高得点を示す患者が少なくない（つまり BPD 患者は全ての早期不適応的スキーマを有するということになる）。そこで我々は、複数のスキーマを一度に扱うことのできる何らかの分析単位を考案する必要に迫られた。

我々のオリジナルなスキーマモデルだけでは、BPD 患者を扱うのがとにかく難しかった。BPD 患者はある一つの極端な感情状態、もしくはある一つのコーピング反応から、別の感情状態やコーピング反応へと、ひっきりなしに変化する。怒っていると思ったら、次の瞬間には嘆き悲しんでいたり、やけに冷静であったり、回避的であったり、ロボットのようになっていたり、おびえていたり、衝動的であったり、自己嫌悪でいっぱいになっていたりする。特性的な構成要素（スキーマおよびコーピング反応）ばかりに焦点を当てたオリジナルなスキーマモデルでは、このようなめまぐるしい状態の変化を十分に説明することができない。

状態（state）と特性（trait）の違いを、スキーマ理論に関連づけてもう少し説明する。我々が「その人はスキーマAを有している」と述べる場合、それは、その人のなかで常

にスキーマAが活性化されているということを意味しない。スキーマはその人の中に持続する特性であり，その時々によって活性化されている場合もあれば，そうでない場合もある。コーピングスタイルもスキーマと同様，特性である。それはその人が継続的に用いるコーピングのことであるが，今，その人がそのコーピングを使っているかどうかは，時と場合による。その時々によって，その人は，そのコーピングを使っているのかもしれないし，そうでないかもしれない。このように，我々のオリジナルな特性的スキーマモデルは，時と場合を超えた全般的な患者の機能を説明することはできるが，その時々の患者の状態を説明することができない。BPD 患者の状態は非常に不安定であり，刻一刻と変化する。そこで我々はBPD 患者をよりよく治療するために，特性モデルよりも状態モデルを重視することに決め，スキーマモードという概念を構築した。

　個々の患者を注意深く観察すると，複数のスキーマとコーピング反応を，その患者の自己の一部としてグループ化できることに気づくだろう。それら複数のスキーマとコーピング反応は一つのグループを成しており，それらはいっせいに活性化される。我々がスキーマモードと呼ぶのは，その時々に活性化されているこのようなグループのことである。たとえばある患者が，【脆弱なチャイルドモード（Vulnerable Child mode）】という状態に入るとする。そのとき患者の中には，脆さ，おびえ，悲しみといった感覚が生じ，患者は自分があたかも無力な子どもであるかのように感じるだろう。いったんこの【脆弱なチャイルドモード】に入ると，患者の中には，「情緒的剥奪スキーマ」「見捨てられスキーマ」「脆弱性スキーマ」が同時に活性化される。一方【怒れるチャイルドモード（Angry Child mode）】という状態に入った患者は，かんしゃくを起こした子どものような反応を示す。また【遮断・防衛モード（Detached Protector mode）】に入った患者は，ひたすら回避的対処を行い，感情を感じないようにする。スキーマやコーピング反応によって構成されるスキーマモードは，このようにしてその都度顕在化する。

　つまり患者は時と場合に応じて，いくつかのスキーマとコーピング反応から成るスキーマモードを示す。各Ⅱ軸診断は，その患者が示す典型的なスキーマモードによって特徴づけられる。たとえばあるBPD 患者は，4つのスキーマモードの間を頻繁に行ったり来たりしていた。その患者は，あるときは【見捨てられたチャイルドモード】のなかで苦しんでおり，別のあるときは【怒れるチャイルドモード】にいて，実際に怒ってばかりいた。また別のあるときは【懲罰的ペアレントモード（Punitive Parent mode）】に移行して【見捨てられたチャイルドモード】にある自分自身を罰し，さらに別のあるときには【遮断・防衛モード】に入って自らの感情を遮断し，周囲の人びとから孤立することによって自己防衛していた。

1-11-3　解離状態としてのスキーマモード

　すでに簡単に述べたように，我々の最新のスキーマモードの概念は，解離の程度を表

す連続体と関連している。解離性同一性障害（DID）という診断そのものについては議論の余地があるが，我々はDID患者における種々のパーソナリティが，究極の非機能的なスキーマモードを表していると考えている。DIDでは，自己の異なる部分がそれぞれ異なるパーソナリティとして分離しており，互いにその存在に気づいていない。各パーソナリティはそれぞれの名前，性別，パーソナリティ特性，記憶，機能を有している。DID患者の場合，通常，深刻な外傷体験を受けた子どものときの自分，自分を苦しめ非難し虐げた親を内在化した自分，つらい体験をした子どもの部分を何らかの形で守ったり遮断したりしようとしている大人の自分が，それぞれのパーソナリティとなっていることが多い。DIDにおける解離のあり方は，主に程度と数の点で，境界性パーソナリティ障害（BPD）とは異なると我々は考えている。DIDにおける多重のパーソナリティとBPDにおけるモードは両方とも分離した自己の一部ではあるが，BPDはDIDほど極端な分離が起きていない。そしてDID患者のほうがBPD患者よりも，さらに多くのスキーマモードを示す。というのもDID患者は，各モードにおいてさらにサブタイプのモードを有することが多いからである（例：年齢の異なる３つの【脆弱なチャイルドモード】を有する）。

　ところで心理学的に健康な人も複数のモードを有する。ただし健康な人の場合，それらのモードが一つに統合されている感覚が保たれている。健康な人も状況の変化に応じて，孤立，怒り，悲しみといったさまざまなモードを示すが，それらはいくつかの重要な点においてBPDの人のモードとは異なる。第１に，健康な人のモードは，BPDの人ほどその人の自己から分離していない。健康な人は，複数のモードを同時に経験することができる。たとえば，健康な人はある一つの出来事に対して悲しむと同時に喜ぶことができる（その人はそれを"ほろ苦い"感覚として味わうだろう）。一方，BPDのモードはその人の自己からはっきりと分離しており，極端で，混じり気がない。BPDの人は，脅えるときは徹底的に脅え，怒るときは徹底的に怒る。第２に，健康な人のモードは，BPDといった深刻な性格上の問題を抱える人と比べて，より柔軟で変化しやすい。Piagetの概念でいえば，健康な人のモードは，現実的な世界に対応するにあたって，"調節（accommodation）"が行われやすい（Piaget, 1962）。

　スキーマモードは以下の次元を有する。各モードはそれぞれの次元のどこかに位置づけられる。

分離した	←→	統合された
受け入れられない	←→	受け入れられる
不適応的な	←→	適応的な
極端な	←→	ほどほどの
柔軟でない	←→	柔軟な
混じり気のない	←→	他と混じり合った

健康な人とそうでない人とのもう一つ重要な違いは,【ヘルシーアダルトモード】の強度と有効性にみられる。我々の理論によれば人は皆,【ヘルシーアダルトモード】を有するが,このモードは心理的な健康な人において,より強く,より頻繁に活性化される。【ヘルシーアダルトモード】は他の非機能的なモードを緩和し,修復する。たとえば心理学的に健康な人が何かに怒ったとする。その際【ヘルシーアダルトモード】が機能すれば,その人は怒りの感情や行動を自己制御しつづけることができる。一方,たとえばBPD患者における【ヘルシーアダルトモード】は非常に脆弱であることが多い。したがってBPD患者において,たとえば【怒れるチャイルドモード】がいったん活性化されると,【ヘルシーアダルトモード】はそれを制御できなくなってしまう。怒りが患者のパーソナリティを完全に支配してしまうのである。

1-11-4 10のスキーマモード

　我々は10のスキーマモードを同定し,それらを4つのグループに分類した。その4つとは,1）チャイルドモード（Child modes）,2）非機能的コーピングモード（Dysfunctional Coping modes）,3）非機能的ペアレントモード（Dysfunctional Parent modes）,4）ヘルシーアダルトモード（Healthy Adult mode）である訳注。

　1）のチャイルドモードとは,生得的で普遍的なものであると我々は考えている。つまり全ての子どもにチャイルドモードが備わっている。このモードには,以下の4つのスキーマモードが含まれる。それは,①【脆弱なチャイルドモード】,②【怒れるチャイルドモード】,③【衝動的・非自律的チャイルドモード（Impulsive／Undisciplined Child mode）】,④【幸せなチャイルドモード（Happy Child mode）】である注4）。

　①の【脆弱なチャイルドモード】とは,中核的なスキーマが活性化されたときに示されることの多いモードである。「見捨てられスキーマ」「不信／虐待スキーマ」「情緒的剥奪スキーマ」など,「断絶と拒絶」というスキーマ領域に関わる早期不適応的スキーマが活性化されると,その人のモードは【脆弱なチャイルドモード】に切り替わる。②の【怒れるチャイルドモード】は,感情的欲求が満たされないことへの怒りに関わるモードであり,このモードにある人は,事の行方を考えずに怒りにまかせて振る舞うこ

訳注：4）のヘルシーアダルトモードというカテゴリーのみ,単数形で表現されていることに留意されたい。次に述べられるとおり,他の1）～3）のカテゴリーに属するスキーマモードは複数あるが,ヘルシーアダルトモードというカテゴリーに属するスキーマモードはただ1つ,【ヘルシーアダルトモード】だけである。

注4：モードの名称はあくまでも一般的なものであり,実際の治療では,患者と一緒に個々のモードに名前をつけることが多い。たとえば【脆弱なチャイルドモード】を「小さなアン（Little Ann）」と呼んだり,「見捨てられたキャロル（Abandoned Carol）」と呼んだりする。（訳注：①,②,③といった丸付きの数字は,ここで紹介する10の個々のスキーマモードの通し番号である。ここで紹介されている10のスキーマモードに限らず,本書に登場する個別のモードについてはすべて【】を付けて示す。）

とが多い。③の【衝動的・非自律的チャイルドモード】にある人は，自分の振る舞いが自他におよぼす影響を全く考慮せずに，その時々の欲求に従って見境なく感情を表出し，欲望のままに行動する。④の【幸せなチャイルドモード】にある人は，少なくともその時点では，中核的な感情的欲求が満たされていると考えられる。

2) の非機能的コーピングモードには，以下の3つのコーピングモードが含まれると我々は想定している。それは，⑤【従順・服従モード（Compliant Surrenderer mode）】，⑥【遮断・防衛モード（Detached Protector mode）】，⑦【過剰補償モード（Overcompensator mode）】である。これら3つのスキーマモードは，前述した3つのコーピングスタイル，すなわち「スキーマへの服従」「スキーマの回避」「スキーマへの過剰補償」にそれぞれ対応している注5)。⑤の【従順・服従モード】にある人は，自らのスキーマに屈服し，受け身で無力な子どもに戻って他者に服従する。⑥の【遮断・防衛モード】にある人は，感情的に引きこもったり，薬物を乱用したり，何らかの自己刺激を自分に与えたり，他者との関わりを避けたりするなど，さまざまな回避的手段を用いて，スキーマがもたらす心理的な苦痛をどうにかして防ごうとする。⑦の【過剰補償モード】にある人は，自らのスキーマに反撃するために，他者を不当に扱ったり，極端な振る舞いを示したりする。彼／彼女らは，スキーマが間違っていることを必死になって証明しようとするが，そのやり方が非機能的である（コーピングスタイルとしての「過剰補償」について述べた箇所に，その具体例が示されている）。以上3つの不適応的なコーピングモードはすべて，結果的にスキーマを持続させてしまう。

3) の非機能的ペアレントモードには，2つのコーピングモードが含まれる。それは⑧【懲罰的ペアレントモード（Punitive Parent mode）】と，⑨【要求的ペアレントモード（Demanding Parent mode）】である。これらのモードにある人は，自分の親を内在化しており，自分があたかもその親であるかのように振る舞う。⑧の【懲罰的ペアレントモード】にある人は，チャイルドモードにあるもう一人の自分を"悪い子"であるとお仕置きする。⑨の【要求的ペアレントモード】にある人は，チャイルドモードにあるもう一人の自分に対し，過度に高い基準を押し付け，プレッシャーをかける。

最後の10番目のスキーマモードが，前述した，⑩【ヘルシーアダルトモード】である。我々がスキーマ療法で増強を試みるのは，まさにこのモードである。セラピストは患者が他のスキーマモードを和らげたり慈しんだり修復したりできるよう手助けし，その結果，この【ヘルシーアダルトモード】が増強されることを目指す。

注5）繰り返しになるが，モードの名称はあくまでも一般的なものであり，実際の治療では，我々は個々の患者の気分や行動に合った名称を個別につける。

1-12 「アセスメントと教育のフェーズ」と「変化のフェーズ」

本節ではスキーマ療法の概要を示す。すなわち、スキーマのアセスメントと変容について、その手順を簡単に紹介する。それぞれの手順についての詳細は、後の章で解説する。端的に言えばスキーマ療法は、「アセスメントと教育のフェーズ（Assessment and Education Phase）」と「変化のフェーズ（Change Phase）」から成る。

1-12-1　アセスメントと教育のフェーズ

スキーマ療法のこの第1のフェーズでは、セラピストは患者が自分のスキーマを同定し、幼少期や思春期におけるスキーマの起源を理解することを手助けする。セラピストはアセスメントを通じて、スキーマモデルを患者に教育する。そのような過程を経て、患者は自らの不適応的なコーピングスタイル（服従、回避、過剰補償）を自覚し、個々のコーピング反応がいかにスキーマを維持しているのかを理解するようになる。また、より深刻な機能障害を有する患者に対しては、患者の主たるスキーマモードが何であるかをセラピストが教え、しかもスキーマモードが次から次へと切り替わってしまうことを患者自身が観察できるよう手助けする。この段階における目的は、患者が自らのスキーマの作用を知的に理解できるようになることと、そのスキーマの作用を感情的に体験できるようになることである。

アセスメントは多面的に行う。具体的にはたとえば生育歴を聴取したり、質問紙に記入してもらったり、セルフモニタリングを実施したり、イメージ技法を行ったりする。イメージ技法では、患者のスキーマを感情的に活性化し、患者が現在の問題とそれに関わる幼少期の経験とを感情的に結び付けられるよう手助けする。このフェーズの最後には、セラピストと患者は「スキーマ事例概念化（schema case conceptualization）」を完成させ、スキーマに焦点を当てた治療を進めていくことについて合意する。スキーマに焦点を当てた治療は、認知的技法、体験的技法、行動的技法から成り、同時にセラピスト－患者関係を治療要素として重視する包括的な治療である。

1-12-2　変化のフェーズ

この変化のフェーズでは、セラピストは患者のその時々のニーズに合わせて、認知的技法、体験的技法、行動的技法、対人関係的技法を柔軟に組み合せて実施する。スキーマ療法では柔軟性が重視される。セラピストは治療の手続きを厳密に実施することに固執する必要はない。

認知的技法──

自分のスキーマは妥当であると患者が信じている間、すなわち患者が自分自身や他者に対して歪曲した見方をしつづける限り、患者は回復することができない。認知的技法

を通じて，患者はスキーマに反する事実を見つけ，それらの事実を積み上げていくことを学ぶ。つまり患者はまず，論理のレベルでスキーマに反証できるようになることを目指す。患者は生活のなかで，スキーマを支持する根拠，支持しない根拠をそれぞれ探してリスト化する。そしてセッションのなかでセラピストと一緒にそれらの根拠を評価する。

　多くの場合，それらの根拠によって患者のスキーマの誤りが証明される。患者は生まれつきの欠陥人間ではないし，無能力者や失敗者でもない。患者は，大衆がプロパガンダを吹き込まれるのと同じように，幼少期にスキーマを吹き込まれてしまったのである。しかし時には，スキーマの反証となる根拠が十分に集められない場合がある。たとえば患者が実際に，仕事や学業で失敗してしまうこともあるだろう。患者のなかには，物事を引き延ばしたり回避したりする癖がついてしまっており，現実的なスキルを身につけることができないでいる人もいる。スキーマに反論するほどの根拠を持ち合わせていないこのような患者にとって必要なのは，むしろ，自分のスキル不足を補うためにこれから何ができるか，十分に検討することである。たとえばセラピストはこのような患者に対し，「どうせ失敗するに違いない」といったネガティブな予測を克服するための手助けができるかもしれない。その結果患者はそのような予測を乗り越え，現実生活において必要なスキルを身につけることができるかもしれないのである。

　認知的技法を実践した後，セラピストと患者は，スキーマの反証となるさまざまな根拠を簡潔な文章にまとめ，それらをフラッシュカード(訳注)に書き付ける。患者はフラッシュカードを常に持ち歩き，日常生活において何度も読み返す。特にスキーマの引き金となるような出来事に遭遇したときには，必ずカードを読むようにするとよい。

体験的技法──

　患者は感情的なレベルにおいてもスキーマと闘う必要がある。イメージ技法や対話技法（dialogue）のような体験的技法を用いることで，患者は幼少期に体験した出来事に対する怒りや悲しみを表現できる。患者はイメージ技法を通じて，幼少期に自分を傷つけた親や重要他者に立ち向かい，傷ついた子どもの自分を守り，癒すことができる。そして対話技法を通じて，自分が子どもの頃何を必要としていたか，そして親がいかにそれらを与えてくれなかったのか，ということについて語ることができる。患者はまた，幼少期のイメージと，現在の生活において自分を動揺させるような状況のイメージとをつなぎ合せ，それらのイメージが活性化するスキーマに反論し，スキーマと闘う。患者はこのようにして自らのスキーマに直面し，スキーマが意味するところのものに直接的に立ち向かう。さらに患者は，イメージ技法やロールプレイを通じて，現在の生活にお

訳注：パラパラとめくって使う単語帳のようなもの，もしくは小さなカードや手帳。

ける重要他者に反論するための練習を積むことができる。このような練習によって，患者は，スキーマが持続されているサイクルを断ち切るための力を得ることができる。

行動パターンの変容──

　治療がここまで進めば，患者のこれまでの不適応的なコーピング反応を適応的な行動パターンに置き換える準備が整ったことになる。ただしそのためには，日常生活における自らの行動を患者自身が変えていく必要がある。セラピストは，患者が適切な行動課題を設定できるよう手助けする。なぜ自分は不適応的なスキーマを持続させてしまうようなパートナーを選んだり意思決定をしたりしてしまうのか，患者は次第に理解するようになる。理解できればできるほど，患者はより健全な生活上の選択ができるようになり，その結果，これまでの自滅的な生活パターンは修正されていく。

　セラピストは，イメージ技法やロールプレイを用いて，患者がセッション中に新たな行動課題を練習し，それをホームワークとして生活の中で実践できるよう手助けする。行動を変容する際のさまざまな障害を克服するためには，フラッシュカードと種々のイメージ技法が特に役立つであろう。セラピストと患者は次のセッションで，ホームワークの課題を実施してみてどうだったか，その結果について話し合う。そして課題を通じて患者が何を学んだか，評価を行う。患者はこのようにして，これまでの不適応的なコーピングスタイルを手放し，新たな適応的パターンを身につけていく。

　実のところ，患者にとって最も非機能的な行動のほとんどが，スキーマに対するコーピング反応である。しかも大抵の場合，このコーピング反応こそが，スキーマの修復において主な障害となる。したがって回復のためには，患者は自らの不適応的なコーピングスタイルを手放さなければならない。たとえば，スキーマに服従している患者は，破滅的な人間関係を解消しなかったり，私生活や仕事に制約を設けなかったりするなどして，自らの不適応的スキーマを持続していることが多い。このようなコーピング反応を手放さない限り，治療はなかなか進展しないだろう。スキーマに対し過剰補償する人は，スキーマを自覚したり問題の責任を自ら引き受けたりしようとせず，他者を非難することが多いが，それが治療の進展を妨げる。あるいは過剰補償する人は，仕事や自己改善に過度に没頭したり，他人に自分を良く見せようと必死になったりして，不適応的なスキーマを何とか補おうとするが，そのせいでスキーマを明確にしたり修正したりすることができないでいる。

　また，回避というコーピングスタイルをとる患者はスキーマがもたらす苦痛から逃げようとするので，治療がなかなか進展しない。彼／彼女らは，自分の抱える問題，自分の過去，自分の家族，自分の生活パターンから目を背けようとする。そして感情を遮断したり，感情を極力弱めたりしようとする。コーピングスタイルとしての回避を克服するためには，それなりの動機づけが必要である。というのも，回避は短期的には患者に利益をもたらしているからである。しかしもし回避を克服するとなれば，患者は，回避

が長期的には自分に不利益をもたらすことを認めなければならないし，回避を乗り越えるための痛みに耐えなければならない．

セラピスト－患者関係──

　セラピストは，患者のスキーマ，コーピングスタイル，スキーマモードを，アセスメントしたり治療したりする際，患者との治療関係を活用することができる．セラピスト－患者関係は，患者のスキーマに対して部分的ではあるが"中和剤"として作用しうる．セラピストの存在や言動は【ヘルシーアダルトモード】として患者に内在化される．セラピストは，スキーマと闘ったり感情的に満たされた生活を送ったりしている一人のモデルとして機能する．

　スキーマ療法における治療関係には，2つの重要な特徴がある．一つは，「**共感的直面化**（empathic confrontation）」というセラピストの態度であり，もう一つは，「**治療的再養育法**（limited reparenting）」というアプローチである．「共感的直面化」とは，セラピストとの関係において患者の不適応的なスキーマが活性化されたときに，それに対して共感を示しつつ，その一方で，患者の反応は患者自身のスキーマやコーピングスタイルを反映したものであり，歪曲されていたり非機能的であったりすることを，セラピストが患者に伝えることである．「治療的再養育法」とは，治療関係における適切な制約のもとで，幼少期に満たされなかった感情的な欲求をセラピストが患者に提供することである．これらについては後に詳述する．

1-13　スキーマ療法と他のモデルとの比較検討

　概念化と治療計画を形成する際にスキーマ療法家にとって必要なのは，開放的かつ統合的な視点を保つことである．セラピストはスキーマ療法を実施するにあたって，自分のアプローチが認知行動療法に分類されるのか，力動的心理療法とみなされるのか，あるいはゲシュタルト療法と受け止められるのかといったことには拘泥せず，とにかく開放的であろうとする．セラピストがもっぱら重視するのは，その患者に対して治療的な効果がみられるのかどうかということである．このような開放的な態度によって，セラピストと患者は，セッションで何を話題とするか，どんな介入法を用いるか，それらの介入法をどんな手段で実施するか，といったことについて自由な立場を保つことができる．しかもこのような態度に基づけば，セラピストはセラピスト自身の個人的なスタイルをも治療に取り込むことができる．

　とはいえ，スキーマ療法は試行錯誤で進行していくという意味の折衷的な治療法ではなく，統合された理論に基づいている．スキーマ療法における理論と諸技法はすべて，構造化され系統だったモデルのもとに統合されている．

　このようにスキーマ療法は統合的であるため，そのモデルの一部は，たとえば認知行動療法，構成主義的心理療法，精神力動論，対象関係論，ゲシュタルト療法といった理

論や療法におけるモデルと重複している。とはいえ，スキーマ療法はいくつかの重要な点においてこれらの理論や療法と異なっている。つまりスキーマ療法は他の諸学派と重なる概念が多く含まれはするが，スキーマ療法と完全に一致する学派はない。

本節では主に，スキーマ療法と Beck の認知療法における最新の概念とを比較して，類似点と相違点について解説する。また重要な点においてスキーマ療法と共通点をもつ他の治療法についても簡単に触れる。

1-13-1　Beck の再定式化されたモデル

Beck や共同研究者は，パーソナリティ障害を扱うために，認知療法それ自体を改訂している（Beck et al., 1990; Alford & Beck, 1997）。Beck らはパーソナリティを，「社会的な，そして動機づけや認知や感情のプロセスに関わるある一定のパターン」（Alford & Beck, 1997, p.25）として定義している。パーソナリティにはつまり，行動，思考過程，感情反応，動機づけや欲求といった概念が含まれる。

パーソナリティとは「その人に固有な構造体（idiosyncratic structures）」である。もしくは，その人の中にある複数のスキーマがその人のパーソナリティを決定するといってもよい。Alford と Beck（1997）は，スキーマという概念について，「心理療法の統合を促進するための共通言語を提供するものである」（p.25）と述べている。Beck は，スキーマという"構造"の内容物，すなわちスキーマの意味を表象するものを"中核信念（core belief）"と呼んでいる。

Beck は，彼自身の**モード**（mode）という概念についても詳述している（Beck, 1996）。Beck によれば，モードとは，認知，感情，動機づけ，行動といった要素から成る統合的なネットワークである。モードには，多くの認知的スキーマが含まれる。人はモードを通じて強烈な心理的反応を示す。モードが目指すのは特定の目的を達することである。スキーマと同様，モードは自動的で，活性化を必要とする。認知的脆弱性を有する個人がストレッサーにさらされた結果形成される諸症状は，その人の持つモードに関連している。

Beck によれば（Alford & Beck, 1997），モードはスキーマから成り，記憶，問題解決方略，イメージ，言語を含む。モードは，「生き延びるために必要な基本的スキル（例：捕食動物から身を守る）を実行するために，プログラム化された戦略」（p.27）を発動する。どのモードが活性化されるかは，その人のもつ遺伝子構造，そしてその人を取り巻く文化的信念や社会的信念によって影響される。

Beck はまた，あるスキーマが活性化されるとき，必ずしもそれに対応するモードが活性化されるわけではないと述べている（Beck, 1996, p.9）。たとえ，あるスキーマのある認知が活性化されたとしても，そのスキーマに関連するモードの感情や動機づけや行動が同時に活性化されるとは限らない。

患者は認知療法を通じて，引き金となった出来事を再解釈することでモードを不活性化できるよう，意識的な制御システムを活用することを学ぶ。そして，それができるようになれば，結果的にモードそのものも修正される。これが認知療法の考え方である。

我々は認知療法の文献を広範にレビューした。その結果，Beck はスキーマやモードについて述べてはいるが，それらを修正するための特別な技法を開発したわけではないと結論づけた。我々は，Beck が，標準的な認知療法とは別に，スキーマやモードを修正するための認知療法を詳細に提示しているようには思えなかった。確かに Alford と Beck（1997）は，スキーマやモードの修正において治療関係が重要な役割を果すことを認めている。また，「（主にファンタジーといった媒体を通じて）体験（的な自動システム）と直接的に」(p.70) 対話することによって，構造化されたイメージ技法が認知構造そのものを修正しうることも認めている。しかし Beck は，スキーマやモードを修正するための方法を明確かつ詳細には示していないのである。

Beck ら（1990）は他にも，患者の認知的および行動的**対処方略**について論じている。これは我々のスキーマ療法におけるコーピングスタイルとほぼ同様の概念である。心理的に健康な人は，生活場面におけるさまざまな状況に対して，適応的な認知的・行動的対処方略を通じて対応する。一方，心理的健康が損なわれている人は，その人の苦手な状況において，不適応的で硬い反応を示す。

概念的には，Beck の改訂された認知モデルと，本章で提示した Young の最新のスキーマモデルには共通点が多い。両者とも，スキーマとモードという2つの構成概念が，パーソナリティを理解するために重要であることを強調している。両者とも，パーソナリティの重要な側面として，認知，動機づけ，感情，遺伝子構造，コーピングのメカニズム，文化的な影響を重視している。しかも両者とも，パーソナリティの意識的な側面と無意識的な側面の両面に焦点を当てることが必要であることを認めている。

Beck のモデルと Young のモデルに，根本的な違いはない。両者の違いはもっと微妙なものであり，強調点が相違しているだけであるともいえる。Young の早期不適応的スキーマという概念には，スキーマとモードの両方が組み込まれている。そのことは Beck（1996）自身が指摘している。Young は，スキーマの活性化を，感情，動機づけ，行動といった構成要素が一体化されたものと定義している。Beck のいうスキーマの構造と内容の両方が，Young のスキーマの定義に含まれている。

Beck のいうモードの活性化は，Young のスキーマの活性化の考え方によく似ている。Beck（1996）自身のスキーマおよびモードの定義を読んでも，我々はなぜ Beck がスキーマとモードを区別したのか，その理由が今一つよくわからない。Beck のモードの概念はあまりにも広範すぎ，スキーマという概念と重なってしまっているのではなかろうか，というのが我々の見解である（逆に，スキーマの概念が広範すぎ，モードという概念と重なっているという見方もできる）。おそらく Beck は，モードが生き残りのため

に備わった進化的なメカニズムであることを強調するために，モードとスキーマを区別したいのであろう。Beck の改訂された認知モデルでも，スキーマの概念自体は従来の彼の認知モデル（Beck, 1976）とさほど変わっていない。Beck の理論において，スキーマは，自動思考や中核信念といった他の認知的構成要素と関連が深い。

　Young のスキーマモードという概念は，Beck の理論におけるモードとはあまり似ていない。Beck（1996）は，モードという構成概念を，目標志向的で生存に関わる強烈な心理的反応を説明するために編み出した。一方 Young がスキーマモードという概念を提唱するのは，スキーマおよびコーピングスタイルの**特性的な側面**（持続的で一貫性のあるパターン）と**状態的な側面**（切り替わりによって活性化されたり不活性化されたりする）を区別するためである。このように考えると，Young のスキーマモードは，Beck のモードに比べて，解離やいわゆる"自我状態"に関連の深い概念であるといえる。

　Beck の認知療法と Young のスキーマ療法のもう一つの概念的相違点は，コーピングスタイルを重視する度合いである。確かに Beck は不適応的なコーピング方略について言及しているが，改訂版認知モデルにおいてでさえ，コーピング方略は重要な構成概念とみなされていない（Beck, 1996; Alford & Beck, 1997）。一方，Young のモデルは Beck とは対照的に，コーピングスタイルがスキーマの持続にあたって中心的な役割を果していると考えている。Young は，「スキーマへの服従」「スキーマの回避」「スキーマへの過剰補償」という3種の不適応的なコーピングスタイルの重要性を強調し，詳細に論じているが，それは Beck がコーピング方略を限定的にしか述べていないのとは対照的である。

　認知療法とスキーマ療法のもう一つの大きな相違点は，中核的感情欲求および発達過程を重視する度合いである。スキーマ療法は認知療法よりはるかにそれらを重視している。Beck や共同研究者も，感情的な動因や欲求，そして子どもの頃の体験がパーソナリティの形成において重要な役割を果していることは認めている。しかし Beck らは，中核となる欲求とは何か，幼少期のどのような体験がスキーマやモードにつながるのか，といったことについて具体的に述べていない。

　Young がスキーマ療法を構築する際に最も影響を受けたのは Beck の認知的アプローチである。したがってスキーマ療法と認知療法の類似点が多いことは，特に驚くべきことではない。両者とも，患者とセラピストの協同を強く推奨しているし，セッションの進行と治療全体の流れをセラピストが積極的に方向づけるよう提唱している。Young も Beck も，認知的変化のためには実証主義的態度が重要であると考えている。したがって両方の治療法とも，"現実"と一致する方向で，すなわち患者の実生活における実証的な根拠に基づいて，患者が自らの認知（スキーマを含む）を修正できるよう手助けする。両方の治療とも，思考記録や行動リハーサルといった認知的変化や行動的変化を導く多くの技法を共有している。患者はどちらの治療を受けても，自動思考，背景にあ

る思い込み，認知的歪曲，中核信念を修正するやり方を習得する。

　認知療法もスキーマ療法も，それぞれの治療モデルを患者に教育する重要性を強調している。その結果，患者は治療過程においてセラピストと対等な立場のメンバーとなる。セラピストは事例概念化を患者と共有し，患者がさまざまな技法をしっかりと身につけるために，セルフヘルプのための書物を読むことをおおいに推奨する。ホームワークやさまざまな自助課題は，患者がセッションで学んだことを日常生活に般化するのを手助けするための大事なしかけであり，治療の中心といってもよい。このような学習の転移を促進するため，スキーマ療法のセラピストも認知療法のセラピストも，日常生活において認知行動的な一般原理をいかに活用すればよいかということを，患者が自力で発見するのを待つようなことはしない。セラピストはより積極的に，日常生活上の現実的な出来事を適応的に扱うための実践的な方法を患者に教える。

　このようにスキーマ療法と認知療法には多くの共通点がみられるが，一方，重大な相違点もある。認知療法の治療技法は本来，Ⅰ軸障害の諸症状を軽減するために開発されたものである。一方，スキーマ療法は当初から，パーソナリティ障害および生涯にわたる慢性的な問題に焦点を当てて開発された。このような起源の相違が，両者における治療上の相違を生み出しているのだろう。症状を軽減するための技法とパーソナリティを変化させるための技法は根本的に異なっているというのが，我々が自らの経験から導き出した結論である。

　まず，スキーマ療法は開始時から，"上から下"ではなく"下から上"的なアプローチを取る。言い換えると，スキーマ療法のセラピストは，中核レベルの認知，すなわちスキーマに最初から焦点を当て，それらを自動思考や認知的歪曲といったよりアクセスしやすい認知に関連づけていく。それとは対照的に認知療法のセラピストは，自動思考のような表層的なレベルの認知に焦点を当てることから治療を始め，その後，症状が緩和した後も患者が治療を続けるようであれば，そこではじめて中核信念に焦点を当てる（"上から下"的なアプローチ）。

　スキーマ療法におけるこの"下から上"的なアプローチが，患者の視点を現在の問題から長期的なパターンへと切り替えることに非常に役立つ。スキーマ療法では，セッションの時間のほとんどを，スキーマ，コーピングスタイル，スキーマモードについての話し合いに費やす。ちなみに認知療法ではこれらの概念を副次的なものとしかとらえていない。現在の問題から長期的なパターンへと視点を切り替えることで，スキーマ療法のセラピストは，セッションの構造や形式的なアジェンダにあまりとらわれずに済むようになる。スキーマ療法のセラピストは，過去と現在の間を，あるスキーマから別のスキーマの間を自由に動き回ることができる。認知療法のセラピストはそれとは対照的に，患者が現在抱える問題や症状を明確化し，一貫して問題の解決や症状の軽減を目指しつづける。

スキーマとコーピングスタイルはスキーマ療法において最も中心的な位置を占める。Youngは，18の早期不適応的スキーマと3つのコーピングスタイルを同定し，スキーマ療法の理論をさらに精緻化した。個々の患者に対する治療において，スキーマやコーピングスタイルがまずアセスメントされ，その後，それぞれの患者に合わせてそれらが修正されていく。スキーマ療法家は，患者のスキーマやコーピングを同定するためのさまざまな手段を有している。そのため，標準的な認知療法のアセスメントの手続きでは見逃してしまいがちな患者の特徴を明確化できる。その最もわかりやすい例が，「情緒的剥奪スキーマ」である。このスキーマは，スキーマに焦点を当てたイメージ技法を使えば比較的同定しやすい。しかし標準的な認知療法の技法，すなわち自動思考について尋ねたり背景の思い込みを探索したりするだけで「情緒的剥奪スキーマ」を同定するのは極めて難しい。

スキーマ療法では幼少期におけるスキーマの起源と親の養育スタイルを重視する。これも認知療法との大きな相違点である。認知療法は中核信念も含めた認知の起源をとくに明確にしようとはしない。一方，スキーマ療法は18のスキーマそれぞれについて，もっともありうる起源を同定しており，しかもそれらの起源を評価するための手段も用意されている。スキーマ療法家は，子どもの正常な感情的欲求について，そしてそのような欲求が満たされないと何が起こるかということについて患者に教育する。そして18のスキーマの起源についても患者に説明し，患者のスキーマとそれらの起源を関連づける。セラピストは次に，苦痛をもたらす幼少期の体験に対して，さまざまな体験的技法を適用する。これらの技法を通じて，患者は早期不適応的スキーマに関わる感情，認知，行動を克服できるようになる。これに対し，認知療法のセラピストは，通常，患者の幼少期の体験を副次的にしか扱わない。

認知療法とスキーマ療法との決定的な違いは，イメージ技法や対話技法のような体験的技法をどれだけ重視するかどうかということにも表れている。治療に体験的技法を組み込む認知療法のセラピストも存在するが（Smucker & Dancu, 1999），ごく少数であろう。多くの認知療法家は体験的技法を重視しておらず，せいぜい行動リハーサルに組み込みうる副次的技法であるとみなしている。逆に，スキーマ療法のセラピストは，体験的技法を重要な治療技法とみなしており，セッションの多くの時間をこの技法に費やす。我々からすると，ほとんどの認知療法家が幅広く体験的技法を活用しようとしないこと自体が不可思議である。なぜなら認知療法の多くの文献において，"ホットな認知（hot cognitions）（強烈な感情体験を伴う認知）"は"冷たい認知（cold cognitions）"に比べてはるかに修正しやすいと書かれているからである。そのためにはセッション中にホットな認知を活性化する必要があるが，その際，体験的技法が不可欠である場合が少なくない。

スキーマ療法と認知療法では，治療関係の扱い方にも大きな違いがある。両者とも

治療関係を重視することに変わりはないが，治療関係の活用の仕方は全く異なる。認知療法のセラピストは治療関係を主に，治療に対する患者の動機づけを高める（例：ホームワークの課題を遂行してもらう）ための手段とみなしている。認知療法では，治療関係が治療の進行を妨げているようなときに，治療関係に対する患者の認知に焦点を当てるよう勧めている。ただし認知療法では，治療関係は変化のための主たる手段ではなく，むしろ，変化が起きるのを助けるための媒体とみなされている。医学的比喩を使うと，変化のための"有効成分（active ingredients）"はあくまで認知的技法そのものであり，治療関係は有効成分を運ぶための"基礎成分"もしくは"賦活剤"なのである。

　スキーマ療法では，治療関係を変化のために不可欠な構成要素であるとみなしている。本章ですでに述べたとおり，スキーマ療法家は治療関係を2つのやり方で活用する。セラピストは，セッション中に患者のスキーマが活性化されたことを観察し，治療関係のなかでさまざまな手続きを通して，それらのスキーマを評価したり修正したりする。それが1つである。もう1つは，「治療的再養育法」である。「治療的再養育法」においてセラピストは治療関係を活用し，それが患者の"修正感情体験"（Alexander & French, 1946）として機能するよう工夫する。治療的制約のなかで実施される再養育を通じて，患者が幼少期に得ることのできなかった養育の埋め合わせをするのである。

　治療スタイルも両者では異なる。スキーマ療法のセラピストは，「協同的実証主義（collaborative empiricism）」よりも「共感的直面化（empathic confrontation）」といった治療スタイルを用いることが多い。一方，認知療法のセラピストは，協同的実証主義に基づき，「誘導的発見法（guided discovery）」を用いて，患者が自分の認知的歪曲に気づけるよう手助けする。しかし我々の経験では，性格上の問題を抱える患者の場合，セラピストが直接的に指導しなければ，自らのスキーマに対して現実的で健康的な別の見方ができるようになることはほとんど不可能である。性格上の問題を抱える患者にとってスキーマは根深く絶対的である。セラピストの質問と実証的な検討だけでは，このような患者が自らのスキーマを認知的歪曲であるとみなせるようにはなれない。そこでスキーマ療法のセラピストは，患者のスキーマに対して共感を示しながら，同時にスキーマが現実生活において機能しておらず，むしろ現実生活とは矛盾していることに患者を直面化させ，健康的なものの見方を患者に教える。スキーマ療法家は，常にこのようなやり方で患者と向きあう必要がある。さもないと，患者の不健康なスキーマがすぐに戻ってきてしまう。我々がよく患者に言うことだが，「スキーマそれ自体も生き残りをかけて闘っている」のである。だからこそ我々はスキーマと闘わなくてはならない。「スキーマと闘う」という考え方は，認知療法においては中心的ではないだろう。

　認知にはさまざまなレベルのものがあるが，スキーマはそのなかでも，非常に修正が難しい。Ⅱ軸障害の患者に対するスキーマ療法は，Ⅰ軸障害を対象とした認知療法に比べて，治療にかかる期間がはるかに長い。ただし，同じⅡ軸障害に対する認知療法とス

キーマ療法との間に，治療期間の違いがあるかどうかは，まだ明らかになっていない。

事例を概念化したり種々の技法を実践したりする際，スキーマ療法のセラピストは，現在の生活場面における個別の非機能的行動を変えることよりも，長期にわたる非機能的な生き方のパターンを修正することを重視する（もちろん両方とも重要であることには変わりはないが）。一方，認知療法のセラピストは症状を速やかに改善することを重視しており，たとえば適切な配偶者を選択できないとか，親に適切に養育されたり承認されたりしなかったために中核的な欲求が満たされていないとか，そういった長期的な人生の問題を追究しようはしない。したがって，スキーマの回避，服従，過剰補償といった，長期にわたる患者のコーピングスタイルを同定したり，修正したりすることを，主たる治療目標とすることもない。しかし我々の経験では，強固な中核信念やスキーマに単に注目するだけでなく，これらのコーピングスタイルにも焦点を当てなければ，パーソナリティ障害を抱える患者の治療はうまくいかない。

本節で我々は，モードという概念について述べた。認知療法もスキーマ療法もともに，このモードという概念を活用するが，認知療法ではモードを変化させるための技法がまだ確立されていない。一方，スキーマ療法ではすでに述べたとおり10のスキーマモードを同定し，個別の患者に合わせて，たとえば「モードに焦点を当てた対話技法（mode dialogue）」といった技法を用いてモードそのものを扱うための戦略が練られている。このような「モードワーク（mode work）」は，特に境界性パーソナリティ障害と自己愛性パーソナリティ障害の患者に対するスキーマ療法では不可欠である。

1-13-2　精神力動的アプローチ

スキーマ療法は，精神力動的な治療モデルとも多くの共通点を有する。最も大きな共通点は，現在の問題の起源を過去（幼少期）に求めることと，治療関係を重視することの2点である。治療関係についていえば，最近の精神力動的アプローチは，患者に共感を示し，誠実な治療関係を形成する方向に変化している（Kohut, 1984; Shane, Shane & Gales, 1997を参照）。このような考え方は，我々の「治療的再養育法」や「共感的直面化」といった概念となんら矛盾するものではない。精神力動的アプローチもスキーマ療法も，知的洞察を重視している。両方のアプローチとも，外傷の記憶に対する感情処理の重要性を強調している。また両方のアプローチとも，転移および逆転移の問題に目を向けるようセラピストに求めている。さらに両方のアプローチとも，患者のパーソナリティ構造が重要であり，個々の患者の示すパーソナリティ構造を同定することが治療の鍵となることを強調している。

一方で，スキーマ療法と精神力動的モデルには根本的な違いもある。相違点としてまず挙げられるのは，精神分析家は患者に対して中立的であろうとする伝統を有するのに対し，スキーマ療法家は，積極的かつ指示的に振る舞うことを推奨されるという点であ

る。精神力動的モデルとは異なり，スキーマ療法では，患者のスキーマを修復するために，セラピストが治療的再養育法を通じて患者の感情的欲求を満たそうとすることはよくあることである。

他の相違点としては，古典的な精神分析的モデルでは動因理論を重視し，スキーマモデルではそうではないということが挙げられる。スキーマ療法では，性や攻撃に関わる本能的な衝動に焦点を当てる代わりに，中核的感情欲求を強調する。スキーマ療法は，認知的一貫性の理論をその基礎に置いている。その理論によれば，人は自分および世界について一貫した見方を保ち続けるよう動機づけられており，自らのスキーマを確証する方向で状況を理解しようとする。この点においては，スキーマ療法は精神力動的というよりもむしろ認知療法的である。精神分析家は，防衛機制を本能的な欲求とは対極的なものとしてとらえるが，スキーマ療法家はそれ（防衛機制）を，満たされない欲求に対するコーピングであるとみなす。つまりスキーマモデルでは，患者が満たそうとして奮闘している感情的欲求を，ごく自然で健康的なものとして考える。

さらに，精神力動的アプローチはスキーマ療法ほど統合的でない。精神分析家は患者に対しホームワーク課題を依頼することはほとんどないし，イメージ技法やロールプレイといった技法を用いることもない。

1-13-3　Bowlbyのアタッチメント理論

BowlbyとAinsworthの研究（Ainsworth & Bowlby, 1991）を基盤としたアタッチメント理論はスキーマ療法に大きな影響を与えており，なかでも「見捨てられスキーマ」という概念の形成と，境界性パーソナリティ障害に関する概念化において非常に有用である。Bowlbyは，動物行動学，システム論，精神分析的モデルに基づいてアタッチメント理論を形成した。その主な見解は，人間（とその他の動物）は，母親（もしくは他のアタッチメント対象）と安定した関係を作り上げることを目的とした愛着本能を有している，というものである。Bowlby（1969）は母親と分離された子どもについて実証研究を行い，そのような子どもが共通した反応を示すことに気づき，着目した。Ainsworth（1968）は，乳児にとって母親とは世界の探索の基点となる安全基地であるという発想を精緻化し，乳児が発するシグナルに対する母親の感受性の重要性を明らかにした。

我々は，母親が安全基地であるという発想を，我々の「治療的再養育法」のなかに組み込んだ。境界性パーソナリティ障害といった深刻な問題を抱える患者は「見捨てられスキーマ」を抱いていることが多い。「治療的再養育法」は，その見捨てられスキーマを部分的であれ解消させる力をもつ。セラピストは，適度に制約のある治療関係のなかで，患者がこれまで出会ったことのない感情的な安全基地として機能する。5つのスキーマ領域のなかでも，「断絶と拒絶」領域に属するスキーマ（ただし，「社会的孤立スキ

ーマ」を除く）を有するほとんどの患者の治療では，セラピストが安全基地として機能することが多かれ少なかれ求められる。

　スキーマモデルではBowlbyの理論を踏襲し，幼少期の感情的発達は，アタッチメントから自律性や個性化へと発展すると考える。Bowlby（1969, 1973, 1980）は，母親（もしくは他のアタッチメント対象）との安定したアタッチメントは，人間の基本的な感情的欲求であると主張している。アタッチメントがあって人は初めて自立できるようになる。Bowlbyによれば，十分に愛されている子どもは，はじめは親との分離に抵抗を示すが，むしろその後，自分が自立することに対して自信が持てるようになる。逆に，たとえば親を失ったり，親から見捨てられる恐怖を繰り返し体験したりといった恵まれない家族歴をもつ子どもは，過剰な分離不安を示すことが多い。Bowlbyはまた，恵まれない家族歴を有する子どものなかには，分離不安が弱すぎる人もいることを指摘している。たとえばアタッチメントの対象人物があまりにも頻繁に入れ替わるような環境に育った子どもは，他者と深く関わる能力を身につけることができないかもしれない。

　Bowlby（1973）は，人間とは，馴染みの環境を持続させることと新奇な対象を追い求めることの間のバランスを，ダイナミックに保とうとする存在であると述べている。Piaget（1962）の用語で言えば，人は同化（新たな情報を既存の認知構造に組み込む）と調節（新たな情報に合わせて既存の認知構造を修正する）のバランスを保つよう動機づけられている存在である。早期不適応的スキーマはこのバランスを阻害する。このようなスキーマに強くとらわれている人は，スキーマの歪曲を修正しうる新たな情報が存在しても，それを誤って解釈してしまう。つまりスキーマの反証となりうる新たな情報を取り入れることによって自らのスキーマを"調節"するのではなく，むしろそれらの情報を軽視したり，誤って解釈したりすることによって，さらに**"同化"**を行ってしまうのである。Piagetの"同化"の概念は，我々の"スキーマの持続"の概念とよく似ている。スキーマ療法が目指すのは，患者が新たな経験に対して自らのスキーマを**"調節"**するよう手助けすることである。その意味でPiagetの"調節"の概念は，我々の"スキーマの修復"の概念と一致している。

　Bowlby（1973）の"内的作業モデル"の概念は，我々の"早期不適応的スキーマ"とかなり重複している。内的作業モデルは，スキーマと同様，母親（もしくは主たるアタッチメント対象）との相互作用を通じて形成される。もし母親（もしくは主たるアタッチメント対象）が，保護を求める子どもの欲求と自立を求める子どもの欲求を同時に等しく認め，その両方に応えることができれば，「自分は価値のある有能な存在である」という内的作業モデルがその子どもにおいて形成されるだろう。逆にもし母親（もしくは主たるアタッチメント対象）が，保護や自立を求める子どもの欲求を無視してばかりいたら，その子どものなかには，「自分は価値のない無能な存在である」との内的作業モデルが形成されてしまうだろう。

子どもは自らの内的作業モデルを使ってアタッチメント対象の行動を予測し，自らの反応の準備をする。だからこそ子どもが自分の内に構成するモデルは非常に重要である。早期不適応的スキーマとは，非機能的な内的作業モデルであるといえる。そして個々の子どもの示す，アタッチメント対象に対する特徴的な反応が，その子どものコーピングスタイルである。スキーマと同様，内的作業モデルは注意と情報処理を方向づける。自己防御のためにそのモデルが歪曲されてしまうと，その人はある情報を意識外に追いやってしまったり，本来ならモデルを変化させるべきなのにそれができなくなってしまったりする。これは我々のいう"スキーマの持続"と同じ現象である。このようにして内的作業モデルは次第に強固になっていく。外部との相互作用のパターンは，より習慣的に，そしてより自動的になっていく。そのうちに，そのような内的作業モデルは当人でさえも意識的にアクセスできない存在となり，さまざまな相互作用に応じて変化することもなくなってしまう。

Bowlby（1988）はアタッチメント理論の心理療法への適用について述べている。彼は，心理療法を必要とする患者の多くが，不安定なアタッチメントもしくは混乱したアタッチメントを示すことに気づいた。アタッチメント理論を活用する心理療法の第1の目標は，アタッチメント対象に対する内的作業モデルが不適切であり，ゆえに更新が必要であるということを患者が認識できるようになることである。患者はセラピストとの関係においても，不適切で硬直した作業モデルをあてはめようとするだろう。そこでセラピストと患者は，そのような非機能的な作業モデルの起源を理解しようとすることから始める。次にセラピストは，患者が内的作業モデルを再構築するための安全基地の役割を果たし，患者がそこから新たに世界を探求できるよう手助けする。スキーマ療法家もこれと似たような作業を患者に対して行っている。

1-13-4　Ryleの認知分析療法

Anthony Ryle（1991）は，"認知分析療法（cognitive-analytic therapy）"を開発した。これは，認知行動療法の積極的で教育的な側面と，精神分析的なアプローチのなかでも特に対象関係論を統合した，短期集中的な治療法である。Ryleは認知行動療法と対象関係論の理論と技法を体系的に組み合わせた概念的枠組みを提唱している。となると，認知分析療法とスキーマ療法がかなり共通してくるのは必然的であろう。

Ryle（1991）は，認知分析療法における定式化のためのモデルを，"手続き的連続モデル（procedural sequence model）"と呼んでいる。そのなかでも中心となる構成概念に対して，彼は"スキーマ"ではなく，"目標志向的活性（aim-directed activity）"という用語をあてはめている。Ryleは，神経症とは，患者が非効率的なもしくは有害な手続きを使い続け，そのような手続きの修正に失敗した結果であると考えた。なかでも，"罠（trap）"，"ディレンマ（dilemma）"，"思いがけぬ困難（snag）"と呼ばれる3つの

手続きが，神経症を持続させる大きな要因であるという。Ryleは他にも多くの神経症的パターンを提唱しているが，それらの多くが我々のスキーマおよびコーピングスタイルと重複している。

　Ryleが提唱する治療戦略は，患者の抱える問題を包括的かつ深層志向的に概念化したうえで，積極的で協同的な治療関係を形成するというものであり，まさにスキーマ療法と一致している。認知分析療法のセラピストは患者と共に，過去のいきさつが現在の問題にいかにつながっているのかを概念化し，さまざまな問題に対する患者の不適応的な対処手続きをリスト化する。患者のテーマを明確化するために転移分析を行うのと，患者の不適応的手続きを日常的に記録するのが，認知分析療法における主たる治療技法である。スキーマ療法はこれらの技法も重視するが，さらにそれ以外にもさまざまな治療技法を有する。

　認知分析療法は，患者の変化を，1）新たな理解，2）新たな体験，3）新たなふるまい，という3段階でとらえている。Ryleはなかでも，1）の"新たな理解"を最も重視し，変化のための必要条件であるとみなしている。"新たな理解"の段階は，患者が自らの生活におけるネガティブなパターンに気づくことを手助けする。Ryleは「認知分析療法が最も焦点を当てるのは，高次の認知的水準を強化することである。それはすなわち，患者の評価プロセスを修正することであり，積極的な自己観察を促進することである」と述べている（Ryle, 1991, p.200）。つまりRyleは患者自身による洞察を最重要視しているのである。

　スキーマ療法でも洞察は変化のために必要であるが，それだけでは十分ではない。我々が境界性パーソナリティ障害や自己愛性パーソナリティ障害といったより困難な事例に対応するようになるにつれて，スキーマ療法における洞察の重要性は相対的に低下していった。そのような患者との治療を通じて，洞察よりも，体験的アプローチや行動的アプローチに基づいて新たな経験を積んでいくこと自体が重要であることに気づいたからである。一方Ryle（1991）は，"新たな理解"が境界性パーソナリティ障害の治療における主たる手段であるとみなしている。そのために彼が焦点を当てるのは，"連続的手続きの再定式化図（sequential diagrammatic reformulation）"である。これは，事例の概念化をとりまとめた図のことである。セラピストは，患者の目の前にこの図を置き，患者とともに頻繁に参照する。Ryleは，"連続的手続きの再定式化図"の活用を通じて，境界性パーソナリティ障害患者の中に"自己を観察する視点"が育っていくことを意図している。

　いくつかの点で，スキーマ療法は認知分析療法とは異なる。スキーマ療法では，患者が深刻な性格的問題を抱えている場合は特に，洞察よりも，感情を表出することと"治療的再養育法"を重視する。スキーマ療法では感情レベルでの変化を促進することを目指すのである。確かにRyle（1991）も，ゲシュタルト療法やサイコドラマのような方

法を通じて感情を活性化することが，一部の患者にとっては知的洞察に加えて役立つことを認めている。しかしYoungが主張するのは，一部の患者ではなくほとんど全ての患者にとって，イメージ技法や対話技法といった体験的アプローチが有効であるということである。

Ryle（1991）のアプローチでは，セラピストは主に患者の大人の側面，我々のスキーマモードで言うなら【ヘルシーアダルトモード】と相互作用しようとし，子どもの側面である【脆弱なチャイルドモード】とは間接的にしか関わろうとしない。しかしスキーマ療法は，境界性パーソナリティ障害の患者には小さな子どものような面があり，まずはセラピストとの安定的な絆を形成してから，その後に分離個体化を目指すべきであると考える。

1-13-5　Horowitzの個人スキーマ療法

Horowitzは，力動的心理療法，認知行動療法，対人関係療法，家族システムズアプローチを統合した，"個人スキーマ療法（Person Schema Therapy）"を提唱している。その基となるのが"個人スキーマ理論（Person Schema Theory）"であり，Horowitzは，個人スキーマ理論に基づく個人の役割と信念の重要性を強調している（Horowitz, 1991; Horowitz, Stinson, & Milbrath, 1996）。"個人スキーマ（person schema）"とは一種の鋳型であり，幼少期の体験の記憶によって構成されている（Horowitz, 1997）。人は通常自らの個人スキーマを意識することはないが，その人の自己や他者に対する見方がそこには含まれている。この定義は我々の早期不適応的スキーマとほぼ一致している。ただしYoungがネガティブな生活や人生のパターンにおける特定のスキーマに注目しているのに対し，Horowitzはネガティブなスキーマに限らず，より全般的にスキーマをとらえようとしている。

Horowitz（1997）は，彼が"役割関係モデル（Role Relationship Model）"と名づけた概念をさらに精緻化している。彼はさまざまな役割関係を次の3つの項目に関連づけて論じた。1）背景にある願望もしくは欲求（"望まれた役割関係モデル"）。2）中核的な恐怖（"怖れられた役割関係モデル"）。3）"怖れられた役割関係モデル"から自らを守るための"役割関係モデル"。これらの3つは，我々のスキーマ理論における1）中核的感情欲求，2）早期不適応的スキーマ，3）コーピングスタイルとそれぞれ関連しているように思われる。Horowitz（1997）によると，"役割関係"には，相互作用における脚本や意図，感情表出，行為と意図に対する批判的評価に関するさまざまな脚本によって構成されているという。つまりHorowitzの"役割関係"の概念には，我々の理論におけるスキーマとコーピングスタイルの両方の特徴がぎっしりと詰め込まれている。我々のスキーマモデルでは，スキーマとコーピング反応を分けて論じている。我々は個々のスキーマが特定の行為とは直接的な関連を持たないものと仮定している。すな

わち2人の人物が同じようなスキーマを有しているとしても，生得的な気質やその他の要因によって，その2人は全く異なるコーピングスタイルでもって自らのスキーマに対処しようとする可能性がある。

　Horowitz（1997）はまた，"心の状態（states of mind）"という概念を提唱しているが，それは我々の理論における"スキーマモード"とほぼ同じである。Horowitzによると，"心の状態"とは，「意識的な経験や対人関係での自己表出におけるある種のパターンであり，そこにはその人の思考や感情の言語的および非言語的表現が含まれる」（Horowitz, 1997, p.31）ということである。Horowitzは"心の状態"を，解離の程度をあらわす連続体としては想定していない。一方我々のスキーマモデルでは，自己愛性パーソナリティ障害や境界性パーソナリティ障害といった深刻な問題を抱える患者は，患者のその時々の自己感覚を完全に包摂した形の"心の状態"が存在し，それがある状態から別の状態へと極端に切り替わってしまうという事態を想定している。このような患者は，自分のなかの"心の状態"が変化したのではなく，むしろ自分という存在自体が変わってしまったかのような感覚を抱く。彼／彼女らにとっては"自己"という全体的な存在が，そのまま別の"自己"へと変化してしまうのである。スキーマ療法ではスキーマモードに関わる解離の程度によって適用する技法も違ってくるので，我々としてはHorowitzと我々の理論におけるこのような相違はかなり重要であると考えている。

　さらにまた，Horowitz（1997）の"防御的制御プロセス（Defensive Control Process）"という概念は，Youngのコーピングスタイルとかなり似ている。Horowitzは"防御的制御プロセス"を大まかに3つに分類している。

1. 苦痛をもたらすトピックに関わること自体を回避する（例：注意をそらす，そのトピックの重要性を過小評価する）。
2. 苦痛をもたらすトピックについて話をすることを回避する（例：知性化した言い方をする）。
3. 役割を変えることで苦痛をもたらすトピックに対処する（例：突然，受身的なもしくは尊大な態度を取る）。

　この分類は，我々の「スキーマの回避」「スキーマへの服従」「スキーマへの過剰補償」とかなり類似している。

　Horowitzの個人スキーマ療法では，セラピストは患者の注意を方向づけたり，患者の非機能的な構えや抵抗を解釈したりして，患者の回避傾向の修正を図る。また，患者が新たな行動を計画できるように手助けする。HorowitzもRyle（1991）と同様に，洞察を最重要視する。セラピストは，患者の思考に注目しながら，役割関係モデルと防御的制御プロセスについて患者と対話を重ねつつ，それらについて明確化し，解釈する。個人スキーマ療法における治療目標は，これまでの未成熟で不適応的なスキーマの上位に，適応的で成熟したスキーマを新たに作り上げることである。

　我々のスキーマ療法と比べて，Horowitz（1997）の理論はあまり詳細化されておら

ず系統的でない。また Horowitz は，我々のように体験的技法や治療的再養育法といった手法は用いない。我々のスキーマ療法は，Horowitz 以上に，感情を活性化することを重視している。スキーマ療法のセラピストは，Horowitz（1997）が"退行状態"と名づけた状態（我々の概念でいうと【脆弱なチャイルドモード】）に積極的にアクセスし，感情の活性化を試みる。

1-13-6 感情焦点化療法

　Leslie Greenberg とその同僚が構築した"感情焦点化療法（Emotionally Focused Therapy）"は，体験的アプローチ，構成主義，認知モデルから成っている（Greenberg, Rice, & Elliott, 1993; Greenberg & Paivio, 1997）。感情焦点化療法は，スキーマ療法と同じく，アタッチメント理論と治療過程研究から大きな影響を受けている。

　感情焦点化療法は，認知と動機づけと行動を感情に統合することを重視している。セラピストは，感情を活性化することを通して感情そのものを癒すことを目指す。Greenberg は自己の体験を組織化する一連の原則を"感情体系（emotion schemes）"と名づけた（Greenberg & Paivio, 1997）。感情体系は，その人の感情，目標，記憶，思考，行動特性と密接に関係しており，その内容は人それぞれで異なる。感情焦点化療法では，患者の感情体系を同定し，修復することを最も重視する。感情体系は，生得的な気質と幼少期の体験を通じて学習されたこととが相互作用することによって形成される。感情体系がいったん活性化されると，人はそれを通じて出来事を解釈し，出来事に反応する。我々のスキーマモデルと同様，感情焦点化療法の治療目標は，この感情体系を修復することである。感情焦点化療法は，治療を通じて患者に新たな気づきをもたらそうとする。患者は，「新たな感情体系を構築するために必要な，深いレベルでの内的体験」（Greenberg & Paivio, 1997, p.83）を通じて，そのような気づきを得ることができる。

　感情焦点化療法はスキーマ療法と同様に，治療同盟を大変重視している。感情焦点化療法では，感情に焦点を当てた"共感的対話"を発展させるために治療同盟を大いに活用する。セラピストは"共感的対話"を通じて，患者の感情を刺激したり喚起したりする。患者が"共感的対話"に参加できるようになるために，セラピストは安心感や信頼感を患者に抱いてもらう必要がある。一度このような感覚（安全な感覚や信頼感）が患者のなかに確立されたら，セラピストは次に，患者が自らの変化を受け入れ実際に変化していけるよう，患者を手助けする。その際セラピストは，"患者についていく"ことと，"患者をリードする"ことのバランスを上手に取れるよう工夫しなければならない。このようなプロセスは，我々のスキーマモデルにおける「共感的直面化」の理念とよく似ている。

　感情焦点化療法が，感情の活性化だけでは十分な治療的変化を生み出すことができないことを認めているのもスキーマ療法と共通している。感情焦点化療法は，体験的手法，回避の克服，ネガティブな行動の阻止，感情的な癒しの促進といった手法を，変化

のために必要なものとして挙げている。セラピストは，自分の内なる感情に患者自身が気づき，それらの感情を表出したり言語化したりできるよう，そして自分自身のなかにあるさまざまなリソース（例：適応的な対処反応）に患者自身が気づけるよう手助けする。さらに感情焦点化療法は個々の感情に対して個別の介入プログラムを構築した。したがって感情焦点化療法では，感情の種類によって介入の仕方が異なる。

　このように感情焦点化療法とスキーマ療法との間には，多くの共通点がある。にもかかわらず，両者の間には，理論的な面でも実践的な面でもいくつかの重大な相違点が見受けられる。第1の相違点として，感情焦点化療法は，感情体系によって喚起される諸要素のうち，感情を最重視していることが挙げられる。スキーマ療法はそれに対し，感情，認知，行動をそれぞれ同等に重視する。第2の相違点は，Greenbergらが感情体系を無限に想定しているのに対し，我々のスキーマ療法では，スキーマとコーピングスタイルの数をある程度限定していることである。つまり感情焦点化療法における介入は無限であるのに対し，スキーマ療法における介入は，ある程度限定され，整理されている。

　感情焦点化療法では感情体系を，複雑に階層化されたものとしてモデル化している。すなわち感情焦点化療法では，一次的か二次的かで感情体系を区別し，しかも各感情体系を，それが道具的かそうでないか，適応的かそうでないか，複雑かそうでないか，社会的に形成されたものかそうでないか，という具合に分類しようとするので，結果的に各感情の扱いがかなり複雑なものになっている。当然のことながら，感情体系のタイプによって介入も異なる。たとえば感情体系が内的か外的かによって（例：「悲しみ」は内的感情体系であり「怒り」は外的感情体系である），具体的な介入法はかなり異なる。スキーマや介入法がある程度限定され類型化されているスキーマ療法に比べ，感情焦点化療法は非常に複雑である。そのぶん感情焦点化療法のセラピストは，感情をかなり緻密に分析し，個々の感情に応じてきめ細かく対応することが求められる。それはセラピストにとってかなりの負担になるだろうと思われる。

　感情焦点化療法では，面接室のなかで刻一刻と変化する患者の体験に主に焦点を当てながらアセスメントが行われる。GreenbergとPaivio（1997）はこのようなアセスメントのあり方を，他の事例定式化や行動分析と対比させて論じている。確かに我々のスキーマ療法でも，セッション中に得られたさまざまな情報をアセスメントのために最大限に活用しようとする。しかし我々が参考にするのは，セッション中の患者の体験だけではない。その他にも，たとえば構造的なイメージ技法やスキーマに関する質問紙を用いたり，治療関係の形成過程における患者のあり様を参考にしたりすることを通して，より多面的なアセスメントや介入を試みる。

1-14　要約

　Young（1990）がスキーマ療法を開発したのは，伝統的な認知行動療法では十分な治

療効果を上げられない患者（パーソナリティ障害患者，Ⅰ軸患者の中でも深刻な性格的問題を有する患者）を治療するためであった。このような患者は，認知行動療法における数々の仮定にそもそも合致しないので，認知行動療法がなかなか奏効しない。ただしBeckらがパーソナリティ障害に焦点を当てて改訂した認知療法は（Beck et al., 1990; Alford & Beck, 1997），我々のスキーマ療法の定式化とかなり一致したものになっている。とはいえ，両者にはまだまだ大きな違いがある。特に大きいのは，強調する概念の違いと，治療技法の幅の違いである。

スキーマ療法は，広範で統合的なモデルを有する。それは，力動的心理療法を含む数々の心理療法と多くの共通点をもつ。ただしスキーマ療法はこれらの心理療法のアプローチに比べて，概念やモデルにおいて，そして治療戦略という点においてはるかに幅広く多様である。またスキーマ療法のセラピストは他の心理療法のセラピストに比べ，患者に対してかなり積極的かつ指示的に関わることが多い。

我々はスキーマ療法において"早期不適応的スキーマ"という概念を提唱している。早期不適応的スキーマとは，自己について，そして他者との関係性についてその人が抱いている主題もしくはパターンのことである。早期不適応的スキーマはその人の中に広く深く浸透しており，しかもかなりの程度で非機能的である。スキーマは，記憶，感情，認知，身体感覚から構成されている。早期不適応的スキーマは，幼少期および思春期を通じて形成され，長い時間をかけて精緻化されていく。スキーマは，形成当初はその子どもを取り巻く環境を正しく表象しており，適応的に機能していた可能性が高い。しかし多くの場合，子どもの成長に伴って，そのようなスキーマは不正確で不適応的なものへと変化する。一貫性を保ちたいという原初的な欲求が人間にあるために，スキーマは自ら生き延びようとする。スキーマは，その人の考え方，感じ方，ふるまい方，他者との関わり方において大きな役割を果たす。早期不適応的スキーマは，そのようなスキーマを形成した幼少期の環境を思い起こさせるような状況にその人が曝されたとき，活性化される。早期不適応的スキーマが活性化されると，その人は強烈でネガティブな感情に圧倒される。恐怖条件づけと外傷体験に関連する脳内ネットワークについてのLeDoux（1996）の研究は，我々のスキーマ理論に生理学的な根拠を与えてくれる。

早期不適応的スキーマは，中核的感情欲求が十分に満たされなかった場合に形成されると考えられる。その主な要因は，幼少期の苦痛な体験である。さらにその人自身の感情的な気質やその人を取り囲む文化的な要因なども，早期不適応的スキーマの要因となるだろう。結局我々は，5つのスキーマ領域と18の早期不適応的スキーマを同定した。多くの実証研究が，これらのスキーマ領域およびスキーマの存在を支持している。

我々は2つの主要なスキーマの作用を同定した。それは1）スキーマの持続と，2）スキーマの修復である。スキーマの修復は，スキーマ療法における治療目標である。不適応的なコーピングスタイルは，患者が人生の初期段階において環境に適応するために

自ら形成したメカニズムであり，そのようなメカニズムがスキーマの持続に寄与する。我々はさらに3つの不適応的なコーピングスタイルを同定した。それは1）スキーマへの服従，2）スキーマの回避，3）スキーマへの過剰補償である。コーピング反応とは，これらの3つのコーピングスタイルを通じて表出される個々の行動のことである。実際にはそれぞれのスキーマに典型的なコーピング反応がある。スキーマモードとは，特定のスキーマやその作用を通じて顕在化する個別の状態や自己の側面のことである。我々はスキーマモードを4つのカテゴリーに分類した。それは1）チャイルドモード，2）非機能的コーピングモード，3）非機能的ペアレントモード，4）ヘルシーアダルトモードである。

　スキーマ療法には2つの段階（phase）がある。第1段階は「アセスメントと教育のフェーズ」であり，第2段階は「変化のフェーズ」である。「アセスメントと教育のフェーズ」においてセラピストは，患者が自らのスキーマを同定し，幼少期や思春期におけるスキーマの起源を理解し，それらを現在抱える問題と関連づけるのを手助けする。次の「変化のフェーズ」では，患者のスキーマを修復するために，セラピストは認知的手法，体験的手法，行動的手法，対人関係的手法を組み合わせ，患者の不適応的なコーピングスタイルをより健全なものへと修正しようとする。

2 アセスメントと教育のフェーズ

スキーマ療法における第1段階は「アセスメントと教育のフェーズ(Assessment and Education Phase)」である。このフェーズにおける主たる目標は以下の6点にまとめられる。

1. 非機能的な，人生や生活のパターン (life pattern) を同定する。
2. 早期不適応的スキーマを同定し，誘発する。
3. 幼児期や思春期におけるスキーマの起源を理解する。
4. コーピングスタイルやコーピング反応を同定する。
5. 生得的な気質をアセスメントする。
6. すべてをまとめて検討する。すなわち事例概念化 (case conceptualization) を実施する。

スキーマ療法におけるアセスメントは構造化されているが，形式的すぎる必要はない。セラピストはデータに基づいて仮説を設定する。そして新たなデータが加わればそれらを加味して仮説を改訂していく。後述するようにセラピストはさまざまな手法を通じて，患者の人生や生活のパターン，コーピングスタイル，そして生得的な気質をアセスメントする。次にアセスメントされた個々の内容を，スキーマに焦点を当てた事例概念化へとまとめ上げていく。

本章では，スキーマ療法における「アセスメントと教育のフェーズ」について，その概要を紹介する。セラピストはまず初期評価として，患者の抱える問題や治療目標を同定し，その患者に対するスキーマ療法の適応について検討する。次にセラピストは生活歴を聴取し，中核的感情欲求が満たされるのを自ら妨げるような患者のパターンを同定する。そのパターンとは患者の人生や生活において広範に維持されているもので，それらのパターンが苦痛や症状を患者にもたらしている。セラピストはスキーマモデルを患者に示し，スキーマやコーピングスタイルを同定することの必要性について説明する。患者はホームワークとしていくつかの質問紙に記入することが求められ，セッションではそれらの結果について話し合う。次に，セラピストは体験的な技法，特にイメージ技法を用いて患者のスキーマを誘発し，スキーマにアクセスする。そして患者の幼少期の体験や現在抱えている問題とスキーマとを関連づける。セラピストはまた，治療関係において患者が示すスキーマやコーピングスタイルを注意深く観察し，患者の感情的な生

得的気質を評価する。

　アセスメントの過程を通じて，患者は自分のスキーマを自覚し，幼少期におけるスキーマの起源についても理解するようになる。そして，これまでの人生で自分がいかに自滅的なパターンを繰り返してきたか，分析できるようになる。患者はまた，非機能的なスキーマに対処するべく自分がどのようなコーピングスタイル（スキーマへの服従，スキーマの回避，スキーマへの過剰補償）を形成してきたかを明らかにし，そのようなコーピングスタイルと生得的な気質や幼少期の体験とを関連づけて理解する。さらに，現在抱えている問題と自分のスキーマとを関連づけて理解する。これらの理解を通じて，患者は幼少期から現在に至るまでの流れを「連続したもの」としてとらえられるようになる。スキーマやコーピングスタイルといった概念によって，患者は自分の人生を一つの視点から眺められるようになる。

　我々は，多重アセスメント法（multiple methods of assessment）を用いることで，スキーマがより正確に同定されることを見出している。たとえば，Young ペアレント養育目録（Young Parenting Inventory）で見出されたスキーマが，Young スキーマ質問票（Young Schema Questionnaire）では同定されないことがある。これはその患者が，自分の感情にアクセスするよりも，幼少期に自分の両親がどのように振る舞い，どのような行動を取っていたのかを想起するほうが容易だからである。回避や過剰補償といったコーピングスタイルをもつ患者は，このように，複数の質問紙に対して一見矛盾した回答を示すことがある。ただしイメージ技法を用いれば，このような矛盾も解消されうる。

　アセスメントには知的な側面と感情的な側面がある。知的な側面としては，患者はまず，質問紙や論理的な分析，そして実証的な根拠を通じて自らのスキーマを合理的に理解する。一方感情的な側面において患者は，イメージ技法のような体験的技法によって，自らのスキーマを感情的に理解する。スキーマについての仮説が，患者にフィットするかどうかを決めるのは，もっぱら患者自身の"「これだ！」という感覚"である。正しく同定されたスキーマは，患者の心に深く響くものである。

　セラピストは，認知的技法，体験的技法，行動的技法を用いて患者のスキーマをアセスメントすると同時に，セラピストと患者の治療関係を観察し，その結果もアセスメントに活かす。アセスメントとは，セラピストと患者が情報を収集し，集められたさまざまな情報に基づいて仮説を立てたり修正したりする多角的な作業である。そのような過程を通じて，患者における中核的なスキーマが次第に明確になってくる。中核的なスキーマとは，人生における中心的なテーマのようなものである。アセスメントの過程を通じて，スキーマに焦点を当てた事例概念化が徐々にできあがってくる。

　アセスメントに要する時間は患者によってさまざまである。さほど複雑でないケースであれば5回程度のセッションで終えられるかもしれない。しかし，たとえば患者が回避や過剰補償といったコーピングスタイルを有している場合などは，それよりもはるか

に長い時間を要することが少なくない。

2-1 スキーマに焦点を当てた事例概念化

　スキーマ療法では，個別の事例概念化（case conceptualization）を重視する。認知療法家の中には，認知的な視点から優れた事例定式化（case formulation）を行う人たちがいるが（例えば，Beck et al., 1990; Persons, 1989），スキーマ療法の事例概念化はもっと広範である。スキーマに焦点を当てた事例概念化では，スキーマを同定するのはもちろんのこと，それ以外にも，患者の生活や人生における自滅的なパターン，幼少期の発達過程，コーピングスタイルなどを統合的に整理する。個々の患者に対して，その患者における早期不適応的スキーマとコーピングスタイルを中心に，独自の概念化が行われる。

　アセスメントのフェーズにおいてセラピストは最後に，"スキーマ療法事例概念化フォーム"を完成させる（87～88頁に提示する表2.1を参照）。フォームには，スキーマ，スキーマと現在の問題との関連，スキーマが活性化される誘因，仮定された気質的要因，発達的な起源，中核的な記憶，中核的な認知的歪曲，コーピング行動，気分，治療関係に対するスキーマの影響，変化のための戦略といった項目が含まれている。

2-1-1　スキーマやコーピングスタイルを正確に同定することの重要性

　事例概念化を効果的なものとするために，セラピストは患者の早期不適応的スキーマやコーピングスタイルをできるだけ正確に同定する必要がある。事例概念化は，治療方針や治療ターゲット，そして治療戦略に大きな影響を与える。スキーマを正確に同定できれば，それだけ効果的な介入を行うことができる。またスキーマが正確に同定されると，患者は「理解された」と感じ，治療同盟が強化される。さらに同定されたスキーマが正しければ，「変化のフェーズ（Change Phase）」においてどのような困難が生じそうか，前もって予測することができる。

　セラピストは患者がどのスキーマを有しているか，性急に結論づけてしまわないよう注意する必要がある。たとえば，DSM-IVの診断や生活歴，1つの側面だけに焦点を当てたアセスメントなどによって，患者のスキーマを決めつけてはならない。同じⅠ軸診断でも，患者が異なればスキーマも異なる。ほとんどの早期不適応的スキーマが，抑うつ症状，不安症状，物質乱用，心身症，性機能不全に至る可能性がある。境界性パーソナリティ障害（BPD）のような特定のパーソナリティ障害の診断がついたとしても，

注1：本書で紹介する全てのフォームと質問紙はスキーマ療法研究所（Schema Therapy Institute）を通じて購入可能である。購入等に関する情報は同研究所のウエブサイトをご覧いただきたい（www.schematherapy.com）。また本書で紹介するフォーム類はもうじきギルフォード社から出版される当事者用のワークブックをご購入いただいた上で使用することもできる。

表2.1 スキーマ療法事例概念化（アネットの例）

基本情報
セラピストの氏名：レイチェル・W
患者の氏名：アネット・G（アネットの事例の詳細ついては第8章を参照されたい）
患者の年齢：26歳
結婚歴：独身
子ども：なし
職業：会社受付
人種：白人
学歴：高卒

関連するスキーマ
1. 情緒的剥奪スキーマ（養育，共感，保護の不足）
2. 自己犠牲スキーマ
3. 不信／虐待スキーマ
4. 欠陥スキーマ
5. 権利要求／尊大スキーマ
6. 自制と自律の欠如スキーマ

現在の問題
問題1：抑うつ症状
関連するスキーマ：情緒的剥奪スキーマ，欠陥スキーマ，自己犠牲スキーマ
問題2：アルコール乱用
関連するスキーマ：情緒的剥奪スキーマに対するコーピング反応，不信／虐待スキーマ，欠陥スキーマ
問題3：対人関係上の問題：望ましくない男性とのデート，他者と親密になることにおける困難
関連するスキーマ：情緒的剥奪スキーマ，不信／虐待スキーマ，欠陥スキーマ，自己犠牲スキーマ
問題4：職業上の問題：業務をやり遂げない，職を転々とする
関連するスキーマ：自制と自律の欠如スキーマ，権利要求／尊大スキーマ

スキーマの引き金となるもの（もしどちらかの性別に限られていたら，男性の場合「M」を，女性の場合「F」を付記する）
1. 恋人となる男性を選ぶ（M）
2. 恋人とより親密になろうとする（M）
3. 孤独を感じる
4. 自分の抱える問題や治療の必要性について考える
5. つまらないこと，退屈なこと，興味のないことをするように求められる

スキーマ，コーピング反応，スキーマモードの強度，および過剰補償をやめることの危険性
スキーマの強度は中程度，コーピング反応とモードは強度，自殺念慮はない，過剰補償をやめることの危険性は低い

気質的・生物学的素因の可能性
なし

発達的な起源
1. 母親は無力感を抱いており，母親自身が愛情に飢えていた。両親ともにアネットの情緒的欲求を満たさなかった。
2. 父親は怒りっぽく，何かにつけて癇癪を起こしていた。アネットは父親から母親を守る役割を押しつけられていた。
3. アネットは子ども時代，適切な制約を設けられたり，自律を求められたりしなかった。したいことは何でもでき，欲しいものは何でも手に入れられた。

4．家族で気持ちをわかちあったり，互いの問題について語り合ったりすることはなかった。

幼少期の中核的な記憶やイメージ
父親がものすごく怒っており，アネットと母親はそれにおびえている。母親はアネットを頼っているが，母親自身がアネットをサポートしたり，共感したり，守ったりするようなことはない。

中核的な認知的歪曲
1．誰も私の欲求を満たしてくれない。だから私はいつも強くなくてはならない。
2．こんなに感情的につらくなったり愛に飢えたりすることが多いなんて，私は人間としてどこかおかしいにちがいない。
3．男性とは怒りっぽくて癇癪ばかり起こす，予測不能な存在だ。
4．自分のやりたいことは何でもするべきだし，欲しいものは全て手に入れなくては気がすまない。
5．つまらなくて興味のない業務や活動や人づきあいはしなければよい。

スキーマへの服従を示す行動
1．世話をしてほしいとか自分を守って欲しいといったことを相手に求めない。
2．母親の世話をするが，その見返りは求めない。
3．自分の傷ついた気持ちを他者に打ち明けたりはしない。

スキーマの回避を示す行動
1．感情的な痛みを麻痺させるためにアルコールを乱用する。
2．感情を回避するために，刺激のあるものや目新しいものを探し求める。
3．苦痛を伴う思考や感情に直面するのを避けようとする。
4．男性と親密になるのを避ける。

スキーマへの過剰補償を示す行動
自分は強く，自己制御できる人間であるかのように振る舞う。たとえ内心では傷ついたり心細かったりしても，表面的には強い人間であるかのように振る舞い続ける。

関連するスキーマモード（【ヘルシーアダルトモード】以外のモードをここには記載する）
1．強気のアネット（【遮断・防衛モード】），2．小さなアネット（孤独でおびえきっている子ども），
3．甘やかされたアネット

治療関係（セッション中の言動にスキーマやモードがどのような影響を与えているか。それに対する治療者側の反応や逆転移はどうか）
アネットはセッション中の大半の時間を気丈に振る舞っている。彼女は一見，積極的に治療に参加し，セラピストと良好な関係を形成しているように思われるが，実際にはアタッチメントや愛情を欲する自らの気持ちをなかなか認めようとはしない。またセラピストと一緒にいると自分が弱い存在であると感じてしまうようであるが，そのことを認めたくないようである。アネットはイメージ技法を回避したがり，つらい感情や出来事について話すことも嫌がる。彼女はまた，ホームワークの課題を，「つまらないから」「課題をやると動揺するから」といった理由でやってこない。
このように確かにいくつかの問題があるが，私（セラピスト）はアネットがある程度は治療に参加してくれていると考えており，我々の治療関係もまあまあ良好であると思っている。ただし彼女が，自律的でなかったり他者への配慮に欠けたりするアネット，すなわち「わがままで甘やかされたアネット」のモードに入ってしまうと，セラピストである私が多少イライラしてしまうのも事実である。

付記：Copyright 2002 by Jeffrey Young. 書面による著者の承諾のない無許可の複製は，禁止されている。詳細は，スキーマ療法協会に書面で問い合わせのこと。130 West 42nd Street, Suite 501, New York, NY 10036.

やはり患者によってスキーマは異なる。

　セラピストはまた，患者の幼少期の体験を分析するだけでその患者が有するスキーマを同定できると考えてはならない。幼少期に同じようなつらい体験をした人たちが，異なるスキーマを持つに至ることは珍しくない。たとえば，父親に拒絶されて育ったという2人の女性患者がいた。そのうちの1人は，「見捨てられスキーマ」と「欠陥スキーマ」を有していた。しかもこの2つのスキーマはかなり深刻なものであった。彼女の父親は，彼女の姉には愛情をもって接したが，なぜか彼女のことは無視してばかりいた。その結果彼女は，「自分には何か大きな欠陥があり，だから父親は私を愛してくれないのだ」と思うようになった。そして「自分を好きになってくれる人がたとえいたとしても，いつかその人は私から離れていくだろう」と思うようになり，そのような苦痛をあらかじめ回避するために，大人になってからも恋愛関係を避け続けていた。

　一方，父親に拒絶されて育ったもう1人の女性患者の場合，父親は彼女だけでなく子どもたち全員を拒絶していた。しかし母親は温かく愛情豊かな人で，母親の愛情や受容的な態度が父親の冷淡さを補ってくれた（そこが上の一例目との大きな相違点である）。また父親は，彼女だけでなく彼女のきょうだい全員に対して冷淡に振る舞っていたので，彼女は父親の拒絶を自分のせいにすることはなく，「父親は他人に愛情を注げない人だ」と考えるようになった。そして，「父親のように私を愛してくれない男性は確かに存在するが，私に愛情を注いでくれる男性もいるだろう」と思っていた。実際にその後彼女は，父親とは違うタイプの，自分に愛情を注いでくれる男性を見つけ，愛し合うようになった。この患者にも，「見捨てられスキーマ」は形成されていた。ただしその強度はさほどでもなかった。そして一例目とは異なり，彼女は「欠陥スキーマ」を有してはいなかった。このように，父親から拒絶されたという同一の体験をもつ2人の患者は，全く異なるスキーマやコーピングスタイルを持つに至ったのである。幼少期の体験というのは非常に複雑で，その複雑な有り様が個々のスキーマやコーピングスタイルを形成する。

　他の要因もまた，患者において形成されるスキーマやその強度に影響をおよぼす。多くの患者は，たとえある特定の人との関係において傷つき，ある特定のスキーマが形成されたとしても，自分の欲求を満たしてくれる他の人を見つけることによって，傷を癒そうとする。その結果，スキーマの強度や影響度が軽減される。上の二例目の女性がまさにそうである。患者はまた，その後の人生において，スキーマが修復されるような体験をするかもしれない。たとえば「断絶と拒絶」領域のスキーマを有する人が，成長する過程において，健全で親密な恋愛関係や友人関係を持つことができれば，スキーマがおのずと修復される可能性がある。また生来の気質も大きな要因となりうる。たとえば患者のある気質が，ある特定のスキーマの形成を阻止することがあるかもしれない。たとえば，かなり悲惨な環境で育った人が，その人の持つ生来の気質のおかげで，その環境に見合った早期不適応的スキーマを形成せずに済むようなこともあるだろう。ま

た，形成されたとしてもさほど深刻な影響を受けずに済むという場合もあるかもしれない。一方，生まれつき心理的に脆弱な人は，他の人にとってはさほど深刻ではないかもしれない親からの冷たい扱いによって，重症の早期不適応的スキーマを持つことになる場合もあるだろう。

　セラピストがとるべき治療的介入はスキーマによって異なる。したがってスキーマを正確に同定することは非常に重要である。たとえば，恋愛関係の悩みを訴え，セラピストに繰り返し助言を求める女性患者がいるとする。彼女がしきりと助言を求めることから，セラピストは彼女には「依存スキーマ」があると結論づけた。「依存スキーマ」に適合する治療的介入は，患者自身に意思決定をさせて自信を持たせることである。そこでセラピストは極力彼女に対して助言を与えないようにした。しかし実際にこの女性患者が有しているのは「情緒的剥奪スキーマ」だったのである。彼女にはこれまで，彼女を支え，助言をしてくれるような人がいなかった。「情緒的剥奪スキーマ」に適合する治療的介入は，「治療的再養育法」である。このような患者に対しては，愛情や共感を示し，助言を与えることで，治療的制約の範囲内で患者の満たされない感情的欲求に応じることが必要である。つまりこの女性患者にとって必要なのは，セラピストによる直接的な助言だったのである。このようにスキーマを正確に同定しなければ，適切な治療的介入を行うことができない。

　患者のコーピングスタイルを正確に同定することもまた，事例概念化にとって重要である。患者は自分のスキーマに対して，まず最初にどのようなコーピングを行ったのであろうか？　スキーマへの服従か？　回避か？　過剰補償か？　多くの患者は複合的なコーピングスタイルを持つ。たとえば，「欠陥スキーマ」を有するある患者は，職場では懸命に業績を上げたり同僚と競争したりすることで，スキーマに過剰補償しようとするかもしれない。しかしその患者は，プライベートな生活では他者と親密に関わることを避け，孤独に過ごしているかもしれない（スキーマの回避）。このようにコーピングスタイルはスキーマに特異的なものではなく，多くの異なるスキーマに同じように見られるものである。たとえば，感情的な苦痛から逃れるために強迫的にギャンブルをする人がいるとする。そのようなコーピングのもとにあるのは，親からの虐待や拒絶によって形成された「見捨てられスキーマ」かもしれないが，それとは全く別の「服従スキーマ」であるのかもしれない。いずれにせよその人は，自分を苦しめる何らかのスキーマを回避するためにギャンブルに没頭しているのであろう。

　患者のコーピングスタイルは，少なくとも患者の人生早期（幼少期や思春期）には適応的であったはずである。このようなコーピングスタイルの価値を，セラピストは患者に対して認める必要がある。患者は，幼少期のつらい状況に対処するという正当な理由のために，コーピングスタイルを形成したのである。しかし患者はすでにそのときの患者ではない。大人になった患者は，もはや虐待したり養育放棄したりする親の支配下

にはおらず，さまざまな選択肢を持っているはずである。となると，当初は適応的だったコーピングスタイルも，不適応的に機能するようになってしまう。回避や過剰補償といったコーピングスタイルを患者が有している場合，それがスキーマワークの障害（つまり治療の障害）となる可能性があるので注意が必要である。患者は回避や過剰補償といったコーピングスタイルを使うことで，自らのスキーマに気づかないようにしている。しかし治療で必要なのは，これらのコーピングスタイルを克服して，患者自身が自らのスキーマを認識することである。また，物事にとりかかる時にやたらとぐずぐずしたり，他者を遠ざけたり，感情を遮断したり，浪費したり，薬物を乱用したりするなどして，コーピングスタイルが患者の"生活や人生の質（quality of life）"を低下させているようであれば，それらについても問題視する必要があるかもしれない。

　患者が治療外の実生活において使用しているコーピングスタイルをセッション中に誘発することで，治療的介入の効果を上げることができる。一見健康的に思われる行動が実は不適応的なコーピングスタイルである場合もあるので，とにかくコーピングスタイルを正確に認識しておくことが重要である。たとえば回避というコーピングスタイルを有する患者が自分の感情を分離し，おだやかに振る舞うことがあるが，それは一見健康的な大人の態度であるかのように見える。しかし実際には，それは感情に対する患者の非機能的なあり方を示している。

　患者の問題行動をコーピングスタイルとしてとらえる視点は，患者の自滅的な行動がなぜ繰り返されるのかを理解するうえで役に立つ。患者がある行動を変容させることに抵抗する場合，その行動は少なくとも過去においてある程度機能していたことを示している。

2-2　アセスメントと教育の段階的プロセス

　本節では，スキーマ療法における「アセスメントと教育のフェーズ」における段階的なプロセスを詳細に紹介する。

2-2-1　初期評価

　初期評価では，患者が現在抱える問題を同定し，治療目標を設定する。そしてスキーマ療法がその患者に適用できるかどうかを査定する。

問題を同定し，目標を設定する——

　セラピストはまず，患者が現在抱えている問題を同定する必要がある。そしてアセスメントを進める間も，それらの問題に注目し続けなければならない。というのも，セラピストの中には，患者のスキーマを探求することばかりに気を取られ，それらのスキーマと現在の問題とを関連づけるのを忘れてしまう人がいるからである。スキーマという視点から問題を整理し，治療計画を立てることによって，患者は問題が焦点づけされた

と感じ，そのぶん治療に対して希望を持てるようになる。

　問題や目標は具体的に表現されなければならない。たとえば，「患者は職業選択において問題を抱えている」と表現するよりも，「患者はさまざまな職業があるというのにそれを調べようとはせず，仕事を探すのを先延ばしにしている」と表現するほうが望ましい。あるいは，「患者の対人関係には問題がある」と表現するよりも，「患者は，冷淡で愛情を出し惜しみするような人ばかりをパートナーに選ぶ」と表現するほうが望ましい。このように問題を具体的に表現できると，具体的な治療目標を設定しやすくなる。

事例──

　マリカは45歳の女性で，結婚生活に関する問題を抱えており，治療を求めていた。以下にヤング博士とマリカとのセッションの様子を紹介する。このセッションの前にマリカはすでに別のスキーマ療法のセラピストの治療を約8週間にわたって受けていた。

　セッションの冒頭で，マリカは夫であるジェイムズの関係についてヤング博士に訴えた。

> 「私は38歳のときにジェイムズと結婚し，丸7年がたちました。私たち夫婦には子どもはおらず，二人とも仕事をしています。私は画廊を経営しており，彼は彼で別の会社を経営しているので，立場上，二人とも簡単に仕事を辞めることはできません。仕事はとても大変ですが，私も彼も自分の仕事にやりがいを感じています。
> 　私は今，前に結婚していたときと似たような気持ちになっています。当時，私は大変傷つきましたが，立ち直ることができました。今回も前と同じように自分を取り戻したいと思っています。ジェイムズの言葉は私を傷つけます。彼は感情的にもひどいダメージを私に与えようとします。私はそれらを『彼が正しい。私に対する彼の言動は当然のことだ』と思ってしまうのです。でも今の私は，彼の言動にもうこれ以上耐えることができません。でも一方で，私はやっぱり彼を愛していますし，何とか私たちの結婚生活を修復したいと考えてしまうのです」

　結婚生活を改善するためにマリカが取った戦略はことごとくうまくいっていなかった。そして彼女はもうこれ以上改善のための努力ができないと感じている。マリカによれば，彼女の感情的欲求は夫によって満たされることなく，それどころか，夫は彼女を言葉で傷つけようとするばかりであるという。マリカが治療に望んだのは，夫との関係を改善することである。夫婦関係が改善されれば，自分はもっと精神的に満たされるし，今のようなひどい扱いを夫から受けることもなくなるだろうとマリカは考えていた。そこでセラピスト（ヤング博士）はアセスメントを行うことにした。アセスメントを通じてマリカのスキーマおよびコーピングスタイルを明らかにし，さらにジェイムズのスキーマやコーピングスタイルも同時に明らかにし，それらを通じてマリカの抱える夫婦関係の問題を理解しようと考えたのである。

スキーマ療法が適用可能であるか否かを検討する──

　全ての患者にスキーマ療法を適用できるわけではない。たとえば，患者が危機状態にあったり急性症状を呈していたりする場合，ひとまず危機を脱したり症状が落ち着いた

りするのを待ってから，スキーマ療法を導入するほうがよいだろう．次のリストは，スキーマ療法を適用しないほうがよい，もしくは導入を遅らせたほうがよい場合を示したものである．

1. 患者が何らかの人生上の危機に直面している．
2. 患者が精神病に罹患している．
3. 患者が，急性で比較的重篤な，かつ未治療のⅠ軸疾患に罹患しており，その疾患への対応をすぐに実施しなければならない状態である．
4. 患者にはアルコールや薬物を乱用する傾向があり，その重症度は中程度から重度である．
5. 患者が抱えている問題は，現在の状況に大きく影響されたものであり，患者自身の人生や生活のパターンやスキーマと関連しているように思われない．

　もし患者が危機状態にあるならば，セラピストはスキーマ療法を開始する前に危機介入を行う．もし患者が，急性で重篤な未治療の第Ⅰ軸疾患を患っているなら，セラピストは最初に認知行動療法や薬物療法を実施して症状の軽減を目指す．つまり患者がたとえば重篤なパニック発作，うつ病，不眠症，拒食症などを抱えているのであれば，スキーマワークを行う前に，それらの急性症状にまず焦点を当てる．もし患者が現在も薬物を乱用しているのであれば，セラピストは患者が断薬するための直接的な治療を行う．そして患者が薬物を完全に断つか，もしくは嗜癖行動が大幅に軽減した時点で，スキーマワークを開始する．スキーマワークでは，患者は自らの感情を向き合わなければならないが，アルコールなどの薬物はそのような感覚を麻痺させるので，患者の薬物乱用が深刻な場合，効果的にスキーマワークを行うことはできない．特にアルコールや他の薬物が体内に残っているときは，スキーマワークを実施するべきではない．

　我々は当初，パーソナリティ障害の治療のためにスキーマ療法を開発した．しかし現在スキーマ療法は，他の多くの慢性的なⅠ軸疾患の治療にも活用されている．"治療抵抗性"の，あるいは再発を繰り返している不安障害やうつ病は，スキーマ療法のターゲットとなる．患者の問題がⅠ軸疾患に該当しなかったり，たとえⅠ軸疾患に該当してもそれが標準的な治療法では良くならない場合，スキーマ療法が適用できる．たとえば，ある31歳の男性のうつ病患者は認知行動療法を受けていたが，ホームワークの課題を遂行することができなかった．セラピストは，患者が「服従スキーマ」を持っているのではないかという仮説を立てた．患者は思春期や学生時代に両親や教師によってコントロールされ，それがひどく不快だったという体験をしていた．認知行動療法のホームワークは，そのときの不快な感覚を彼に思い起こさせ，彼は「服従スキーマ」に過剰補償するために，ホームワークを実施せずセラピストに反抗しようとしているのではないか．セラピストはそのような仮説を患者に示し，患者もそれに同意した．そしてこの患者はあくまでも認知行動療法を受けることを望んでいたので，その進展を阻む問題を解決するために，セラピストと一緒に「服従スキーマ」と闘うことに同意した．

患者の治療への"参加"の問題や治療関係にかかわる問題にも，スキーマアプローチを活用することができる。これらの問題によって治療がなかなか進展しない場合，セラピストはスキーマアプローチを用いて，それらの問題を概念化したり解決策を案出したりすることができる。スキーマモードの概念を用いて問題を整理したり，健康的な方法でそのようなモードに対処するために患者と協力しようとすることはしばしば有用である。

2-2-2　生活歴に焦点を当てる

セラピストは，患者が現在抱えている問題が状況に起因するものか，それとも患者の人生や生活のパターンを反映しているものか判断しようとする。たとえば，妻に先立たれた64歳の男性患者は，重度の抑うつ症状を示していたが，薬物療法や心理療法によっても改善しなかった。彼の抑うつ症状はスキーマによるものなのだろうか？　それとも単なる悲嘆反応なのだろうか？　実際にはその両方が関係しているだろう。

セラピストはこれらの問いについて検討するため，患者の生活歴（life history）を聴取する。その際まずは現在の問題から話を始め，その後可能な限り過去にさかのぼって問題の歴史を追ってみるとよいだろう。セラピストは，過去において似たようなスキーマが頻繁に活性化されていた時期があったかどうか，患者と一緒に検討する。患者は幼少期にトラウマとなるような喪失を体験しているか？　もし患者に何らかのパターンがあれば，それは時間や場所を超えて，似たような出来事，認知，感情，行動と共に発現しているだろう。患者のこれまでの人間関係のあり方，学校や職場での問題，強烈な感情を抱いていた時期は，スキーマを探求する際の手がかりとなる。たとえば，ある女性患者は上司に対して怒りを感じており，その怒りのコントロールに問題を抱えていた。この場合，その上司の存在は彼女のスキーマの誘因となっている可能性がある。したがって問題を明確化するために，セラピストと患者はこの件についてもっと探求する価値があるだろう。

セラピストは同時に，患者のコーピングスタイルが何であるかを探求する。患者が最もよく用いるコーピングスタイルは，服従か，回避か，過剰補償か？　患者は過去から現在にかけて，自らのスキーマにどのように対処してきたのだろうか？

スキーマに服従している患者は，幼少期にスキーマが形成されたときと同じようなふるまいを示す。彼／彼女らの中には，子どもの頃と同じような認知や感情が生じ，同じように行動する。一方，スキーマを回避している患者は，さまざまな認知的・感情的・行動的戦略を駆使し，スキーマを否定したり，スキーマから逃れようとしたり，スキーマを過小評価したり，スキーマを無視したりすることを通じて，できる限りスキーマから遠ざかろうとする。逆に，スキーマに対して過剰補償する患者は，あたかもスキーマに反撃しているかのようである。彼／彼女らは，スキーマに対する埋め合わせを行った

りスキーマと闘ったりするために，さまざまな認知的・感情的・行動的な戦略を用いる。

　セラピストは患者に対し，コーピングスタイルとは幼少期においてつらい出来事に対処するために形成された患者なりのやり方であると説明するとよい。個々の患者の個々のコーピングは，患者自身の生来の気質と両親をモデリングすることの両方によって形成される。それが時を経て，外界に対応するためのやり方として患者の中に般化される。コーピングスタイルはスキーマが活性化されたときに特によく現れる。セラピストは患者に，コーピングスタイルはスキーマにアクセスするのを妨げ，治療を進めるうえでの障害になりうることを伝える。特に薬物乱用や感情の遮断といったコーピングは，それ自体が問題である。コーピングスタイルという概念を治療に導入する際は，このようにまず理論的根拠を患者に示すとよい。理論的根拠を説明することで，患者はコーピングスタイルに関する自記式尺度にこころよく記入してくれるし，過去のつらい時期において自分がどのようなコーピングを行っていたか，自発的に報告してくれるようになる。

マリカの事例──

　前述のマリカとのセッションで，セラピスト（ヤング博士）は，彼女の訴える夫婦の問題が，彼女と夫のジェイムズとの関係性に起因しているのか，それともマリカ自身の人生や生活におけるパターンと関係しているのかを見極めるために，彼女の生活歴に焦点を当てることにした。次に示すようにセラピストは過去の対人関係についてマリカに質問した。セラピストは過去の話と現在の話を両方聞き出しながら，それらをマリカが今現在抱えている問題に関連づけようとしている。

　　セラピスト：ジェイムズとの関係に比べて，前のご主人との関係はどんな感じでしたか？
　　マリカ：ジェイムズとまったく同じです。前の夫のクリスもアルコール依存症でした。クリスもジェイムズも私に言葉の暴力を振るいます。ジェイムズは感情的にとても冷たい人で，気持ちの上で私を見捨てていますが，クリスはそれだけでなく，物理的にも私を見捨てました。彼は家に戻らなくなってしまったんです。ただし二人とも金払いはよく，口では私のことを愛していると言います。

　この時点で，マリカの異性関係には何らかのパターンがありそうだということがわかる。2人の男性とも彼女に対して「言葉の暴力を振るい」，彼女を「見捨てている」。これらはアセスメントをする上で重要な素材である。セラピストは，マリカが「断絶と拒絶」というスキーマ領域における何らかのスキーマ（おそらく「見捨てられスキーマ」か「不信／虐待スキーマ」）を有しているのではないかという仮説を立てた。そして今度は，マリカを大事にしてくれる男性に対するマリカ自身の反応について尋ねてみた。

　　セラピスト：あなたを大事にしてくれる男性についてはどうですか？　そういう男性だってこれまでにいなかったわけではないでしょう？
　　マリカ：確かにいました。でもそういう男性とは長続きしないんです。私から関係を終わりにしてしまうんです。なぜか嫌になってしまうんです。
　　セラピスト：もう少し具体的に教えてください。
　　マリカ：ある男性はとても素敵な人でした。彼は私を気遣ってくれ，しょっちゅう贈り物をしてくれ

ました。
セラピスト：そして？
マリカ：彼は私の話をよく聞いてくれました。私たちは心から話をすることができました。
セラピスト：あなたにとってその関係のどこに問題があったのでしょう？
マリカ：彼はヨーロッパ系の人で，考え方があまりにも古臭かったんです。

　マリカの話は，ジェイムズとの問題が状況よりもむしろ彼女自身のスキーマに起因しているというセラピストの仮説を支持している。自分に対してひどい扱いをする男性に彼女が魅力を感じ，自分を大事にしてくれる男性には興味を抱けないというパターンが彼女にあることが上の話からわかる。このパターンは我々の仮説，すなわち，人は自分のスキーマを誘発するような異性に対して性的に惹かれるという仮説にも合致する。自分を大事にしてくれる男性になぜ魅力を感じないのかというマリカの説明には真実味が欠けている。むしろそのような男性に性的な魅力を感じられないことに対する合理化のように思われる。異性を選ぶときにマリカが使ったコーピングスタイルは，おそらく「スキーマへの服従」であったのだろう。一方，彼女はジェイムズと関わっている最中は，別のコーピングスタイル，すなわち「スキーマへの過剰補償」を用いるようである。ジェイムズとの関係において彼女の「情緒的剥奪スキーマ」が活性化されると，それを過剰補償するために，彼女は彼に対して怒ったりさまざまな要求をしたりする。その結果，ジェイムズと口論になってしまう。これは幼い頃，彼女が父親からネガティブな反応を引き出したやり方と全く同じである。スキーマに対するこのような過剰補償によって，結局彼女はさらに自分が情緒的に剥奪されたと感じてしまう。つまり「情緒的剥奪スキーマ」は過剰補償というコーピングスタイルのためにさらに強化され，維持されてしまうのである。これはよくあるケースである。スキーマの回避や過剰補償は，スキーマを維持させる大きな要因である。

　スキーマやコーピングスタイルについて仮説を立てる際，セラピストは複数のスキーマ間の相互関係にも注目する。つねに同時に活性化されるような複数のスキーマが存在しているだろうか？　このようなスキーマを我々は「リンクされたスキーマ（linked Schema）」と呼んでいる。たとえばマリカは「情緒的剥奪スキーマ」と「欠陥スキーマ」を有している。この2つのスキーマは「リンクされたスキーマ」である。マリカは愛情が剥奪されたと感じるときはいつも自分を責めていた。なぜなら，自分に欠陥があるからジェイムズは自分を無視するのだと彼女は信じていたからである。彼女の「愛情が剥奪された」という感覚と「自分に欠陥がある」という感覚は表裏一体である。

2-3　スキーマに関する質問紙

2-3-1　生活歴アセスメント票

　生活歴アセスメント票（Life History Assessment Form）は，患者が現在抱えている

問題，症状，家族歴，イメージ，認知，対人関係，生物学的要因，主な体験や記憶などを総合的にアセスメントするための質問紙である。これは大変ボリュームのある質問紙なので，通常ホームワークとして患者に記載してきてもらう。そうすればセラピーの時間を大幅に節約できる。たとえば本質問紙では，幼少期の記憶を患者にリスト化してもらうが，これは早期不適応的スキーマを同定する手がかりになる（虐待を受けた体験をセッション中には報告しない患者が，この質問紙においては「虐待を受けたことがある」と回答する場合がある。このような患者はセラピストに面と向かって虐待のことを話すことはできないが，家で記入してくることでセラピストにそのことを伝えることができるのである）。セラピストは本質問紙の情報を活用して，患者の人生や生活におけるパターン，スキーマ，コーピングスタイルについての仮説を立てることができる。

2-3-2 Young スキーマ質問票（Young Schema Questionnaire）

Young スキーマ質問票（Young Schema Questionnaire：YSQ-L2; Young & Brown, 1990, 2001）は，スキーマを測定するための自己報告式の質問紙である[注2]。患者は，どの程度各項目が自分に当てはまるのかについて6件法で評価する。セラピストはたいてい最初のセッションか2回目のセッションの後に，患者にホームワークとしてYSQをやってくるように依頼する。

質問紙の項目は，スキーマごとにグループ化されている。各項目の後に書かれている2文字のコードは，測定しているスキーマをセラピストが同定できるように記されている。しかし，質問紙にはスキーマの名前自体は書かれていない。スコアフォームの方に，スキーマの略語が記されている。

セラピストは，結果の解釈のために患者の全得点や各スキーマの平均得点を算出するようなことはしない。むしろ，スキーマごとに高得点に丸がついている項目（たいてい5か6に丸をつけたもの）やパターン化されている項目に注目する。セラピストは記入済みの質問紙を患者と一緒に再検討し，高得点に丸がつけられている項目について，さ

注2：本質問紙には完全版と短縮版の2種類がある。完全版には205項目の質問が含まれ，16の早期不適応的スキーマが測定できるように構成されている。ただし現在我々が作成中のワークブックでは2つのスキーマを追加して，計18の早期不適応的スキーマを測定できる完全版を掲載する予定である。完全版は，各スキーマを正確に同定し，詳細な情報を与えてくれるので，臨床現場において個々の患者にと共に使用するのに適している。一方，短縮版は75項目の質問から成っている。それは因子分析（Schmidt et al., 1995）の結果に基づき，完全版の項目の中でも各スキーマと相関の高い項目を絞り込んだものである。こちらも完全版と同様，2つのスキーマを追加して18のスキーマを測定できるよう改訂する予定である。短縮版は実施するのにさほど時間がかからないので種々の調査研究で使用するのに適している。（訳注：Youngスキーマ質問票（短縮版）およびYoungペアレント養育目録（短縮版）の日本語版は，以下の書物に掲載されている。Bell, L. (2003). Managing Intense Emotions and Overcoming Self-Destructive Habits. Brunner-Routledge.（井沢功一朗・松岡　律訳（2006）自傷行為とつらい感情に悩む人のために．誠信書房.））

らに患者に質問をする。各スキーマにおいて高得点の項目（5，または6と評定したもの）が3項目以上あれば，そのスキーマはたいてい患者の有するスキーマとして妥当であり，さらに調べる価値があることは，我々の臨床経験から明らかである。

　セラピストは，「この文章に書かれていることはあなたの人生にどのように関係しているのでしょうか？」といった質問を患者に投げかけることによって，高得点のつけられた項目やそれと関連するスキーマについて，さらに患者と話し合っていく。あるスキーマに関する項目がいくつも高得点だった場合，たいていはそのうちの2つについて話をすれば，患者はそのスキーマについて十分に理解することができる。さらにセラピストはスキーマの名前を患者に示し，専門用語を使わずにスキーマの内容について説明する。そして当事者向けのスキーマ療法に関する書籍 *Reinventing Your Life*（Young & Klosko, 1994）を読むよう，患者に勧める。

　Youngスキーマ質問票（YSQ）を実施する時点で，セラピストは患者が現在抱える問題が何であるかを知り，生活歴を調べ，患者の人生や生活におけるパターンについてもある程度の情報を得ており，患者のスキーマについてセラピストなりの仮説がある程度立てられているはずである。YSQの結果はセラピストの仮説を支持する場合もあれば，仮説の誤りを明らかにする場合もあるだろう。これまでに得られた情報とYSQの結果が矛盾する場合もあるかもしれない。その場合は矛盾点について話し合えばよい。患者はときにYSQの質問を読み違えたり，質問そのものを書き換えたり，質問に対して独自の解釈を行ったりする場合があるが，ここで重要なのは患者のスキーマを正確に同定することなので，それらについても患者と話し合う必要がある。

　質問紙に記入するだけで自分のスキーマが活性化されることに気づく患者もいる。たとえば感情的にひどく傷つきやすい患者（幼少期に外傷体験を持つBPD患者など）の場合，YSQの各項目に回答すること自体が強烈な感情を惹起するおそれがあるため，ゆっくりと少しずつ回答してもらう必要がある。この場合，YSQに一気に回答してくることをホームワークとするのではなく，毎回範囲を示して少しだけ回答してきてもらうことにしてもよいし，セッション中に回答してもらってもよい。患者のなかには，自分を動揺させる質問に回答するのを回避する人もいる。彼／彼女らは，そのような質問に回答するのを"忘れ"つづけ，空欄のままで提出したり，もしくは低めの得点にいいかげんに丸をつけたりする。このような患者はそうすることを通じて，自らのスキーマに向き合うのを避けようとするのである。この種の反応は，おそらくその患者がスキーマの回避というコーピングスタイルを有していることを示している。患者がいつまでもYSQに回答できない場合，セラピストは無理に回答させようとするのではなく，むしろ回答できない理由を患者と一緒に考える。いろいろ工夫してみても患者がYSQに回答できないようであれば，その患者は重大な回避の問題を抱えているとみなし，YSQ以外のアセスメントの手段を通じて，スキーマの同定を試みることにする。

2 アセスメントと教育のフェーズ

我々はたいてい1, 2セッションをかけて, 患者が記入してきたYSQについて一緒に検討する。ただし患者が高得点をつけたスキーマの数が多ければ, そのぶん時間がかかるだろう。また, 患者が質問の意味を読み違えたりしている場合も, 時間をかけて話し合う必要がある。YSQの各項目について改めて話し合うことにより, 患者は各スキーマに関連する情報をすばやく想起できるようになる。セラピストと患者は治療の過程を通じて何度もYSQを見直すとよい。そうすることで, 患者のスキーマについての仮説を新たに立てたり, これまでの仮説を修正したりすることができる。また現在の問題やこれまでの人生におけるパターンをスキーマと関連づけて検討しつづけることができる。

2-3-3 Youngペアレント養育目録（Young Parenting Inventory）

Youngペアレント養育目録（Young Parenting Inventory：YPI; Young, 1994）は, スキーマの幼少期における起源を同定するための質問紙であり, スキーマ形成に関わる母親と父親のそれぞれの行動を評価する72の項目から成っている。YSQと同じく, YPIも6件法であり, 項目はスキーマ毎にグループ化されている。YPIは, 前述のYSQを実施した数週間後, 典型的には第5もしくは第6セッションのときに, ホームワークとして患者に依頼することが多い。

もし患者が子どものころに義理の親, 祖父母, または親代わりの大人に育てられたのであれば, YPIではその人物についても回答してもらう。たとえば, ある患者は実の両親と共に暮らしていたが, 幼い頃に父親が亡くなり, 5歳のときに母親が再婚した。この場合, この患者には, 実母, 実父, 義理の父親の3人についてYPIの各項目を評定してもらった。

我々は, それぞれの早期不適応的スキーマの幼少期における起源を観察によって同定した。YPIはそれを質問紙によって同定しようとするものである。我々の観察によれば, 幼少期の環境がスキーマの形成に大きく関与している。しかしあるスキーマの形成に大きく関与すると思われる環境のなかに育っても, そのスキーマが形成されない場合がある。それにはいくつかの理由がある。1）患者の生来の気質がそのスキーマの形成を阻止した, 2）幼少期において片方の親もしくは他の重要他者が, そのスキーマの形成を阻むような役割を果してくれた, 3）そのスキーマはいったん形成されたが, 患者自身もしくは重要他者, あるいは何らかの出来事がそのスキーマを修復した。

セラピストは, YSQと同じような要領でYPIの得点をつける。つまり5または6と評定されていた項目に丸をつけ, 患者と話し合っていく（5または6点という評定は, あるスキーマの起源として臨床的に意味があると我々は考えている）。例外は, 項目1から5である。これらの項目は「情緒的剥奪スキーマ」の起源を検討するものであるが, 逆転項目となっている。つまり得点が低いほど, それらが「情緒的剥奪スキーマ」の起源として妥当であるということを示す。このYPIはYSQと違って, あるスキーマにつ

いて2つ以上の高得点の項目があることを必要としない。YPIではたった一つの項目であってもそれが高得点であれば，そのスキーマの起源としてその項目を重視するべきである。たとえば，もしある女性患者が，父親から性的な虐待を受けていたとの回答をYPIにおいて示したら，その患者がたとえ「不信／虐待スキーマ」に関わる別の項目には低い得点しかつけていなかったとしても，彼女には「不信／虐待スキーマ」が存在するかもしれないと考える。

　YPIを実施した後の最初のセッションで，セラピストと患者はまずYPIの得点を確認し，次に，高得点であった項目について話し合う。セラピストはそのような項目に関して，親が実際にどのような行動を取っていたのか具体例を話すよう患者に求める。このような話し合いは，両親が患者のスキーマの形成にどのように関与したのか，十分に理解できるまで続けられる。セラピストは患者に対し，スキーマとその起源との関連性について，そしてそれらと患者が現在抱える問題との関連性について説明する。

　このYoungペアレント養育目録（YPI）は，患者のスキーマを同定するためではなく，Youngスキーマ質問票（YSQ）において高得点を示した項目（すなわちスキーマ）の起源を明らかにするために作成されている。YPIがスキーマの**間接的な**尺度として有用であるかどうかは明らかになっていない。しかし我々が臨床現場で経験するのは，YPIにおいてあるスキーマの典型的な起源を示す項目に高い得点がつけられた場合，たとえYSQにおけるそのスキーマに関する項目の得点が低くても，患者がそのスキーマを持っている場合が多い，ということである。これは，たとえ自分自身の感情を把握できていない患者でも，両親の言動であれば正確に同定できるためであると思われる。したがって特にスキーマを回避する患者にとって，YPIはYSQよりもスキーマを同定するための尺度として有用かもしれない。

　セラピストは患者のYPIの結果とYSQの結果とを比較検討する。もし，片方で高得点だったスキーマともう片方で高得点であったスキーマとが一致すれば，それは患者にとって非常に重要なスキーマであると考えられる。両方の結果が矛盾している場合，それも重要な情報である。YSQと同様に，YPIの得点も，患者によるスキーマの回避や過剰補償のために過度に低くつけられている可能性がある。もしYSQの得点に比べてYPIの得点が低いと思われる項目があったら，セラピストはたとえば，「あなた自身のスキーマを測定するYSQでは，人びとはあなたを支配しようとしているとあなたが感じているという結果が出ましたが，このYPIの結果によれば，ご両親はあなたの人生を支配しようとしなかったとあなたは感じているようですね。このような一見矛盾する結果について，あなた自身はどのように考えますか？」といった質問をする。2つの尺度の一見矛盾した結果をこのように解明しようとすることは，患者のスキーマやその起源を理解するためにも，そしてこれまで回避してきた感情や出来事に患者自身が直面するのを手助けするためにも，非常に有益である。

2-3-4　Young-Rygh 回避目録

　Young-Rygh 回避目録（Young-Rygh Avoidance Inventory; Young & Ryhg, 1994）は，スキーマの回避を測定するための41項目から成る質問紙である。「私は一人のときに長時間テレビを見る」「私を動揺させることについては考えないようにしている」「物事がうまくいかないと，身体の具合が悪くなる」といった項目が含まれている。回答者は6件法で評定する。

　他の質問紙と同様，セラピストは，合計得点ではなく得点が高かった項目に注目し，患者と話し合う。しかし本目録の合計得点が高いということは，その患者の一般的なコーピングスタイルが回避であるということを示している。本目録はスキーマに特異的な回避のパターンを評価するものではない。回避の得点が高い患者は，さまざまなスキーマを広範にわたって回避する傾向を示す。

2-3-5　Young 過剰補償目録

　Young 過剰補償目録（Young Compensation Inventory; Young, 1995）は，スキーマへの過剰補償を測定するための，48項目から成る質問紙である。たとえば，「物事がうまくいかないと他人のせいにすることが多い」「ミスを犯したくないので，意思決定するときは非常に悩んでしまう」「私は規則が嫌いで，規則を破るときに満足感をおぼえる」といった項目が含まれる。ここでも6件法が使用されている。

　本目録も臨床用のツールである。セラピストは高得点であった項目について患者と共に話し合う。たとえば患者が本目録において他者を非難することが多いと回答したら，患者に具体例を挙げてもらう。そしてそのような他者非難が，他者に対する恥辱感を何らかの形で埋め合わせるものであるかどうかを患者に尋ねる。たとえば，「そんなふうに誰かを非難するというのは，その状況におけるあなた自身の"恥かしいという感覚"を埋め合わせるための一つの手段だったのでしょうか？」と尋ねてみるとよいだろう。治療が進むにつれて，患者はこれら2つの目録（Young-Rygh 回避目録，Young 過剰補償目録）で同定されたコーピングスタイル，すなわち「スキーマの回避」と「スキーマへの過剰補償」を自分が実際に活用しているかどうか，その場でセルフモニタリングできるようになる。

2-4　イメージ技法によるアセスメント

　これまでに述べてきたとおり，この時点でセラピストは患者の生活歴を聴取し，いくつかの質問紙の結果について患者と話し合う。つまりこの時点でセラピストと患者は，患者の有するスキーマやコーピングスタイルについて知的レベルではかなり理解できるようになっている。

　アセスメントにおける次の段階では，セッション中に患者のスキーマを誘発し，セラ

ピストと患者が共に患者のスキーマを"感じる"ことを目指す。その際イメージ技法が用いられることが多い。スキーマ療法におけるアセスメントの手段として、イメージ技法は大変強力で効果的な手段である。イメージ技法そのものについては第4章で詳述するので、ここではアセスメントのためのイメージ技法に限ってその概要を説明したい。

アセスメントのためにイメージ技法を用いる目的は以下の通りである。

1. スキーマを同定し、誘発する。
2. 幼少期におけるスキーマの起源について理解を深める。
3. スキーマと現在の問題とを関連づける。
4. スキーマと関連する感情を患者自身が体験するのを手助けする。

セラピストはまずイメージ技法の理論的根拠を患者に示す。すなわち、イメージ技法とは、患者自身がスキーマを感情レベルで体験し、幼少期におけるスキーマの起源について理解を深め、現在の問題とスキーマとを関連づけて理解することを手助けするための手段であることをセラピストは患者に伝える。

セラピストは次に、目を閉じてイメージを思い浮かべるよう患者に求める。その際、無理に何かをイメージしようとはせず、何らかのイメージが浮かぶのに任せるよう教示する。そして浮かんできたイメージを声に出して、現在時制で描写するよう求める。セラピストはそのイメージが鮮明になるように、そして感情を伴ったリアルなものになるように患者のイメージワークを手助けする。

次に示すのはイメージ技法の導入の一つのやり方である。読者にはぜひ、自分自身でまず試していただきたい。実際この方法は、スキーマ療法のワークショップに参加する専門家向けに開発したグループ課題である（Young, 1995）。

1. 目を閉じます。あなたは今、安全な場所にいます。それではまず、自分自身をイメージしてみましょう。言葉や思考ではなく、画像（picture）でご自分の姿をイメージしてください。無理に何かをイメージするのではなく、何らかのイメージが浮かんでくるのに任せましょう。イメージが浮かんできたら、それを詳細に観察します。どんなイメージが浮かんでいますか？ 気分はいかがですか？ あなたは誰かと一緒にいますか？ それともひとりですか？ あなたは安全な場所にいて、安心してくつろいでいます。その感覚を味わいましょう。
2. 目は閉じたままにしておきます。そして今浮かんでいるイメージを一度消去します。今度はどちらかの親と一緒に過ごしていて、なぜかとても動揺している子どものときの自分自身をイメージします。どんなイメージが浮かびますか？ あなたはどこにいて何をしていますか？ それを詳細に観察します。あなたは何歳ですか？ イメージの中で何が起きているでしょうか？
3. 今、どんな気分ですか？ 頭にはどんなことが浮かんでいますか？ あなたの親は何を考え、何を感じているでしょうか？
4. イメージの中で、親と会話をしてみてください。あなたは親に何と言いますか？ 親はあなたに何と言ってきますか？（その会話が自然におさまるまで続けてみてください）
5. そのイメージの中で、親にどんなふうに変わってもらいたいですか？ たとえそれが無理なことでもよいので考えてみてください。たとえばもっと自由を与えてもらいたいですか？ もっと愛情を注いでもらいたいのでしょうか？ もっと理解してほしいのですか？ それとももっと認めてもらいたいのでしょうか？ あるいはそんなに批判しないでほしいと思いますか？ 良きモデルとな

ってほしいのでしょうか？　イメージの中で，親にどんなふうに変わってもらいたいのか，子どもの言葉を使って伝えてください。
6. あなたの望みを伝えてみたところ，親はどのように反応しましたか？　次に何が起きるでしょうか？　それが終わるまでイメージし続けてください。それが終わるとき，あなたは何を感じるでしょうか？
7. 目は閉じたままにしておきます。今イメージしたなかで感じた子どものときの自分自身の感情を強めてみます。その感情を強く感じるのです。その感情を自分のなかにとどめたまま，子どものときのイメージを消去します。そして，今現在，どんなときにそのような感情を感じるときがあるか，ちょっと考えてみてください。そしてその場面をイメージします。子どもの頃の感情を感じたまま，**最近**それを感じた場面を思い描いてみるのです。ここでも無理にイメージする必要はありません。何らかのイメージが浮かぶに任せてください。イメージの中では何が起きていますか？　あなたはどんなことを考え，感じていますか？　声に出して教えてください。もしイメージの中に誰かがいたら，あなたはその人にどのように変わってもらいたいのでしょうか？　その人に伝えてみてください。その人はどのように反応するでしょうか？
8. すべてのイメージを消去します。そして元の安全な場所に戻ります。ふたたびリラックスし，くつろいだ感じを味わいましょう。ではゆっくりと目を開けてください。

　我々は臨床場面において，以上の手続きとほぼ似たようなやり方で，イメージ技法によるアセスメントを実施している。それは安全な場所から始め，安全な場所で終わりにする。セラピストは患者に対し，幼少期において両親のどちらか一方，もしくは別の重要他者と一緒にいたときに，患者自身が動揺した場面を想起するよう求める。そのイメージの中で何を思い，何を感じ，そして親もしくは重要他者に何をしてほしいかを話してもらう。セラピストは次に，幼少期のそのような体験と同じような感情をもたらす**最近の体験**を想起するよう患者に求める。ここでも同じように，そのイメージの中で何を思い，何を感じ，イメージに登場する他者に何をしてほしいかを患者自身に話してもらう。セラピストはこのようなイメージ技法を，幼少期において患者のスキーマ形成に関わった全ての人物について繰り返し実施する（体験的技法について紹介する第4章では，Youngがある患者とこのような課題を実施したときのやりとりが，具体的に示されている）。

　イメージ技法において患者が何を体験したかを話し合うためには，それなりの時間が必要である。そのためにはセッション中の早い時間帯にイメージ技法を実施するとよいだろう。技法実施後の話し合いを通じて，セラピストは，患者がイメージの世界を探求するなかで，自らのスキーマを同定し，幼少期におけるスキーマの起源を理解し，それらと現在抱える問題とを関連づけられるよう手助けする。そして，それまでのアセスメントの過程を通じて得たさまざまな情報と，イメージ技法を通じて得た情報とを患者自身が統合できるよう導いていく。

　イメージワークを実施するなかで，取り乱してしまう患者もいる。イメージ技法を実施する前の落ち着いた状態に戻るにはそれなりの時間が必要なので，上にも述べたように，イメージ技法はセッションの早い時間帯に実施することが重要である。患者が

イメージ技法に取り組むのを恐がる場合，セラピストはできるだけ患者が気楽に取り組めるよう工夫する。たとえばセラピストは患者に対し，イメージは意図的にコントロールできるものであると伝えることができる。あるいは，イメージに集中するために通常は目を閉じるが，イメージに圧倒されてしまいそうになったら，そのときには目を開けてもよいと伝えることもできる。外傷体験を持つ患者や，不信感や不安の強い患者の場合，目を完全に閉じずに，伏し目の状態でイメージワークを始めるほうが良い場合もある。イメージワークの最中は自分のことを見ないで欲しいとセラピストに依頼する患者もいる。セラピストはできる限り患者の要望を受け入れ，患者がイメージ技法に取り組みやすくする。イメージを終えた後，マインドフルネス技法を使って，患者を"今・ここ"に引き戻すことが役に立つ場合もある。

　通常我々は，幼少期の動揺した場面のイメージから始め，それを最近の動揺した体験のイメージに徐々に関連づけていくが，この順番は必須ではない。たとえば，もし最近患者が非常に動揺するような体験をしているのであれば，むしろその体験を最初にイメージしてもらってもよい。そして，時間を過去にさかのぼり，同じような感情を抱いた幼少期の体験を想起してもらうのである。また，患者の身体感覚からイメージ技法を始めることもできる。たとえば，「背中に痛みを感じるときの，まさにその背中をイメージしてみてください。あなたの背中はどんなふうに見えますか？　痛みはあなたに対してどんなメッセージを発しているのでしょうか？」と患者に質問してみてもよいだろう。患者はイメージ技法を通じて強烈な感情を体験することが多い。セラピストはそのような感情を治療に活用することはできるが，その感情の意味を始めから理解することはできない。以下にいくつかの例を紹介する。

2-4-1　事例
幼少期のイメージ——

　ナディーンはうつ病のために治療に訪れた 25 歳の女性である。彼女はある大企業に勤めており，課長職を任されていた。彼女はそれまで順調に昇進していた。というのも，ナディーンは職場内のトラブルをおさめるのが上手で，しかも他人の嫌がる仕事を進んで引き受けていたからである。このようにナディーンは，職場でかなりよくやっていた。しかしセラピストは，彼女のこのような仕事のやり方はまさに彼女自身のスキーマに駆動されたものであり，それこそが彼女のうつ病の原因であると考えた。

　生活歴を尋ねると，ナディーンは，自分が育ったのは非常に信心深い家庭で，そこでは父親以外は怒りを表現することが一切禁じられていたのだと語った。ナディーンは5人きょうだいの第一子である。母親は病気がちで，ナディーンが弟や妹たちの面倒をみなければならなかったが，そのことについて不平不満を言うことも彼女には許されていなかった。ナディーンは親やきょうだいのために自分を犠牲にするよう仕向けられてい

たのである。

　イメージ技法を通じてナディーンは幼少期のある体験を想起した。それは母親に間違った薬を手渡したと言って父親から非難されたというものである。実は母親に間違った薬を手渡したのは彼女の妹であったのだが、結局それに気づくことのできなかった自分が悪かったのだとナディーン自身も自分を責めたのだという。この体験において彼女は自己犠牲的に振る舞い、父親に対して怒りを感じる前に、それを抑圧してしまった。それと似たような感覚を抱いた最近の体験を想起するようセラピストはナディーンを促した。すると彼女は、ある部下の失敗を彼女が代わりになって責められた体験を思い出した。

　ナディーンに「自己犠牲スキーマ」があるのは明らかである。このスキーマによって彼女が職場でうまくやれていたのは事実であろう。彼女は家庭でも職場でも他者からの非難に耐え、トラブルをおさめ、皆がやりたがらない仕事を進んで引き受けていた。そのなかで彼女は怒りを抑圧しつづけ、ついにはうつ病を発症してしまった。ナディーンの「自己犠牲スキーマ」は、次に、彼女のなかに「情緒的剥奪スキーマ」を形成したと考えられる。（この仮説はおそらく正しい。「自己犠牲スキーマ」を持つ患者は、自分の欲求よりも他人の欲求に応じようとする。そのなかで「情緒的剥奪スキーマ」が形成されてしまうのである。）家庭でも職場でも、ナディーンは他人の世話ばかりしていた。しかし誰も彼女の面倒はみてくれなかった。幼少期の体験をイメージすることは、ナディーンが自らの「自己犠牲スキーマ」の起源を理解し、うつ病とスキーマとの関連性を認識するのに大いに役立った。

感情と関連するイメージ——
　ダイアンは50歳の離婚歴のある女性であり、会社経営者として成功していた。彼女はスキーマ療法のセラピストに対し、しきりに不安を訴えた。その不安は、これまでの治療ではどうしても解消することができなかったのだと言う。ある日ダイアンはひどく不安で取り乱した状態のまま3回目のセッションに訪れた。彼女は自分がどうしてそのように取り乱しているのか、理由がわからないのだと言う。そこでセラピストは、1週間の出来事をダイアンに思い出してもらった。すると昨晩、職場までダイアンを迎えに来てくれることになっていた17歳の娘の到着が遅れたことが想起された。そのときから彼女はひどい不安に陥ってしまっていた。ダイアン自身、その不安に合理的な理由がないことはわかっていたが、どうしても不安を感じてしまい、それが翌日のセッションまで持続していた。

　セラピストはダイアンに目を閉じるように言い、昨晩、娘が迎えに来てくれるのを待っているときの自分自身の姿をイメージするように教示した。ダイアンが昨夜の体験をありありと想起しそれに伴って不安が喚起されると、セラピストは次に、幼少期における似たような体験をイメージするようダイアンに求めた。彼女が思い出したのは、子どもの頃、サマーキャンプの最終日に両親が迎えに来てくれるのを待っている自分の姿で

あった。当時，ダイアンの母親は躁うつ病を患っており，父親はセールスの仕事でしばしば家を留守にしていた。ダイアンは両親が自分を迎えに来てくれないのではないかと思い，ひどく不安に感じていた。他の子どもたちが迎えに来た親と一緒に家路につくのを見るにつけ，ダイアンは必死になって両親を探してまわった。結局その日両親は彼女を迎えに来てくれなかった。この体験は，ダイアンの「見捨てられスキーマ」を象徴していた。

　セラピストは，昨晩娘が自分を迎えに来てくれるのを待っているときの体験を再度イメージしてみるようダイアンに求めた。彼女はサマーキャンプの体験を想起したことにより，なぜ昨夜から自分がひどく不安に感じているのかを理解することができた。彼女の内なる「見捨てられスキーマ」が，娘の遅刻によって活性化されてしまったのである。このように，患者が何らかの感情に強く巻き込まれているとき，イメージ技法を使うことによって，その感情と関連するスキーマを同定することができる場合がある。

身体感覚と関連するイメージ――
　スキーマの回避が，何らかの身体感覚，特に身体的な症状として表れることは多い。患者が何らかの身体症状に苦しんでいる場合，その症状と関連するイメージを探索することによって，スキーマに対する認知的そして感情的な回避を乗り越え，根底にあるスキーマを同定できる場合がある。ポールという患者は46歳の内科医であった。彼は，20年以上もの間，自分の身体に"移動性の腫瘍"があるのではないかと恐れ，そのための治療を続けている。もちろんポールには医学的な知識があり，そのような腫瘍があるはずがないことは頭では分かっている。また実際に医学的な検査を何度も受けており，生物学的には何の異常も見つかっていない。にもかかわらずポールは，自分が致死性の病にかかっており，腫瘍のためにもうじき死ぬのだという恐怖にどうしてもとらわれてしまうのである。

　セラピストとポールはイメージ技法を開始した。まずセラピストはポールに対し，今，身体のどこに腫瘍があるか同定し，その腫瘍をありありとイメージするよう求めた。そして腫瘍の大きさ，質感，形，色について彼に尋ねた。セラピストはさらに，腫瘍と対話をするようポールに教示した。腫瘍に対して，なぜ自分のなかにいるのか尋ね，さらに腫瘍役となってその問いに答えてみるよう促したのである。腫瘍役となったポールが言うには，彼は仕事で最善を尽くしておらず，それはとても悪いことである，とのことであった。腫瘍はポールを罰するために彼のなかに存在したのである。「ポールはもっと誠実に仕事をするべきだ。さもなければ，彼は腫瘍によって死ぬだろう」と腫瘍役のポールは語った。

　次にセラピストは，幼少期に似たような思いを彼に抱かせた人物について思い描くよう教示した。ポールは，厳しい父親と一緒にいる子どもの頃の自分の姿を想起した。たとえば父親はポールに対し，彼の成績は不十分であり，もっと頑張らなくてはならない

と言い続けていたということであった。父親のそのような言動がポールの「厳密な基準スキーマ」を形成したと思われる。つまり父親と"腫瘍"はポールにとって同等の存在なのである。イメージ技法はこのように，身体症状の根底にあるスキーマを同定し，父親との関係にスキーマの源があることを自覚できるようポールを手助けした。

2-4-2　スキーマの回避を克服する

　スキーマの回避は，アセスメントのためにイメージ技法を用いる際によくみられる障害である。スキーマの回避はさまざまな形で現れる。たとえば患者は，イメージ技法を実施すること自体を拒否するかもしれないし，イメージ技法が役に立たないと挑発的に語るかもしれない（後者の反応は，自己愛的な患者によくみられる）。また，セラピストの関心を他にそらすために質問をしたり，時間稼ぎをするために関係のない話を持ち出したりするかもしれない。あるいは，イメージをする際に目を閉じることを拒否したり，閉じたとしても一貫して「真っ白な画面しか見えません」と主張しつづけたりするかもしれない。たとえ何らかのイメージが生じたとしても，そのイメージがあまりにもぼんやりしすぎていたり単純すぎたりして，そこから何かを理解すること自体が難しい場合があるかもしれない。

　スキーマの回避にはさまざまな原因がある。中には容易に克服できるものもある。たとえば患者は，イメージ技法を"正しく"実施できるかどうかを単に心配しているだけかもしれない。もしくはイメージ技法を実施することに対して神経質になっており，課題に集中できないのかもしれない。このような問題であれば，セラピストがイメージワークの理論的根拠を再度示したり，個々の障害の解消法を示したりすることによって，乗り越えることができるだろう。セラピストは，負荷の軽いイメージ課題から始めてもよいし，ポジティブもしくはニュートラルなイメージ課題から始めて，それに慣れてからネガティブなイメージを徐々に導入していってもよい。

　イメージ技法におけるスキーマの回避を克服するための手法は複数存在する。その詳細は体験的な技法について述べる第4章で説明するので，ここでは簡単に提示するにとどめておく。

1. イメージ技法の理論的根拠について説明する。
2. イメージ技法を実践することのメリットとデメリットを検討する。
3. 最初はポジティブで心地よいイメージから開始し，次第に不安などを伴うネガティブなイメージへと移行していく。
4. 患者における「回避サイド（avoidant side）」と対話する（モードワーク）。
5. マインドフルネスやリラクセーション訓練のような感情調節技法（affect regulation technique）を実施する。
6. 向精神薬による薬物療法を併用する。

　幼少期の自分自身の姿を想起することが困難な患者もいる。この場合，まずは現在の

自分自身の姿をイメージしてもらい，その後，青年期，思春期，幼少期というふうに時間をさかのぼってイメージしてもらうとよい。あるいは，幼少期において患者と関わりの深かった人（たとえば両親やきょうだいなど）を想起してもらってもよいかもしれない。自分自身の姿は想起できなくても，自分を取り囲んでいた人や場所であればイメージできる人もいるからである。また，幼少期のイメージを惹起するために，患者に幼い頃の自分が写っている写真を持ってきてもらうこともできる。セラピストは患者と一緒に写真を見ながら，たとえば「この子どもは何を思っているのでしょうか？」「この子どもは何を感じているのでしょうか？」「この子どもは何を欲しているのでしょうか？」「次に何が起きるのでしょうか？」といった質問を患者に投げかけてみることができる。

　上にも挙げたとおり，患者の中の「回避サイド」と対話をすることを通じて，スキーマの回避を克服することもできる。ちなみに先に述べた【遮断・防衛モード】が，この「回避サイド」に該当すると我々は考えている（本モードの詳細については第8章を参照していただきたい）。【遮断・防衛モード】は，感情を遮断することで自分自身を守ろうとするモードである。セラピストはこの【遮断・防衛モード】と対話をすることで【脆弱なチャイルドモード】を引き出し，患者の中にある中核的で脆弱なスキーマにアクセスすることを試みる。

　スキーマの回避を克服することがかなり困難な場合もある。そもそも患者がスキーマを回避しつづけるのは，その患者の抱える問題がそれだけ深刻であるということを示している。たとえば虐待を受けて育ってきた患者は，他者を信じることができないため，セラピストの前で自らの脆弱性をあらわにすること自体が非常に難しいかもしれない。対人関係において非常に傷つきやすい患者は，相手から裏切られることを恐れるあまりに，他者に対してポジティブな感情を抱くことすら難しいかもしれない。スキーマの回避や過剰補償といったコーピングスタイルが極端な場合，患者はネガティブな感情に耐えることができず，そのことがイメージ技法の妨げとなる。その場合セラピストは，イメージ技法に取り組む前に，よりしっかりとした信頼関係を患者との間に形成する必要があるだろう。良好な治療関係が形成されるにつれて，イメージ技法が実施可能になる場合も少なくない。

　幼少期の外傷体験のせいで患者が記憶を想起できない場合は少なくないが，一方，患者が幼少期にネグレクトや情緒的剥奪といった扱いをされたため，記憶そのものが空疎だったり希薄だったりする場合もある。つまりそのような患者の場合，幼少期の記憶そのものが本当の意味で「無い」のである。このように患者が記憶をどうしても想起できなかったり記憶そのものが希薄であったりする場合，セラピストはスキーマに関する情報をイメージ技法以外のアセスメント法を通じて入手するしかない。しかしこのような患者でも，スキーマの手がかりとなる感覚や感情を間接的に想起することは可能である。たとえば目を閉じて，そのときの感覚を報告するように求めると，「閉じ込められる感

じがする」という患者もいれば，「一人ぼっちであると強く感じる」という患者もいるだろう。そのような個々の報告を素材にして，セラピストはその患者のスキーマについて仮説を立てることができる。

2-4-3　治療関係をアセスメントに活かす

　治療関係を通して患者のスキーマが姿を現すことも少なくない。（もちろんこのことはセラピスト自身のスキーマについても言える。治療関係を通してセラピストのスキーマが誘発されるのである。セラピスト自身のスキーマについては第6章の逆転移に関する議論において詳しく検討したい。）治療関係において患者のスキーマが活性化された場合，セラピストはそれをアセスメントの貴重な素材として活用することができる。つまりセラピストとの治療関係が患者にどんな刺激を与えているのかを検討することで，患者のスキーマを同定したり，スキーマと関連する思考や感情を明確化したり，関連する過去や現在の出来事を想起したりできる。治療関係が他の誰との関係を患者に連想させるのか，患者自身に考えてもらってもよいだろう。

　患者の持つ早期不適応的スキーマは，治療における患者の言動をも特徴づける。たとえば「依存スキーマ」を持つ患者は，質問紙に記入したりホームワークの課題を実施したりするにあたって，セラピストの手助けを過剰に要求するかもしれない。「自己犠牲スキーマ」を持つ患者は，セラピストを過剰に気遣い，セラピストの健康や気分について何度もセラピスト自身に尋ねるかもしれない。「権利要求スキーマ」を持つ患者は，予約の変更や時間外のセッションといった特別扱いを頻繁に求めるかもしれない。「見捨てられスキーマ」を持つ患者は，セラピストから見捨てられることを恐れるあまりに，そもそもセラピストを信頼しようとしないかもしれない。「不信／虐待スキーマ」を持つ患者は，セラピストがメモを取ることや守秘義務について執拗に質問するかもしれない。「欠陥スキーマ」を持つ患者は，セラピストと視線を合わせようとしなかったり，セラピストからの褒め言葉を受け入れようとしなかったりするかもしれない。「巻き込まれスキーマ」を持つ患者は，セラピストの外見や仕草を真似しようとするかもしれない。治療関係における患者のこのような言動を観察することによって，セラピストは患者のスキーマを同定しやすくなる。セラピストはこのような観察内容を共感的に患者と検討することができるだろう。

2-5　生来の感情的気質をアセスメントする

　第1章で述べたように，我々は7次元の生得的な感情的気質を同定している。これらの気質は，科学的論文や我々の臨床的観察から導き出されたものである。

　　　不安定な（Labile）　　←→　　安定した（Nonreactive）

不機嫌な（Dysthymic）	←→	上機嫌な（Optimistic）
不安な（Anxious）	←→	穏やかな（Calm）
没入した（Obsessive）	←→	注意散漫な（Distractible）
受動的な（Passive）	←→	攻撃的な（Aggressive）
短気な（Irritable）	←→	朗らかな（Cheerful）
内気な（Shy）	←→	社交的な（Sociable）

　これらの組み合わせによって患者の気質を概念化できると我々は考えている。生得的なこれらの気質は，スキーマに対するコーピングスタイルに特に影響をおよぼすものと思われる。

　我々はさまざまな理由により，患者の気質をアセスメントしようと試みる。第1に，気質は生得的なものであり，環境に対する患者の反応に大きく影響する。それぞれの気質には長所もあれば短所もある。患者は自らの気質を正しく評価し，受け入れた上で，短所を克服する必要がある。自分の気質をよりよく理解することは重要である。気質は生来のものであり，人は自分の気質を選ぶことはできない。攻撃的な感情を抱きやすいか，内気な気持ちになりやすいかといったことを，人は自ら選択することはできない。つまり気質は"良し悪し"ではなく，ただ"そういうものである"と受け止めるしかない類のものである。たとえばBPDの患者が，気性が激しいのは生来の気質であると自覚することは，患者の自尊心を形成するうえで有用である。そうすれば，激しい気性を持つ彼／彼女ら自身が"悪い"人間なのではなく，彼／彼女らの親にとってはそのような激しい気性が扱いづらかったのだと受け止めることができる。気性が激しいということは，"情熱的である"とも言える。それは決して悪いことではない。患者は自分の感情を和らげる方法を学ぶことができるし，激しい感情が生じてもなお適応的な行動を取るやり方を身につけることもできる。

　ただし我々は生得的な気質を正確にアセスメントするための手段・尺度を手に入れていないことに注意しなければならない。我々が行っているのは，患者から詳細な生活歴を聴取し，臨床的な経験に基づいてその患者の気質を推測する，ということである。しかし，生涯にわたって患者が経験する気分状態が生得的なのか，それとも幼少期の体験の結果なのかは，臨床的にはさほど重要ではない。ある気分状態が人生の大半を占めていたら，心理療法を通じてそれを改善しようとすることに対して，患者はひどく抵抗するだろう。この場合，その気分状態はあたかも患者に生得的であるかのように扱われることが多いだろう。

　セラピストは感情状態についてさまざまな質問を投げかけ，患者の気質の概念化を試みる。それを通じて患者自身が自分の気分のベースラインや，頻繁に生じる気分を容易に同定できるようになる場合もある。セラピストはたとえば次のような質問をする。「あなたのご家族は，子どもの頃のあなたが感情的にどんなだったと言っていますか？」「あなたのご家族は，子どもの頃のあなたが他人に対してどのように振る舞っていたと言っ

ていますか？」「あなたは概してエネルギッシュなほうですか？　それともその反対ですか？」「あなたはどのような人生観を持っていますか？　あなたは概して楽観的ですか？　それとも悲観的ですか？」「ひとりでいるときに感じる気分には，どのようなものが多いですか？」「普段，どれぐらいの頻度で泣くことがありますか？」「普段，どれぐらいの頻度でカッとなりますか？」「あなたは心配性ですか？」

　セラピストはとりあえず，患者のこれまでの人生にわたって続いている特性をその患者の気質とみなせばよい。したがって上の質問に対する患者の回答が，患者の人生全般にわたっているものなのか，ある一時期にだけ関係しているものなのか，セラピストは患者に質問して明らかにする必要がある。患者がよく経験する感情が一貫しており，しかもそれが長期に渡っているのであれば，それは出来事に対する反応というよりは，患者の生来の気質と考えるほうが妥当である。

　質問だけでなく，セッション中の反応を観察することで，セラピストは患者の気質を推測することができる。セラピストは，セッション中に観察された感情的な反応と同じような反応が，セッション外でどれぐらい生じるか患者に尋ねるとよい。セラピストが，セッション中のセラピスト自身の感情を検討することも役に立つ。患者と一緒に過ごしている間，自分（セラピスト）にどのような感情的反応が生じるか，自己観察するのである。セッションの雰囲気も，患者の気質を同定するヒントになるだろう。

2-6　その他のアセスメント法

　患者の普段の生活のなかで，スキーマが自然と誘発されることはよくあることである。現実生活におけるさまざまな出来事が患者のスキーマを活性化しうる。セラピストと患者は，最近患者が強く反応した日常生活上の出来事を同定し，セッション中にその出来事について話し合う。グループ療法も患者のスキーマを明確化する助けになる。患者がグループの誰に対し，そしてどのような話題に対して反応するかということが，個人セッションにおいて非常に貴重な材料となる。スキーマはまた，夢の中にも現れる。患者は，特に繰り返し見るような夢や強い感情を惹起する夢について記録を取るとよい。そしてそれらの夢についてセラピストと共に検討する。夢はしばしば患者のスキーマを表しており，それがイメージワークの出発点となりうる。本や映画がスキーマを誘発することもある。セラピストは患者のスキーマについて仮説を立て，そのようなスキーマを誘発しそうな本や映画を紹介し，患者自身に実際の反応を確かめてきてもらうことができる。その結果，セラピストの仮説が支持される場合もあれば，仮説が間違っていたことが明らかになる場合もあるだろう。

2-7　スキーマについて患者に教育する

　セラピストはアセスメントの全過程を通じて，患者に対しスキーマモデルを教育する。

患者はセラピストとの対話や各種教材，そして自己観察などによってスキーマモデルを習得する．モデルを深く学べば学ぶほど，患者はセッションでの事例概念化に主体的に参加できるようになる．

"Reinventing Your Life"（当事者のための読み物）──

我々は，患者がスキーマについてよりよく学ぶため，"Reinventing Your Life"（Young & Klosko, 1994）という当事者用の読み物を患者に紹介することにしている．本書ではスキーマを「人生の罠（lifetraps）」と称して患者に紹介している．本書にはさまざまな事例が紹介されているが，本書を読んだ多くの患者が，それらの事例のどれかに自分が当てはまると感じ，共感するようである．本書では「人生の罠」について詳しく述べられており，さらに，「スキーマへの服従」「スキーマの回避」「スキーマへの過剰補償」といった3つのコーピングスタイルについての説明も記載されている（ただし，本書では「回避（avoidance）」「過剰補償（overcompensation）」という語の代わりに，「逃避（escape）」「反撃（counterattack）」という語が用いられている）．「人生の罠」について主に述べた章では，患者が実際に「人生の罠」にはまりやすいかどうか確認するための質問紙が紹介されている．他にも，幼少期における「人生の罠」の典型的な起源，「人生の罠」を癒してくれるどころかむしろ持続させてしまうようなパートナーの特徴について詳述されている．また，「人生の罠」が対人関係，特に恋愛関係にどのように現れるかについても述べられている．さらに，「人生の罠」を変化させるための具体的な方法についても紹介されている．

我々は患者に対し，本書の第1章から第5章，すなわち導入部分をまず最初に読み，次に自分の主たるスキーマに関連する章を読むよう勧めている．その際，あまり多くの章を読みすぎないよう患者にアドバイスしている．患者が多数のスキーマを持っていても，まずは1つか2つの主だったスキーマについて書かれてある章だけをじっくりと読むほうが望ましいからである．そしてその他の章については，日常生活での出来事やセッションでの話題に関連する箇所があれば，その都度読めばよいと患者に伝えている．

2-7-1　スキーマおよびコーピングスタイルを自己観察する

スキーマについての学習が進むと，患者は自らのスキーマが日常生活においてどのように誘発されるか，自己観察できるようになる．患者は日々の自己観察の記録を「スキーマ日記（Schema Diary form）」に記載するよう求められる．スキーマやコーピングスタイルの自己観察については第3章で詳細に述べる．患者は自己観察を通じて，スキーマがいかに自動的に活性化され，いかに自分の生活に影響をおよぼしているかを理解するようになる．この時点では，患者は自らの行動パターンを変える術を知らない．しかし何が自分に起きているかを観察したり，自分がいかに自滅的に振る舞っているかを認識したりすることができるようになっている．

2-8　スキーマに焦点を当てた事例概念化の完成

「変化のフェーズ」に足を踏み入れる前の最終段階として，セラピストは「スキーマ療法事例概念化フォーム（Schema Therapy Case Conceptualization Form）」を用いて事例概念化についてまとめる。もちろんこの概念化は，治療が進むに従って必要に応じて改訂される（表2.1を参照）。

2-9　要約

本章ではスキーマ療法における「アセスメントと教育のフェーズ」について解説した。このフェーズにおける目標は以下の6点である。1）非機能的な，人生や生活のパターンを同定する。2）早期不適応的スキーマを同定し，誘発する。3）幼児期や思春期におけるスキーマの起源を理解する。4）コーピングスタイルやコーピング反応を同定する。5）生得的な気質をアセスメントする。6）事例概念化を実施する。

スキーマ療法のアセスメントは多面的であり，自記式尺度の他に，体験的技法，行動的技法，対人関係的技法を用いて患者のスキーマを評価する。セラピストはまず初期評価の段階で，患者の抱える問題や治療目標を同定し，その患者のスキーマ療法に対する適応を検討する。次にセラピストは，患者の生活歴，人生や生活における不適応的なパターン，スキーマ，コーピングスタイルについて調べていく。その際，主にホームワークの課題として，1）生活歴アセスメント票，2）Youngスキーマ質問票，3）Youngペアレント養育目録，4）Young-Rygh回避目録，5）Young過剰補償目録を患者に実施してもらう。セッションでセラピストはこれらの質問紙の結果について患者と話し合いながら，スキーマモデルについて教育していく。その後セラピストは主に体験的技法，特にイメージ技法を用いて，患者のスキーマにアクセスし，スキーマの活性化を試みる。そして患者の有するスキーマを，幼少期における起源や現在抱える問題と関連づけて検討する。セラピストはまた，治療関係において表出される患者のスキーマやコーピングスタイルについても注意深く観察する。そして患者の生得的な感情的気質についてもアセスメントする。以上の過程を通じてセラピストと患者は，患者のスキーマについての仮説を立てたり修正したりする。そしてそれらを事例の概念化としてまとめあげていく。

イメージ技法を用いてアセスメントをする際，最も妨害となるのがスキーマの回避である。本章では，イメージ技法におけるスキーマの回避の克服法についても紹介した。それは以下の通りである。1）イメージ技法の理論的根拠を説明する，2）イメージ技法のメリットとデメリットを検討する，3）最初はポジティブなイメージから開始し，次第にネガティブなイメージへと移行する，4）モードワークを実施して，患者の「回避サイド」と対話する，5）向精神薬による薬物療法を併用する。

3

認知的技法

　前章では「アセスメントと教育のフェーズ（Assessment and Education Phase）」について述べた。このフェーズを終えたら，セラピストと患者はいよいよ「変化のフェーズ（Change Phase）」に入ることができる。変化のフェーズでは，患者のスキーマ，コーピングスタイル，スキーマモードの変容を目指して，認知的技法，体験的技法，行動的技法，対人関係的技法を実践する。我々はそのなかでもまず，認知的技法から始めることが多い。本章では，その認知的技法について解説する[注1]。

　前章で述べた通り，「アセスメントと教育のフェーズ」においてセラピストは，事例概念化を実施し，スキーマモデルについて患者に教育する。セラピストと患者は，このフェーズにおいて，患者の非機能的な人生や生活のパターン，および早期不適応的スキーマを同定し，幼少期におけるスキーマの起源を探索し，スキーマやその起源を現在の問題と関連づけて理解できるようになっている。さらに，コーピングスタイルと感情的気質，およびスキーマモードを同定している。

　スキーマ療法における認知的技法は，患者の【ヘルシーアダルトモード】を強化し，患者がスキーマに対して健康的な視点から反論できるようになることを目指す。セラピストは認知的技法を通じ，患者が自らのスキーマに対抗できるような，論理的で合理的な認知を新たに構築することを手助けする。患者は通常，自らのスキーマに疑問を抱くことはない。彼／彼女らはスキーマを「与えられたもの」，もしくは「人生における真実」であると受け止めている。患者の内的な心理学的世界において，スキーマは最高位に位置する。彼／彼女らの【ヘルシーアダルトモード】では，スキーマに太刀打ちできない。認知的技法はそのような患者がスキーマの外に出て，スキーマの妥当性を客観的に評価できるよう手助けする。患者は認知的技法を通じて，スキーマの外側にこそ真実が存在することを知り，より客観的で実証的な真実でもって自らのスキーマと闘うことができるようになる。

注1：ただし境界性パーソナリティ障害（BPD）患者の場合，認知的技法に取りかかる前に，まずは強固な治療関係を形成することが必要である。BPDの治療については第9章で詳述する。

3-1 認知的技法の概要

　患者はまず認知的技法を通じて，自らのスキーマを不正確である，もしくは過剰であると認識するようになる。セラピストと患者は，患者のスキーマには疑問の余地があることを認めることから認知的技法を開始する。患者のスキーマは「真実」ではなく，「検証すべき仮説」である。ゆえにスキーマは論理的かつ実証的に分析される必要がある。セラピストと患者は，患者の生活におけるスキーマの根拠や反証を検討する。そして替わりとなる別の解釈を探索する。セラピストと患者はまた，「スキーマサイド」と「ヘルシーサイド」に分かれて，ディベートを試みる。二人はさらに，患者が今現在用いているコーピングスタイルのメリットとデメリットをリスト化する。患者はこれらの取り組みを通じて，自らのスキーマに対する健康的な反応を生み出していく。このようにして新たに生み出された健康的な反応はフラッシュカードに記載され，患者はスキーマが活性化されるたびにフラッシュカードを読むようにする。最終的に患者は，「スキーマ日記」を用いて，スキーマに対してよりよく反応するための実践練習を行う。

　認知的技法が功を奏すと，患者は自分のスキーマがいかに歪曲されているかということを実感するようになる。スキーマが絶対的な真実ではないと分かれば，スキーマに対して心理的な距離を置けるようになる。そしてスキーマが自分の認識をこれまでどれだけ歪めてきたかということについて深く認識できるようになる。ここまで来ると，患者はスキーマこそが自分の人生を台無しにしているのではないかという疑念を抱き始める。患者はこの時点で初めて，スキーマをこのまま抱き続けるかどうかは自分で選べることなのだということを理解できるようになる。

　認知的技法を通じて，患者は論理的な議論および実証的な根拠に基づき，自らのスキーマに反論できるようになる。患者はまた，認知的技法の手続きそのものを【ヘルシーアダルトモード】の一部として内在化する。認知的技法を首尾よくやり遂げた患者は，セラピストに頼らずに，自らのスキーマに対抗するようになる。つまり日常生活においてスキーマが活性化されたとき，患者は自発的に認知的技法を用いてスキーマと闘えるようになる。この時点ではまだ，患者は自分のスキーマが真実であるとどうしても「感じて」しまうかもしれない。しかしここまで来れば，スキーマが真実ではないと頭では理解できるようになっている。患者は自らのスキーマが誤っていることを，少なくとも知的レベルでは十分に分かっているのである。

3-2 治療スタイル

　我々は，スキーマ療法家が治療を通じて取り続けるスタンスを，「共感的直面化（empathic confrontation）」とか「共感的現実検討（empathic reality-testing）」と呼び，重視している。認知的技法における「共感的直面化」とは，セラピストが，幼少期に形

成された信念に沿って振る舞うしかない患者のあり方に共感し，同時に，そのような信念は不正確かつ不健康であり，治療のためには修正が必要なことを患者に直面化させることが含まれる。セラピストは，確かに患者にしてみれば自らのスキーマが「正しい」ものと見えるだろうということを認める。というのも，患者がこれまで生きてきた世界は，患者のスキーマを確証するようなものであったからである。セラピストはまた，幼少期のつらい生活環境を乗り切るために，患者が特定のコーピングスタイルを活用せざるをえなかったことも認める。構成主義的モデルを採用するスキーマ療法では，セラピストは，患者のスキーマやコーピングスタイルを，彼／彼女らの生活歴に照らし合わせて，「了解可能で妥当なもの」として受け入れる。しかし同時に，それらのスキーマやコーピングスタイルは，患者の現在の生活においては不適応的なものであることを患者に気づかせる。つまりスキーマ療法における「共感的直面化」では，過去におけるスキーマやコーピングスタイルの妥当性を認めつつ，そのことと現在とを切り離す作業を行う。それは，患者が自らのスキーマやコーピングスタイルを理解し，受け入れられるよう援助する作業でもある。

　セラピストは「共感的直面化」において，共感と現実検討の間を絶え間なく行ったり来たりする必要があるが，両者のバランスを取るのはそう簡単なことではない。セラピストがあまりにも共感的になりすぎると直面化がしづらくなるし，あまりにも直面化を強調しすぎると患者は防衛的になったり「理解されていない」と感じたりしてしまうだろう。いずれにしても治療的には望ましくない。「共感的直面化」を実施するにあたって，セラピストが共感と現実検討の間の最適なバランスを取ることができれば，治療は順調に進んでいくだろう。セラピストによる「共感的直面化」がうまくいくと，患者はセラピストに真に理解され肯定されたと感じる。おそらくそのような体験は患者の人生で初めてのことだろう。理解されたと感じて初めて，患者は自らが変化する必要性を受け入れ，セラピストによって提案されたより健康的な別の見方を受け入れられるようになる。患者はまたこのような体験を通じて，セラピストを「スキーマと一緒に闘ってくれる人」とみなすようになる。そして，スキーマを自分自身であるために欠かせないものとみなすのではなく，むしろ異質なものとして捉え始める。

　セラピストは患者の生育歴を一緒に振り返り，そのような生育歴であれば，今の患者の物事に対する見方や振る舞い方は十分に理解できると伝える。しかし今の見方や振る舞い方を続けることは，結局のところ「スキーマの持続」につながってしまう。セラピストは，これまでの自滅的なパターンを繰り返すのではなく，新たな行動を起こすことで自らのスキーマと闘うことを患者自身が選択するよう誘導していく。アセスメントの段階で収集されたさまざまな情報に基づき，セラピストは，患者のスキーマとコーピングスタイルが今現在の生活においていかに破滅的か，ということを実証的に示すことができる。セラピストは，スキーマの誘因に対して健康的なやり方で反応できるよう患者

を励ます。そのようにしていく中で，患者のスキーマは修復され，基本的な感情欲求が満たされるようになる。次のやりとりは，「共感的直面化」について端的に示したものである。これは第2章で紹介したマリカとヤング博士との対話である。マリカは結婚生活を改善するために治療を受けに来た。マリカと夫のジェイムズの関係は悪循環に陥っていた。マリカがジェイムズに対し，自分にもっと思いやりや愛情を注ぐよう強硬に要求すればするほど，ジェイムズはマリカから離れ，彼女への興味を失い，冷淡になるばかりであった。セラピスト（ヤング博士）は幼少期におけるマリカと父親との関係についての情報を得た後，ジェイムズに対するマリカの接し方について，次のように述べた。

「マリカ，ジェイムズの気を惹くために彼の気持ちを動揺させることが，あなたにとって自然なやり方であることを，私は理解しています。あなたにしてみれば，それがジェイムズに世話を焼いてもらうための唯一の方法なのでしょう。でも，もう少し穏やかなやり方でジェイムズに接するほうが，あなた自身にとって得策なのではないでしょうか。たとえばあなたはジェイムズに対し，なぜあなたが彼の愛情をそれほどまでに必要とするのか言葉で説明することができます。そしてその説明に対して彼がどういう反応を示すか，彼を動揺させるような態度を取る前に，じっくりと観察してみるのです。相手を動揺させるというのは，あなたがお父さんの注意を惹くための唯一の方法だったのでしょう。でもジェイムズとの関係では，他にもいろいろなやり方があるかもしれませんよ」

セラピストはこのように，マリカが夫に対して過剰とも言える接し方をすることについて，まずは共感を示した。というのも，それは彼女が父親の気を惹くために取った唯一のやり方だったからである。しかしセラピストは同時に，そのようなアプローチはマリカ自身にとって得策でなく，夫の気を惹くためにはもっと穏やかなやり方がありうることを示唆したのである。

3-3　認知的技法

スキーマ療法における認知的技法には以下のものが含まれる。

1. スキーマの妥当性を検証する。
2. スキーマを支持する根拠を再検討する。
3. スキーマに対して患者が用いているコーピングスタイルのメリットとデメリットを検討する。
4. 「スキーマサイド」と「ヘルシーサイド」との間でディベートを行う。
5. スキーマに対するフラッシュカードを作成する。
6. スキーマ日記を毎日つける。

セラピストは通常，上記の順序で認知的技法を適用する。というのも各技法はまさに上のような順序で関連性をもつからである。

3-3-1　スキーマの妥当性を検証する

セラピストと患者は，スキーマを支持したり反証したりする客観的な根拠を検討する

ことを通じて，患者のスキーマの妥当性を検証しようとする。これは，認知療法における自動思考の検証のプロセスと非常によく似ている。ただし認知療法では現在の状況のみをデータとして用いるが，スキーマ療法では患者の人生そのものをひっくるめてデータとして活用する。認知療法では「自動思考」が，一方スキーマ療法では「スキーマ」が，検証の対象となる仮説とみなされる。

　セラピストと患者はまず，スキーマを支持する根拠を幅広く収集し，リスト化する（第1のリスト）。次に，スキーマの反証，すなわちスキーマを棄却する根拠を同じように収集し，リスト化する（第2のリスト）。たいていの患者は最初のうち，スキーマを支持する根拠のほうを多く収集する。治療開始当初，患者は自らのスキーマを心から信じているからである。彼／彼女らは，自らのスキーマを日々の暮らしのなかで再現している。スキーマを支持する根拠を挙げることは，患者にとってごく自然で親しみのある行為である。一方，多くの患者は第2のリストを作成することに大きな困難を覚え，セラピストのアドバイスを求める。というのも，患者は自らのスキーマを心から信じており，それを反証するような根拠をそもそも見つけられなかったり，信じられなかったりするからである。たとえスキーマの反証となるような証拠が日常生活上にあったとしても，患者はそれらを割引いて受け止めたり，無視したりして過ごしている。何らかの形でスキーマを持続している患者は，スキーマを反証するような根拠に接近すること自体を避けていることが多い。以上に述べたような矛盾は，「スキーマサイド」を演じる容易さと「ヘルシーサイド」を演じる困難さを象徴している。したがってそのような矛盾を共有し，検討すること自体が，患者にとって教育的な意味を持つ。患者はこれらの作業を通じて，いかにスキーマが自己保存的に機能するかということを，直接的に体験することができる。

　以上に述べたことを，「欠陥スキーマ」を有するある患者の事例を通して，さらに具体的に検討してみよう。シャリは，夫と2人の子どもと暮らす28歳の女性であり，とある精神科の病棟に看護師として勤務していた。シャリの「欠陥スキーマ」は，幼少期における母親との関係に起因する。当時母親はアルコール依存症であった。（父親は，シャリが4歳のときに母親と離婚し，出て行った。父親はときどきシャリにお金を送ってくれたが，顔を合わせるようなことは滅多になかった。）シャリが子どもの頃，母親は外で酔っ払うことがたびたびあり，シャリはその度にひどく恥ずかしい思いをした。母親は，小学校の学芸会に酔っ払って現れ，生徒たちの出し物を中断させてしまったこともある。酒に酔った母親を見られるのが嫌で，シャリは友だちを家に呼ぶこともなかった。シャリの子どもの頃の家庭生活は，秩序がなく，殺伐としていた。

　以下に，「自分は欠陥人間である」というシャリのスキーマを支持する根拠として，彼女がリスト化したものを示す。

1. 私は他の人たちと同じではない。私はいつも皆と違っている存在である。
2. 私の家族は他の家族と違っている。
3. 私は恥ずべき家庭に育った。
4. 私は子どもの頃，誰からも愛されず，大切にしてもらえなかった。私は何かに所属したこともない。父親は私に会いに来てくれなかった。
5. 私は不器用で，堅苦しく，物事にこだわり，怖がりである。そして他者といるときに自意識過剰である。
6. 私は他者といるときに適切に振る舞えない。どのように振る舞ったらいいのか，わからない。
7. 私は他者のご機嫌をうかがい，こびへつらった態度を取る。私は普通の人よりももっと他者から受容されたり承認されたりする必要がある。
8. 私は内面に多大な怒りを抱えている。

このようにシャリは自分の社会的能力をひどく低く見積もっていたが，実際には，彼女は高い社会的スキルを有していた。これは重要なことである。彼女の問題は，社会的スキルではなく，「社会不安」とでも呼ぶべき心理学的なものであった。

シャリがスキーマを反証する第2のリスト作りをひどく困難に感じたのは，驚くべきことではない。彼女は自分がリストにいったい何を書いたらよいのかわからないと言った。彼女は困惑し，黙りこくってしまった。実際シャリは，ひとりの人間として，そしてひとりの社会人として，素晴らしい特性をいくつも持っていた。しかし彼女はそれらの特性を思い起こすことが全くできず，かわりにセラピストが一つひとつ指摘しなければならなかったのである。

セラピストはスキーマに反論するための根拠を引き出すために，患者に対し，誘導的な質問を重ねる必要がある。もし患者がシャリのように「欠陥スキーマ」を有するのであれば，セラピストはたとえば，「あなたを愛したり好いたりしてくれた人がこれまでに誰かいましたか？」「よい人間であろうとあなた自身努力しているのではないですか？」「あなたの長所は何ですか？」「あなたを気にかけてくれる人が誰かいますか？」「他の人はあなたのどんなところを褒めますか？」などといった質問を患者に問いかけることができる。これらの質問をセラピストはいささか大げさな言い方で問いかけてみると良い。そのほうが患者はポジティブな情報を思い出しやすい。このようにしてセラピストと患者は，患者のポジティブな特性をリスト化していく。この第2のリストが，その後，スキーマに反論するための素材として役立つ。

以下に示すのは，シャリがセラピストの助けを借りて作成した第2のリストである。

1. 夫や子どもは私を愛してくれている。
2. 夫の家族は私を愛してくれている（義理の姉，すなわち夫の姉は，「もし私や夫に何かあったら，子どもたちを頼むわね」と私に言ってくれた）。
3. 私にはジャネット，アン，マリーという3人の親友がいる。彼女たちは私をとても愛してくれている。
4. 患者さんたちは，私に敬意や好意を抱いてくれている。患者さんたちはいつも，私に対してポジティブなフィードバックを返してくれる。

5. 病院のほとんどのスタッフは，私に敬意や好意を抱いてくれている。私は彼／彼女らから良い評価を得ることができている。
6. 私は他者の感情に対してほどよく敏感である。
7. 私は母のことを愛していた。母の関心が娘である私よりも酒を飲むことに向いていたときでさえ，私は母のことを愛することができた。事実，母を最期まで看取ったのは，この私だけである。
8. 私はよき人間であろうとしている。そして常に正しい行動を取ることを目指している。怒りを感じたときは，常にこのことを思い出すようにしている。

　スキーマへの反論を紙に書き出すことはとても重要なことである。書き出さなければ，患者は数々の反論をすぐに忘れてしまうだろう。
　幸運なことにシャリは，自らの「欠陥スキーマ」に反論できる多くの証拠を見つけることができた。しかし全ての患者がこのような幸運を有しているわけではない。スキーマに反論するための証拠を十分に見つけられないときは，セラピストはそれを認めたうえで，「だからといって，今のスキーマを信じ続ける必要はないでしょう」と言って患者を励ます。たとえば「欠陥スキーマ」を有する男性患者がいたとして，彼はそれまでの人生において愛し愛された経験が実際に乏しかったという場合もあるかもしれない。彼は，「スキーマへの服従」（自分を拒否したり批判したりする人とばかりつきあう），「スキーマの回避」（人づきあいを避ける），「スキーマへの過剰補償」（他者に対して傲慢で横柄に振る舞う）といったコーピングスタイルを用いることによって，他者と愛情によって結びつく経験を実際にしたことがないのである。その場合，セラピストは次のように言うことができる。

　　「確かにあなたはこれまでの人生において，誰かと愛し愛される関係を作ることができなかったのでしょう。私もそれは認めます。でもそれにはもっともな理由がありますね。たとえばあなたはうんと幼い頃，とてもつらい体験をしています。あなたは他者から批判されたり拒絶されたりすることばかり予想してしまい，他人に近づくことをやめてしまったのです。でも私たちはこのパターンをこれから変えていくことができます。あなたに温かく接し，あなたを受け入れてくれる人を見つけ，その人と長くつきあっていけるよう，私たちは治療を進めていくのです。あなたは少しずつそのような人を見つけ，そのような人とつきあい，親密な関係を作ることができるでしょう。そして自分や他人を責めるようなこともしなくてすむようになるでしょう。治療のステップを少しずつ踏んでいけば，あなたは少しずつ変わることができます。私たちが治療で取り組むのは，このようなことなのです」

　治療が進み，患者の対人関係能力が実際に向上すれば，セラピストと患者は，スキーマに反論するための第2のリストに新たなデータを加えることができる。
　スキーマの根拠を検証する過程で実施するべきもう一つの作業は，スキーマに反論するための証拠を患者自身がいかに「価値下げ」しているかを検討することである。多くの患者はせっかくの証拠を割引いて考えている。それをリスト化するのである。たとえばシャリは，自らの「欠陥スキーマ」に反論するための数々の証拠を，次のように割引いていた。以下はシャリの認知である。

1. 夫や子どもたちが私を愛しているのは，私が彼らをだましており，本当の私を見せていないからだ。
2. 家族や友人が私にしてくれるより，私ははるかに彼／彼女らに尽くしている。だから皆，私のことを気にかけてくれるのだろう。
3. 誰かが私について何か良いことを言ってくれたとしても，私はそれを信じられない。きっと何が別の理由があって，その人はそんなことを言うのだろう。
4. 私は弱く，他者の感情に敏感に気づいてしまう。私は自己主張するのが怖い。
5. （母の看病をしていたとき）つい母に対して怒りや恨みを感じてしまいそうになったが，そんなふうには思ってはいけなかった。私は自分の感情を抑えこまなければならない。

　スキーマに反論するための証拠を割引いて考えることは，「スキーマの持続」に一役買ってしまう。このような「価値下げ」のリストを作った後，それらがいかにもスキーマに対する「反論」に見えるように，リストの中身を書き直すよう患者は求められる。

3-3-2　スキーマを持続する根拠を再検討する

　この段階では，スキーマを支持する根拠が書かれたリストを再検討し，別の考え方を新たに生み出す練習をする。通常患者は自らのスキーマを確証するように出来事を解釈するが，その際，別の解釈ができるようセラピストは患者を手助けする。この段階の目標は，スキーマを持続する根拠の重みを軽減することである。

幼少期の体験が根拠になっている場合――

　セラピストは，患者の幼少期の体験は家族力動の病理，特に両親の乏しい養育能力によるものであるとみなすことによって，患者のスキーマの真実性を軽減しようとする。幼少期に患者が家庭内で体験したことは，健全な家族においては決してありえないものであることを，セラピストは患者に対して指摘する。セラピストと患者は，両親一人ひとりについて（必要であれば他の家族メンバーについても），彼／彼女らがどれぐらい精神的に健康であったのか，どのような性格的な特徴を有していたのか，検討していく。その親は心から患者に関心を持ってくれていたか？　その親は患者にどのような役割を割り当てたか？　子どもの欲求ではなく親自身の欲求に沿って子どもに役割を与える親が少なくないことを，セラピストは患者に伝える。したがって親から与えられた役割は，その子どもの生来の特徴を反映したものではなく，むしろ親の欠陥を示しているものと考えられる。そのような親は実に利己的なやり方で子どもを利用する。このような視点に基づき，セラピストは患者の幼少期の体験を検討し続ける。それは，患者が自らの家族歴をより現実的な視点からとらえられるようになるまで続けられる。最終的に患者は，幼少期の体験がスキーマの根拠であるとは考えないようになる。

　たとえばマリカは，自らの「欠陥スキーマ」の妥当性を支持する根拠をリスト化した際，リストの1番目に，「私の父は，私を愛してくれず，気にかけてもくれなかった」と書いた。マリカは，父親に愛されなかったことを自分のせいにしていた。自分が愛されるに値し

ない存在であるから，父親は自分を愛してくれなかったのだと考えていたのである。しかし幼少期のマリカは父親の愛情を欲していた。セラピストはマリカの生育家庭のパターンを，時間をかけて検討した。そして，マリカの父親は子どもを愛する**能力が無かった**のではないか，という新たな解釈をマリカに提示した。父親は実際，マリカだけでなく彼女の弟にも愛情を示さなかった。セラピストから見れば，マリカが可愛くなかったからではなく，父親自身に何らかの心理的問題があったから，マリカに愛情を示すことができなかったのである。父親は自己愛的で，他者に対して心からの愛情を抱くことができない人であった。つまり彼は「よき父親」となる能力を持っていなかった。「よき父親」であれば，マリカを愛することができたであろう。マリカ自身は，父親との親密な関係を求める情緒豊かな子どもであったが，父親がそれに応えられなかったのである。

幼少期より後の体験が根拠になっている場合──

　幼少期より後の体験が，患者の「スキーマの持続」に一役買っている場合，セラピストはそれらの体験による影響を軽減しようとする。幼少期に患者が身につけたコーピングスタイルは，患者のスキーマを持続させる方向で多大な影響をおよぼす。患者はスキーマに基づいて行動することが多く，自らのスキーマを正確に検証することができない。たとえばマリカは，自らの「欠陥スキーマ」の妥当性を支持する根拠をリスト化した際，リストの中に次のような項目を書き入れた。「私が関わる男性はすべて，私に対してひどい扱いをする」。マリカは3人の男性とつきあったことがあるが，そのうち1人は彼女を虐待し，別の1人は彼女を見捨て，さらに別の1人は他の女性と浮気ばかりしていたとのことであった。

　マリカは，男たちにひどい扱いを受けたことを自分のせいにしていた。自分は愛されたり尊重されたりするに値しない存在であり，しかも彼らはそのようなマリカの正体を知ったから彼女をひどく扱ったのだと信じていた。そこでセラピストは，それとは別の新たな解釈を彼女に提示した。それは，「欠陥スキーマ」が，彼女をひどく扱うような男性，すなわち彼女に対して批判的だったり拒絶的だったりする男性をマリカが選んでしまう原因であるというものである（パートナー選びは事実，「スキーマの持続」の重要な一面である）。

セラピスト：あなたが選ぶパートナーのタイプを検討してみましょう。そもそもあなたは，あなたを大切にしてくれそうな男性，すなわち誠実で，献身的で，正直で，愛情に満ちた男性をパートナーとして選んだのでしょうか？
マリカ：いいえ，違います。私はジョエルがそのような人ではないことを初めからわかっていました。彼は始終，いろんな女の人と寝ていましたから。
セラピスト：マークはどうだったのですか？
マリカ：似たようなものです。彼が前の恋人を殴っていたのを，私は最初から知っていました。

　要するにセラピストは，患者のスキーマを支持する根拠を再検討する。もし幼少期に

その根拠があるというのであれば，セラピストはそれを両親や家族システムの問題として捉え直す。もし幼少期より後の体験にその根拠があるというのであれば，スキーマが持続された結果としてその体験を捉え直す。セラピストは患者に対し，スキーマが患者の人生において自己成就的に機能することを示すのである。

3-3-3　患者が用いているコーピングスタイルのメリットとデメリットを検討する

　セラピストと患者は，スキーマやコーピングスタイルを検討し，それぞれのメリットとデメリットをリスト化する（二人はすでに，「アセスメントと教育のフェーズ」において，患者のコーピングスタイルを同定済みである）。この作業の目的は，患者が自らのコーピングスタイルが自滅的であることを理解し，それをより健全なコーピングスタイルに置き換えることで，より幸せな人生を手に入れることができるだろうということを認識することである。セラピストはその際，子どもの頃には彼／彼女らのコーピングスタイルが適応的であったかもしれないこと，しかし現状においてはもはやそれらが適応的ではなくなってしまっていることを指摘する。

　キムという若い女性患者は，「見捨てられスキーマ」を有していた。彼女は「スキーマの回避」というコーピングスタイルを用いて，自らのスキーマに対処していた。たとえばキムは，男性からデートに誘われてもことごとく断り，一人で，もしくは同性の友人と過ごしていた。ごくたまに，好ましいと思っている男性と出かけることもあったが，結局はその数日後，彼女のほうから関係を絶ってしまうのであった。

> セラピスト：あなたは男性と親しい関係になることを避けたり，たとえ一時的に親しくなってもすぐにその関係を終えてしまうということを繰り返しているようですね。これから私たちは，あなたのそのようなコーピングスタイルのメリットとデメリットをリスト化したいと思います。よろしいでしょうか？
> キム：わかりました。
> セラピスト：ではまず，そのようにすることのメリットが何か，教えてください。
> キム：簡単なことです。そうすれば別れるときの心の痛みを感じなくて済むからです。それに自分から立ち去れば，少なくとも相手に捨てられるということがありませんし。

　「スキーマの回避」というコーピングスタイルは，「自分が男性との関係をとりあえずはコントロールしている」との感覚をキムにもたらすという意味では，確かに役に立っていた。短期的な視点からは，このようなコーピングスタイルによって，キムの不安は軽減されていた。しかし長期的な視点からすれば，コーピングスタイルのデメリットは明らかである。このままいけば彼女はずっと一人ぼっちのままである（「スキーマの回避」というコーピングスタイルは，通常，スキーマを持続させるだけである）。

> セラピスト：男性とのつきあいを避けたり，うまくいきそうなときでも自分から関係を終わらせてし

まったりすることのデメリットには，どんなことがありますか？　それがあなたのコーピングスタイルだということになるのでしょうが，それにはどんなデメリットがあるでしょうか？
キム：うまくいきそうな関係を失ってしまうことです。
セラピスト：最後につきあったジョナサンと別れたとき，あなたはどんなふうに感じていたのですか？
キム：（しばらく沈黙してから）ホッとしました。そう，私はホッとしたんです。別れてしまえば，もう彼との関係について悩まなくて済みますから。
セラピスト：他にどんなことを感じました？
キム：そうですね。悲しかったことも確かです。私はジョナサンを失ったのですから。彼が去っていってしまったことは，確かに悲しいことでした。私たちはしばらくの間，かなり親密な間柄だったんです。

　このような話し合いは，患者が現実に向き合うのを手助けする。たとえばキムの場合，もし「見捨てられスキーマ」に基づく現在のコーピングスタイルを使い続けるのであれば，彼女は結局ずっと一人きりのままであろう。しかし彼女がもし相手との関係を深めることへの不安に耐え，実際に関係を深めていくことができれば，彼女が最も欲しているものを手に入れることができるかもしれない。それは，彼女の「見捨てられスキーマ」を強化するのではなく，むしろ癒してくれるような男性と親密な関係を形成し，維持することである。

3-3-4 「スキーマサイド」と「ヘルシーサイド」との間でディベートを行う

　患者は次に，「スキーマサイド」と「ヘルシーサイド」との間でどのようにディベートを行ったらよいか，その方法を学ぶ。セラピストは患者に対し，ゲシュタルト療法の主要技法である「エンプティ・チェア」を例に挙げて説明し，患者自身が両サイドを演じるためのやり方を教示する。つまり椅子を2つ用意し，1つは「スキーマサイド」の椅子，もう1つは「ヘルシーサイド」の椅子とし，患者は2つの椅子を行ったり来たりしながら，ディベートを行うのである。

　ただし患者はこれまで，「ヘルシーサイド」の立場から物を考える経験をほとんどしたことがない。したがって最初はセラピストが「ヘルシーサイド」を演じ，患者は「スキーマサイド」だけを演じるようにすると良い。セラピストは次のように教示する。「さてこれから，あなたのなかの『ヘルシーサイド』と『スキーマサイド』とのディベートを始めます。まずは私がヘルシーサイドを，あなたがスキーマサイドを担当することにしましょう。あなたはできるかぎり頑張って，スキーマが真実であることを私に向かって主張してみてください。それに対して私のほうでもできるかぎり頑張って，スキーマが間違っていることをあなたに向かって主張してみます」。このような役割分担でディベートを開始することで，セラピストは「ヘルシーサイド」のモデルを患者に示すことができる。つまり患者が「スキーマサイド」の側からどんな主張をしてもそれに対応できることを，セラピストが実演してみせるのである。

　最終的には患者自身が「ヘルシーサイド」を担当できるようになる必要がある。その際，

「スキーマサイド」を演じるのはセラピストでも患者でもよい。患者が両方のサイドを演じるときは，2つの椅子を用意し，一方の椅子が「ヘルシーサイド」を演じるときに座る椅子，もう一方が「スキーマサイド」を演じるときに座る椅子，とする。患者が「ヘルシーサイド」を担当する際，最初はセラピストがかなり誘導する必要があるかもしれない。患者が「ヘルシーサイド」側からいろいろと発言できるようになったら，セラピストは次第に背景に遠のいていく。この作業の目的は，患者自身が「ヘルシーサイド」からの主張を自然にかつ無理なくできるようになることである。

　次に示すのは，ヤング博士が，「不信／虐待スキーマ」「欠陥スキーマ」を有するダニエルという35歳の男性患者に，このディベートのやり方を教えている場面の対話である。ダニエルについては，体験的技法について述べる次章において詳しく紹介する。彼は幼少期にトラウマを経験している。父親はアルコール依存症で，母親はダニエルに対し，性的にも身体的にも感情的にも虐待を加えた。ヤング博士とのセッションの前，ダニエルは9カ月のあいだ，他のセラピストによる治療を受けていたが，それはごく標準的な認知療法であった。彼は社会不安や怒りのコントロールについて問題を抱えており，そのための治療を求めていた。彼は最終的には結婚することを目指していたが，実際には女性を信用することができず，また女性は自分を拒絶する存在であると信じていた。結局彼は，女性と知り合えるかもしれない社会的場面そのものを避けていた。

　ヤング博士はディベートを始める前に，スキーマに反する事例をダニエルからあらかじめ聞きだしておいた。そのような事例があると，ダニエルが「スキーマサイド」を演じる際に"武器"として役立つだろう。次に示すやりとりでは，ダニエルが「スキーマサイド」と「ヘルシーサイド」の両方を演じている。

　　セラピスト：ではこれから，「スキーマサイド」と「ヘルシーサイド」のディベートを始めましょう。「自分は女性を信用できない。女性は僕のことを魅力的だとは思わないだろう」というのが「スキーマサイド」ですね。一方，あなたがこれから作っていこうとしているのが「ヘルシーサイド」です。よろしいですか？
　　ダニエル：わかりました。
　　セラピスト：あなたは今，ダンスパーティの会場で，うろうろしています。女性に近づいて話しかけたいのですが，今にも立ち去りたい，逃げ出したい，という気持ちでいっぱいです。「スキーマサイド」が，この「立ち去りたい」「逃げ出したい」という気持ちを表すところから始めてみましょう。
　　ダニエル：（スキーマサイド）「僕は今，とてもナーバスになっている。いっそのことダンスなんかうまくいかなければいいと思ったりもしている。そもそもダンスパーティには男性より女性がうんと多く参加すると聞いていたが，実際はそうではないじゃないか。それも僕がここを立ち去るいい口実になるかもしれない」

　ヤング博士は，「逃げ出したい」という思いを克服し，たとえ不安でもパーティ会場に居続けられるよう，ダニエルを励ます。

　　セラピスト：あなたは実際に会場で，とても魅力的な女性を見かけました。さて「スキーマサイド」

は何と言うでしょう？
ダニエル：（スキーマサイド）「彼女はとても素敵だ。でも彼女が僕なんかとつきあってくれるはずがない。知的にも感情的にも僕は彼女にふさわしくない。きっと彼女は僕よりも博識で，人間的にも成熟しているだろう。そういう女性であれば，僕なんかじゃなく，他の男性とつきあうだろう。他の男性たちも彼女を放っておかないだろう」
セラピスト：いいでしょう。では，今度はこれからあなたが作り上げようとしている「ヘルシーサイド」を演じてみましょう。反対側の椅子に座り，「ヘルシーサイド」から発言してください。
ダニエル：（ヘルシーサイド）「そんなにすぐに結論を出すなよ。この女性にアピールできるような魅力を君だってたくさん持っているだろう？ 君はしっかりとした価値観の持ち主だし，節度だってよく知っている。君は女性を一人の人間として認めることができるし，女性の抱えるさまざまな問題に対しても感受性を働かすことができる。彼女はおそらく君に好意を持ってくれると思うよ」

ここでダニエルは，スキーマに反論する認知的作業を実施している。ヤング博士は次に「スキーマサイド」からの発言を求めた。

セラピスト：では「スキーマサイド」に戻ってみましょう。
ダニエル：（スキーマサイド）「たとえそうなったとしても，いつかまた困ったことになるのは間違いない。というのも，会話をすれば，彼女をデートに誘わなければならなくなるだろう。でも僕はきっとそのタイミングを逃してしまうに違いない。今より彼女と親しくなったとしたら，もっと親しくなるにはどうすればよいかとか，デートの後にどうすればよいかとか，彼女をベッドに誘うべきかどうかとか，いろいろ考えなければならなくなる。僕はそのことでうんと混乱してしまうだろう」
セラピスト：では，「ヘルシーサイド」に戻りましょう。
ダニエル：（ヘルシーサイド）「今，それらのことを考える必要はないんじゃないか？ 君の心配事は，うんと先のことだと思うよ」
セラピスト：それに答えてみましょう。「ヘルシーサイド」の発言は確かに正しいのですが，あえて今，「スキーマサイド」の心配事について考えてみるのです。たとえうんと先に心配すればよいことであっても，今，少しでも見通しが持てるといいですよね。

セラピストは「スキーマサイド」の言っている心配事について検討するよう，ダニエルを励ます。

ダニエル：（ヘルシーサイド）「もしかしたら僕は，彼女にうまく愛情を伝え，彼女の支えとなったり彼女に気遣ったりできるのかもしれない。もしかしたら彼女と性的に親密な関係になるところまでいくかもしれない。（ためらいがちに）……僕は自分がそこまで行けるとは思えない」
セラピスト：（ヘルシーサイドのモデルを示す）「性的な関係に入るのはずっと後のことだ。僕はまず彼女を信頼できるようになればよい」

セラピストはこのように，患者がつまずけば助け舟を出す。ダニエルの場合，女性と性的な関係をむすぶことは，彼が抱える数ある問題の一つにすぎない。

ダニエル：（ヘルシーサイド）「確かに僕は女性を信頼してみる必要がある。僕に必要なのは，女性を信頼したり，安心して女性と一緒にいられるようになることだ」
セラピスト：「スキーマサイド」に戻りましょう。「君には無理だ。女性は決して信頼できない存在だ」

セラピストは「スキーマサイド」の全ての発言に対する「ヘルシーサイド」からの反

論を，患者から引き出そうとする。

　ダニエル：(スキーマサイド)「女性は信頼できないし，そもそも気まぐれで一貫性がない。彼女たちが何をしたいか，理解することすら難しいんだ」
　セラピスト：いいですね。「ヘルシーサイド」に戻りましょう。
　ダニエル：(ヘルシーサイド)「女性だって男性とそんなに違わないよ。女性も男性と同じように道理をわきまえているし，女性と一緒に過ごすのは素敵なことだと思うよ」

　セラピストは，ダニエルのスキーマの起源となっている彼の母親とそれ以外の女性たちとを，ダニエル自身が区別できるよう手助けする。

　セラピスト：お母さんとそれ以外の女性たちとの違いを話してみたらどうでしょう？
　ダニエル：(ヘルシーサイド)「女性が皆，君のお母さんのような人であるとは限らない。ひとくくりに"女性"といっても，皆，一人ひとり違うんだ。だから女性も僕たちと同じように，一人の人間としてとらえるべきだよ。きっと僕よりもしっかりとした価値観を持っている女性もたくさんいるだろう」
　セラピスト：では「スキーマサイド」に戻りましょう。
　ダニエル：(スキーマサイド)「『言うは易し，行うは難し』だよ。君のお母さんは，『女性とは自分をひどく扱う存在である』という真実を君に植え付けたんだ。ここにいる女性たちだって同じことだ。ほとんどの女性は君のお母さんと同じで，興味の対象はただ一つ，君を利用し，虐待することだけなんだ。だからこそ君のほうから女性たちにケリをつけるべきだ。そうでないと結局君が女性から利用され，ひどい目にあわされることになる」
　セラピスト：では「ヘルシーサイド」に戻りましょう。
　ダニエル：(ヘルシーサイド)「もう一度言うけど，全ての女性がお母さんのように君を虐待するわけではない。女性すべてをひっくるめて，『完全に良い』とか『完全に悪い』とか決めつけることはできない。誰だって良い面と悪い面を持ち合わせているのだから」

　患者は2つの椅子を行ったり来たりする。セラピストは，患者が「ヘルシーサイド」の立場から全てを言い尽くすまで，このエクササイズを続ける。
　患者が確信をもって「ヘルシーサイド」を演じられるようになるまでに，通常，数多くの練習と時間を要する。たいていの場合，スキーマが"削り取られ"，確固とした「ヘルシーサイド」が形成されるまでに数カ月間はかかる。患者が自分一人で「ヘルシーサイド」を演じきることができるようになるまで，セラピストと患者は対話を重ねる。しかしながら，たとえ「ヘルシーサイド」をしっかりと演じられるようになったとしても，多くの患者は，「『ヘルシーサイド』の言うことを本心では信じきることができない」と言う。セラピストはそれに対して，たとえば次のように言うことができる。「この時点では，ほとんどの患者さんがあなたと同じように感じるようです。頭では『ヘルシーサイド』を理解し，信じることができるのですが，心ではそのように感じることができないのです。今はそれでいいのです。今，私があなたに求めるのは，頭で正しく理解していただくことです。感情的なレベルで『ヘルシーサイド』を心から信じられるようになるには，治療をこの先に進めていくことが必要です。それまで私はあなたの手助けをし

```
現在自分に生じている感情を認める
  今私には，＿＿＿＿＿＿＿という感情が生じている。
  この感情の引き金となったのは，＿＿＿＿＿＿＿という状況である。
スキーマを同定する
  しかし，私にはわかっている。このような感情のもとには，＿＿＿＿＿＿＿というスキーマがあるこ
とを。このスキーマは，幼少期の＿＿＿＿＿＿＿という体験を通じて形成された。このようなスキーマ
のせいで，私は状況を歪曲してとらえてしまうのだ。その歪曲とは，＿＿＿＿＿＿＿である。
現実を検討する
  確かに私は現実を＿＿＿＿＿＿＿のように否定的にとらえてしまっている。しかし現実を健康的な視
点から見ると，＿＿＿＿＿＿＿のようにとらえることもできる。
  このような健康的なとらえ方ができるのは，実際に私が＿＿＿＿＿＿＿のような体験をしているから
である。
どのように行動すればよいか
  私は自らのスキーマのせいで，＿＿＿＿＿＿＿といった行動を実際に取ってしまいがちである。しか
し私はそのような行動をするかわりに，＿＿＿＿＿＿＿といった健康的な行動を取ることもできる。
```

付記：Copyright 2002 by Jeffrey Young. 書面による著者の承諾のない無許可の複製は，禁止されている。詳細は，スキーマ療法協会に書面で問い合わせのこと。130 West 42nd Street, Suite 501, New York, NY 10036.

図 3.1 スキーマフラッシュカード

たいと思います」

3-3-5 スキーマフラッシュカードを作成する

　スキーマの再検討を終えた後，セラピストと患者は「スキーマフラッシュカード（schema flash cards）」の作成を始める。スキーマフラッシュカードとは，個々のスキーマの引き金に対する健康的な反応をカードに書き留めたものである。患者はフラッシュカードを持ち歩き，スキーマが活性化されそうになったとき，すぐに関連するカードを見るようにする。そのためには，スキーマに対する強力な反証がカードに書かれている必要がある。患者はカードを読むたびに，スキーマに対する合理的な反応のリハーサルを行うことができる。

　フラッシュカードを作る際，「スキーマ療法フラッシュカード・テンプレート（Schema Therapy Flash Card template）」が役に立つ（図3.1を参照；Young, Wattenmaker, & Wattenmaker, 1996）。このようなツールを使いながら，セラピストと患者は協同してフラッシュカードを作成する。セラピストはこの時点では，積極的な役割を果す必要がある。というのも，この時点の患者における「ヘルシーサイド」はまだ，本当に説得力のあるスキーマに対する反論をカードに書けるほど強化されてはいないからである。ただしカードに書き留めるのは患者のほうが望ましい。つまりセラピストが口頭でヒントを示し，患者がそれをカードに書き留める。

3 認知的技法

次に示す対話では、ヤング博士とダニエルがフラッシュカードを作成している。ダニエルはまだ不安を感じている。

セラピスト：あなたがこれまで避けてきた場面を克服するためには、いくつかのやり方があります。その一つがフラッシュカードです。これは、あなたの不安やスキーマに対する基本的な反論を書き留めるための、携帯用のカードです。私はこれまでの話し合いに出てきたスキーマに対する反論を口述します。それらをあなたに書き留めていただきたいのですが、よろしいでしょうか？
ダニエル：ええ、それはぜひやってみたいです。
セラピスト：これまでの話し合いによると、ダンスパーティの会場で女性に声をかけるかどうか迷っている場面を選ぶのがよさそうな気がしますが、いかがでしょうか？
ダニエル：それでいいと思います。
セラピスト：では私が口述しますので、あなたは私が言ったことを書き留めて下さい。もし私の言うことがピンとこないのであれば、あなたはもちろんそれを修正することができます。（口述を始める）「僕は今、ある女性にアプローチすることについて非常にナーバスになっている。なぜなら僕は、彼女が僕のことを好ましい人物であると思ってくれないのではないかと心配しているからだ」……この「好ましい」という言葉はぴったりきますか？　別の表現のほうが良いですか？
ダニエル：「魅力的な」という言い方のほうがいいです。
セラピスト：「魅力的な」？……いいですね。では先に進めましょう。あなたがさらに心配になるのは、「僕は彼女を十分に愛することができないのではないか」と思うからです。これは「僕は相手に対する愛情を十分に示すことができないのではないか」のほうがいいですか？
ダニエル：「僕は彼女を十分に愛することができないのではないか」のほうがぴったりきます。
セラピスト：「十分に愛することができないのではないか」ですね。わかりました。さらに「僕は彼女が……と思えないのではないかと思って心配になる」。ここにはどのような表現を当てはめますか？
ダニエル：「正直で信頼に値する存在である」

セラピストは、できる限り患者自身にぴったりとくる言葉を使って、フラッシュカードを作成していく。

セラピスト：いいでしょう。続けます。「でも僕は、僕の中にある『欠陥スキーマ』や『不信／虐待スキーマ』が活性化されたから、自分がそのように感じてしまうことも知っている。母に対する感情が、僕にそう思わせてしまうのだ。そしてそれは、母以外の女性とは何の関係もない。なぜなら」……ここにスキーマに対する反論を入れたいのですが、どのような文言を入れるといいでしょうか？　つまりあなたは十分に魅力的で、愛される価値のある存在であるということを、どのように表現するとよいでしょうか？
ダニエル：「現実の僕は愛情豊かな人間で、女性に対して温かく、そして実にこまやかに接することができる」
セラピスト：ぜひそれを書き留めましょう。さらにどんなことを書き足せますか？
ダニエル：「もし僕に息子がいたら、彼に対しても深い愛情を示すことができるはずだ」
セラピスト：いいですね。さらに考えてみましょう。「しかも僕は女性に対して……」。ここに何を書き足しますか？　あなたは女性についてさらにどんなことが言えるでしょうか？　というのも、今ここでやっている作業の目的は、あなたが今よりも女性を信頼できるようになることですから。
ダニエル：「女性も男性と同じぐらい道理をわきまえているし、信頼できる存在だ」
セラピスト：いいですね。このような文言でカードを締めくくりませんか？「だから僕は、たとえナーバスになっていようとも彼女にアプローチするべきだ。なぜなら僕はそうしたいと感じているの

だし，そうすることが僕の感情的欲求を満たすための唯一のやり方だからだ」……どう思いますか？
ダニエル：とてもいいと思います。

このようなやりとりを通じて，以下のようなフラッシュカードが完成された。

> 「今の僕は，気に入った女性にアプローチすることについてとてもナーバスになっている。なぜなら僕は，彼女が僕のことを魅力的だと思ってくれないことが心配だからだ。そして僕自身が彼女を十分に愛することができないのではないかということも心配だ。さらに，彼女が誠実で信頼できると僕自身が思えないのではないか，ということも心配だ。でも僕は，このような思いが，僕の中の『欠陥スキーマ』や『不信／虐待スキーマ』のせいで生じているということも知っている。このようなスキーマの原因は僕の母親であり，それ以外の女性は実は関係ないのだということも知っている。現実の僕は愛情豊かな人間で，他人に対して温かく，こまやかに接することができる。仮に僕に息子がいたら，僕はそのように接することができるはずだ。しかも現実の女性は，男性と同じぐらい道理をわきまえているし，信頼できる存在であるはずだ。だからたとえナーバスになっていようとも，僕は彼女にアプローチするべきだ。なぜなら僕はそうしたいと感じているのだし，そうすることが僕の感情的欲求を満たすための唯一のやり方だからだ」

ダニエルは，ダンスパーティのような社会的なイベントに出かけるときに，このフラッシュカードを携帯し，不安になったらいつでも読み返すことができる。不安な場面にいよいよ入る前にこのカードを読めば，彼はポジティブな方向に自らの視点を修正することができる。イベントの最中に気持ちがくじけそうになったときにも，このカードを読むことで，再度女性にアプローチしてみようと思い直すことができるだろう。フラッシュカードを何回も読み直すことを通じて，ダニエルは，自らのスキーマ（「欠陥スキーマ」「不信／虐待スキーマ」）を克服し，「ヘルシーサイド」を強化するための行動を取ることができるようになる。

BPD患者の中には，数多くのスキーマの引き金のそれぞれ一つずつに対し，何枚ものフラッシュカードを作成し，それらをすべて持ち歩く人もいる。フラッシュカードはBPD患者にとっても感情をマネジメントし，ほどよい行動を取るための手助けになるが，BPD患者の場合それに加えて，フラッシュカードが「移行対象（transitional object）」として機能することがある。患者によると，フラッシュカードを持ち歩くことで，セラピストと常に一緒にいるかのように感じることができるのだそうである。この場合，フラッシュカードの存在そのものが患者にとって慰めとなる。

3-3-6 スキーマ日記をつける

スキーマ日記（Schema Diary）は，フラッシュカードより上級の技法である（Young, 1993）。フラッシュカードは，特定のスキーマに対する健康的な反応を，セラピストと患者とであらかじめ案出し，カードに書いておき，それを必要に応じて読み返すというものである。一方，スキーマ日記は，日常生活においてスキーマが活性化されたときに，患者自身が健康的な反応をその都度作り出す，というものである。セラピストは，患者

がフラッシュカードに習熟した後にこのスキーマ日記を導入すると良いだろう。

セラピストは，日常生活で常にスキーマ日記を何枚も持ち歩くよう患者に求める。患者は自らのスキーマが活性化されたことに気づいたらすぐに，目の前の問題を乗り越え，健康的な解決法を取れるよう，スキーマ日記への記入を始める。スキーマ日記には，引き金となる出来事，感情，思考，行動，スキーマ，健康的な見方，現実的な問題，過剰な反応，健康的な行動といった項目があり，患者は各項目に記入する。

事例を紹介する。エミリーは26歳の女性である。彼女は最近，とある芸術財団の立ち上げたプロジェクトのディレクターという新たな仕事に就いたばかりである。彼女は「服従スキーマ」を有しており，それがスタッフの管理を困難にさせていた。彼女は特にジェーンという女性スタッフへの対応に難渋していた。ジェーンは職場で非常に横柄に振る舞い，相手を見下すような態度を取ってばかりいた。エミリーが治療を始める頃には，本来はエミリーが下すべき管理上の意思決定までジェーンに委ねるようになってしまっていた。ジェーンがイライラした振る舞いを示すと，エミリーがそれに対して謝るといった有り様だった。「まるで彼女が私の上司みたいなんです」とエミリーはセラピストに語った。

スキーマ療法を通じてエミリーは自らの「服従スキーマ」を同定し，幼少期におけるスキーマの起源を探索した。そしてその服従スキーマが，自分がジェーンに対して主張するのをいかに妨害しているかを観察した。ある日ジェーンはエミリーに対し，面談を求めてきた。ジェーンと話した直後，エミリーはその場でスキーマ日記に記入した（図3.2）。

3-4 要約

患者は認知的技法を通じて，自分のスキーマが真実ではなく過度に誇張されたものであることを知的に理解するようになる。セラピストと患者は，スキーマを「検証するべき仮説」とみなすことから，一連の認知的技法を開始する。セラピストと患者はまず，スキーマを支持したり反証したりする根拠を検討する。そして次に，スキーマを支持する根拠の替わりとなる別の解釈を考え出す。セラピストはスキーマの原因を，患者自身ではなく，幼少期の望ましくない家族力動や，幼少期以降に患者が用いるようになったスキーマを持続させるようなコーピングスタイルに帰属させる。セラピストはさらに，患者自身が「スキーマサイド」と「ヘルシーサイド」とのディベートを実践できるよう手助けする。

次の段階でセラピストと患者は，患者が現在用いているコーピングスタイルのメリットとデメリットをリスト化し，より適応的な行動を増やすための話し合いをおこなう。その際患者は，初めはスキーマフラッシュカードを，後にはスキーマ日記を使って，何が適応的で健康的な行動であるかを検討し，実践する。これまでに示した認知的技法は

> 引き金：今日の午後3時からミーティングを開きたいとジェーンが私に言ってきた。
> 感情：怖いし，どこかに隠れてしまいたい。
> 思考：彼女は私を叱りつけ，私はそれにうまく対応できないだろう。私は彼女に立ち向かうことができない。
> 実際に取った行動：私はミーティングを開くことを彼女に約束してしまった。彼女にどう対応すればよいか検討するために，今私はこのスキーマ日記に取り組んでいる。
> スキーマ：私は「服従スキーマ」を有している。私は，父や最初の夫に対して都合のよい存在であった。私は彼らの機嫌を損ねないよう，注意深く振る舞っていた。彼らが怒っているそぶりを見せたとき，私は最大限に気を使った。状況は今も同じである。2番目の夫は私に何かと指図し，いかに自分が優れた存在かを誇示してばかりいる。しかも私の「服従スキーマ」は，ジェーンに対する私の態度にまで影響をおよぼしている。私は彼女を怒らせないよう，彼女の要求に応えてばかりいる。
> 健康的な見方：3時からのミーティングで，ジェーンが私に何を要求してくるかはわからない。しかし私は彼女の要求にいちいち応える必要はない。私は彼女から敬意を払われるに値する人間である。彼女が私をひどく扱うのであれば，私からミーティングを打ち切っても良い。
> 現実的な問題：ジェーンは他者を怯えさせる存在である。彼女は私を怒鳴りつけるかもしれない。私は精一杯仕事をしているが，完璧な仕事ぶりとはいえない。彼女がその気になれば，私の仕事の欠点を見つけることができるだろう。
> 過剰な反応：私は反射的に2つの極端な結論を出してしまった。一つは，「ジェーンは私を叱りつけるだろう」というものである。もう一つは，「私はそれにうまく対応できないだろう」というものである。そのような結論は，私をますます受動的で無力な存在にしてしまう。そして私はただひたすら彼女とのミーティングを耐え忍ぶことになってしまう。私はほとんど麻痺してしまったような状態に陥ってしまう。
> 健康的な行動：私は約束どおりジェーンとのミーティングを行えばよい。今，そのことを気に病むのではなく，ミーティングの最中に，彼女が何を望んでいるのか冷静に理解しようとすればよい。もし彼女が失礼な態度を取ったら，私は自分からミーティングを打ち切ってしまうこともできる。一方，ジェーンが私を攻撃しないかもしれないという可能性もある。だから私がジェーンに対してどのように反撃するか，今からそのことについて考える必要はない。ジェーンに攻撃された後，いつでも私は反撃のために時間を取り，自分自身のために解決策を検討することができる。

図3.2　エミリーのスキーマ日記

一種の連続体であり，順番に実施するのが望ましい。またこれらの認知的技法は，今後患者が実施する体験的技法，行動的技法，対人関係的技法の土台となる。

　なお認知的技法は，その後も治療が終結するまでずっと続けられる。治療が進めば進むほど，スキーマに反論する証拠のリストはどんどん長くなっていくだろう。たとえば先に紹介したエミリーは，治療を続ける中で，職場において以前よりもずっと一人で意思決定したり戦略的に振る舞ったりできるようになった。その転機となったのは，彼女の雇用主である芸術財団の役員会が，プロジェクトの予算について説明するよう彼女に求めたことであった。それまではこういうことがあると無力感を抱いたり求められた仕事を先延ばしにしたりしていたエミリーであったが，このときはそういったことを一切せず，役員会とのミーティングを設定し，準備を進めたのである。エミリーとセラピストはミーティング対策のために，セッションでロールプレイを実施した。そして，役員たちに尋ねられそうな事実関係についての情報をすべて頭に叩き込んだ。その結果，エミリーはミーティングにおいて役員から投げかけられた全ての質問に対して首尾よく答

えることができ，さらにいくつかの新たな提案をすることができた。エミリーはこのような経験を通じて，自らの「服従スキーマ」に反論するための多数の証拠を手に入れることができた。このようにエミリーがスキーマと闘い，コーピング反応を改善すればするほど，彼女の服従スキーマは反証されていったのである。

4 体験的技法

　体験的技法には2つの目的がある。1）早期不適応的スキーマに結びついている感情を誘発すること，そして2）患者が幼少期に親によって満たしてもらえなかった欲求を「治療的再養育法」を通じて適度に満たすことで，これらの感情を癒すことである。多くの患者にとって，体験的技法は最も深い部分での変化を生じさせるようである。体験的技法を通じ，患者は自分のスキーマが誤りであるということを，知的なレベルだけでなく感情的なレベルでも深く信じられるようになる。認知的・行動的技法が，反復練習によって獲得される小さな変化が積み重なることによって効力を発揮するのに対し，体験的技法の「効き方」はもっと劇的である。体験的技法はいわゆる「修正感情体験」を通じてその効力を発揮する。スキーマ療法の体験的技法は，感情が伴うと情報処理の効果が高まるという人間の能力を利用する。

　本章では，スキーマ療法において最も頻繁に用いられる体験的技法について解説する。最初に「アセスメントのフェーズ」における，次に「変化のフェーズ」における体験的技法についてそれぞれ紹介する。

4-1　アセスメントのためのイメージ技法と対話技法

　アセスメントのための基本となる体験的技法はイメージ技法である。本節ではまずイメージ技法の導入の仕方について解説する。セラピストは患者を誘導し，安心できるイメージから幼少期における動揺を伴うイメージへ，そして現在の生活における動揺を伴うイメージへと患者のイメージを広げていく。本節で特に示したいのは，スキーマを同定したり幼少期におけるスキーマの起源を理解したりするために，そしてスキーマと現在の問題との関連性を明確にするために，イメージ技法がいかに役立つかということである。

4-1-1　イメージ技法を導入する

　セッションでイメージ技法[訳注]によるアセスメントを初めて実施する場合，セッションの時間のほとんどをイメージ技法だけに費やすよう計画するべきである。我々は通常，イメージ技法の理論的根拠を提示して質疑応答するのに5分，イメージワークそのもの

を実施するのに25分，イメージワークについての振り返りを行うのに20分を使うことが多い。イメージ技法を用いてアセスメントをするセッションを繰り返し行う場合，イメージ技法に費やす時間は次第に短縮されるだろう。最終的には30分程度で全てのプロセスを済ませられるようになる。

理論的根拠を示す──

セラピストと患者は，この時点ですでに患者の生活歴を共有し，Youngスキーマ質問票およびYoungペアレント養育目録の結果に対する検討を済ませている。患者は自分のスキーマについて知的レベルで理解しはじめている。セラピストと患者は，患者の中核的なスキーマが何であるか，そしてそれが幼少期においてどのように形成されたか，仮説を立て，検証しはじめている。

イメージワークは，セッション中に患者のスキーマを活性化し，仮説検証をさらに推し進めていくための強力な手段である。イメージワークを通じて，患者とセラピストはスキーマを「**感じる**」ことができる。自分が幼少期からあるスキーマを持っていることを知的に理解することと，幼少期からのスキーマの存在をありありと思い出し，それと現在の問題との関係を実感することとは別のことである。イメージワークによって，患者はスキーマを知的に理解するだけでなく，感情的に実感できるようになる。またスキーマに対する認知も，「冷静な（cold）」ものから「ホットな（hot）」なものへと変化する。イメージワーク中に何が起きたかをセラピストと語り合うなかで，幼少期に満たされなかった感情的欲求についてさらに深く知ることができる。

イメージ技法を通じたアセスメントには，以下の3つの理論的根拠がある。

1. 患者の有する中核的なスキーマを同定する。
2. 患者が感情レベルで自らのスキーマを体験できるようにする。
3. 幼少期や思春期におけるスキーマの起源を理解し，それらと現在の生活上の問題との関連を感情レベルで理解できるようにする。

アセスメントのためのイメージ技法についての説明は，ほんの少しでよい。たいていの患者はそれ以上の説明を必要としない。セラピストは患者に対し，イメージ技法の目的は，自分のスキーマを実感し，それが幼少期にどのように始まったのかを理解できるようになること，そしてスキーマに対する知的理解を感情面からさらに深めていくことであると説明すればよい。

イメージ技法を導入する──

イメージ技法を導入する際に重要なのは，イメージを思い浮かべる際のセラピストに

訳注：著者は「イメージ技法」と「イメージワーク」という語をほとんど同義のものとして用いているようである。

よる教示を最小限にとどめるということである。患者には，できるかぎり患者自身のイメージを作り出してもらいたい。したがってセラピストは暗示を避け，できるだけわずかな教示で患者自身のイメージワークを誘導する。重要なのはセラピストの仮説や考えでなく，患者自身の体験世界をできる限り正確に同定することである。そして患者の早期不適応的スキーマに関わる中核的なイメージ（それはおそらく恐怖，怒り，恥，悲嘆といった基本的感情を惹起するものであろう）を明らかにすることである。

　セラピストは次のように患者に教示する。「目を閉じて，イメージを浮かべてみましょう。無理にイメージを作るのではありません。自然に何かが浮かんでくるのを待ちましょう。さて，どんなイメージが浮かんできますか？　それを私に教えてください」。セラピストは，あたかもそれが今ここで起こっているかのように，患者にイメージをはっきりと，現在形および一人称で表現するよう教示する。またイメージは言葉や思考ではなく，映像であることを伝える。「イメージとは，考えや自由連想とは異なります。頭の中で映画を観るような感覚です。しかもただ観ているだけではなく，あなた自身が映画の中に入り込んで，それを体験してください。映画のなかで繰り広げられるすべてのことをあなた自身が体験するのです」。セラピストは，患者が生き生きとしたイメージを想起し，イメージの世界に没頭できるよう手助けする。

　セラピストは患者のイメージワークを促進するために，「今何が見えますか？」「今何が聞こえますか？」「そのイメージの中に，あなた自身の姿が見えますか？」「見えるとしたら，どんな表情をしていますか？」といった質問を重ねていく。鮮明なイメージが浮かんだら，セラピストは，そのイメージにおけるすべての登場人物の考えや気持ちを患者自身が探求できるよう手助けする。患者自身はイメージの中に登場しているか？

　しているとしたらイメージのなかの患者はどんなことを考えているか？　どんなことを感じているか？　その感情は身体のどこで実感されているか？　患者は何をしたいのか？　イメージの中に誰か他の人はいるか？　その人物は何を考え感じているか？　その人物は何をしたいのか？……。患者はこれらをはっきりと声に出して語るよう求められる。つまり患者はイメージにおける登場人物一人ひとりの体験を感じ，それを言葉にしていく。患者はさらに，登場人物はお互いのことをどう感じているか，相手に何を望んでいるか，そのことを相手に対してはっきりを表現できているか，といったことについても尋ねられる。

　これらの作業が終わったら，セラピストは患者に目を開けるように指示し，「この体験はあなたにとってどのようなものでしたか？」「このイメージはあなたにとって何を意味していますか？」「このイメージのテーマは何でしょう？」「そのテーマに関連するスキーマは何でしょう？」といった質問を投げかける。その後，セッションを終了する。

　このように患者が自らのスキーマを強烈に感じられるようになることも大事だが，このとき同時にセラピストも患者のスキーマを感情レベルで了解できるよう，患者ととも

にイメージを体験することが重要である。患者のイメージを共感的に体験することで，セラピストはより正確にスキーマを分析できるようになる。

安全な場所をイメージする――
　イメージワークは最初のうちは，安全な場所（safe place）についてのイメージから始め，安全な場所についてのイメージで終えるようにする。これは傷つきやすい患者や外傷体験を有する患者にとって特に重要である。安全な場所からイメージを始めれば，イメージワークをよりシンプルで危険の少ない形で導入することができる。またその後，より感情的に負荷の高いイメージワークに入る前のウォーミングアップにもなる。イメージワークの終了時に安全な場所に再び戻ることで，患者の動揺をおさめることができる。

　以下に，セラピストと患者が安全な場所のイメージを作り出す際のやりとりを紹介する。ヘクターは42歳の男性患者で，妻から「治療を受けてくれなければ離婚する」と半ば強要されて治療を開始した。妻の不満は，ヘクターが感情的に冷淡であること，そしてそれにも関わらずときおり怒りを爆発させることである。以下のやりとりの前に，セラピストはイメージ技法の理論的根拠をヘクターに説明している。2人は今まさに，安全な場所についてのイメージを生成しようとしているところである。

　セラピスト：ではこれから実際にイメージ技法の練習を始めます。
　ヘクター：はい。
　セラピスト：目を閉じて，自分が安全な場所にいるところを思い浮かべてください。安全な場所のイメージが，自然と頭に浮かんでくるのを待ちましょう。……さてそれはどのようなイメージですか？　私に教えてください。
　ヘクター：1枚の写真が見えます。（しばらくじっと黙っている）
　セラピスト：どんな写真でしょうか？
　ヘクター：弟の写真です。私はツリーハウス（樹上の家）の穴から外を眺めています。親戚のおじさんが僕たちのためにそれを作ってくれたんです。
　セラピスト：写真をさらに見てみましょう。何が見えますか？
　ヘクター：私と弟がいます。……（目を開ける）これは本物の写真です。私はこの写真を覚えています。（目を閉じる）写真には私と弟が写っています。二人とも笑っています。
　セラピスト：いいでしょう。目は閉じたままにしておきましょう。あなた自身の姿が見えますか？

　セラピストは，患者がイメージの世界に没頭できるよう手助けする。患者が脱線したら，再びイメージに戻れるよう誘導する。

　ヘクター：ええ，見えます。
　セラピスト：何歳のあなたですか？
　ヘクター：7歳ぐらいです。
　セラピスト：季節はいつ頃ですか？
　ヘクター：秋です。葉っぱが色づき始めています。それらが落ちたり，風に吹かれて飛んだりしています。
　セラピスト：いいですね。目を閉じたまま，写真の中の7歳の男の子になってください。その子の目

線で周りを見渡します。何が見えますか？
ヘクター：隣に弟がいます。私たちはツリーハウスの穴から顔を出して，外を眺めているんです。
セラピスト：他に何が見えますか？
ヘクター：祖父がハウスの脇に立っています。私たちの写真を撮っているんです。道路，木々，近所の家々が見えます。どの家も同じ造りで隣り合っているんです。それぞれの家に小さな芝生があります。
セラピスト：どんな音が聞こえますか？
ヘクター：（しばらくしてから）車の音と人の声が聞こえます。鳥のさえずりも聞こえてきます。
セラピスト：今度はツリーハウスの中を覗いてみましょう。何が見えますか？
ヘクター：とても小さな部屋です。この小屋も木でできています。でこぼこした板を寄せ集めておじさんが作ってくれたんです。小屋の中から外を眺められるよう，穴が開いています。とても大きな木の中ほどにこのツリーハウスはあります。木は低いところから枝分かれしていて，葉っぱがたくさん茂っているので，昼間なのに小屋の中は薄暗いんです。だから外からツリーハウスの中は覗けません。私たちがおとなしくしていれば，誰もここに私と弟がいるとは気づかないでしょう。
セラピスト：小屋の中ではどんな音が聞こえますか？
ヘクター：静かです。物音一つしません。ときどき葉っぱがカサカサ鳴る音と，風がヒューっと吹く音が聞こえます。
セラピスト：どんな匂いを感じますか？
ヘクター：松の木の匂い，そして大地の匂いを感じます。
セラピスト：今，そこにいてどんな気持ちがしますか？
ヘクター：いいです。とてもいい気持ちです。ここは特別な秘密の場所です。ここにいるととても穏やかな気持ちがします。
セラピスト：身体はどんな感じですか？
ヘクター：リラックスしています。とてもくつろいだ感じです。

　セラピストはこのように，ヘクターが精緻なイメージを思い浮かべ，あたかもそれが今ここで起きているかのように体験するのを手助けしている。
　安全な場所についてのイメージワークを行う際，注意しなければならないことがある。ネガティブな感情を惹起することを目的とする他のイメージ技法とは異なり，安全な場所をイメージする目的は，患者をリラックスさせることである。したがってセラピストはできるだけネガティブな要素がイメージに入り込まないよう注意しなければならない。セラピストが教示に使う言葉もできる限りポジティブなものを使う必要がある。たとえば，「危険はありません」と言うよりも，「安全です」と言うほうがよい。「あなたには何の心配事もありません」と言うよりも，「あなたはとてもくつろいで，リラックスしています」と言うほうが望ましい。セラピストは心理的に負荷の高いテーマを患者にイメージさせないよう注意する。そして気持ちを高めたり心地よかったりする温かなイメージを患者が抱けるよう，できる限り気を配る。
　患者の中には，安全な場所のイメージを自力で生み出すことができない人もいる。その多くは，虐待や養育放棄などの外傷体験をもつ人たちである。そのような患者は，安全な場所で過ごすという体験を，これまで実際に持ったことがないのかもしれない。その場合セラピストは，こうした患者が何とか安全な場所についてのイメージを生み出せるよう，あの手この手を試みる。たとえば海岸，高原，草原，森林といった美しい自然

の風景を活用することができるだろう。それでもなお，安全と感じられる場所を全くイメージできない患者もいる。その場合，セッションを行っているセラピストのオフィスそのものを安全な場所として使うことができる。セラピストはイメージ技法を実施するセッションのはじめと終わりに，オフィス内をぐるりと見渡すよう教示する。部屋の中を見渡して，何が見え，聞こえ，感じるか話してもらいながら，患者がリラックスするのを待つ。その場合，患者がセラピストに対して安心感を抱き，セラピストのオフィスを安全な場所として実感できるようになるまで，イメージ技法の実施は見合わせる必要があるだろう。

安全な場所に戻る──

　初めてイメージ技法を実施したセッションでは，患者を安全な場所に戻してからイメージワークを終える必要がある。患者は安全な場所に戻ってから目を開けるよう指示される。たいていのケースでは，この手続きさえしっかりと行えば，患者は落ち着いた状態に戻ることができる。そして今しがたイメージしたことをセラピストと共に話し合うことができる。

　しかし，特別傷つきやすい患者の場合，もしくは外傷体験がイメージワークの最中に想起されてしまった場合，患者の混乱や動揺を緩和するために，セラピストはさらに配慮する必要がある。イメージワークを終えても患者の混乱が収まらない場合，セラピストは，患者が実際には安全な場所にいることをはっきりをわからせなければならない。セラピストは患者に対し，両目をしっかりと開け，セラピストのオフィス内を見渡し，何が見え，何が聞こえるかをはっきりと述べるよう指示する。そして日常的でありふれた事柄，たとえばセッション後にどこに立ち寄るかといった他愛もないことについて語るよう患者を誘導する。感情的な動揺が収まるまである程度時間がかかる場合もあるが，それはやむを得ないことである。いずれにせよここで述べた方法は，患者が，自分を動揺させるイメージの世界から，ごくありふれた日常生活に戻る際に役立つだろう。

　患者が落ち着くのを待ち，今しがた実施したイメージワークについて振り返るには，それなりの時間が必要である。しかしたとえ十分に時間を取っても，イメージ技法によって喚起された患者の落ち込みや恐怖や怒りが強すぎて，セッション終了時にもおさまっていない場合，そのまま患者を帰してしまうのは危険である。おさまりきらない感情が，患者の日常生活を侵食してしまうおそれがあるからである。したがって，患者自身が「帰っても大丈夫だ」と感じられるまで待合室で休んでいくよう，必要に応じてセラピストから指示する。待合室で休んでもらう場合，セラピストは，セッションの合間に患者の様子を見に行って，声をかけることができる。また帰った後の状態をフォローするため，その日の夜に患者の自宅に電話をかけ，少し話をすることもできる。

4-1-2　幼少期の体験をイメージする

概説──

　本章ではこれまで，患者にイメージ技法について理論的根拠を示し，安全な場所のイメージを通してまずは患者に安心してもらうための手続きについて述べた。ここからは，幼少期の体験をイメージする段階に入る。その目的は，患者のスキーマを同定し，幼少期におけるスキーマの起源を理解するために，イメージワーク中に生じる感情や主題を観察することである。

　そのような目的に合ったイメージは以下の通りである。患者は次の3つの主題のうち，どれか1つを想起するよう求められる（通常，1回のセッションで扱うイメージは1つである）。

1. 幼少期における動揺を伴うイメージ。
2. 親（父親もしくは母親）に関する動揺を伴うイメージ。
3. スキーマの形成に関与した，他の重要他者（仲間を含む）に関する動揺を伴うイメージ。

　セラピストは最初，「子どもの頃に動揺した体験を思い出してください」とだけ教示するにとどめ，はじめから精緻なイメージを患者に求めるようなことはしない。そのほうが，患者自身が幼少期に切実に心をかき乱された体験をありのまま思い出せるからである。そのようなある種漠然としたイメージを，その後セラピストは徐々に精緻化していく。その過程を通じて，患者のスキーマの形成に関わった重要他者が誰であったか，セラピストは明確に把握することができるだろう。

事例──

　次に紹介するのは，前章で紹介したマリカ（夫婦関係の問題を主訴に，セラピストの面接を受けに来た患者）と行ったイメージワークの一部である。彼女は，夫婦関係が冷め切っていることを訴え，夫のジェイムズがいかに冷淡で批判的か，そしていかに感情的に自分を傷つけるかを述べた。

　マリカはアセスメントのための質問紙に対して，父親は「よそよそしく」「皮肉屋で」あり，父親といると自分の気分が「台無しになる」ばかりであったと記入していた。マリカは安全な場所についてのイメージワークをすでに終えていた。次に示すやりとりでは，セラピストはマリカに対し，子どもの頃，父親と一緒にいてどんなふうに心がかき乱されたかを想起するよう求めている。

　セラピスト：ではこれからイメージワークを始めましょう。
　マリカ：はい。
　セラピスト：目を閉じてください。これからしばらくの間，ずっと目は閉じたままにしておきます。
　マリカ：わかりました。
　セラピスト：目を閉じたまま，子どもの頃に戻ります。あなたはお父さんと一緒にいます。それをイメージしてください。無理することはありません。自然にイメージがわいてくるのを待ちます。
　マリカ：わかりました。

セラピスト：何が見えますか？
マリカ：（突然泣き出す）私自身がいます。父もいます。彼は椅子に座って新聞を読んでいます。父は白いシャツを着ていて，シャツのポケットにはペンが何本も刺さっています。私は父に近づき，新聞にちょっと触ります。「ねえ，ねえ」と言いながら。すると父はじろりと私をにらむのです。あたかも「お前は邪魔な奴だ」とでも言いたげに。それでも私は知っています。一応彼は私を膝の上に乗せてくれるのです。（静かに泣き続ける）
セラピスト：膝の上に乗せてはくれるけど，お父さんは，本当はあなたを邪魔に思っている様子なんですね。
マリカ：ええ，でも膝には乗せてくれます。私は彼の膝の上に座ると，父は私に本か何かを読んでくれます。でもそれは彼自身が読みたい本であって，私が読んで欲しい本ではないのです。……それから私は父の胸ポケットからペンを取り出し，テーブルの上に広げます。でも父はすぐにそれをポケットに戻させます。なぜなら彼がそうしたいからです。その後私は父の膝から下りて，彼から離れようとします。すると父は私の指を取って，指を後ろ側に折り曲げるのです。それはとても痛くて，「やめて！」と叫びながら，私は父から遠ざかります。もしくは父の膝の上に留まって，彼の機嫌を取ろうとします。父が……。（長い間沈黙する）
セラピスト：お父さんがあなたを可愛がってくれるように？
マリカ：そう，父が私を可愛がってくれるように。
セラピスト：どうやらあなたは全てお父さんの望むとおりに，そしてお父さんの言うとおりにしなければならないようですね。
マリカ：ええ。
セラピスト：そしてお父さんが与えてくれるものだけを受け取らざるをえない。たとえあなた自身がそれを欲していなくても。
マリカ：そうです。
セラピスト：今，このイメージの中で，お父さんにどうあって欲しいか，彼に伝えることはできますか？
マリカ：ええ，できそうです。
セラピスト：そしてあなたが何を欲しているか，それをお父さんに伝えるのです。いいですね？
マリカ：わかりました。……「私はパパと一緒に出かけてみたい。ただ通りをブラブラするだけでいいから。そしてパパに微笑みかけてもらいたい。私と弟をどこかに連れて行ってもらいたい。そして一緒に遊んでもらいたい」……でも彼自身は決してそうしたいとは思わないのです。

　このイメージワークでまず注目したいのは，マリカの感情がきわめて迅速に変化したことである。彼女は目を閉じて，父親と一緒にいる幼い頃の自分を思い浮かべた途端，泣き出している。このような急速な感情の変化は，イメージワークにおいてよく見られる。
　上のやりとりでマリカに生じた主な感情は「悲しみ」である。マリカの涙は，彼女の感情的欲求が父親によって満たしてもらえなかったことへの悲しみを表している。ここで中核的なのは「情緒的剥奪スキーマ」である。マリカの父親は，娘に気を配ったり身体接触を通じて愛情を示したりすることをせず，娘に対し共感を示すこともなかった。彼はマリカに関心がなかったのである。関心のなさは「情緒的剥奪」の本質である。親子は情緒的に結びついていない。子どもは親と情緒的に結びつこうと試み続けるが，親はそれに応えようともしないのである。
　関連するスキーマには，「服従スキーマ」と「不信／虐待スキーマ」の2つが挙げられる。マリカは全てが父親の言いなりである。父親がそうと決めたときだけ，マリカを膝の上に座らせる。父親が読みたい本をマリカに読んで聞かせる。マリカは父親の望む

とおりに振る舞うしかない。父親が全てをコントロールしている。マリカは父親から注目や愛情を得たいのだが，そのためにできることは何もない。父親に受け入れてもらうには，たとえ父親に指を後ろ側に折り曲げられようとも，ひたすら「お利口」にするしかない。父親から注目してもらいたければ，そのようなひどい扱いに耐えなければならないのである。

上のやりとりには，他にも「欠陥スキーマ」が関連していると思われる。ネグレクト（養育放棄）された子どもの多くは，両親が自分の養育を放棄した理由を，自分に価値がないためであると感じている。マリカにとって自分に対する父親の無関心は自分が放棄されたのと同じであり，それが彼女の「欠陥スキーマ」を形成したと考えられる。マリカは自分が父親に愛されるに値する人間でありたいと望んでいたが，父親は自分に愛情を注いでくれない。そこで彼女は自分を「非難されるべき，欠陥のある存在」であるとみなすようになってしまった（この「欠陥スキーマ」はセッションを重ねるにつれて，より明確になっていった）。

4-1-3　イメージ技法によって過去と現在を関連づける

セラピストと患者は，患者の幼少期における重要なイメージ（早期不適応的スキーマに関わるネガティブな感情を惹起せしめるようなイメージ）を探索した後，今度は似たようなイメージを思い起こさせる，現在の，もしくは大人になってからの患者の体験を検討する。患者はこの作業を通じて，幼少期の記憶と現在の生活とを関連づけられるようになる。

以下に示すのは，セッションにおけるマリカとのイメージワークの続きである。セラピストはマリカに対し，父親のイメージと似たようなものを，いつ，どのようなときに夫のジェイムズに対して感じることがあるかを尋ねた。そして，イメージの中でジェイムズに話しかけ，彼に対して自分が何を望んでいるかを伝えるよう教示した。

  セラピスト：ジェイムズに対してあなたが何を望んでいるのか，伝えてください。できるだけはっきりと彼に伝えるのです。
  マリカ：(イメージのなかのジェイムズに対して)「ジェイムズ，まず私に向かって怒鳴らないでほしい。その日がどんな一日だったのか，毎日私に尋ねてほしい。ささいなことでいいから，私の話を聞いてほしい。私が話をしているときに，『早くしろ』とか『黙れ』といった目で私を見ないでほしい」「私はあなたと二人で出かけて，一緒に楽しみたい。ただ一緒に笑うだけでいい。私のするおかしなことをただ面白がってくれるだけでいい。私と一緒にいることを少しでも楽しんでほしい。そしてあなたが楽しんでいることが，私に少しでも伝わるといいのに」（泣）
  セラピスト：あなたと一緒にいるときにジェイムズが楽しんでいることを，少しでいいからあなた自身が感じたいのですね。
  マリカ：ええ。一緒にいて楽しくなければ普通は結婚しないでしょう？
  セラピスト：では今イメージの中でジェイムズに言ったことを，本当に彼に伝えたとしたら，彼は何と言うでしょうか？　今度はイメージの中であなたはジェイムズになります。彼の立場から答えてください。

4　体験的技法

マリカ：そうですね，おそらく彼はあれこれと言い訳をするでしょう。「僕たちは十分うまくやっているじゃないか。僕には仕事があるし，仕事のために多くの時間が必要なことを，君も知っているだろう？　それに僕はとても疲れているんだ」とか，「僕はこれでも精一杯やっている。わかるだろう？　これ以上僕に何を望むの？」とか。
セラピスト：それはお父さんとどこか似ていませんか？　ジェイムズは一生懸命働いて，必要な物をあなたに与えてくれる。あなたはそれだけで十分に幸せだと感じなければならない。
マリカ：そうですね。その通りです。

　このイメージワークでマリカがジェイムズに伝えたことは，まさに彼女が父親に伝えたかったことと同じである。マリカがジェイムズに対して「私のことを気にかけてほしい」「私の話を聞いてほしい」「私と一緒にいることを楽しんでほしい」と望むのは，「情緒的剥奪スキーマ」に根ざしている。夫婦関係のあり方や，いつマリカに対して愛情を示すかを決めるのは，仕事が忙しいジェイムズのほうである。マリカは何の要求もすることができない。これは「服従スキーマ」に絡んでいる。そして，「私を拒絶しないでほしい」「私の魅力を理解し，私と一緒にいることを楽しんでほしい」というのは，「欠陥スキーマ」にも関連している。

4-1-4　スキーマ理論に基づいて患者のイメージを概念化する
　イメージワークを終えた後，患者が自分の体験したイメージをスキーマ理論に基づいて理解できるよう，セラピストは患者に概念的な説明をする。このような説明により，患者は自分の体験を知的な側面から理解し，さらに深い洞察を得ることが可能になる。以下に示すやりとりでセラピストとマリカは，イメージワークを通じてマリカが体験したことを素材に，彼女のスキーマを理解するための話し合いを行っている。イメージ技法を用いたセッションを，スキーマ理論を用いて概念化することは，患者のイメージワークとそれまでに実施した他のアセスメントの内容を統合するうえで，大変有用である。
　セラピストは，「情緒的剥奪スキーマ」「欠陥スキーマ」「服従スキーマ」の3点がマリカにおける中核的なスキーマであるとして焦点を当てている。セラピストはそのなかでも，「情緒的剥奪スキーマ」についてまず彼女と話し合った。このスキーマは頻繁に活性化されているにも関わらず，マリカ自身はあまりそのことに気づいていないようであった。

セラピスト：さて，あなたがすでに記入した質問紙を見てみましょう。このスキーマ質問票ですが，最も高得点なのは，「厳密な基準スキーマ」ですね。他に得点の高いスキーマは，……「自己犠牲スキーマ」ですね。あとは……。
マリカ：ええ，でも，それらのスキーマは私に当てはまる感じがしません。（笑う）
セラピスト：そうですか。実は私も，この質問紙で高得点のスキーマと，あなたが抱えている困難とは，ちょっと違うような気がしているんです。おそらくあなた自身，自分の深いレベルで起きていることに気づかないまま，何らかの反応があなたの中で起きているのではないでしょうか。
マリカ：ええ，そうかもしれません。

セラピスト：今日ここで実施したイメージワーク，そしてあなたがこれまでに話してくれたことを総合して，あなたがどのようなスキーマを持っているか，私の考えをお話させてください。私が思うに，あなたが持っているスキーマのうち最も重要なのは，「情緒的剥奪スキーマ」と呼ばれるものです。このスキーマは，ごく普通で自然な感情的欲求が満たされないという感覚をもたらします。つまり，「誰も私を愛してくれない。私を守り，理解し，話を聞いてくれ，気にかけてくれる人は誰一人として存在しない。私を慈しみ育て，心から世話をし，私に注目してくれるような人なんてどこにもいない」という感覚です。どうでしょうか？　あなたにこのような感覚があるでしょうか？

マリカ：おそらく，男性に限って。なぜなら私は女性の友人と一緒のときはそのように感じないからです。

セラピスト：確かにその通りですね。あなたのお母さんも違いました。お母さんはあなたを大変愛していましたね。しかし少なくとも男性に対しては，この「情緒的剥奪スキーマ」があなたにとって大きな問題になるようです。あなたのお父さんは，あなたを情緒的に十分に慈しみ，世話をしてくれるような人ではありませんでしたね。

マリカ：ええ，その通りです。

セラピスト：そしてあなたの夫であるジェイムズも同じですね。

マリカ：ええ，父と同じです。

セラピスト：情緒的に大事に世話してもらうことこそが，あなたが今なお望んでいるのに得ることができていないものです。あなたがお父さんに求め，ジェイムズに求めていることです。あなたは二人に対して，少しでいいから自分に注目してほしい，情緒的なケアをしてほしいと切望しています。

セラピストは，マリカと父親，そしてマリカと夫との関係における中核的なテーマを彼女に指摘した。この二人の男性は，マリカの「情緒的剥奪スキーマ」を強化する存在である。次にセラピストは，彼女の「欠陥スキーマ」に焦点を当てることにした。

セラピスト：では，別の重要なスキーマについても考えてみましょう。それは「欠陥スキーマ」と呼ばれるもので，このスキーマは，「自分の中には何か欠陥がある」「自分は欠陥人間だから，愛される価値がない」といった感覚をもたらします。私はお父さんについての話を聞いて，あなたの中にもそのような感覚があるにちがいないと考えています。お父さんの言動は，「自分に欠陥があるから，父は私に注目してくれないんだ」「父が私と一緒にいたがらないのは，私がどこかおかしいからだ」という感覚をあなたにもたらしました。そのときのお父さんの振る舞いは，あたかもあなたを軽蔑するようなものだったでしょう。そのようなお父さんの言動は，「自分はちゃんとしていない」「自分は父の期待や要求に応えられない欠陥人間だ」といった感覚をあなたの心の奥深くにもたらしたのではないでしょうか？　どう思いますか？

マリカ：(泣き出す)その通りです。でもこのことは，男性だけでなく女性との関係にもあてはまります。小さい頃私は，毎日毎日外見について母親から非難されつづけていました。「お前の髪はまっすぐで硬すぎる」「お前はなんて太っているんだろう」「お前はちっともきれいじゃない」……。私はこんなことばかり母に言われていたんです。

セラピスト：確かにそれはお父さんがあなたにしたことと，共通点がありそうですね。お父さんはあなたを気にかけず，無視しました。その結果，あなたは自分がちゃんとした存在であるとは思えなくなってしまった。「自分にどこか欠陥があるから注目してもらえないのだ」と信じるようになってしまった。そしてお母さんはあなたの外見を非難してばかりだった。そのような両親のもとで，あなたは自分が非難されるしかない欠陥人間であるという感覚を持つようになったのです。この解釈をどう思いますか？

マリカ：(深くため息をつく)ええ，その通りだと思います。

セラピストは次に，マリカが自分の「欠陥スキーマ」を強化するように行動している

ことを指摘した。

セラピスト：そして私が思うに，あなたは自分の「欠陥スキーマ」をあなた自身に対して使い続けているのではないでしょうか。あなたは自分の欠点を探し，その証拠を集め続けています。自分の体重や外見をあげつらっては自分自身を非難し，「私は欠陥人間だ」という感覚を自分の中に保ち続けているのです。私の言っていることがお分かりになりますか？
マリカ：ええ，わかります。ほとんど自動的にそうしてしまうのです。たとえ体重が120ポンドまで減ったとしても，私はやっぱりそのことで自分を非難するでしょう。
セラピスト：あなたのスキーマがそのように仕向けるのです。
マリカ：ええ，よくわかりました。減量することが私の根本の問題ではないのですね。
セラピスト：そうですね。たとえ減量に成功しても，それだけで「自分は欠陥人間だ」という感覚が消えることはないでしょう。たとえ今のご主人と別れたとしても，あなたはやはり自分の「欠陥スキーマ」を強化するような次の夫を見つけることでしょう。
マリカ：どうやらそのようです。
セラピスト：新たな夫の言動も，やはり「自分はどこかおかしい」という感覚をあなたにもたらします。あなたはそのような夫の言動に表面では抗おうとしますが，心の奥深いところでは，あなた自身，「私はおかしいんだ」とさらに強く信じてしまうのです。これがスキーマの正体です。

　セラピストは，イメージワークで生じた重要なテーマを，マリカの現在の生活に関連づけて説明している。そうすることで，スキーマが現在の生活にいかに影響を与えているかを，マリカ自身が理解できるようになる。

4-1-5　幼少期における他の重要人物についてもイメージ技法を適用する

　多くの患者はマリカのように幼少期の親子関係に起因するスキーマを有しているので，イメージワークでも親との関係を取り扱うことが最も重要である。しかし幼少期における他の事柄についてイメージワークを行うこともある。患者のスキーマの形成において中核的であると思われることについては，すべてイメージ技法を適用する。それはたとえば，きょうだい，親戚，幼なじみ，先生，あるいは見知らぬ人についてのイメージかもしれない。生活歴を聴取するなかで，幼少期や思春期におけるスキーマの形成に大きく関与していると思われる人物が同定されれば，その人との関わりについてイメージ技法を行うとよい。たとえば，幼少期に兄からいじめられていたと患者が述べたのであれば，「目を閉じて，小さい頃のあなたがお兄さんと一緒にいるところをイメージしてみましょう」と言って，イメージワークを導入する。小学校でいじめられたことがあると患者が述べたのであれば，「目を閉じて，小学生のあなたが校庭にいるところを思い浮かべてください」と言って，患者に小学生時の体験をイメージしてもらう。

4-1-6　要約：アセスメントのフェーズにおけるイメージ技法

　スキーマ療法におけるアセスメントのフェーズでイメージ技法を導入することは，患者の中核的なスキーマを同定し，実感し，幼少期における起源を理解するために大いに

役立つ。そしてイメージ技法を通じて，スキーマやその起源を患者が現在抱える問題に関連づける作業も促進される。イメージ技法によって，患者は自らのスキーマを知的に理解するだけでなく，感情的に体験できるようになり，セラピストと患者は患者の持つスキーマについてさらに深く理解できるようになる。

4-2　変化のフェーズにおける体験的技法

スキーマ療法では「変化のフェーズ」においても体験的技法を用いるが，それは「アセスメントのフェーズ」でイメージ技法を用いてからすぐにではない。アセスメントのフェーズでは前節で述べたような体験的技法を適用した後，セラピストと患者は患者のスキーマを概念化し，アセスメントのまとめを行う。その後変化のフェーズに入るが，変化のフェーズでセラピストはまず認知的技法を適用する。つまりセラピストと患者は，スキーマの証拠や反証を検討したり，フラッシュカードを作成し活用するといった作業を行う。認知的技法については前章で紹介した。変化のフェーズにおいて体験的技法を用いるのは，この認知的技法を終えた後である。

変化のフェーズにおいて用いられる体験的技法には，以下のものがある。

1. 体験的技法の理論的根拠を示す
2. 「イメージにおける対話技法」を実施する
3. イメージワークのなかで「治療的再養育法」を行う
4. 外傷的な記憶に対してイメージ技法を適用する
5. ホームワークの課題として手紙を書いてくる
6. 「行動パターンの変容」のためにイメージ技法を活用する

4-2-1　理論的根拠を示す

体験的技法を適用する理論的根拠はただ一つ，感情的なレベルにおいて患者のスキーマと闘うことである。セラピストと患者はすでに，患者のスキーマの根拠と反証を検討し，スキーマの反論となるような事実があることを認識している。しかし，認知的技法を実施しおえた患者の中には，「私は，自分のスキーマが真実ではないことを『頭』ではよくわかっているのですが，『心』ではスキーマがその通りであるとどうしても**『感じて』**しまうんです」と訴える人が少なくない。感情的なレベルでスキーマと闘うための基本的な技法は,体験的技法（および体験的技法と「治療的再養育法」の組み合わせ）である。

4-2-2　イメージにおける対話技法

「イメージにおける対話技法（imagery dialogue）」は，スキーマ変化のための体験的技法のなかでも特に重要な技法である。患者はイメージを通して，幼少期のスキーマ形成に関与した人物，そして現在の生活において患者のスキーマを強化している人物と対

話する。本節では、「イメージにおける対話技法」について詳しく紹介するが、本技法は本書で後に紹介するモードワークの簡易版である。本技法では、第1章で紹介したスキーマモードのうち、【脆弱なチャイルドモード】【ヘルシーアダルトモード】【非機能的ペアレントモード】の3つを活用する。

　これまでにも述べたように、患者の幼少期における最も重要な人物はたいていは親である。したがって「イメージにおける対話技法」でもたいていの場合、まず最初に親を扱うことが多い。セラピストは患者に対し、目を閉じて、自分がどちらか一方の親と一緒にいて、心がかき乱されたときの場面を想起するよう求める。ここで想起される場面は、アセスメントのイメージ技法において想起された場面と同じであるか、似ていることが多い。次にセラピストは、イメージにおいて惹起された親に対する強い感情、とりわけ怒りの感情を患者が表出するよう誘導する。つまり患者はまずこのイメージワークを通じて、親によって満たされることのなかった中核的感情欲求を明らかにする。そしてそのような欲求を満たしてくれなかった親に対して、イメージの世界のなかで怒りを表明する。

　なぜこのような作業（イメージワークにおいて患者が自らのスキーマの原因となった親に対して怒りを表明する）が必要なのだろうか？　おそらくそれにはいくつかの理由がある。1つは、怒りを表出すること自体が患者にとってカタルシスになるからである。しかしそれだけではない。本技法のもっと重要な目的は、スキーマに反撃したり距離を置いたりする力を患者に与えることである。患者は怒りを感じ、表出することによって、自分を親から守るための強さを得る。スキーマはそれまでの患者の心的世界に誤りがあったことの象徴であり、怒りは、患者の心的世界をより正しく妥当なものへと再構築してくれる。イメージワークにおいて「もうあなたには私を虐待させない」「もうあなたは私を非難することはできない」「もう私はあなたにコントロールされない」「あなたは私が求めていたような愛情を私に与えてくれなかった」「私はあなたに対し、怒りを感じる権利がある」「私は一人の人間として、自分らしくある権利がある」と言うことを通じて、患者は自分が真に価値のある存在で、だからこそ生き直すことができるのだということを実感できるようになる。患者は人間としての基本的な権利を自分自身に対して認められるようになる。子どもの頃に受けたひどい扱いは不当であり、患者はそれよりもずっと認められるべき存在なのである。

　つまり我々セラピストが患者に伝えようとするのは、患者にも基本的な人権があるという当たり前のことである。どんな子どもであっても、尊重され満たされるべき基本的な欲求と権利がある。そのことをセラピストは患者に教育的に伝える。たとえば、「欠陥スキーマ」を持つ患者には、全ての子どもが敬意をもって扱われるべきであることを伝えることができる。「情緒的剥奪スキーマ」を有する患者には、全ての子どもが愛と理解と保護を与えられる権利を有するのだと伝えることができる。「服従スキーマ」を

有する患者には，全ての子どもが自らの気持ちや要求を（ごく常識的な範囲内で）表現する権利があることを伝えることができる。全ての患者は子どものとき，これらの権利を有していたはずである。しかし残念なことに，患者はそのような感覚を身につけることができなかった。だからこそ我々は，患者が治療を通じてそのような当たり前の人権感覚を身につけ，治療終結後この世界において，より健康的に生きていけるようになることを心から望むのである。

　治療のこの段階で，体験的技法を通じて患者に怒りを表出させることは，治療を促進させるうえでも非常に重要である。患者のなかには，「イメージにおける対話技法」を回避したがる人もいる。そのような患者は，「私はすでにこのような問題を乗り越えています。私はとっくに親に対する怒りを克服しました。今の私は両親を理解し，許すことができるのです」と言うかもしれない。しかし残念ながら，我々セラピストは患者のこのような言葉を額面通りに受け取るわけにはいかない。体験的技法を回避してしまうと，結局は患者のなかで親に対する怒りがずっとくすぶり続ける。ここでセラピストと患者が「イメージワークにおける対話技法」をしっかりと行わなければ，すなわち患者がセッションや実生活において親に対する怒りをしっかりと実感することがなければ，患者は治療における次の段階に進むことができない。（ただし実生活において「怒りを感じる」ことと，親に「直接怒りをぶつける」こととは区別する必要がある。よほどの合理的な理由がなければ，セラピストは，この段階で患者が親に対して直接的に怒りをぶつけることは，ひとまず思いとどまらせることが多い。）患者が親を許すかどうかは，治療がもっと進んでから一緒に話し合うべき事柄である。治療がもっと先に進んでから，親にもよい面があったこと，そして親に何らかの限界があったことを患者自身が認められるよう，セラピストは患者を手助けする。しかしそのためには，この時点でかりそめに親を許すよりはむしろ，親に対する自分の怒りをまずはしっかりと実感することが必要なのである。このように，患者が治療において，親に対する怒りを表出することは極めて重要である。それなくしては，患者は感情レベルにおいてスキーマを信じ続けることになってしまう。

　患者のなかには，このような作業をうしろめたく感じる人もいる。彼／彼女らは，親に怒りを感じること自体が間違っていると考える。そのような患者は，たとえイメージワークであっても，親に怒りを表出することは親を傷つけ，裏切ることであると信じている。もしくは，「それでも親は最善を尽くしてくれたのだから，そのような親に怒りを感じることは不当である」と信じている。その場合セラピストは，あくまでこれは一つの治療的な作業にすぎないことを患者に伝える必要がある。そしてイメージワークにおいて親に怒りを感じたとしても，それは親を人格的に非難することとは異なり，子ども（すなわち患者自身）に対する養育のあり方のごく一部に対して怒りを表明するにすぎないのだと説明するとよいだろう。

怒りの他にも、幼少期における自分の体験に対する悲しみの気持ちを患者がイメージワークを通じて表出すること、すなわち「悲嘆の作業」も重要である。悲しみはしばしば怒りと共に存在する感情である。患者は悲嘆の作業をやり抜くことで、確かに過去においてはスキーマが真実であったかもしれないが、今現在はもはやそうではないことを認識できるようになる。そして患者は悲嘆の作業を通して、「もしかしたら親が変わってくれるかもしれない」という非現実的な期待を手放し、親が変わろうが変わるまいが、自分には良い面がたくさんあるのだということを認識できるようになる。悲嘆の作業はまた、幼少期の痛ましい体験を過去に戻って書き換えることはできないが、これからの未来の体験は患者自身が作っていけるものであるという事実を、患者自身が受け入れられるよう手助けしてくれる。

多くの患者が、過去にさまざまな体験があったとしても、それでもなお自分が親を愛しているということに気づいている。だからこそ彼／彼女らは大人になってからも、より現実的で機能的な関係を親と結び直そうとする。それは非常に理にかなった努力である。その努力が実を結べばよいが、仮にその努力がうまくいかなかったとしても、患者は悲嘆の作業を通じて、よりよい親子関係を結び直すこと自体をあきらめられるようになる。さらに悲嘆の作業の結果、患者は自分自身を軽蔑したり自分に関心を払わなかったりするかわりに、痛ましい幼少期を過ごした自分に対して同情の念を抱くことができるようになる。悲嘆の作業は、患者が自分自身を許すことにもつながるのである。

「イメージにおける体験技法」を通じて患者が怒りを表出する他の目的としては、患者が感情レベルにおいて自らのスキーマに距離を置くようになることが挙げられる。患者がスキーマと闘うことが難しいのは、自らのスキーマを「自我親和的」なものとして感じてしまうからである。患者は親から与えられたメッセージを内在化し、自分に対する親の言動をそっくりそのまま自分自身に対して繰り返すようになる。「お前が何を感じようが関係ない」「お前は愛されるに値しない存在だ」「お前はずっと一人ぼっちのままだ」「誰もお前の欲求など満たしたりはしない」「お前は常に他人の望むとおりに振る舞わなければならない」といった親の声は、そのまま患者自身の内なる声となり、患者はそれらのメッセージを「正しい」ものとして信じてしまう。患者が「イメージにおける体験技法」を通じて親に対する怒りを表出できるようになれば、このようなあり方を変化させることができる。体験技法の結果、患者はスキーマが実は「自分自身の声」ではなく「親の声」であることに気づき、スキーマを外在化し、距離を置くようになる。自分を非難し、支配し、拒絶し、嫌っていたのは親であり、自分自身ではなかったことに気づくのである。ここでスキーマは「自我違和的」な存在となる。そうなるとスキーマと闘うための治療同盟はさらに強固なものとなる。

事例──

以下に示すのは、3章で少し登場したダニエルという患者とセラピストとのやりと

りである。ダニエルは社会不安と怒りのコントロールの問題を抱えており，これまでの9カ月間にわたり，標準的な認知療法を他のセラピストから受けていた。彼は36歳で，幼い息子をひとりで育てている。妻とは5年前に離婚した。妻が他の男性と浮気をしたからである。彼はその後，全くの独り身である。ダニエルの長期的な治療目標は女性と幸せで親密な関係を築けるようになることである。

ダニエルの幼少期はかなり外傷的なものであった。父親はアルコール依存症で，毎晩近所のバーで飲み明かしていた。ダニエルは，自分がまだほんの小さな子どものときに，父親を探して家に連れ戻すために，夜中に一人で町を歩き回ったことがあるのを，いまだによく覚えている。しかも父親が飲みに出かけている間，ダニエルの母親は複数の男たちを家に連れ込み，彼らと一緒に酒を飲むばかりか，ダニエルがそこにいるのにも構わず彼らとセックスしていた。たまたま連れ込める男がいないとき，母親はダニエルに性教育をするように見せかけて，実際には性的に挑発するように自らの裸体をダニエルに見せつけた。さらに母親は身体的にも心理的にもダニエルを虐待していた。

彼の生活歴から推測される中核的スキーマは，「不信／虐待スキーマ」である。それはとくに女性とのかかわりにおいて活性化されやすいスキーマであると言えるだろう。ダニエルの母親は，性的にも心理的にも身体的にも彼を虐待し，両親共に，自分のしたいようにすごし，そのために息子を利用していた。ダニエルは質問紙における「人は私を利用し虐待する存在である」という項目で「強くそう思う」に丸をつけていたが，まさしくこれが彼の中核的な信念なのだろう。この中核的な信念を取り囲むような形で，数多くのスキーマがあるのだと思われる。たとえばダニエルは，他の多くの被虐待者と同様，「欠陥スキーマ」を有している。母親の虐待と父親の養育放棄は，「自分は無能力である」「自分は恥ずべき存在である」「自分には価値がない」「自分は愛されるに値しない」といった感覚をダニエルに植えつけた。またダニエルは他にも，「服従スキーマ」や「感情抑制スキーマ」を有していると思われる。

次に示すやりとりでは，セラピストはダニエルに対し，まずは母親と，そして次に元妻と，「イメージにおける対話技法」を行うよう誘導した。その目的は，過去に自分を傷つけた人に対してダニエルが怒りを表出し，権利を主張することである。ダニエルはまず，幼少期を思い出し，母親に怒りを感じた場面について語っている。

ダニエル：私は2階にいます。母は洗面所で化粧をしたり髪型を整えたりしています。母はそういったことにものすごい時間を費やすのです。彼女は裸で，洗面所の扉を開きっぱなしにしています。彼女は私を見て立ち上がり，彼女の陰毛が本当にブロンドかどうかを私に確かめさせようとします。
セラピスト：あなたは何を感じますか？
ダニエル：嫌悪感と軽蔑です。性的なものはまったく感じません。
セラピスト：お母さんは次に何をするのですか？
ダニエル：自分の胸などを自慢げに指差し，私を挑発します。
セラピスト：お母さんの声や言い方で，それを再現できますか？

ダニエル：(母親の言動を再現する)「ダニエル，見ていいのよ。あなたにはそうする必要があるわ。さあ，もう少し性について学ばなきゃね。よく御覧なさい」
セラピスト：あなたは何を感じますか？
ダニエル：戸惑いと嫌悪感です。私は母親に自分の領域を侵されたように感じます。自分には普通の親子として会話ができる母親がいないのだと思います。私にはほとんど狂っているといってもいいような母親しかいないんです。

このようにダニエルは，母親がどのように彼を傷つけ，それに対して自分がどのように感じたのかを想起した。次にセラピストは，母親から満たしてもらえなかった感情的欲求が何かを同定しようとする。セラピストはダニエルに対し，本当は何を母親から与えてもらいたかったのかを尋ねた。

セラピスト：本当はお母さんに何を求めているか，今，彼女に伝えることができますか？ 息子として，お母さんには本当はどんな存在であってほしかったのでしょう？ 小さい頃のあなた自身に戻って，それをお母さんに伝えましょう。子どもの頃のあなたは，そうやってお母さんに伝えることはできませんでした。それは事実です。でも今はイメージの中で，子どものあなたがお母さんに何を求めているか，何とか伝えようとしてみてください。
ダニエル：(子どもの頃の自分に戻って，母親に伝える)「母さんが僕をこんなことに利用するのは間違っている。僕は父さんの面倒をみるだけで精一杯なんだ。僕は僕で大変なんだ。本当なら僕は母さんに，僕のそばにいて，僕が困っているときには助けてほしいと思っている。母さんが僕に助けを求めるのではなく，僕が母さんに助けを求めたいんだ。そして親として母さんには僕の手本になってもらいたいんだ。僕は母さんに世話をしてもらいたいし，僕が母さんを頼りたいんだ。でも母さんはそうじゃない。母さんはまるで子どもと同じで，ちっとも成長していないじゃないか。母さんのせいで，僕は幸せな子ども時代を過ごすことができないんだ」
セラピスト：お母さんは何と言ってくるでしょう？
ダニエル：(母親役を演じる)「私たちは皆，それぞれの問題を抱えているのよ。しかも私はあなたよりもはるかに多くの問題を抱えているの。ダニエル，あなたは住む家があることに感謝するべきね」
(しばらく沈黙する)

この時点でのダニエルの感情は，まだ落ち着いていた。セラピストは母親の言動を誇張することにより，それに対するダニエルの感情を強めようとした。(後の章で述べるが，このようなときに役立つのが「モードワーク」である。ここでセラピストはダニエルに対し【怒れるチャイルドモード】を導入することにした。)

セラピスト：今のイメージをそのまま続けてください。さて次にあなたにイメージしていただきたいのは，これまでとは違うあなた，すなわち〈怒れるダニエル〉です。お母さんがあなたをこのように利用したことに対して激しく怒っている，子どもの頃のダニエルをイメージするのです。〈怒れるダニエル〉……すなわちもう誰も止められないぐらいお母さんに対して激怒している自分自身をイメージするのです。できそうですか？
ダニエル：ええ。
セラピスト：今，何が見えますか？
ダニエル：私は母に怒鳴っています。
セラピスト：どんなふうに怒鳴っているのでしょうか？ 教えてください。
ダニエル：(大きな声で)「お前はふしだらなメス犬だ！ 僕はお前なんか大嫌いだ！ お前が僕の母親でなければどんなに良かっただろう。僕にはろくでなしの父親と母親しかいないんだ。なんて両

親なんだ！」

セラピスト：私がお母さん役をやります。あなたはそのまま私に対して怒りをぶつけてください。(母親役を演じる)「だから言ったでしょう？　私たちは皆，それぞれの問題を抱えているのよ。しかも私はあなたよりもはるかに多くの問題を抱えているの。ダニエル，あなたは住む家があることに感謝するべきね」

ダニエル：「何て馬鹿な母親なんだろう！　この家の子どもは僕なんだ！　子どもである僕を守り，僕の欲求を満たすのが，親の責任だろう？」

セラピスト：(母親役を演じる)「私は自分のことで精一杯なのよ。あなたの父親があの通り頼りにならないからね」

ダニエル：「お前はいつだって自分のことばかりだ。だらしない化粧をし，くさい毛染めをして，男のことばかり考えている。僕は一人ぼっちで家に取り残される。全てクソ食らえだ！　もう僕は全てが嫌になった。もううんざりだ。母さんにも父さんにもうんざりだ！　もしできることなら，今すぐにでもここを立ち去りたいよ」

セラピスト：(母親役を演じる)「うるさいね。わめくんじゃないよ。もしこれ以上わめこうものなら，お前の髪をつかんで，引きずり回してやる！」

ダニエル：「お前に髪をつかまれ，引きずり回されるのにも，もう飽き飽きだ！　そんなことは外で別の男にやってくれ！」

セラピスト：(母親役を演じる)「おお，怖い。私はあなたにいいことを教えてあげようとしているじゃない。身体だって見せてあげているでしょ。私がセックスについて教えてあげるとき，あなただっていい気持ちになるでしょう？」

ダニエル：「それが何だというんだ！　お前は多くの男たちを引きずりこんでいるじゃないか。どうしてそれで満足できないんだ？　いろんな男どもがこそこそと出入りするだけじゃ，お前には足りないのか？　だから僕までそこに引きずりこもうというのか？　僕はもううんざりだ。お前の汚らしい身体を僕にさらすのは止めてくれ！」

　セラピストはこのように「イメージにおける対話技法」でダニエルの母親役を演じることによって，彼の怒りを意図的に喚起した。情緒的に抑圧されている患者の場合，このようにロールプレイを行い，セラピストが親の役割を取ることがしばしば役に立つ。セラピストは患者の感情の強度を上げるため，あえて患者の怒りを刺激するように演技する。ただしそれはセラピストが患者について深く理解しているからこそできることであり，しかもあくまでもそれは「ロールプレイにおける演技」である。セラピストが患者の親を演じる場合，それは患者がそれまでにセラピストに伝えたことのある，記憶のなかの親の言動とそっくり同じであることが重要である。たとえばダニエルは上のやりとりの前に，母親が怒ると彼の髪の毛をつかみ，彼を引きずり回したということを，何度もセラピストに話していた。セラピストはその情報をロールプレイに利用したのである。

　セラピストは次に，ダニエルの前妻に焦点を移した。ダニエルを騙し，傷つけた前妻に対して，彼が怒りを表出できるようセラピストは手助けした。

セラピスト：では今度はあなたの前の奥さんをイメージしてください。あなたが彼女の浮気を知った直後のことです。……よろしいですか？　今，ご自分がどのように感じているか，彼女に伝えてください。

ダニエル：(悲しげに話す)「君が僕を裏切ったことに，僕はとても傷ついている。僕たちは夫婦だっ

たんだよね。確かに僕は世界一の夫ではなかった。完璧な夫でもなかった。でもこんなことは本当に最低だ。僕は君にゴミみたいに扱われた気がする。君にとってはこんなことが大切だったのか？ 結婚生活を壊してでも，君には浮気が必要だったのか？」
セラピスト：それに対して彼女は何と言いますか？　実際に彼女が取った言動を再現してください。
ダニエル：（前妻を演じる）「そんなに大げさに騒がないでよ。浮気なんていまどき誰だってやっているわよ。私をコントロールしようとしないで。私はやりたいことをやり，行きたいところに行くの。そんなに偉そうに私にあれこれ言うなんて，一体あなたは何様のつもりなの？」
セラピスト：あなたは何て答えますか？
ダニエル：「僕たちは夫婦だ。一生添い遂げるために僕たちは結婚したんじゃないか！　なのに君は僕を裏切った。僕は残念でたまらない。僕はこれに耐えることはできないだろう。いやたとえ耐えることができたとしても，僕は決して耐えたりするもんか！」
セラピスト：このように彼女に伝えることができて，今，どのようなお気持ちですか？
ダニエル：自分の怒りを適切に表現できたように思います。解放感を感じます。

　セラピストは以上のように，ダニエルがイメージの中で母親と前妻に怒りを表出できるよう援助した。その結果彼は，幼少期からの無力感から抜け出し，そのぶん自分が力強くなったような感覚を得た。

4-2-3　イメージ技法を通じて「治療的再養育法」を行う

　イメージ技法を通じて「治療的再養育法」を行うという作業は，「断絶と拒絶」というスキーマ領域におけるスキーマを有する患者にとって，特に有益である。「断絶と拒絶」領域に含まれるのは，「見捨てられスキーマ」「不信／虐待スキーマ」「情緒的剥奪スキーマ」「欠陥スキーマ」の４つである。これらのスキーマを有する患者は，幼少期において，他者との関わりに安心感を抱いたり，他者から愛されたり，慈しんで育てられたりすることがなかった。もしくは自分が価値のある存在であることを実感することがなかった。そこでセラピストはイメージワークを通じてそれらの患者に対する「再養育」を試みる。患者はイメージにおいて子どものモードで振る舞うよう誘導され，幼少期に得られなかった体験をイメージの中でセラピストから与えられる。次に患者はセラピストの再養育をモデルとして，イメージの中で自分で自分を再養育できるようになる。これが「治療的再養育法」である。
　前項で紹介した「イメージにおける対話技法」と同様，本作業も「モードワーク」の簡易版である。ここでも「イメージにおける対話技法」と同様，【脆弱なチャイルドモード】【ヘルシーアダルトモード】【非機能的ペアレントモード】の３つを活用する。本作業では，【脆弱なチャイルドモード】を【非機能的ペアレントモード】から守るため，そして【脆弱なチャイルドモード】を慈しみ育てるために，【ヘルシーアダルトモード】を特に重視する。
　本作業は３つのステップから成る。1）セラピストは患者に対し，患者の内なる【脆弱なチャイルドモード】に話しかけることについて許可を得る，2）セラピストが【脆弱なチャイルドモード】を再養育する，3）患者の中にセラピストをモデルとした【ヘ

ルシーアダルトモード】を育て，患者自身が内なる【脆弱なチャイルドモード】を自分で再養育できるようになる。

第1ステップ：患者の内なる【脆弱なチャイルドモード】に話しかけることについて許可を得る——

セラピストはまず，患者の内なる【脆弱なチャイルドモード】にアクセスしなければならない。そこでセラピストは患者に目を閉じるよう指示し，現在でも過去でもどちらでもよいので，自分が小さな子どものようになってしまったときのことをリアルにイメージするよう教示する。セラピストはこのような手続きを経て，目の前の患者を仲介者として患者の【脆弱なチャイルドモード】とやりとりができるようになる。セラピストと【脆弱なチャイルドモード】とのやりとりを，患者自身に仲介してもらうことが本作業の大きなポイントである。

以下に，前に紹介したヘクターという患者との対話例を紹介する。彼は「治療を受けなければ離婚する」と妻に言い渡されて治療に訪れた。ヘクターはそれまでイメージワークに対してあまり気乗りのしない態度を取り，実際のワークにも適応しきれていなかった。セラピストはイメージワークを取り入れたセッションを3回ほど実施したが，ヘクターは幼少期のネガティブな体験をイメージしつづけることが難しかった。

ヘクターの母親は統合失調症を患っていた。彼が幼い頃，母親は精神病院の入退院を繰り返しており，その度にヘクターと彼の弟はさまざまな里親に預けられた。以下のやりとりでは，彼の「見捨てられスキーマ」と「不信／虐待スキーマ」がイメージの中に現れている。

　　セラピスト：あなたはある里親に預けられています。その家庭にいるときの幼い自分の姿をイメージしてみてください。
　　ヘクター：わかりました。
　　セラピスト：今，何が見えますか？
　　ヘクター：私と弟は見慣れない家にいます。私たちはその家の寝室のベッドに座っています。
　　セラピスト：ベッドに座っている〈小さなヘクター（Little Hector）〉は，今のあなたから見てどんな感じですか？
　　ヘクター：彼は怯えているようです。

セラピストは〈小さなヘクター〉，すなわちヘクターにおける【脆弱なチャイルドモード】に直接話しかけてもよいかヘクターに尋ねる。

　　セラピスト：私がイメージの中の〈小さなヘクター〉に話しかけてもいいですか？
　　ヘクター：いいえ，それはやめてください。彼はとても怯えています。彼はまだあなたを信頼していません。
　　セラピスト：〈小さなヘクター〉は何をしているのですか？
　　ヘクター：ベッドカバーの下にもぐりこんで，もぞもぞしています。彼はあなたと話すことが怖くて

仕方がないのです。

　患者は内なる【脆弱なチャイルドモード】が傷つかないよう守っている。これは,「拒絶と断絶」領域のスキーマを有する患者においては了解可能な現象である。このような患者は,スキーマが喚起する感情から距離を置こうとする。それがイメージワークにおいて自らの心の痛みに直面することを妨げる。また,特に幼少期に虐待を受けたことのある患者は,セラピストを恐れることが多い。

　そこでセラピストは,ヘクターの回避そのもの(すなわち【遮断・防衛モード】)と会話をしようと試みる。セラピストは,自分と話をしても大丈夫であることを,【脆弱なチャイルドモード】に説得してくれるようヘクターに依頼する。

セラピスト:〈小さなヘクター〉はなぜ私のことを信じてくれないのでしょうか？　彼は私の何を恐れているのでしょうか？
ヘクター:彼はあなたが彼を傷つけるのではないかと恐れているのです。
セラピスト:彼は私がどのように彼を傷つけると思っているのですか？
ヘクター:意地悪をされたり,からかったりされることを恐れているようです。
セラピスト:ヘクター,あなたは〈小さなヘクター〉に賛成ですか？　あなたも私がそのように彼を扱うと思いますか？
ヘクター:(しばらく沈黙した後)いいえ,そうは思いません。
セラピスト:でしたらそれを〈小さなヘクター〉に伝えていただけますか？　私は悪い人間ではなく,彼に優しく接するだろうということを。そして決して彼を傷つけるようなことはしないだろうと。

　患者が【脆弱なチャイルドモード】と直接話をしてもよいと許可するまで,セラピストはこのような対話を続ける。ひどくダメージを受けている患者の場合,許可を得るまでに何回ものセッションを要することも珍しくない。

第2ステップ:【脆弱なチャイルドモード】を再養育する──

　【脆弱なチャイルドモード】と直接話をする許可を得たら,セラピストは患者のイメージの世界に入り,再養育を試みる。

セラピスト:今私はあなたのイメージに入りました。私は〈小さなヘクター〉と話せるよう,ベッドのそばで腰を下ろし,ひざまずいています。あなたにも私が見えますか？
ヘクター:ええ,見えます。
セラピスト:あなたもイメージの中に入って,〈小さなヘクター〉になってください。そしてベッドのそばにいる私と話をするのです。どんなふうに感じますか？
ヘクター:「怖い。ここは好きじゃない。お母さんが恋しい。僕は家に帰りたい」
セラピスト:「あなたは私にどうしてほしい？」
ヘクター:「僕と一緒にいてほしい。できれば抱きしめてほしいのだけれど」
セラピスト:イメージのなかで,できれば私はあなた,つまり〈小さなヘクター〉の隣に座って,肩を抱きたいのですが,そうしてみてもいいですか？
ヘクター:ええ,そうしてください。
セラピスト:(イメージのなかに戻る)「私があなたと一緒にいて,世話をしてあげましょう。だから

あなたは大丈夫よ」

　セラピストはイメージのなかの【脆弱なチャイルドモード】に対し，「私に何をしてほしいですか？」「あなたを助けるために，私にできることは何ですか？」と尋ねる。「一緒に遊んでほしい。一緒にゲームをしてくれる？」と答える患者もいれば，「抱きしめてほしい」「『いい子だね』と言ってほしい」と答える患者もいるだろう。患者の要求が，子どもが親に求めるものとして妥当なものであれば，セラピストはイメージの中でできるだけそれに応えるよう努める。「一緒にゲームをしたい」と求められれば，「何のゲームをして遊びたい？」と尋ねる。「抱きしめてほしい」と求められれば，「イメージの中で，あなたの肩を抱いてもいいですか？」と尋ねる。つまりイメージの世界の中で，セラピストは【ヘルシーアダルトモード】として機能する。それが患者の中核的なスキーマの解毒剤となるのである。

第3ステップ：セラピストをモデルにして患者の中に新たに育った【ヘルシーアダルトモード】が【脆弱なチャイルドモード】を再養育する──

　セラピストが患者の【脆弱なチャイルドモード】を再養育した後は，こんどは患者がセラピストをモデルにして，自分で自分を再養育できるようになることが必要である。患者の中の健康的な側面がしっかりと育つのを待ってから，この作業を行うとよいだろう。

セラピスト：イメージの中に，大人になったあなた自身を参加させましょう。〈大きなヘクター〉を思い浮かべてください。部屋には，〈大きなヘクター〉が，〈小さなヘクター〉とその弟さんと一緒にいます。どうでしょう。3人の姿が見えますか？
ヘクター：ええ，見えます。
セラピスト：〈大きなヘクター〉のあなたは，〈小さなヘクター〉に話しかけます。彼の気分が少しでも良くなるよう，何か話しかけてあげてください。
ヘクター：（〈小さなヘクター〉に向かって）「君にとってこれは本当につらいことだと思う。君は心底怯えているんだね。それについて話したいかい？　私のそばに来て，しばらく一緒に過ごさないかい？」
セラピスト：〈小さなヘクター〉はどのように感じていますか？
ヘクター：少し気分が良くなりました。誰かがそばにいてくれるからです。

　この作業の目標は，患者の【ヘルシーアダルトモード】が，自らの【脆弱なチャイルドモード】の欲求をイメージの中で満たせるようになることである。このようなエクササイズによって，患者は幼少期に満たされなかった感情的欲求を自分自身で満たし，スキーマと闘う力をつけていく。

　イメージにおける再養育は，その後の治療にも役立てることができる。セラピストは患者の【脆弱なチャイルドモード】と直接話せるようになると，患者がときに回避や過剰補償といったコーピングスタイルを示しても，【脆弱なチャイルドモード】とだけは

話をしつづけることができる。そして回避や過剰補償に対し，患者自身の注意を喚起することができる。セラピストは【脆弱なチャイルドモード】との対話を通じて，患者による回避や過剰補償を乗り越えることができるのである。次に示すのはヘクターとの対話である。彼はセッション中，たびたび【遮断・防衛モード】に陥ることがあった。

> セラピスト：今日のあなたはなんだかよそよそしい感じがしますね。それに少し悲しそうです。
> ヘクター：そうですか。
> セラピスト：何があったのですか？　どうして今日のあなたは，よそよそしく悲しそうなのでしょうか？
> ヘクター：さあ，よくわかりません。
> セラピスト：その理由を一緒に探してみませんか。目を閉じて，〈小さなヘクター〉を思い浮かべてみましょう。〈小さなヘクター〉は今どんな様子ですか？
> ヘクター：身体を小さく丸めています。彼は怖がっているんです。
> セラピスト：彼は何を怖がっているのですか？
> ヘクター：アシュレイが彼から離れていってしまうことを，です。

「自分が何を感じているのかわからない」と患者が述べるとき，彼／彼女らは【脆弱なチャイルドモード】から離れてしまっていることが多い。そのような患者が，目を閉じて【脆弱なチャイルドモード】を呼び出すようセラピストに教示されると，自分が何を感じているのか突如として気づくことができる。その結果セラピストは，それまではアクセスできなかった患者の心のある部分と一緒に作業ができるようになる。

いったん患者の【脆弱なチャイルドモード】との関係が形成されれば，セラピストはセッション中に【脆弱なチャイルドモード】を呼び出し，患者の中核的な感情に触れることができるようになる。たとえ患者のアダルトモードが自らの感情を自覚できなくても，【脆弱なチャイルドモード】であれば，それをはっきりと自覚できるからである。患者がたとえば「今何を感じているのか，自分にはわかりません」「どうしてだかわからないのですが，ひどく恐ろしいんです」「理由はよくわかりませんが，とにかく怒りを感じるんです」などと言う場合，セラピストは，「目を閉じて，〈小さなあなた〉を呼び出してみましょう」と教示すればよい。【脆弱なチャイルドモード】であれば，患者が何を感じているか，その理由を含めてセラピストに教えてくれるだろう。

4-2-4　外傷的な記憶に対してイメージ技法を適用する

本項では，外傷的な記憶を有する患者に対して，「イメージにおける対話技法」を実施するやり方について解説する。外傷的な記憶のほとんどは，親などから虐待を受けたり，見捨てられたりしたことによるものである。外傷的な記憶に対するイメージ技法は，以下の点で他の場合と異なる。1）外傷的な記憶をイメージすること自体が耐え難い場合が多い。2）イメージ技法によって喚起される感情がより強烈である。3）患者の受けた心理的なダメージがより深刻である。4）患者の記憶がより断絶的である場合が多い。

外傷的な記憶にイメージ技法を適用するのには2つの目的がある。1つは，外傷体験によって遮断されてしまった感情，すなわち「封印された悲嘆（strangulated grief）」を解放することである。セラピストは，患者がトラウマを再体験し，トラウマに関わるあらゆる感情をありのままに感じ，表出することを手助けする。もう1つの目的は，イメージの中に【ヘルシーアダルトモード】を導入し，それによって患者に保護と慰めを与えることである。これまでに紹介した他のイメージ技法と同様，ここでの対話も，【脆弱なチャイルドモード】，【非機能的ペアレントモード】（なかでも子どもを虐待したり見捨てたりするモード），【ヘルシーアダルトモード】という3つのモードから成っている。

　トラウマではない体験を対象にイメージワークを行う場合，セラピストは患者が回避のそぶりを見せた場合でも，最後までイメージワークをやり抜くよう誘導することがほとんどである。イメージワークをやり抜くことで，気持ちが安定することを知っているからである。しかし被虐待体験といった外傷的な記憶（特に封印された記憶）を扱う場合，イメージワークを最後までやり抜くことをセラピストが患者に強く求めることはない。その場合，患者自身のペースを守り，ゆっくりと進めていくことを重視する。患者が安全であると感じられるよう援助することが最優先される。多くの場合，外傷的な記憶をイメージすること自体が患者にとって脅威となる。セラピストはそこで，患者のコントロール感覚をできる限り強化するよう努める。虐待された記憶が封印されており，その記憶を明確化する場合，セラピストはできるだけゆっくりと慎重にその作業を進めていく。次の段階に入る前に患者自身がさまざまな情報を落ち着いて理解し吟味できるよう，たっぷりと時間をかける。

　イメージワークの最中および実施後に患者のコントロール感覚を維持するため，セラピストはさまざまな手段を講じる。たとえば患者がイメージワークを中止したいときにどのようなサインを送ればよいか，あらかじめ決めておくことができる（例：右手を上げて合図する）。あるいは前に述べたような「安全な場所」のイメージを活用することもできるだろう。このようにイメージ技法そのものを構造化することで，イメージワークによって惹起される強烈な感情をある程度防ぐことができる。

　感情が過剰に喚起されることへの別の対処法としては，イメージワークの実施直後にそのことについて話し合うための時間を確保することが挙げられる。そのような話し合いを通じて，イメージワークの最中に起きたすべての事象（イメージワーク中に生じた思考，感情，欲求，気づきなど）について，セラピストと患者は十分に検討することができる。たとえばあるセッションで15分間の外傷体験のイメージワークを実施したら，次のイメージワークまで数週間，間を置くというやり方があるだろう。その間，セラピストと患者は15分間のイメージワークで生じたあらゆることについて，じっくりと検討したり整理したりすることができる。

　外傷体験についてイメージワークを行う際，セラピストはできるだけ静かにしてい

ほうが良いことに我々は気づいた。患者が行き詰っているようなときも，現実吟味や直面化を行わず，「イメージの中では，今何が起きているのですか？」「次はどうなるのでしょう？」といった開かれた質問をやさしく問いかけ，傾聴するのが望ましい。もっと治療が進み，患者自身が外傷体験を十分に理解し，再体験できるようになると，セラピストは積極的に介入できるようになる。患者が外傷体験をイメージすることをあまりにも怖がる場合は，何らかの防壁や武器を併せてイメージさせることによって，患者に安心感を与えることができる。このような工夫については9章の境界性パーソナリティ障害のところで詳しく紹介する（ただし9章でも述べるが，幼い頃から暴力を振るわれてきた患者に武器をイメージさせることは望ましくない）。

　トラウマを扱う際に最も重要な原則は，「何が起きたのか」ということについてセラピストが示唆を与えてはならない，ということである。「本当に起きたことは何か」「実際には何が起きたのか」ということを話すのはセラピストの役割ではない。自分のストーリーを発見し，語るのは，患者の権利であり自由である。たとえばセラピストは，患者が幼い頃に性的虐待を受けたのではないかと推測しているとする。しかし患者がそのことをセラピストに話さず，イメージにも上がってこない場合，セラピストは性的虐待の話題をあえて持ち出すようなことはしない。患者自身がいつかその話をしてくることを，ただ静かに待ち続ける。もし患者が本当に虐待を受けていたのであれば，セラピストと患者がイメージワークを丁寧に根気強く続け，患者が十分に安心してイメージワークを行い，セラピストのことを十分に信じられるようになったとき，患者はついにそのことをイメージし，セラピストに話してくれるようになる。我々は経験的にそのことに気づいた。特に，昨今盛んに議論されている「偽りの記憶（false memory）」という見地からも，セラピストは十分に自らの言動に注意するべきである。その意味でもセラピストから余計な示唆を与えるのは望ましくない。セラピストは患者と定期的にセッションを行い，イメージワークを実施しながら，患者が外傷体験をイメージし，報告してくれるのをひたすら待つ。

　イメージワークの最中に想起した幼少期の外傷体験を，患者が「それは真実ではない」とその直後に否定する場合がある。「そんなことは実際には起きませんでした。あれは本当のことではなく，私の心が作り出したものなのです」と患者は言うかもしれない。これに対してセラピストはどう対応すればよいだろうか？　治療的な観点からは，その記憶が真実かどうかというのは，実はさほど大きな問題ではない。治療で取り組むのはイメージそのものではなく，「イメージのもつ主題」に対してだからである。イメージされた出来事が事実かどうかはともかく，イメージの最中に患者が体験した感情はまさしく真実であり，セラピストと患者はそのような感情を明らかにし，回復させるために治療を行っている。イメージワークを行う場合，患者に浮かんだイメージの正確さや妥当性を判断する必要はない。たとえイメージの詳細を明確にできなかったり，不正確な

記憶が紛れ込んでいるように思われたりするときでも，その「イメージのもつ主題」(例：情緒的剥奪，支配，見捨てられ，非難，虐待)であれば，治療のターゲットとすることができる。したがってセラピストは，イメージの内容が真実かどうか気にしすぎることのないように努めなければならないし，イメージの内容を疑うような言動を患者に対して示してはならない。セラピストがするべきことは，患者の「イメージのもつ主題」に集中し，作業を進めていくことである。

過度に脆弱な患者，特にパーソナリティ障害を有する患者は，外傷体験のイメージワークの最中や直後に解離状態に陥ったり，ひどく混乱したりする恐れがある。このことについては第9章で詳述する。

4-2-5　親に手紙を書く

親もしくは幼少期や思春期に自分を傷つけた重要他者に対して手紙を書くという課題は，患者がホームワークとして実施できる体験的技法である。患者は次のセッションにその手紙を持参し，セラピストに読んで聞かせる(後述するとおり，通常この手紙を実際に投函することはない)。

この課題の理論的根拠は，手紙を書くことによって，これまでに行った認知的技法と体験的技法で患者が学んだことをまとめることができる，というものである。手紙を書くことで，患者は親(もしくは重要他者)に対し，自らの感情を表現し，権利を主張することができる。たとえば，親のしたことの何が(もしくはしなかったことの何が)幼い自分を傷つけたのか，それに対して自分はどう感じたのか，本当は親にどうしてもらいたかったのか，今自分が親に望むことは何か，といったことである。

セラピストは通常，その手紙を実際に投函することを勧めない。ただし，その手紙が相手に届くことの影響をすべて十分に検討しつくしたうえで，患者自身が投函を決意することはある。影響としてはたとえば，親を怒らせてしまう，親が落ち込んでしまう，患者自身が後で罪悪感を抱いてしまう，きょうだいと仲たがいしてしまう，家族全員から疎んじられてしまう，といったことが挙げられる。患者が手紙を投函したいと言う場合，セラピストはその前に，あらゆる可能性を慎重に検討する必要があることを患者に伝え，実際に一緒に検討する。

以下に示すのは，ケイトという26歳の女性患者の書いた手紙である。彼女は広告代理店でコピーライターをしており，抑うつ症状と摂食障害に悩まされて治療を受けに来た。ケイトの手紙は，幼少期に自分を非難したり拒絶したりした母親に宛てたものである。

>お母さんへ
>　私は子どもの頃，お母さんに愛されていませんでした。私はあなたの期待に応えることができていないのを，子ども心ながら知っていました。私は可愛くなかったし，人気者でもありませんでした。お母さん，きっとあなたは私のことが嫌いだったのでしょうね。あなたは私のことを怒って

かりいました。私の容姿や振る舞いが気に入らなかったからです。何をやってもお母さんを喜ばせることはできないのだと私は感じていました。実際，私は一度だってあなたを喜ばせたことはありません。

　私はあなたに怒りを感じます。騙されたような気持ちです。そして深く傷ついています。あなたのせいで，私自身，自分のことを嫌うようになってしまいました。自分を嫌いながら生きる羽目に陥ってしまったのです。今でもそうです。でも，いつの日か，もうこのような気持ちを抱かずに生きていけるようになりたいと願っています。でも今はまだ，あなたが私の容姿や友だちからの人気のなさを非難したように，私も自分のそれを憎んでしまいます。それはとても悲しいことです。実際私はとても悲しく感じています。

　お母さん，私はあなたにもっと愛してもらいたかった。私のいいところを見つけ，褒めてほしかった。あなたは私に言いましたね。「お前にはなんのいいところもない」と。でもそれは本当ではありませんでした。私にもいいところはあったんです。たとえば私は他人の気持ちを敏感に感じ取ることができます。だからこそ私はあなたの愛情を感じたかったんです。でもあなたは私に愛情を示してはくれませんでした。

　私には，親であるあなたに受け入れられる権利があったはずです。私は一人の人間として私らしくあることを尊重される権利があったはずです。あなたは始終私をこきおろしましたが，それから逃れる権利もあったでしょう。今だって私にはこれらのことをあなたに要求する権利があります。もしあなたがそれに応えられないのであれば，もう私はあなたとは関わりたくありません。

　お母さんに伝えたいことがあって意気込んで電話をしても，結局は電話を切った後には落ち込んでしまう。そんなことが何度あったでしょうか。とても数え切れません。私の気持ちを目茶目茶にするのはもうやめてください。あなたのせいで，私は自分をろくでもない人間のように感じてしまうのです。

　でもあなたは私が望むように変わってはくれないでしょう。そもそもあなたには，娘を非難し，傷つけているという自覚がないのですから。あなたは「自分は娘を助けてやっている」「自分は母親としてできるだけのことを娘にしてやっている」と思っているかもしれません。だから仮に私がこの手紙を送っても，あなたはここに書いてあることが理解できないでしょう。理解できないどころか，おそらく腹を立てるでしょう。もちろん私はあなたに理解して欲しいと心から願っていますが，もしそれが可能であれば，そもそも私はこんな手紙を書く必要がないのです。

あなたの娘　ケイト

　この手紙は，これまでにケイトが治療で取り組んで認知的技法と体験的技法の要約のようなものである。手紙には，ケイトが幼少期にどのようにして母親に傷つけられたかが記載されている。そしてそれに対し自分には怒りを感じ表出する権利があること，母親の言動を正してほしいという思いがあることが，続けて記載されている。結局ケイトは手紙を実際に投函することはなかった。しかし手紙を書くことは，ケイトが母親との関係における問題点を明確化し，自らのスキーマと闘うために，大きな助けとなった。

4-2-6 「行動パターンの変容」のためにイメージ技法を活用する

　イメージ技法は，患者が回避および過剰補償といったこれまでのコーピングスタイルを修正し，新たなコーピングを発見することを手助けする。患者は，これまでのコーピングスタイルを手放し，より健康的な行動を取っている自分の姿をイメージする。たとえば「失敗スキーマ」を持つ患者は，もしその患者がふだん難しい仕事を回避しがちであれば，そのような重要で難しい業務について上司に質問している自分の姿をイメージ

する。「欠陥スキーマ」を持つ患者は，もし普段その患者が配偶者に対して偉そうに振る舞うことによってスキーマを過剰補償しているのであれば，むしろ一段下の弱い立場から配偶者に接している自分の姿をイメージする。このように患者がスキーマと直接向き合い，闘うためにもイメージ技法は役に立つ。

　次に示すのは，先に紹介したダニエル（アルコール依存症の父親，性的および身体的虐待を加える母親を持つ患者）とセラピストとの対話である。ダニエルはイメージの中で自分の行動パターンを変容させている。彼にとっての長期的な治療目標は，特定の女性と親密な関係を形成することである。イメージワークにおいて，セラピストはまず目を閉じるようダニエルに言い，次に独身女性たちが大勢いるダンスパーティに参加している自分の姿をイメージするよう教示した。そして彼の中核的なスキーマ（「不信／虐待スキーマ」と「欠陥スキーマ」）と【ヘルシーアダルトモード】とが対話するかのようなイメージを誘導した。スキーマは彼をその場から立ち去らせようとする。一方【ヘルシーアダルトモード】は彼をその場に留まらせようとする。その2つの立場にイメージの中で対話させるのである。最後にセラピストはダニエルに対し，自分がその女性とダンスを続ける場面をイメージするよう教示し，イメージの中で回避を克服できるよう手助けした。

　セラピスト：目を閉じて，独身の女性たちが大勢参加しているダンスパーティをイメージしましょう。あなたもこれからダンスに加わります。さて今あなたはパーティ会場に足を踏み入れました。そのような自分の姿をイメージできますか？
　ダニエル：ええ，できます。今私は会場に入りました。とても居心地が悪いです。できればこのまま逃げ出してしまいたい感じです。でもここにとどまることが私にとって重要であることがわかっているので，何とか踏みとどまろうとしています。
　セラピスト：「逃げ出したい」と思っている側の自分を演じてください。なぜあなたはここから逃げ出したいのですか？
　ダニエル：女性とうまく会話をする自信がないからです。そして「どうせ自分とデートしてくれるような女性なんていないんだ」とついつい思ってしまうからです。
　セラピスト：なぜ女性はあなたとデートしてくれないのですか？
　ダニエル：私が愛情に値しない人間だからです。愛し愛されるといった関係を，私は女性と持つことができないのです。（しばらく沈黙する）

　イメージの中で，ダニエルの回避傾向が頭をもたげた。もしこれがイメージワークでなく現実場面であるならば，彼はこの場で実際に回避（ダンスの輪から外れる，もしくはダンス会場から立ち去る）をしてしまう可能性が高い。しかしこれはイメージワークである。セラピストはイメージの中でダニエルが回避を乗り越え，女性と関わっていけるよう誘導する。

　セラピスト：とりあえず女性たちに近寄ってみましょう。たとえ結果的にうまくいかなくても，どんなに逃げ出したい気持ちでいても，ひとまずあなたから輪の中に入ってみるのです。女性に近づい

てみるのです。さて，今，どんなことが起きていますか？

ダニエル：(しばらく沈黙する)私はある女性に対し，「隣に座って少しおしゃべりしてもいいですか？」と尋ねます。彼女は「ええ，どうぞ」と答えます。そこで私は彼女の隣に座り，ダンスや音楽について話をします。

セラピスト：会話はどんな感じで進んでいますか？

ダニエル：今のところはいい感じです。

セラピスト：あなた自身の気分はいかがですか？　心地よいですか？　それともまだ緊張していますか？

ダニエル：緊張しています。ちょっと浮き足立っている感じです。「落ち着こう」と自分に言い聞かせながら，会話が途切れないようすごく頑張っています。

セラピスト：イメージの中でそのことを彼女に伝えられますか？　もちろん現実場面ではそのようなことを相手に伝えたりはしないと思いますが，今私たちがやっているのはイメージワークですから。

ダニエル：(イメージの中で女性に話しかける)「実は今，私はかなり緊張しています。ダンスパーティに参加するのが久しぶりですし，このような場で自分がどのように振る舞えばいいのか，よくわからないからです。でも一方，私はここであなたの隣に座って，あなたとおしゃべりをすることを楽しんでもいます。実際，今，私はとても楽しいのです」

セラピスト：「どのように振る舞えばいいのかわからない」というのは，どういうことですか？　それを彼女に伝えてください。

ダニエル：「『もし本当の自分を知られたら，あなたに嫌われてしまうだろう』と思うと，私はとても不安なんです」

セラピスト：彼女はどのように答えるでしょう？

ダニエル：(しばらく沈黙する)実は自分も同じような気持ちである，と教えてくれるかもしれません。

セラピスト：彼女がそう教えてくれるのですか？

ダニエル：ええ，そうです。

セラピスト：彼女にそう言われると，あなた自身はどのように感じますか？

ダニエル：少しホッとします。

セラピスト：あなたはどのような点を彼女に知られたくないと思っているのでしょうか？　イメージの中でそれを彼女に伝えてみてください。

ダニエル：(女性に向かって話す)「とても言いづらいことなのですが，私は，自分が女性を支え，愛したいと心から願っているのに，それができないんじゃないかと思ってひどく不安になってしまうのです。要するに自信がないのです。そしてその自信のなさを女性に知られてしまうこと自体がとても怖いのです」

セラピスト：女性に対する怒りの気持ちも伝えてみましょうか。

ダニエル：「私は幼い頃，母親からひどい扱いを受けました。そのせいで，私は今でも女性に対して怒りを感じてしまうことがあります」

セラピスト：彼女は何と答えますか？

ダニエル：(しばらく沈黙する)彼女もある個人的な体験のせいで，男性に対して怒りを感じることがあると話してくれます。

セラピスト：それに対してあなたはどう思いますか？

ダニエル：ホッとします。彼女であれば信じられそうな気がします。

　この対話においてセラピストは，ダニエルが実際のダンスパーティでどのように振る舞うべきかという点については言及していない。セラピストが焦点を当てているのは現実場面における振る舞いではなく，患者の中のスキーマとコーピングスタイルであり，それをいかに克服するかということである。普段のダニエルであれば，回避的なコーピングスタイルによって自らの感情を閉ざし，その場から立ち去ってしまうであろう

（そしてそのようなコーピングスタイルが，スキーマをさらに持続させる）。しかしセラピストは従来のそのようなコーピングスタイルをダニエルが克服し，彼のほうから女性に接近し，誠実かつ率直に話しかける場面をダニエル自身にイメージしてもらった。その際，セラピストの中には，「ダニエルはよりオープンな態度で女性に接するのが良い。女性にオープンに接することが，彼のスキーマを修正し，患者にとって望ましい結果をもたらすだろう」という仮説があった。実際上のようなエクササイズの結果，ダニエルは女性に対してよりオープンに振る舞えるようになった。しかし最も重要なのは，女性に対する自分の恐怖が，現実に基づくのではなく，自分の内なるスキーマに基づくものであることをダニエル自身が理解することである。このような気づきがあったからこそ，彼の羞恥心は軽減され，実際に回避行動が克服されたのである。

　セラピストは次に，ダニエルの「不信／虐待スキーマ」に焦点を当てることにした。

　　セラピスト：仮に彼女を信じることにした場合，あなたはどんなことにひっかかりを感じるのですか？　彼女を信じるためには一体どのようなことが必要なのでしょうか？
　　ダニエル：お互いに信じあうための努力をすることです。でも本当に信じあうことができるか，どうしても疑問を抱いてしまうのです。
　　セラピスト：では，あなたの中の，彼女に対する疑問に注意を向けてみましょう。どのような声が聞こえますか？
　　ダニエル：（しばらく沈黙する）「私は，あなたに利用されるんじゃないかと思うと不安になります。もしデートに出かけることになったとしても，それはあなたがお酒と食事を私におごってもらいたいからで，その後あなたからの連絡は途絶えてしまうかもしれません。あるいは2度目以降のデートは，あなたに断られてしまうかもしれません。あなたは他のもっとよい男性を見つけるまでの"つなぎ"として私を利用するかもしれません。私はあなたに利用されることが怖いのです」
　　セラピスト：彼女は何て言いますか？
　　ダニエル：彼女は「馬鹿なこと言わないで。私はあなたが好きよ」と言ってくれます。
　　セラピスト：それを聞いてあなたはどう思いますか？　安心しますか？　まだ疑いが残っていますか？
　　ダニエル：少しは安心できます。

　その後セラピストとダニエルは，今のイメージワークについて話し合った。

　　セラピスト：目を開けてください。
　　ダニエル：（目を開ける）
　　セラピスト：イメージの最中，どんな感じでしたか？
　　ダニエル：イメージを使って自分を社交の場に置いてみるのはいい練習だと思いました。
　　セラピスト：イメージの中でいろいろな感情が出ましたが，実際，そのような感情が，あなたが女性に近づくことを妨げているのでしょうか？
　　ダニエル：ええ，そうだと思います。女性に対して正直であること，予防線を張らないこと，この2つが自分にとっては大事なんだということに気づきました。
　　セラピスト：あなたは女性に拒否されたり，利用されたりすることをとても怖がっているから，それらを回避するのですね。
　　ダニエル：そうです。
　　セラピスト：正直に振る舞うのではなく，予防線を張って，自分を守ろうとしてしまう。

ダニエル：そのとおりです。

　ここでの目的は，ダニエルが社交の場で実際に女性と話せるようになることではなく，自らのスキーマがもたらす恐怖が非現実的であることにダニエル自身が気づき，スキーマと闘えるようになることである。

4-3　体験的技法を通じて治療の障害を乗り越える：スキーマの回避

　ほとんどの患者はすぐにイメージ技法に入ることができる。彼／彼女らは速やかに明確なイメージを生み出し，イメージしながら対話をし，感情レベルでイメージに関わることができる。しかし患者の中には，セラピストがかなり積極的に手助けをしなければ，そのような作業ができない人もいる。このような患者のイメージは，最初，曖昧で希薄であることが多い。イメージそのものが浮かばない場合もある。自分の感情と切り離してイメージワークをする患者もいる。

　体験的技法の最も大きな障害となりうるのがスキーマの回避である。イメージワークは苦痛をもたらすので，患者は自動的・無意識的にその痛みを避けようとする。イメージワークのために目を閉じるよう教示された患者は，とりあえずは目を閉じながらも「何も見えません」「真っ白なスクリーンのようなものが見えるだけです」「何かが見えますが，ぼんやりしていてよくわかりません」などと言うかもしれない。このようなスキーマの回避を乗り越えるため，セラピストは次に述べるいくつかのやり方を適用することができる。

4-3-1　理論的根拠を患者に伝える

　イメージワークは苦痛を伴う。したがってそれに耐えるための何らかの理論的根拠が患者にとって必要である。患者が体験的技法に対して回避的反応を示した場合，セラピストがまずするべきことは，患者がイメージ技法の理論的根拠をきちんと理解しているかどうか，確認することである。その際セラピストはあらためて，イメージ技法を実施することの利点を理論的に説明すると良いだろう。たとえばセラピストは，知的レベルでの理解と感情レベルでの理解を対比し，感情レベルでスキーマを理解するためには体験的技法が最も優れた技法であると説明することができる。イメージワークを通じて幼少期の出来事を再体験することが，スキーマを迅速に変化させることを説明してもよいだろう。あるいは，多くの患者は体験的技法を行うことによって初めて，自らのスキーマの真実性を疑うことができるようになるということを伝えてもよいだろう。回避的傾向を有する患者にとって，体験的技法にチャレンジすることは確かに難しいことである。セラピストはそのことを認めたうえで，体験的技法の利点を患者に説明するのである。

4-3-2　待つ，そしてどんなイメージでも許容する

セラピストは回避を示す患者に対し，待つ姿勢を十分に示すとよい。

セラピスト：目を閉じて，幼い頃のイメージを思い描いてください。
患者：やってみましたが，何も思い浮かびません。
セラピスト：そのまま目を閉じて待ってみましょう。待っているうちに何かイメージが浮かんでくるでしょう。（しばらく沈黙する）
患者：やはり何も浮かんできません。
セラピスト：あせらなくていいんですよ。時間がかかっても構いません。必要なら5分でも10分でも待ちましょう。そのうち何かが浮かんできます。それに万が一何も浮かんでこなかったとしても，それはそれでいいのです。

セラピストはまた，どんなイメージでも全く構わないということを患者に伝える。

セラピスト：どんなイメージでもいいのですよ。リアルなイメージである必要も全くありません。空想でも何でもいいのです。単なる色や形や光でもいいのです。

セラピストがどんなイメージでも良いのだということを患者に示したうえで，イメージが浮かんでくるのをしっかりと待つことができると，その中でやっとイメージを思い浮かべられるようになる患者は少なくない。しかしこれでも難しい場合は，次に示す他のやり方がある。

4-3-3　リラックスしたイメージから徐々に負荷を上げていく

安全な場所のイメージ，もしくはリラックスしたイメージからイメージワークを開始することも，スキーマの回避を克服するのに役立つ。その場合，安全でリラックスしたイメージを，少しずつ感情的負荷の高いイメージに変えていく。これは一種の段階的曝露である。セラピストは様子を見ながら，苦痛を伴う人物や状況を患者が少しずつイメージできるよう手助けする。

たとえばセラピストは患者にとって安全な場所からイメージワークを開始するよう教示する。安全な場所がイメージできたら，今度は親友の姿を思い浮かべるよう患者を誘導する。患者が親友をイメージできたら，次は親友より感情的負荷の高い恋人を思い浮かべるよう求め，最終的には最も負荷の高い父親をイメージするよう求める。セラピストは各段階のイメージに十分時間をかける必要がある。このようなイメージにおける段階的曝露をやり終えるのに，何回ものセッションを費やすことも珍しいことではない。

4-3-4　薬物治療を実施する

あまりにも抑うつ的であったり情緒不安定であったりする患者の場合，イメージワークによって感情がゆさぶられ，セッション後もその動揺が続いてしまうことがある。感

情的動揺が激しすぎて，患者自身がそれに耐えられなくなってしまう場合もあるだろう。このような現象は外傷体験を有する患者に特によくみられる。そのような患者がイメージワークに取り組むために，薬物治療が役に立つ場合がある。

　薬物治療の難点は，それによって患者の感情が過度に抑制されてしまい，イメージワークそのものができなくなってしまう場合があることである。したがって薬物を投与する際は，患者が自らの感情を体験できるよう覚醒レベルを最適に保つことが必要である。イメージワークにおいてあまりにも強烈な感情が喚起される場合，あるいは逆に喚起された感情の強度があまりにも不十分な場合，イメージワークを奏効させるために，セラピストは投与する薬物の量を調整する必要があるだろう。

4-3-5　ボディワークを実施する

　感情を感じたり表出したりするのが患者にとってあまりにも難しい場合，自らの身体に焦点を当ててもらうことが役に立つことがある。セラピストは患者が何らかの音や動きをイメージと共に感じられるよう手助けする。たとえば怒りを伴うイメージを想起する際，それについて大きな声で話したり，話すときにクッションを叩いたりするよう，患者に求めてみてもよいだろう。あるいは，たとえばイメージワークを行う際，それに見合った何らかの姿勢（例：胎児のポーズ，大の字になる，捕われの姿勢）を取ってみるよう患者に指示してもよいだろう。

　前出のダニエルの場合，母親からの性的虐待を想起し，母親に対する怒りを表出するときに，イメージの中で母親に話しかけながら，同時にクッションやカウチを拳で叩いてみることが，さらなる効果をもたらしたかもしれない。

4-3-6　【遮断・防衛モード】と対話する

　自らの回避的側面それ自体と対話をするよう，患者を誘導することもできる。患者の中の回避的側面は【遮断・防衛モード】を通じて表出される。このモードについては第8章で詳述するので，ここでは少しだけ解説するにとどめる。イメージに結びついた感情をそのまま感じたり表出したりするのを回避しようとするのが，この【遮断・防衛モード】である。患者の回避傾向がイメージワークを妨げるとき，セラピストは患者の【遮断・防衛モード】に直接話しかけ，回避の理由を探ろうとする。回避の理由が明らかになれば，それを克服するための計画を立てることができる。

　次に示すのは，前述したヘクターとの対話である。ヘクターの母親は統合失調症を患っていた。イメージワークにおいて，ヘクターは母親と一緒にバスに乗っている幼少期の自分の姿を想起した。母親は彼の隣の席で，「裏切り者！」と一人でわめいていた。セラピストは彼に恥かしい思いをさせた母親に対する怒りの感情をヘクターに表現させようとしたが，彼はそれに抵抗した。セラピストはそこで，ヘクターの中の【遮断・防

衛モード】に直接話しかけてみることにした。

 セラピスト：あなたの中の〈小さなヘクター〉はとても怒っていて，それを表出しようとしています。なのになぜあなたは，それを邪魔しようとするのですか？【遮断・防衛モード】の役になって，この問いに答えてください。

 ヘクター：（【遮断・防衛モード】として答える）「たとえ怒りを感じたとしても，〈小さなヘクター〉に一体何ができるというのでしょう？ 彼は実際には何もできないのです。だったら怒りを感じることに，どんな意味があるいうのでしょう？」

 セラピスト：なるほど。でも，だからこそ我々が今ここにいて，彼を守ってあげられることを，〈小さなヘクター〉に伝えてあげるべきなのではないですか？ 今，ここでなら，彼は安全に感情を表出できます。〈小さなヘクター〉は怒りを感じ，それを表出する権利があるのです。

 ヘクター：でも，もし〈小さなヘクター〉が怒りをコントロールできなくなったら，一体どうするんですか？ もし彼が怒りをコントロールできなくなって，誰かを傷つけてしまったら，一体どうすればいいのでしょう？

 セラピスト：これまでに実際，〈小さなヘクター〉がそのような羽目に陥ったことがありましたか？ 彼が怒りにまかせて誰かを傷つけてしまったことがありますか？

 ヘクター：そんなことは一度もありませんでした。せいぜい大声でわめき散らす程度です。

 セラピスト：だったら一度実験をしてみませんか。〈小さなヘクター〉に怒りを表出させてみるのです。その結果あなたがどう感じるか，試してみるのです。もしかしたら今より気分がずっと良くなるかもしれませんよ。

 ヘクター：（しばらく沈黙する）……わかりました。やってみます。

　患者の【遮断・防衛モード】が，なぜ体験的技法を妨害するか，それを理解できれば対策を立てられる。そのためには，患者の内なる【遮断・防衛モード】自身に話をしてもらい，なぜ患者が感情をそのまま感じたり表出したりできないのかを教えてもらうとよい。そうすればセラピストは【遮断・防衛モード】に語りかけ，説得し，交渉することができる。

　この種の「モードワーク」については，本書で後に詳述するが，上のヘクターとのやりとりはその好例である。患者に回避的コーピングスタイルの役を「モード」として演じてもらうことによって，セラピストはそれに話しかけ，交渉することが可能になる。

　以上に紹介してきた，回避を克服するためのさまざまな技法を用いても患者がイメージワークに入れない場合，セラピストは最後の手段を用いる。その手段を使えば，いくら患者が「自分はイメージを思い浮かべることができない」と主張しても，確実にそれに反証することができる。セラピストは「ほぼ全ての患者さんが成功するイメージワークがあるので，それを試してみませんか」と患者に言う。その手段とは，患者が１分間セラピストをじっと見つめ，その後目を閉じて今見たばかりのセラピストの姿をイメージするというものである。このやり方であれば，実際にほとんど全ての患者が，セラピストをイメージできると答える。これにより，患者が実はイメージワークが可能であり，【遮断・防衛モード】がそれを妨げているということが証明される。

4-4 要約

　体験的技法は，患者のスキーマを同定し，セラピストと患者が感情レベルでスキーマと闘うのを手助けするための技法である。

　我々はまず，「アセスメントのフェーズ」において体験的技法を用いる。その目的は，患者の中核的なスキーマを同定すること，幼少期におけるスキーマの起源を理解すること，それら（中核的スキーマ，幼少期の起源）と現在患者が抱えている問題との関連性を明確化することの３点である。本章では，アセスメントのためのイメージワークが，安全な場所から始まり，幼少期における動揺をもたらすイメージに移り，さらに患者が現在抱えている問題に移行していく過程を紹介した。

　「変化のフェーズ」では，認知的技法の後に体験的技法を導入する。その第１の目的は，感情レベルでスキーマを体験することにより，自らのスキーマに対する患者の理解をより強固なものにすることである。その際，【脆弱なチャイルドモード】【非機能的ペアレントモード】【ヘルシーアダルトモード】の３つを使ってイメージ内で対話を行うことが役に立つ。それはモードワークの簡略版でもある。セラピストは【脆弱なチャイルドモード】を再養育するために，患者の幼少期のイメージに【ヘルシーアダルトモード】として入り込み，手本を示す。本章では他に，親に手紙を書くというやり方や，行動パターン変容のためのイメージ技法の使い方についても紹介した。

　最後に，体験的技法における障害，特にスキーマの回避の問題が生じた場合の乗り越え方について解説した。それは，理論的根拠を説明する，イメージが浮かぶのを気長に待ちどんなイメージであっても受け入れる，リラックスしたイメージから始め徐々に負荷を上げていく，薬物治療をおこなう，ボディワークをおこなう，【遮断・防衛モード】と対話する，といったやり方である。

　次章では，スキーマ療法における行動的側面について述べる。我々はそれを「行動パターンの変容」と呼んでいる。

5

行動パターンの変容

　この「行動パターンの変容」の段階では、患者はそれまでのスキーマに基づく行動パターンを、より健康的なコーピングスタイルに置き換えるための取り組みをする。行動パターンの変容は、スキーマ療法の中で最も時間をかける必要のある段階であり、ある意味最も重要で不可欠な要素であるともいえる。特に再発予防のためには、行動パターンの変容をしっかりと行う必要がある。たとえ患者が早期不適応的スキーマに対して深い洞察を得たとしても、またたとえ患者がそれまでに認知的技法および体験的技法をしっかりとやり終えていたとしても、患者が自らの行動パターンを変えなければ、結局は従来の早期不適応的スキーマに戻ってしまうことになる。行動パターンを変えなければ、治療は後退し、患者は早期不適応的スキーマに再び支配されることになってしまう。患者が治療を通じて獲得したものをより確実にし、それを維持するためには、行動パターンを変化させることが不可欠である。

　スキーマ療法が変化を目指す4つの要素のうち（認知、イメージ、対人関係、行動）、セラピストが最後に焦点を当てるのが行動である。セラピストと患者は「行動パターンの変容」の段階に入る前に、認知的技法および体験的技法において十分な治療的変化を得ておくことが必要である。それらの技法を通じて患者が変化していなければ、スキーマに基づく行動を変化させることは難しいだろう。逆にそれまでの治療がうまくいっていれば、患者はそれによって、行動パターンを変えるためのさまざまな課題に取り組む準備ができているということになる。たとえば患者はスキーマに心的距離を置けるようになっている。患者はスキーマを「自分の中にある中核的な真実」ではなく、むしろ「外からやってくる侵入的な認知」であるとみなせるようになっている。認知的技法および体験的技法は、患者の健康的な側面を強化し、自らのスキーマと闘うための力を高める。認知的技法および体験的技法はさらに、患者が行動パターンを変えていく際に出会うさまざまな障害を克服するのを助けてくれる。

　「行動パターンの変容」もこれまでと同様にスキーマモデルの枠組みの中で行われる。それにはたとえば、フラッシュカード、イメージ技法、対話技法といった技法が含まれる。他にも必要に応じて、従来の行動療法の技法を適宜用いる（例：リラクセーション法、自己主張訓練、怒りのマネジメント、セルフコントロール戦略（セルフモニタリン

グ，目標設定，自己強化），恐怖刺激に対する段階的曝露。本書の読者は行動療法に精通していると思われるので，ここでは詳述しない）。

5-1 コーピングスタイル

　行動パターンの変容は，患者のコーピングスタイルを標的とする。患者は，自分の持つ早期不適応的スキーマに，服従，回避，過剰補償といったコーピングスタイルによって対応する。ここではそれらのコーピングスタイルに基づく行動を変化させようとする。スキーマが活性化されると，それらの自滅的な行動が続いて誘発される。たとえば「見捨てられスキーマ」を有する患者はそれが活性化されると，根拠もないのに「見捨てられる」と強く感じ，相手に激しく嫉妬したりしがみついたりする。「欠陥スキーマ」を有する患者はそれが活性化されると，自分を卑下するような発言をやたらと連発したりする。「依存スキーマ」を有する患者はそれが活性化されると，相手に対して執拗にアドバイスを要求したりする。「服従スキーマ」を有する患者はそれが活性化されると，やたらと相手に盲従したりする。「危害や疾病に対する脆弱性スキーマ」を有する患者は，さまざまな物事を恐怖症的に回避したりする。このような「スキーマへの服従」「スキーマの回避」「スキーマへの過剰補償」に基づく行動はすべて，結局はスキーマの持続につながってしまう。患者はスキーマを修復するために自らのコーピングスタイルを変える必要がある。コーピングスタイルを変えることでスキーマは修復され，中核的な感情欲求が満たされるようになるだろう。

5-1-1 事例

　アイビィという女性がスキーマ療法を受けに来た。彼女は常にイライラし，不幸感を抱いていた。アイビィのパターンはいつも同じだった。彼女は家族，恋愛，仕事，友人関係において常に他者の世話役を担い，見返りを求めない。「私は常に誰かの世話をしています。でも誰も私の世話はしてくれないのです」とアイビィはセラピストに語った。彼女は抑うつ的で圧倒された気持ちになり，ヘトヘトに疲れ果て，怒りっぽくなっていた。「アセスメントのフェーズ」を通じて，アイビィが「自己犠牲スキーマ」を有していること，そしてその「自己犠牲スキーマ」に対するコーピングスタイルは「スキーマへの服従」であることが同定された。彼女は他者の世話をするが，逆に他者が彼女の世話をすることを彼女自身は決して許さなかった。

　アイビィは2，3週間に1度，親友のアダムと夕食を共にしていたが，それは次のようにパターン化されていた。夕食の開始時，アダムはアイビィに「調子はどう？」と言って近況を尋ねる。アイビィは「全て順調よ」と明るい調子で答え，すぐにアダムに対して「あなたはどうなの？」と尋ねる。するとアダムはその時々に抱えている悩み事をアイビィに打ち明ける。夕食の残りの時間は，アダムの悩み事について2人で話し合う

ことに費やす。アイビィはなぜ自分のことをアダムに話さないのだろうか？ なぜアダムがアイビィに対してそうしたように，自分の悩み事をアダムに打ち明けないのだろうか？ それは，アダムの「調子はどう？」という問いかけが，アイビィの「自己犠牲スキーマ」を活性化してしまうからである。もしその問いかけに応じて自分のことをぺらぺらしゃべってしまったら，彼女はそれに対して罪悪感を抱き，「自分は身勝手だ」と感じてしまうだろう。だからこそ彼女は「全て順調よ」とすかさず答えることで，悩み事を打ち明けることを回避し，「あなたはどうなの？」と相手に水を向けることで，それ以上スキーマが活性化されないようにしていた。しかしその結果，アイビィは自分のことを相手に打ち明けられないばかりか，自分の感情が相手に剥奪されてしまったかのように感じてしまう（「自己犠牲スキーマ」を有する患者のほとんどが，「情緒的剥奪スキーマ」も有している）。

スキーマ療法が進展し行動変容を目指すことになって初めて，アイビィは親しい相手との関係のバランス改善に手をつけることにした。アイビィはまず，アダムとの関係に焦点を当てることを決意した。セラピストはアイビィに目を閉じるように言い，アダムとの夕食の場面をイメージし，夕食の席で自らの悩み事を打ち明ける場面を思い描くよう教示した。そしてイメージの中で，「自己犠牲スキーマ」側（スキーマサイド）と，彼女の中のより健康な側面（ヘルシーサイド）とを対話させるように誘導した。それはすなわち，彼女の中の，「アダムの話をひたすら聞きなさい」という部分（スキーマサイド）と，「自分の話をアダムに聞いてもらいたい」という部分（ヘルシーサイド）との対話であった。アイビィはまずスキーマサイド側を演じ，その後ヘルシーサイド側を演じた。ヘルシーサイド役を演じたアイビィは自らのスキーマに怒りを示し，自分にも他者から大切にされる権利があるのだと主張することができた。イメージ技法の中でアイビィは，アダムとの関わりを，幼少期における自分と母親との関わりとに関連づけた。彼女の母親は弱々しく，つねに愛情に飢えていた。イメージの中でアイビィは母親に対し，「あなたの世話をすることは私には荷が重過ぎる。あなたの世話ばかりしていたら，私は自分らしくいられなくなってしまう」と，自分の思いを伝えることができた。

イメージ技法では次に，アダムに自分の話をして，自分の抱える悩みを打ち明けるとしたら，実際にどのような問題が生じそうか想定し，その対処法を具体的に考え，リハーサルを行った。

　　セラピスト：実際にあなたは，アダムにどんな話ができるといいのでしょうか？
　　アイビィ：母のことです。私の母は病気がちで，何もかも私に要求してきます。そのことを彼に打ち明けてみたいのです。
　　セラピスト：なるほど，わかりました。では，イメージの中で，その場面を想像してみましょう。病気がちなお母さんのこと，そしてお母さんに対するあなたの気持ちをアダムに伝えてみるのです。
　　アイビィ：でも，やっぱり怖いです。
　　セラピスト：あなたの中の怖がっている部分は，あなたに何と言っているのですか？

アイビィ：「そんなことはやめたほうがいい。アダムはそういう話は聞きたくないだろう。アダムの話を聞かなければならないのはお前のほうだ」
セラピスト：もしアダムに話を聞いてもらったら，どんなことが起きると思いますか？
アイビィ：彼は私のことを好きでなくなるでしょう。
セラピスト：他には？
アイビィ：私は泣き出してしまうかもしれません。
セラピスト：泣き出してしまうことがあなたにとって怖いのですか？
アイビィ：私はその場でとても混乱してしまうと思うのです。
セラピスト：どうやらあなたの「自己犠牲スキーマ」があなたにそう思わせているようですね。「誰も自分の話なんか聞きたくないし，聞いてくれない」「弱みを打ち明けたら，人は自分から離れていってしまうだろう」「人前で泣いてはならない」というあなたの気持ちは，すべて「自己犠牲スキーマ」から生じているのではないですか。あなたのもう一方の側，すなわち「ヘルシーサイド」は，それにどう反論するでしょうか？　今度は「ヘルシーサイド」をイメージして，そちら側から発言してみましょう。
アイビィ：わかりました。ヘルシーサイドだったらこう言うでしょう。「友だちに自分の話をして弱みを見せるのは，ごく普通のことだ。打ち明け話をしても，皆，あなたのことを好きでいてくれるよ。親しい友だちの前でなら，泣いたってちっとも構わない」

このセッションで合意されたホームワークの課題は，アイビィが次にアダムと会って「調子はどう？」と訊かれたら，より正直にそのときの自分の近況をアダムに話すこと，というものであった。アイビィは実際，次にアダムと夕食を共にしたとき，恋愛関係の悩み事を彼に打ち明けることができた。アダムはアイビィの「自己犠牲スキーマ」（と「情緒的剥奪スキーマ」）による予測に反して，彼女の打ち明け話を実に親切かつ支持的に聞いてくれたのであった。

5-1-2　個々のスキーマに関連する不適応的コーピングスタイル

個々のスキーマは，個々の非機能的な行動パターンと結びついている。患者はパートナーや重要他者（セラピストを含む）に接する際，それらの行動パターンを用いることが多い。表 5.1 にそれぞれのスキーマに対応するコーピングスタイルの典型例を示した。

表 5.1 にも示したとおり，行動パターンとは，人がある状況でどのように振る舞うか，ということに関わるだけではない。行動パターンは，その人がどのような人生を送るかということにも大きく関わってくる（例：どのような相手と結婚するか。どのようなキャリアを選択するか。どのような友人とつきあうか）。したがって行動パターンを変容させることは，日々の振る舞いを変えるだけでなく，患者の人生そのものに大きな影響を与える。実際，患者がそれまで取ってきた行動は，自らのスキーマを持続させるようなものばかりであり，その結果として彼／彼女らの早期不適応的スキーマに左右される人生は変わらないままであったのである。ということは，行動パターンを変えることが患者のスキーマを修正し，ひいては患者の人生を変えることにもつながりうると，我々は言うことができる。

個別的かつ状況特異的な行動であれば，標準的な認知行動療法の諸技法を通じて修正

表5.1 各スキーマに関連したコーピングスタイルの例

スキーマ	スキーマへの服従	スキーマの回避	スキーマへの過剰補償
見捨てられ／不安定スキーマ	その気もないのに相手とつきあう。気まぐれな人物をパートナーに選ぶ。	見捨てられるのが怖いので、はじめから親密な対人関係をつくらない。	絶対に相手に執着したり相手を独占しようとしたり相手の行動をコントロールしようとしたりしない。自分から相手に対して距離を置く。
不信／虐待スキーマ	信用できない人物とつきあう。他者を過剰に警戒し、疑ってかかる。	仕事でもプライベートでも他者と親密に関わることを避ける。他者を信頼しない。自己開示をしない。	他者を不当に扱ったり、利用したりする。
情緒的剥奪スキーマ	感情的に冷淡だったり、無感情だったりする人とつきあう。他者が情緒的な反応を示しそうになったとき、それを止める。	引きこもり、孤立する。親密な対人関係を避ける。	自分の情緒的な欲求を完全に満たしてくれるよう相手に強要する。
欠陥／恥スキーマ	自分を非難するような人とつきあう。自ら相手に対して自己卑下する。	拒絶されることが怖いので、自らの欠点を示すような考えやネガティブな感情を相手に開示しない。	やたらと他者を批判する。自分が優位な存在であることを示そうとする。自分がいかに「完璧」かを誇示する。
社会的孤立／疎外スキーマ	グループには加わるが、片隅でひっそりと、周辺的存在に留まろうとする。グループの中心に行こうとしない。	社交的な場面を避ける。ほとんどの時間をひとりきりで過ごす。	グループに加わるために、「偽の人格」を装う（が、内心では自分が異質な存在であると感じている）。
依存／無能スキーマ	他者に対し過度の援助を要求する。他者の意思決定をやたらと気にする。自分の代わりに何でもしてくれる過保護なパートナーを選ぶ。	意思決定を先延ばしにする。自立した行動を取らない。常識的な大人の責任を果すことを避ける。	他者に頼っても当然な場面で、何でも一人で乗り切ろうとする。
危害や疾病に対する脆弱性スキーマ	自分が破滅的事態に陥るに違いないと常に心配する。自分が安全であることの保証をしつこく他者に求める。	「危険な」状況に直面することのないよう、さまざまな場面や状況を恐怖症的に回避する。	危険を避けるために、呪術的な思考や強迫的な儀式を繰り返す。無謀で危険な行為にあえて飛び込む。
巻き込まれ／未発達の自己スキーマ	特定の他者（自分を惹きつけ、巻き込んでくるような他者）との密接な関係を何が何でも保とうとする。そのような他者の言動を自分に取り込み、自らのアイデンティティを発達させない。	特定の他者（自分を惹きつけ、巻き込んでくるような他者）と関わることを避ける。	過度に自律的であろうとする。
失敗スキーマ	自分の能力以下の仕事しかしないことによって業績を上げない。自分の業績を過度に低く見積もる。他者の業績を過度に高く見積もる。	課題を先延ばしにする。新たな課題や難しい課題に全く手を付けない。能力に見合ったキャリア目標を設定するのを避ける。	他者の業績を過度に低く見積もる。失敗の感覚を埋め合わせるために、完全主義的な基準を設定し、それを満たそうとする。

スキーマ	スキーマへの服従	スキーマの回避	スキーマへの過剰補償
権利要求／尊大スキーマ	不平等な対人関係を持つ。思いやりのない対人関係を持つ。利己的に振る舞う。他者の欲求や感情を無視する。偉そうに振る舞う。	自分が優位に立てなかったり目立つことのできなかったりする状況を避ける。	利己的な行動を埋め合わせるために，高価な贈り物や寄付をする。
自制と自律の欠如スキーマ	退屈だったり気が進まなかったりする課題に対して，いい加減に取り組む。感情をコントロールしない。欲望のおもむくままに食べたり飲んだりギャンブルをしたり薬物を使用したりする。	仕事をしない。学校を中退する。長期のキャリア目標を設定しない。	業績を上げるために必死に努力したり，過度に自己コントロールしたりしようとするが，長続きしない。
服従スキーマ	支配的な相手とつきあう。相手の要求に応える。	対人関係そのものを避ける。自分の意見が相手と異なるときにそれを表明しない。	受動攻撃的もしくは反抗的なふるまいを示す。
自己犠牲スキーマ	やたらと自分を卑下する。一方的に他者に尽くす。自分の欲求を満たさない。	親密な対人関係を避ける。	見返りをくれなかったり感謝の念を示さなかったりする相手に怒る。「絶対に人のために何かをしたりしない」と固く決意する。
否定／悲観スキーマ	ポジティブな出来事を縮小視し，ネガティブな出来事を拡大視する。最悪の結末を予期し，それに備える。	何事にも期待しない。低レベルの結果を予測し続ける。	過度にポジティブに振る舞う。非現実的なまでに楽観的な態度を示す（いわゆる「ポリアンナ症候群」）。※ただしこのような過剰補償を示す人は極めて稀である。
感情抑制スキーマ	理性や秩序でもって感情を制御することを重視する。自らの言動を過度に制御する。無感情であるかのように振る舞う。感じたままに振る舞うようなことはしない。	自分の感情を表出するような状況（例：誰かに愛情表現をする，恐怖を示す）を避ける。自由に動くことを求められる場（例：ダンスパーティ）を避ける。	（しばしばアルコールなど脱抑制作用をもつ薬物を用いて）全く自己制御せず，衝動的に振る舞う。
評価と承認の希求スキーマ	社会的地位に関わる自己の業績について，やたらと他者の気を惹こうとする。	周囲の評価や賞賛を集めている人から承認してもらえないことを恐れて，そのような人とのつきあいを避ける。	権威ある人物から評価されたり承認されたりしないよう，わざとひどい振る舞いをしてみせる。
罰スキーマ	重要他者に対して過度に懲罰的に振る舞ったり，厳しく接したりする。	他者に対して懲罰的に振る舞うことを恐れるがゆえに，評価が絡むような状況を避ける。	ひどく怒ったり懲罰的な気分になったりしているときにこそ，相手に対してやたらと寛大に振る舞う。
厳密な基準／過度の批判スキーマ	目標を完璧に達成しようとする。自分にも他人にも非常に高い基準を設定する。	仕事を引き受けること自体を避ける。仕事を先延ばしにする。	基準を設定すること自体を放棄する。平均以下の達成レベルで「良し」とする。

することが可能である。しかし早期不適応的スキーマによって形成された強固な行動パターンの場合，もっと統合的なアプローチが必要である。たとえば，たまたま現在交際中のガールフレンドとの関係がうまくいっていないという患者であれば，アサーション・トレーニングを行えばそれで問題は解消されるかもしれない。しかし，たとえば「服従スキーマ」を有している患者が，同じような悩みを抱えている場合，それだけでは不十分である。そのような患者の場合，ガールフレンドだけでなく，生活の広範にわたって似たような悩みを抱えているはずだからである。そのような患者は，相手に罰を与えられたり見捨てられたり批判されたりすることを恐れるあまり，自分を取り巻く他者のほとんどに服従しているだろう。その場合，ガールフレンドとの問題を解消するには，他者に対する服従という問題そのものを解消する必要がある。ちなみにこの場合，ガールフレンドとの間には，「罰」「見捨てられ」「欠陥」といったスキーマの問題も関連しているといえる。同様に，「不信／虐待スキーマ」を有する患者であれば，自己主張した結果相手から逆襲されることを恐れており，その結果，ガールフレンドにも自己主張できないのであろう。「見捨てられスキーマ」を有する患者であれば，自己主張した結果相手が自分から離れていくことを恐れており，その結果，ガールフレンドにも自己主張できないのであろう。「欠陥スキーマ」を有する患者であれば，自己主張が必要と頭の中で分かっている場合でも，そもそも自分の意志を主張するほどの価値が自分にはないと思い込んでしまっているだろう。早期不適応的スキーマを有するこのような患者の場合，行動スキルを訓練するだけでは不十分である。このような患者に対しては行動を修正する前に，認知的および感情的な介入がスキーマに対して十分に成される必要があるのである。

　多くの患者にとって，長年にわたる行動パターンを改善するよりは，認知と感情を修正するほうが容易である。したがってセラピストは共感的直面化を使って患者の行動修正を粘り強く図らなければならない。セラピストは，長年にわたって染み込んだ行動パターンを修正するのがどんなに大変なことかを患者に対して共感しながら，同時に行動パターンの修正の必要性を繰り返し患者に直面化させる必要がある。

5-2　行動パターンの変容が可能となるのはいつか

　「行動パターンの変容」の段階に治療を進めるタイミングを，セラピストはどのように判断すると良いのだろうか？　それは，スキーマに対する認知的技法と体験的技法を患者が十分に習得したときである。すなわち患者は行動パターンの変容の段階に入る前に，早期不適応的スキーマが活性化されたとき素早くそれを同定し，ラベル付けできるようになっている必要がある。そして幼少期におけるスキーマの起源を理解しておく必要がある。イメージのなかで「スキーマサイド」に立って，自らのスキーマを克服するための対話が，認知的および感情的なレベルにおいてできるようになっておく必要があ

る。これらの準備がしっかりと整って初めて，患者は行動パターンの変容を試みることができる。

5-3 ターゲットとなる行動を同定する

「行動パターンの変容」の最初のステップは，変容を試みる行動のリストを作成することである。セラピストと患者はリストの作成にあたってさまざまな情報源を用いることができる。それはたとえば，「アセスメントのフェーズ」で作成した事例概念化，問題行動を詳しく描写したもの，イメージ技法によって想起された問題場面，治療関係，重要他者との関係，スキーマ質問票などである。

5-3-1 事例概念化を見直し，さらに精緻化する

セラピストと患者は，「アセスメントのフェーズ」で作成した事例概念化を見直し，特に「スキーマへの服従」「スキーマの回避」「スキーマへの過剰補償」といったコーピングスタイルの部分を精緻化するとよい。そのような作業を通じて，変容の対象とする生活環境や行動パターンが具体化されるだろう。その際，患者の生活領域をいくつかに分けて検討することが重要である。生活領域とはたとえば，親密な対人関係，仕事，社会的活動などである。というのも，患者はそれぞれの領域において異なるスキーマとコーピングスタイルを持っている可能性があるからである。たとえば，「情緒的剥奪スキーマ」を有する患者は，友人とは思いやりのある温かな関係を持てるのに，恋人とは冷たく距離を置いた関係しか形成できないかもしれない。「服従スキーマ」を有する患者は，権威的な人物の前では従順なのに，自分より年下のきょうだいや子どもに対しては支配的に振る舞い，彼／彼女らをコントロールしようとするかもしれない。また，社会的場面で見知らぬ人と話をするときには「欠陥スキーマ」が活性化されるが，親しい人と一対一で会うときにはそのスキーマは活性化されないという患者もいる。

5-3-2 問題行動を詳しく描写する

患者の自滅的行動パターンを同定するにあたって最も重要なのは，患者の日常生活における問題状況を詳しく描写することである。生活においてどのような状況がスキーマを活性化したか，セラピストは患者に報告してもらうのだが，その際，質問を通じてより具体的な情報を提供してもらう必要がある。そのとき何が起きたのか，できるだけ詳しく明確化するのである。ただし患者は自らのスキーマに沿って出来事を理解し，スキーマに矛盾する情報を無視しがちなので（だからこそスキーマがいつまでも持続される），出来事をありのままに話してもらうことが難しい場合が少なくない。しかしここでは，セラピストは患者のスキーマや感情を喚起するのではなく，患者が出来事をありのままに思い出し客観的な事実を報告するよう，患者を励ます必要がある。

事例——

　　ダフネという若い女性患者がいた。彼女はセッションで，昨晩夫と喧嘩したことをセラピストに報告した。ダフネは喧嘩ばかりしているような家庭で育ち，「見捨てられ／不安定スキーマ」を有していた。幼い頃，彼女の両親は毎日のように言い争いをしており，常に，いつ離婚するかわからないような状況であった。両親の怒鳴りあいが始まると，ダフネは自分がそれを止められないことに無力感を抱き，クロゼットに隠れて耳をふさいでいた。現在彼女は研修医をしているマークと結婚している。マークは毎晩，長時間働いてげっそりと疲れ果てて帰宅する。そしてほぼ毎晩，マークが帰宅した途端，夫婦喧嘩が始まるのだという。

　　ダフネは昨夜の喧嘩について話し始めた。

ダフネ：昨夜もマークと喧嘩しました。
セラピスト：何がきっかけでしたか？
ダフネ：いつものパターンです。彼の帰りがとても遅かったんです。私の知ったことではないですけど。（頭を振る）
セラピスト：どんなふうに喧嘩が始まったのですか？
ダフネ：いつもと同じです。でも，そんなことは重要じゃないんです。私たちは結局いつも喧嘩ばかり。きっと離婚すべきなんでしょう。
セラピスト：ダフネ，あなたの無力感はよくわかります。でも，何が起きたかということを私たちが理解することも，同じく重要なのです。喧嘩がどのようにして始まったのか，ちょっと思い出してみてください。どんなふうにそれは始まったのですか？
ダフネ：昨日は本当に大変な一日だったのです。私にもフリーランスでしている仕事があります。昨日は片付けなければならない仕事がたくさんあってそれだけでも大変だったのに，赤ん坊が一日中泣いているんです。そしてマークがいつものとおり，また夜遅くに帰ってきました。それで喧嘩が始まったんです。
セラピスト：どんなふうに始まったのですか？
ダフネ：私は彼にこう言いました。「一日中赤ちゃんが泣き叫んでいるようなこの家で，自分の仕事なんてちっともできやしないわ！　私はどうやって仕事をすればいいの？　赤ちゃんが起きていればずっと面倒をみなければならないし，赤ちゃんが寝たら私もぐったりして眠ってしまう。なのにあなたは一日中家を留守にしている。私は家で身動きが取れないでいるというのに」
セラピスト：マークは何と言いましたか？
ダフネ：彼は「赤ちゃんが泣くのは僕のせいじゃない。それに僕だってすごく疲れているんだ」と言いました。
セラピスト：次に何が起きましたか？
ダフネ：私は彼に「私たちをよくも一日中放っておいたわね。あなたは夫としても父親としても腐りきっているわ！」と言いました。
セラピスト：そのときあなたはどのように感じていたのですか？
ダフネ：怒っていました。あとおびえてもいました。「彼が私と赤ちゃんのことなんてどうでもよくなって，私たちを見捨てて出て行ってしまうんじゃないか」。そう思って，おびえていました。
セラピスト：マークはどうでしょう？　そのときのマークの気持ちはどんなだったと思いますか？
ダフネ：その時点では，私は彼が私たちのことをどうでもいいと思っていると感じていました。なぜなら彼は部屋を出て行ってしまったからです。でも後で彼は私にこう言いました。「君に『夫としても父親としても腐りきっている』と言われると，とても落ち込んでしまうんだ」

ダフネとセラピストは，昨晩の夫婦喧嘩でのやりとりを詳しく検討することで，ダフネの行動のどこが問題であったかを同定することができた。マークの帰宅が遅いとダフネの「見捨てられ／不安定スキーマ」が活性化され，怒りや混乱といった気分に陥る。マークが家に戻ると，彼女は自分の弱った気持ちや恐怖心を彼に伝えるかわりに，彼を罵り，傷つけようとしてしまう。これはスキーマへの過剰補償である。彼女は過剰補償というコーピングスタイルを用いることで，スキーマを持続させてしまっていた。その結果二人は喧嘩をし，彼女はマークに見捨てられてしまうことをひどく恐れる羽目になる。というのも，夫婦喧嘩の不穏な雰囲気は，彼女が子どもの頃に感じていた家庭の雰囲気ととても似ているからである。

5-3-3　引き金となる出来事をイメージ技法によって想起する

患者が問題状況を詳細に思い出せない場合，イメージ技法を導入することができる。セラピストは患者に目を閉じてもらい，状況をイメージするよう求める。イメージの中で何が起きるか，そしてイメージの中で自分がどんな行動を取るかを尋ね，詳細に描写してもらう。その際，「今，どんな考えが浮かんでいますか？」「今，どんな感じがしますか？」「今，何をしたいですか？」「次にあなたは何をしますか？」といった質問をすると良いだろう。イメージ技法を通じて，患者はそれまでは思い出すことのできなかった自らの思考，感情，行動にアクセスできるようになる。

事例──

ヘンリーという患者は，学生たちの競争が激しい大学に通っていた。ヘンリーが現在抱えている問題は，大学の勉強を先延ばしにし，そのため能力以下の成績しか取れないことである。

ヘンリーの両親は共に知的専門職に就いている。ヘンリーは一人っ子であったが，両親はいつでも彼の成績を何よりも重視した。ヘンリーが通った高校は規模が小さく，彼はそこでさほど苦労せず総代を務めるほどの優秀な成績を取っていた。また彼は高校で，スポーツ選手としても注目されていた。しかし大学に入ってすぐに，彼は自分がスポーツ選手としてやっていけるほどの力がないことを自覚した。ヘンリーはこのことについて，「スポーツについて僕は自分を失敗者のように感じました。でもまだ自分には勉強がある，と思ったんです」と語った。ヘンリーは自尊心を満たすための道具をスポーツから勉強に替えた。しかし彼は実際には大学の勉強をまともにしておらず，成績はぱっとしなかった。

セラピストとヘンリーは「アセスメントのフェーズ」において，彼の学業を阻害するものとして，「厳密な基準スキーマ」と「自制と自律の欠如スキーマ」を同定した。さらに「変化のフェーズ」に入り，認知的技法および体験的技法を通じて，これらのスキーマに取り組んできた。そしてようやく「行動パターンの変容」の段階にたどり着いた。

以下のやりとりにおいてセラピストはイメージ技法を用いて，勉強を先延ばしにしている間の自分の行動を同定するよう，ヘンリーを手助けしている。

セラピスト：問題をもっと具体化するために，イメージ技法を用いてもいいですか？
ヘンリー：いいですよ。
セラピスト：では始めましょう。まず目を閉じて，昨日の晩，勉強をするために机の前に座っているご自分の姿をイメージしてみてください。
ヘンリー：わかりました。（目を閉じる）
セラピスト：何が見えますか？
ヘンリー：自分の部屋です。部屋中にレポートだの資料だのが散乱しています。目の前には本が置いてあり，横にはコンピュータがあります。（しばらく黙る）
セラピスト：そこであなたは勉強に手をつけようとします。何が起きますか？
ヘンリー：もう勉強するには遅いだの，後でやればいいだのといった考えが浮かびます。まあ一日中そんなことを考えているのですが，今僕はレポートを1つ抱えていて，まだそれに手をつけていないのです。
セラピスト：それについてどう思うのですか？
ヘンリー：僕はレポートをやりたくないのです。やろうとすると緊張してしまって課題に集中できません。どこから始めたらよいのかもわからないし，僕の中では，「レポート＝胃痛の種」といった感じなんです。だからそれよりもコンピュータでゲームでもやって遊びたくなってしまいます。
セラピスト：次にどうなりますか？
ヘンリー：実際にコンピュータでゲームをします。しばらくやったら次に音楽を聴きます。それで，そんなことをしているうちに本当に時間がなくなってしまったことに気づくんです。
セラピスト：どんな気持ちですか？
ヘンリー：不安ですし憂うつです。そして不安になればなるほど，課題に手を付けられなくなります。
セラピスト：心に浮かぶのはどんなことですか？
ヘンリー：「もう遅い」
セラピスト：「レポートを書き始めるにはもう遅い」ということですか？
ヘンリー：いいえ，「優の成績をもらうにはもう遅い」ということです。もっと早く始めていれば優をもらえるようなレポートが書けたはずだけど，今からじゃもう遅いんです。「今さらどうなる？　僕にとってはもう終わりなんだ」と思ってしまいます。
セラピスト：次にどうしますか？
ヘンリー：それでも一応「明日の朝，早く起きてレポートを書こう」と思い，朝の4時に目覚ましをかけて，寝ることにします。結局目覚ましが鳴っても眠り続け，目が覚めたのは，今日の授業がすべて終わる頃だったんですけど。

ヘンリーは次第に高まる不安に対し，気晴らしなどの回避的行動戦略を用いた。ここで注目したいのは，セラピストが，行動だけでなく，認知や感情についての情報も彼から引き出していることである。それによって患者のイメージはより鮮明になる。するとさらに明確に行動を想起することができる。

5-3-4　治療関係

治療関係の中での患者の行動は，患者の対人関係，特に重要他者との関係における行動をどのように変化させる必要があるか，ということについて重要な情報を与えてくれる。治療関係がもたらす情報は，セラピストが直接観察できるという点で非常に有利で

ある。また患者が治療外の対人関係についてあまり詳しく報告しない場合，治療関係そのものを観察することでそれを補うことができる。

セラピストは治療における患者の行動を観察することにより，患者のスキーマとコーピングスタイルの両方について示唆を得ることができる。個々の患者はそれぞれのスキーマとコーピングスタイルのセットを有しており，それが治療関係においても表現される。たとえばある若い女性患者は，きまって時間より早くセッションを終えて，早々にセラピストのオフィスを立ち去ろうとした。そうすると次の患者と鉢合わせせずに済むからである。彼女は「情緒的剥奪スキーマ」を有しており，それに対して回避的コーピングスタイルを用いていた。つまりそうすることで彼女は，セラピストの患者は自分だけではないという事実に直面することを避けていたのである。

別のある若い男性患者は，セラピストの言葉遣いの間違いをことさらにあげつらうということを繰り返していた。彼は「欠陥スキーマ」を有しており，それに対して過剰補償というコーピングスタイルを用いていたと考えられる。別のある女性患者は，治療が始まって間もなく，セラピストの服装を真似するようになった。彼女は「巻き込まれ／未発達の自己スキーマ」を有しており，スキーマへの服従というコーピングスタイルを使っていた（治療関係において出現するスキーマおよびコーピングスタイルについては，第6章で詳述する）。

事例――

以下に提示するアリシャの事例では，治療関係のなかでスキーマとコーピングスタイルがどのように明らかになっていくか，そしてそれらがどのように治療の進行を阻害するかが示されている。アリシャは厳格で道徳的な家庭に育った。母親は「人間は本来『悪』の存在で，『善』であるためには自分自身を厳密に見張っていなければならない」という信条の持ち主であった。母親にとって最も「悪」なのは，家族から必要とされているときにそれに応えないという行為であった。アリシャはそのような信条を母親から聞かされて育った。アリシャは従順で責任感が強く，母親の要求には何でも応えようとした。しかし彼女は「母親の要求を満たすことはできない」と考えており，実際，それは無理な努力であった。というのも，アリシャが「善」であるために母親が求め，彼女が努力したのは，アルコール依存症の父親の自制心を保たせること，そして父親に「酒を飲ませないこと」であったからである。彼女は父親のウィスキーのボトルを空にしてまわり，毎晩，外出しないよう父親に懇願したり何かと父親をおだてたりした。父親が酔っ払うと必死でベッドに寝かしつけた。

アリシャにおける主要なスキーマは「欠陥スキーマ」と「罰スキーマ」である。彼女は「悪」の衝動や願望が自分に生じることを許せなかった。彼女は他にも，「情緒的剥奪スキーマ」（その起源は，生育家庭が情緒的に冷たい雰囲気に包まれていたことである），「自己犠牲スキーマ」（その起源は，家族メンバー，特に父親に仕えなければなら

ないという母親の要求がアリシャに向けられたことである)、「厳密な基準スキーマ」(その起源は、どんなに頑張っても母親を十分に喜ばせることはできない、という経験である)といったスキーマを持つに至った。アリシャは成長してからも、自らのスキーマを持続させるような生活を送った。彼女が選ぶ恋人や友人は問題を抱える人ばかりであった。彼女は薬物依存の男性と次から次へとつきあった。アリシャはどこかでそうすることが自分の道徳的義務であると感じていた。アリシャは、母親の教えに従い、愛する人に何かを求められると、必ずそれに応えようとした。ましてやそういう相手を見捨てるようなことは絶対にしなかった。またアリシャは父親のアルコール依存をどこかで自分の責任であると感じていたが、恋人の薬物依存に対しても同じように感じていた。しかし彼女は彼らの薬物依存をやめさせることはできなかった。

　アリシャは体重を減らすことを治療目標の一つに挙げていた。あるとき彼女はセッション中、最近自分が食べ過ぎてしまっていることをセラピストに打ち明けた。セラピストは当初、アリシャが減量の努力を続けていることに焦点を当てるべきであると考えていたので(つまり彼女の「情緒的剥奪スキーマ」に対抗しようと考えていた)、ここでもそのことを指摘して賞賛しようとした。しかしすぐに明らかになったのは、余分な体重のことでセラピストが自分を非難するだろうと、このときアリシャが強く信じていたということである(つまり「欠陥スキーマ」と「罰スキーマ」が活性化されていた)。彼女はあたかも母親に対するように、セラピストに対して自分の「悪」を告白したのである。アリシャ自身がそのことに気づき、彼女は「食べすぎ」という「悪」を自分が行ってしまったので、治療をやめるしかないと考えていたことをセラピストに涙ながらに語った。体重の減少は、実は**「アリシャ」**の目標ではなく、「アリシャの母親」の目標だった。アリシャは、母親に言われたことを自分が実行できなければ、自分は「悪」であると信じてしまっていた。母親は彼女に対し体重を減らすよう始終言っていた。しかし彼女の中の別の側面(【脆弱なチャイルドモード】)は食べ物を求めていた。【脆弱なチャイルドモード】にとって食べることは唯一の楽しみであり、自己制御がとても難しかった(食べることは、「情緒的剥奪スキーマ」と「自己犠牲スキーマ」に対する過剰補償として機能することが多い)。さらに彼女の「罰スキーマ」が、セラピストに自分の罪を告白し罰を与えてもらうよう、彼女に仕向けたのであった。

　セラピストは、アリシャが「これを言ったら相手は私を否定するだろう」との思い込みのもとで、他者に自分の「罪」を「告白」したこれまでのエピソードを想起するよう彼女に求めた。そしてこのような行動パターンを変容することが、セラピストとアリシャの治療目標の一つとなった。

5-3-5　重要他者からの情報提供

　問題行動を同定する際、セラピストは患者による自己報告だけを情報源としないこ

ともある。患者の自己観察には不備や食い違いがあることがある。スキーマへの過剰補償というコーピングスタイルを用いている患者の場合，特にそのような傾向がみられる。たとえばよく知られていることであるが，自己愛傾向の強い人は，自分の行動と，自分の行動が他者に与える影響を観察することが不得手である。そのような場合セラピストは，パートナー，家族，友人とコンサルテーションのためのセッションを設定し，それらの重要他者を通じて，患者からは得られない大事な情報を入手することができる。セラピストは重要他者からの情報でも特に大事だと思われる点に着目し，さらに具体例を尋ね，患者の不適応的行動パターンを同定していく。もしセラピストが重要他者と直接的に会うことが難しい場合，重要他者からのフィードバックを患者自身に入手してきてもらい，それを次のセッションで報告してもらって一緒に話し合うことにしても良いだろう。

　患者と重要他者との関係についてこれまでの経緯に焦点を当てることも有用である。セラピストはその中に，患者の問題行動を見出すことができるかもしれない。患者とその重要他者との関係において，どのスキーマが誘発されたのだろうか？　患者はそれにどのように対応したのだろうか？　患者は実際にどのような行動を取ったのであろうか？　どんな自滅的行動が患者のスキーマを持続させているのだろうか？

事例──
　モニクという患者はセラピストに対し，夫のロレンスが自分とセックスしようとしないことを訴えた。

　セラピスト：ロレンスはなぜあなたとセックスしようとしないのだと思いますか？
　モニク：それがさっぱりわからないのです。
　セラピスト：しいて言うなら？
　モニク：わかりません。彼には性欲がないのかもしれません。

　モニクが言うには，「私は，彼がいないと自分がいかに寂しいか，そして自分がいかに彼を愛しく思っているか，いつも彼に伝えています」ということであった。また結婚する前の二人の性生活は申し分なかったことも明らかになった。モニクもロレンスも家庭外に別のパートナーがいるわけでもなかった。モニクの知る限り，ロレンスが彼女に対して怒っているということでもなさそうだった。しかしモニクはロレンスが自分とセックスしようとしないことについて怒っていた。モニクによれば，このままいくと自分は夫を裏切ってしまいそうだということである。セラピストは，なぜロレンスがモニクとのセックスに興味を失ってしまったのか理解できなかった。
　セラピストはモニクに対し，ロレンスと2人だけのセッションを持ってもいいか尋ねたところモニクは承諾し，後日，ロレンスとのコンサルテーション・セッションを実施した。彼が言うには，モニクが彼のセックスの仕方を批判し，以前の恋人と彼とを比較

するのだということであった。そのようなことが続くうちに，ロレンスはモニクのパートナーとしての自信を失い，不安を募らせてしまったのだそうである。その結果，彼はモニクとのセックスを回避するようになった。セラピストはロレンスとのセッションの結果，二人の性的関係のトラブルの原因となっているモニク自身の問題行動がようやく理解できた。

5-3-6 スキーマ質問票など

Youngスキーマ質問票は，「スキーマへの服従」というコーピングスタイルを同定する際，非常に役に立つ。またYoung-Rygh回避目録は「スキーマの回避」を，Young過剰補償目録は「スキーマへの過剰補償」を同定するのにそれぞれ役立つ。

5-4 パターン変容の対象とする行動に優先順位をつける

問題のある行動と生活パターンを同定した後，セラピストと患者は，そのなかのどれが重要でどれを変容させるべきなのか，じっくりと話し合う。そして患者が問題行動の代わりにどのような行動を取る必要があるか，具体的な状況に沿って話し合って検討する。患者の中には，自らの問題行動を同定できなかったり，目標とするべき健康的な行動を想定できなかったりする人もいる。その場合セラピストが誘導しながら，現在患者が取っている個々の行動のメリットやデメリットを検討し，それに代わる他の健康的な行動の案を考え出していく。それらが治療における行動目標となる。

セラピストは，まず最初に治療のターゲットとする具体的な問題行動を1つだけ選択するよう患者を励ます。セラピストと患者は，全ての行動パターンに焦点を当てるのではなく，一つひとつ順番に取り組んでいく。以下に，その際の優先順位のつけ方についてその目安を紹介する。

5-4-1 行動か生活のどちらの変化を試みるべきか

スキーマ療法では一般に，大きな生活上の変化（例：離婚や退職など）を起こす前に，まずは行動レベルの変化を試みるよう患者に勧める（ただし，パートナーによる虐待といった危機的な状況に患者が置かれている場合は，もちろん別の対応が必要である）。行動を変化させるためには，とりあえずは今の状況にとどまり，より適切な反応の仕方を学習する必要がある。苦痛をもたらす状況から離れるかどうかを決定する前に，まずはそれらの状況にどう対処するかを検討することが患者にとって有益であると我々は考えている。とりあえず自らの行動を変えてみて，それでもなお状況が変化しなければ，そのときに生活レベルでの変化を起こせばいいのである。行動レベルでの変化を試みることによって，患者は困難な場面への対処スキルを習得することができる。それによって行動パターンが変化した後，それでもやはり生活を大きく変えることを患者が決

意した場合，患者は「自分はやるべきことをやったのだ」と納得した上で生活を変えることができるだろう。

5-4-2 最も問題のある行動に焦点をあてる

スキーマ療法のセラピストは，患者の数々の行動のなかでも最も問題のあるものから手をつけるべきであると考える。すなわち，患者に多大な苦痛をもたらし，患者の対人的もしくは職業的な機能を最も阻害している行動に最初から焦点を当てる。ただし，それに焦点化することがあまりにも患者を圧倒してしまうようであれば話は別である。つまりセラピストと患者は，現実的に取り組むことが可能な範囲内で，最も問題の大きい行動から手をつけていく。

その意味で，我々のスキーマ療法と認知行動療法とは対照的である。標準的な認知行動療法では，最も取り組みやすい行動に焦点を当てる。認知行動療法で行動に焦点を当てる場合，セラピストと患者はさまざまな行動を困難度で順位づけし，階層表を作る。そして困難度の低い行動から順番に挑戦していく。たとえば患者が職場で上司に「ノー」と言えずに困っているのであれば，まずは見知らぬ人やお店の人に対して自己主張することから練習を始め，徐々にその対象を友人，家族といった相手に変え，最後に上司との問題に取り組むようにもっていく。

しかしスキーマ療法では，中核的なスキーマとコーピングスタイルに始めから手をつける。我々は，できるだけ早く回復を実感できるよう患者を手助けしたいと願っている。したがって最も重要な問題に患者自身が取り組むことができない場合だけ，2番目に重要な問題から取り組むようにしている。

5-5 行動変容のためのモチベーションを高める

具体的な行動目標が決まったら，セラピストと患者はそれに向けてのモチベーションを高めていく。

5-5-1 行動目標とスキーマの起源とを関連づける

患者が自分自身をより共感的，支持的に受け止められるようになればなるほど，患者は行動目標に向けて積極的にチャレンジするようになる。そのためにセラピストは，行動目標と幼少期におけるスキーマの起源とを患者自身が関連づけて理解できるよう手助けする。自分の問題行動がどのように形成されたのかを理解できれば，その行動に対して自分を責めるのではなく，むしろ自分を許せるようになる。たとえば飲酒の問題を抱えている患者がいるとする。彼は幼少期，つねに父親から拒否されたり批判されたりしており，その結果，「欠陥スキーマ」を持つにいたった。そのせいで彼は「自分に価値がない」「自分は愛されない」といった感覚に悩まされるようになり，それらの感覚か

ら逃れるために酒を飲むようになったのかもしれない。アルコール依存症を自分の弱さのせいにして自責するのではなく，このようになぜ自分がアルコールに依存するようになったのかを患者自身が理解することが重要である。彼にとって飲酒は，早期不適応的スキーマが惹起する心の痛みを回避するための手段であった。

またこのように行動を幼少期の体験に関連づけることで，患者は自らの行動を，これまでに治療で行ってきた認知的技法と体験的技法にも関連づけて理解できるようになる。

5-5-2　問題行動を続けることの利益と不利益を検討する

セラピストと患者は行動変容へのモチベーションを高めるために，現在の不適応的な問題行動を続けることの利益と不利益をあらためて検討する。行動変容のために努力をすることが十分に価値があると患者自身が信じることが，行動変容のためには不可欠だからである。

事例──

アランは婚約者のノラの勧めでスキーマ療法を受けに来た。というのもこのままではアランと結婚してうまくやっていく自信がないとノラが訴えたからである。アランは二人の関係に問題があるとは考えていなかった。彼にとっては全てが良好であった。アランは「唯一の問題は，ノラが僕たちの関係を幸せに思えないことです」とセラピストに語った。セラピストがノラの話も聞きたいとアランに伝えたところ，ノラ自身がセッションにやってきた。ノラはセラピストに対し，「私たちの関係には何かが足りない気がするんです」「私たちには本当の意味での親密さが欠けているんです」と訴えた。

「アセスメントのフェーズ」で，アランには「感情抑制スキーマ」があることが同定された。アランとセラピストはこの感情抑制スキーマがノラとの親密な関係を阻害していることを理解した。その後アランは認知的技法および体験的技法を経験し，さらに「行動パターンの変容」の段階まで治療が進んだ。彼の行動目標は，「ノラに対して，それがネガティブであれポジティブであれ，感情を表現できるようになる」というものとなった。

このような目標を立てたものの，アランはひどく葛藤していた。アランにとって「感情抑制スキーマ」は生得的なものであり，彼はそれを修正することに抵抗を感じていた。セラピストは行動変容に向けてアランのモチベーションを上げるため，ノラに対して感情表現しないことの利益と不利益をリスト化するようアランに求めた。その結果利益として挙げられたのは，1）不愉快な思いを避けることができる，2）自分らしくいられる，3）自分をコントロールできていると思える，4）喧嘩をせずにいられる，といったものであった。一方，不利益として挙げられたのは，1）ノラが幸せになれず，このままでは自分はノラから捨てられてしまうかもしれない，というただ1点であった。しかしこのただ1点の不利益を挙げたことで，行動変容に向けたアランのモチベーション

はぐんと高まった。自分が変わらなければノラを失ってしまう，という事態を自覚することで，アランは変化を決意することができた。

5-6　フラッシュカードを作成する

　この「行動パターンの変容」の段階でも，フラッシュカードを作成し，活用すると役に立つ場合がある。この場合，行動に焦点を当てたカードを作成し，それを一種の「指針」として用いる。カードには，スキーマを誘発する状況をできるだけ具体的に書き，さらにその状況で取るべき健全な行動が記載される。

5-6-1　事例

　ジャスティンは「服従スキーマ」を有している。幼少期，父親が威張り散らしているような家庭に育ったことがその起源として考えられる。現在ジャスティンはリチャードと婚約中である。リチャードはジャスティンを愛してくれるが，同時に専制的な面があり，それが父親を連想させた。ジャスティンはリチャードが「自分がボスである」風の偉そうな態度を取ると，それに対して過度に攻撃的な反応を示す傾向があった。治療では，そのような反応を，対立を招かないような効果的な反応に置き換える取り組みをした。以下に示すのは，ジャスティンの「スキーマへの過剰補償」というコーピングスタイルを，より適切なアサーションに変容するために作成されたフラッシュカードの文面である。

> 　今のところ私は，リチャードが私をコントロールし，言うことをきかせ，私の話をちっとも聞かないように感じている。私は「放っておいてよ！」と彼に叫びたくなる。彼に物を投げつけたくなる。寝室に駆け込んでドアをバタンと閉めてしまいたくなる。彼を殴りたくなる。でもこれらの反応は私の「服従スキーマ」に対する過剰補償である。このスキーマは，幼少期，父親が家庭で威張っていたせいで私に形成された。そのことを私は知っている。確かにリチャードは私の気持ちを理解してくれないときがあるが，それは単に彼が自分らしく振る舞っているとそうなってしまう場合があるというだけのことで，彼はわざと私を傷つけようとしているわけではない。私は，彼に怒鳴ったり，彼を傷つけたくなったりしたとしても，そうする必要はない。かわりに，自分が何を感じ，何をしたいと思っているか，穏やかな態度で彼に伝えることができる。自分自身があとで後悔しない大人のやり方で，自分が何を求めているのか，彼に伝えればよいのだ。

　患者は，これまでの行動パターンが誘発されそうな状況に入る前に，なぜ自分がそれを変える必要があるのかを改めて自覚するためにフラッシュカードを読むことができる。またある状況において，これまでの不適応的な行動を起こしてしまいたい衝動に駆られたとき，ただちにフラッシュカードを読むとよいだろう。

5-7　イメージ技法とロールプレイを用いて健康的な行動をリハーサルする

　セラピストと患者は，イメージ技法とロールプレイを用いて，実際にどのようにし

て健康的な行動を取ればよいのかを練習する。具体的には問題状況をイメージし，その状況で取るべき行動を，ロールプレイを通じてリハーサルする。患者はイメージの中で，実生活上で遭遇しうる障害に上手く対処し，状況を乗り越えていく自分の姿を具体的に思い描く。以下にジャスティンとのやりとりを紹介する。

　　セラピスト：では目を閉じてリチャードが帰宅する場面をイメージしましょう。彼は帰りが遅く，赤ちゃんは泣いており，あなたは追い詰められています。……そういう場面が思い浮かびますか？
　　ジャスティン：（目を閉じたまま）ええ，思い浮かびます。
　　セラピスト：今，何が起きていますか？
　　ジャスティン：私は家中を歩き回りながら，彼が帰ってくるのを待っています。時計を見てばかりいます。
　　セラピスト：どんなお気持ちですか？
　　ジャスティン：それが，気持ちがくるくる変わるのです。彼が二度と帰ってこないのではないかと死ぬほど怯えていると思ったら，次の瞬間には，私にそんな心配をさせる彼を殺してやりたいと思ったりしてしまうのです。
　　セラピスト：ではここでリチャードが帰ってきたとしましょう。何が起こりますか？
　　ジャスティン：彼は私の様子を見て，「いったいどうしたんだい？」と聞いてくるでしょう。
　　セラピスト：あなたはどう答えますか？
　　ジャスティン：それがよくわからないのです。彼を怒鳴りつけ，彼の胸を拳で殴ってやりたいとも思いますし，一方では，彼に駆け寄って抱きしめたいような気もするのです。
　　セラピスト：ロールプレイをするとしたら，どちら側を演じたいですか？　選んでください。
　　ジャスティン：では彼を抱きしめたいと思っている自分を演じます。……ということは，彼に対して怒っていて，彼を殴ってやりたいと思っている自分自身に対して話しかければいいんですよね。「ちょっと聞いて。あなたはリチャードを愛しているのよね？　そしてあなたにはリチャードを傷つける気は全くないのでしょう？　あなたが動揺しているのは，彼が二度と戻ってこないんじゃないかと思ったからでしょう？　でも彼はここにいるわ！　なんてあなたは幸せなんでしょう！」
　　セラピスト：それに対して，あなたの中の怒っている部分は，どのように答えますか？
　　ジャスティン：たぶん「わかったわ，大丈夫よ」と答えるでしょう。実際，気持ちが落ち着いてくると思います。

　上のやりとりにおいてジャスティンはモードワークをしている。彼女が行ったのは【怒れるチャイルドモード】と【ヘルシーアダルトモード】との対話である。
　このようなロールプレイでは，まず最初に患者がこれまでの問題行動の役割を演じ，セラピストが健康的な行動のモデルを示すことが多い。そして次に役割を交替し，患者は健康的な行動のしかたを練習する。患者はこのようなロールプレイを通じて，健康的に振る舞う際に障害となりそうなものを克服するための練習を積んでいく。

5-8　ホームワークの課題を設定する

　練習が十分に行われたら，セラピストと患者は，新たな行動パターンにつながるようなホームワークの課題を設定する。患者は実生活上で健康的な行動を実行し，その結果を記録する。
　セラピストと患者は課題を書き出したものをコピーして共有する。ホームワーク課題

はできるだけ具体的で明確である必要がある。それはたとえば、「私は来週中に、自分が5月末に休暇を取っても良いかどうかを上司に尋ねます。その際、あらかじめフラッシュカードを読み、上司に対してどんなふうに尋ねたらよいか、イメージリハーサルをしておきます。その後上司に実際に尋ねてみます。そのときに何が起きたか、自分が何を考えたり感じたりしたか、上司がそれに対してどのように反応したか、すべてメモを取るようにします」といったものである。

5-9　ホームワークの結果を共有する

　患者が実際にホームワークを実施してどうだったか、セラピストと患者はその結果を次のセッションで共有する。ホームワークの結果を確認することは極めて重要である。もしセラピストがホームワークの結果を患者に尋ねなければ、患者はホームワークがさほど重要でないと受け止めてしまうかもしれない。そうなるとその後患者がホームワークを実施しなくなってしまう恐れが生じる。つまりセラピストがホームワークについて関心を示し、ホームワークを実施したことを賞賛することは、患者がホームワークを実施するための強化子として機能する。「行動パターンの変容」の初期段階において、特にこのことは重要である。

5-10　「行動パターンの変容」に関する事例

　アレックは35歳の弁護士である。彼は7年間の結婚生活のすえ、最近ケイと離婚した。ずっと前から二人の結婚生活はあまりうまくいっておらず、しかもアレックは同僚の女性に性的魅力を感じて葛藤していたが、ケイが突然「離婚したい」と言い出したとき、アレックは完全に混乱状態に陥ってしまった。ケイはなぜ結婚生活がうまくいっていないことについての不満を語るのではなく、突然の離婚を選んだのだろうか。彼女は一切その理由を語ろうとしなかった。アレックは夫婦療法を提案したが、ケイはそれを拒否し、その日のうちに家を出て行った。ちなみに二人に子どもはいない。1年間の別居後、正式に離婚が決まり、ケイとの関係は完全に切れた。その数カ月後、アレックは治療に訪れた。

　女性と親密な関係を築くことができないことが彼の現在抱えている問題であった。彼は女性と結婚し、家族を作りたいと望んでいたが、それに至るような関係を女性との間で形成することに困難を感じていた。そもそもアレックは女性をデートに誘うことが苦手であった。彼は、なぜケイが突然離婚を決めたのか、なぜアレックを誘惑していた同僚の女性が今デートに誘っても応じようとしないのか、そういったことが理解できずに苦しんでいた。アレックはこの同僚の女性に心を奪われるようになっており、仕事の最中にも彼女を思ったり彼女をデートに誘おうとしたりすることに時間とエネルギーを使うことが多く、そのぶん彼の業績は着実に下がっていた。

アレックは3人兄弟の末っ子である。母親は彼が8歳のときに亡くなり、父親は悲嘆にくれたまま3人の息子たちを育てた。2人の兄は大きくなると大学に通うために実家を離れ、アレックがひとりで年老いた父親の世話をした（アレックによればその頃から兄弟の関係が疎遠になったのだという）。アレックは自分を「社会不適応者」だと思っていた。彼は勉強はできたが、友だちを作ることがひどく苦手だった。アレックから見ると、自分の悲惨な家庭生活に比べて、他の子どもたちは実に気ままで自由な生活を送っており、彼らの家庭はみな幸せそうであった。そしてそれに比べてアレックの家庭生活は空虚で希望がなかった。彼の父親は慢性の抑うつ状態であった。彼は「父は寝ているかテレビを観るかして、ほとんどの時間を過ごしていました。つまりベッドにいるかカウチにいるかのどちらかだったんです。父は決して外出せず、誰にも会おうとしませんでした。私に対しても『ちょっとそこにある塩を取って』程度の言葉しかかけようとしなかったんです」と語った。

セラピストとアレックは、「アセスメントのフェーズ」を通じて、アレックに4つのスキーマがあることを同定した。1つめは「見捨てられ／不安定スキーマ」であり、これは母親の死と2人の兄が家を出たことに起因している。2つめは「情緒的剥奪スキーマ」であり、これは無感情で無気力な父親と、アレックに対して無関心な兄たちに起因している。3つめは「社会的孤立／疎外スキーマ」であり、これは自分の家庭が他の子どもたちの家庭と違うことをまざまざと実感してきたことに端を発している。4つめは「自己犠牲スキーマ」であり、これは彼が父親の世話をし続けてきたことと関係がある。

それらのスキーマに対してアレックが用いてきた主要なコーピングスタイルは、「スキーマの回避」であった。彼は早々にワーカホリックになった。学生時代には学業に没頭し、社会人になってからは法律の仕事に没頭した。実際、彼は仕事で高い評価を得ており、社会的に成功していた。前妻のケイとはロースクールで知り合い、数年のちに結婚した。アレックは特にケイを愛しているというわけではなかったが、彼女はしっかり者で気が利き、彼もたった一人で生きていくことを恐れていたので、結婚に踏み切ったのである。父親と同様、ケイも慢性的な抑うつ症状に悩まされていた。アレックは子どもが欲しかったが、ケイはそれを拒否した。二人の結婚生活はおおむね安定していたが、単調で情熱がなかった（結婚生活においてアレックは、「情緒的剥奪スキーマ」に対して「服従」というコーピングスタイルを使っていたと思われる。彼はケイとの生活のなかで、幼少期に体験した空虚で無感情な家庭生活を再現していた）。

ここ数年、アレックは同僚のジョアンに対して性的な魅力を感じるようになっていた。ジョアンはアレックが結婚しているときには彼を誘惑してきたが、離婚後にアレックがデートに誘ってもそれに応じようとしなかった。アレックが何度誘っても答えはいつも「ノー」だった。ジョアンはアレックが贈り物をすればいつでも受け取り、彼の好意を拒絶するようなことはしなかった。しかしどう見ても彼女はアレックに対して恋愛

感情を抱いていないようだった。彼はこの事実を受け入れられないでいた。セラピストが，ジョアンの何がそんなに魅力的なのか尋ねると，アレックは「彼女は二人きりのとき，まるでこの世に僕らだけしかいないかのように振る舞います。そういうときの彼女はとても情熱的で思いやりがあります。でも誰かが周囲にいると，彼女の態度は途端に変わるんです。彼女は僕に距離を取ってしまうのです」と述べた。アレックはジョアンが彼に対して気まぐれな態度を取ることに気づいていた。セラピストは，アレックがこれほどまでにジョアンに惹きつけられるのは，彼のスキーマ，特に「見捨てられ／不安定スキーマ」によるものであるとの仮説を立てた。また「自己犠牲スキーマ」もそれに関連しているように思われた。というのも，アレックはジョアンに多くを与えながらその見返りを求めていなかったからである。

　セラピストとアレックは，「行動パターンの変容」において最初に焦点を当てるべきは，彼の職場での「ジョアン中心」の行動であると合意した。それはたとえば，職場での白昼夢，ジョアンに電話をかけること，ジョアンにメールを送ること，ジョアンのことを誰かに尋ねること，ジョアンが興味を持ちそうな新聞記事を見つけ彼女に知らせること，ジョアンと「偶然に」出くわしそうな場所に出向くこと，といったことである。アレックは職場にいるほとんどの時間をこれらの行動に費やしていた。その後こういう行動を取ったことに自己嫌悪を感じることがわかっているのに，やめられないのである。その結果，彼の業績はさらに悪化してしまっていた。

　セラピストは，ジョアンに対する行動を幼少期のスキーマの起源に関連づけられるよう，彼を手助けすることから始めた。セラピストはアレックに目を閉じて，仕事中にジョアンを思っている場面をイメージするよう教示した。

　セラピスト：何が見えますか？
　アレック：僕は自分の席で仕事をしています。といっても仕事をしようとしているだけで，実際にはジョアンのことを考えてばかりいます。仕事に集中するべきなのはわかっているのですが，彼女の姿を見たくなってしまいます。彼女が興味を持ちそうな記事の切り抜きを，彼女に渡したくなってしまいます。それはまるで……。
　セラピスト：（話をさえぎる）あなたの中に，彼女を見たくなってしまう「あなたの一部」がいるわけですね。その「一部」は何と言っていますか？
　アレック：「こんな感情には耐えられない」と言っています。
　セラピスト：子どもの頃にこのような感情を抱いたときのことをイメージできますか？
　アレック：はい，できます。
　セラピスト：今何が見えますか？
　アレック：僕はひとりぼっちでベッドにいます。母が恋しくて泣いているんです。でもこれは母の死後の場面です。だから僕がどれだけ母を求めても，どうにもならなかったんです。

　仕事中にジョアンを思うことはアレックの「見捨てられスキーマ」を活性化し，母親の死に関連する感情を喚起していた。アレックはこの感情から逃れるために，「ジョアン探し」をしていたのである。セラピストとアレックは，職場で「見捨てられスキーマ」

が活性化されたときに読めるようフラッシュカードを作成した。フラッシュカードには，【見捨てられたチャイルドモード】と【ヘルシーアダルトモード】との対話が書かれていた（アレックは【ヘルシーアダルトモード】に〈よき母（Good Mother）〉と名づけていた）。彼の〈よき母〉は，ジョアンを探す代わりにどのような行動を取ればよいか，【見捨てられたチャイルドモード】にアドバイスをしてくれた。〈よき母〉との対話を通じて，アレックの【見捨てられたチャイルドモード】は，これまで満たされることのなかった感情的欲求の一部を満たすことができた。たとえ一部でも感情的欲求が満たされれば，アレックが【見捨てられたチャイルドモード】をなだめるためにジョアンを探す必要はなくなるだろう。

　行動変容をさらに着実にするために，セラピストはアレックに対し，「スキーマサイド」（ジョアンに注目していたい側）と「ヘルシーサイド」（ジョアンを忘れたい側）との対話技法を行うよう求めた。さらにイメージの中で，他の新たな女性との出会いを想像するように求めた。アレック自身が「スキーマサイド」と「ヘルシーサイド」の両側を演じ，役が切り替わるたびに，それを明確に意識するために座る椅子も切り替えた。セラピストはまず，職場でジョアンを探したい欲求に駆られている自分自身の姿をイメージするようアレックに教示した。

アレック：（スキーマサイド）「彼女を探せ！　君は彼女と一緒のとき，とても気分が良くなるんだ。こんなに君を気分良くさせてくれることは他にないね。だから彼女と少しでも一緒にいられるよう仕事の時間を割くだけの価値はあるんだ。いや，彼女と一緒に過ごすためだったら，全てを失ってもいいかもしれない」
セラピスト：いいでしょう。では「ヘルシーサイド」を演じてください。
アレック：（椅子を替える）（ヘルシーサイド）「君は間違っているよ。僕は全然心地よくなんかない。むしろ彼女と一緒だと気分が悪くなるんだ。このことで僕は長い間ずっと気分が悪かったんだよ。そして結局は孤独感にさいなまれるだけなんだ」
セラピスト：ではまた「スキーマサイド」に戻りましょう。
アレック：（椅子を替える）（スキーマサイド）「彼女なしの生活がどのようなものか，君はわかっているのかい？　じゃあ教えてあげよう。それはまさしく退屈でうんざりするような生活だ。楽しみも何もない生活だ。そんな生活を送るなら，死んだほうがマシかもしれない」
セラピスト：ではまた「ヘルシーサイド」に戻りましょう。
アレック：（椅子を替える）（ヘルシーサイド）「いや，君は間違っている。僕はそんなことをする必要はないんだ。今後，ジョアンではない，他の誰かに出会うことができるんだ。ジョアン以外の女性とつきあうことができるんだ。きっとその女性は君の気持ちを癒してくれると思うよ」

　このような対話技法は，「ヘルシーサイド」が「スキーマサイド」を説得しきれたとアレック自身が感じるまで続けられる。

　「行動パターンの変容」の段階での最初のホームワークは，職場での「ジョアン中心」の行動をやめるために，職場で実際にフラッシュカードを読み，さらなる対話技法を実施するというものであった。このホームワークは一定の成功をおさめた。次のセッションでアレックは，これまで自分の席でやっていた「ジョアン中心」の行動（例：ジョア

ンに電話をする，メールを送る）の多くをやめることができたとセラピストに報告した。しかしながら，アレックは毎朝「今日こそは彼女の姿を探さないようにする」と誓ってはみたものの，結局は何かと口実を作っては毎日ジョアンの姿を探すことが続いていた。セラピストはアレックの「ジョアン中心」の行動を着実に変化させるため，さらなる課題を提案した。それは，彼女を求めることの利益と不利益をリスト化するというものである。そして実際にアレックはリストを作った。リストによれば，主な利益は「彼女を求め続けるかぎり，いつかは彼女を口説き落とし，自分のものにできるという可能性を失わないで済む」というもので，主な不利益は「彼女を求め続けるかぎり，今抱えている苦しみと喪失感からいつまでも抜け出せない」というものであった。

　セラピストとアレックが次に行動変容のターゲットとしたのは，「働きすぎ」である。そのためにまず，週末にオフィスで仕事をするというこれまでの習慣を止め，週末の時間は女性と出会うための行動に費やすことが，二人の間で合意された。以下のやりとりは，このような合意事項を念頭におきながら，ホームワークの課題を設定している場面である。

　セラピスト：では週末にどのような活動をすることにしましょうか？　あなたはどこで新たに女性と知り合うことができるでしょうか？
　アレック：さあ，わかりません。長い間，オフィス以外に行ったことがないものですから。
　セラピスト：いいでしょう。では週末，あなたは何をして時間を使いたいですか？
　アレック：仕事以外で，ということですか？（笑う）
　セラピスト：もちろんです。（笑う）
　アレック：そうですねえ。バーに行って，何かスポーツの試合を見ることでしょうか。でもそれじゃ女性に出会えそうにありませんね。
　セラピスト：他にはどうでしょう？
　アレック：もし天気がよければ，サイクリングかな。
　セラピスト：どこでサイクリングしますか？
　アレック：公園です。
　セラピスト：公園でサイクリングする。……あなたはそれをやってみたいと思いますか？
　アレック：ええ，思います。そういえばうちの職場でも，土曜の朝のサイクリングの集まりに参加している人がいると聞いたことがあります。僕自身は参加したことはありませんが。
　セラピスト：なぜあなたは参加しないのでしょう？
　アレック：よくわかりません。何か居心地が悪いような，妙な感じがします。
　セラピスト：何かそれについて思い出せることがありますか？　子どもの頃に似たような感じを抱いたことがありますか？
　アレック：ええ，あります。小学校の休み時間です。他の子どもたちは校庭で遊んでいるのに，いつも僕は一人で教室に残って勉強をしていました。そのときの感覚に似ています。
　セラピスト：なるほど。もし大人になった今のあなたが教室に入って，他の子どもたちが外で遊んでいるというのに一人で教室に残って勉強している「子どものあなた」に出会ったとしたら，彼に何と言ってあげたいですか？
　アレック：「ねえ君，外に行ってみんなと一緒に遊びたくないの？」と言ってみたいです。
　セラピスト：「子どものあなた」は何と答えるでしょう？
　アレック：（子どもとして）「本当はそうしたいよ。でも僕は自分が皆と一緒にいちゃいけないような気がするんだ」

セラピスト:「大人のあなた」は何と言ってあげられますか?
アレック:(大人として)「では僕がついていってあげよう。皆,君のことをよく知らないだけなんだ。君のことを知ったら,皆は君のことを好きになると思うよ。それまで僕がついていてあげよう」
セラピスト:「子どものあなた」は何と答えるでしょう?
アレック:(子どもとして)「うん,わかった。外に行ってみるよ」
セラピスト:いいでしょう。では今度は今の職場をイメージしてください。あなたは誰かに週末のサイクリングの集まりについて尋ねています。……今,何が見えますか?
アレック:昼休みに同僚のラリーのところに行って,「ラリー,今週末のサイクリングの集まりに参加してみたいと思っているんだけど,それについて詳しく教えてくれないかい?」と言っています。実際に,それだけ言えれば十分だと思います。
セラピスト:ではそれをホームワークにしませんか?
アレック:わかりました,やってみます。

　上の課題(ラリーに尋ねること)を実施することと,それを実施しているときの思考,感情,行動を自己観察することが,このときのホームワークであった。次のセッションでアレックは結果をセラピストに報告した。セラピストはアレックが課題を実施したこと自体を賞賛し,その結果に対して関心を示した。その後もセラピストはことある度に,ホームワークの課題を実践することの重要性をアレックに対して繰り返し述べた。

5-11　行動を変容させる際の障害を克服する

　スキーマ誘発性の行動を変容させることは,多くの場合困難である。自らの行動パターンを変容させたいと患者自身が望んでいても,そこにはさまざまな落とし穴がある。早期不適応的スキーマはかなり根深く,患者の生活パターン全般にしみついている。スキーマもそれ自体,生き残りのために必死なのである。スキーマは生き残りのために直接的な手を使う場合もあれば,もっと微妙な手を使う場合もある。そこで我々は,患者の行動変容を阻むさまざまな障害を克服するために,いくつかの方法を考え出した。

5-11-1　障害を理解する

　「行動パターンの変容」の段階で,新たな行動を取ることの難しさを改めて感じる患者は少なくない。行動変容に焦点を当てたホームワークを患者が実施できない場合,まず最初に取るべきステップは,それがなぜなのかを理解することである。患者はなぜ自分がそれをできないのか気づいているだろうか? ホームワークを実施するにあたっての障害が何であるか患者自身が知っており,それをセラピストに説明できる場合は,患者に直接説明してもらえばよい。またセラピストの質問によって障害が明確になる場合もある。患者は変化の結果を恐れているのだろうか? 患者は自分が変化しなければならないことに怒りを感じているのだろうか? もしくは変化を起こすことが大変であることに対して怒りを感じているのだろうか? 変化のためにはある程度の不快感に耐えることが必要な場合があるが,患者はそれを耐えられないと思っているのだろうか?

患者は変化について何か葛藤しているのだろうか？　患者はこれまでに変化に対する何らかの信念や感情を表明したことがあっただろうか？　患者は変化によってポジティブな結果がもたらされることはありえないと信じているのだろうか？　たとえセラピストと患者が行動変容についての利益と不利益をすでにリスト化していたとしても，ここに来て，行動変容に対する何らかの障害に改めて気づく場合がある。もしくはここに来て新たな障害が生じる場合もあるだろう。

　行動変容にあたっての障害を患者が明確に述べることができなかったり，セラピストの質問に対して納得のいく回答が返ってこなかったりするようであれば，セラピストは以下に紹介する他の方法を用いて障害を理解する必要がある。

5-11-2　イメージ技法

　我々は前章でイメージ技法について詳しく紹介したが，それらのすべてが行動パターンの変容のためにも活用できる。ここでは行動を変容させるにあたっての障害を克服するために，特に役立ちそうなイメージ技法について改めてまとめておきたい。

　まずセラピストは，行動パターンの変容における障害を詳しく調べるためにイメージ技法を活用することができる。患者は問題状況を思い浮かべ，その状況において新たな行動を取ろうとしたら何が起きそうか，詳細にイメージする。新たな行動を試みるにあたって何が障害となっているのか，セラピストと患者はイメージを通じて理解していく。新たな行動をまさに試みようとするとき，患者は何を考え，何を感じるだろうか？　その場面に登場する他者は患者の新たな行動について何を考え，何を感じるだろうか？　その場面で患者が望むことは何か？　このような問いを通じて，セラピストと患者は障害の本質を見極めていく。

　イメージ技法には他の使い道もある。たとえば新たな行動を取ったその後に何が起きるかを患者にイメージしてもらうのも良いだろう。患者は罪悪感を抱くだろうか？　患者の行動の変化は家族から怒りを買うだろうか？　患者は悲惨な結果を先読みしているのだろうか？　他にも行動変容にあたっての障害物を患者にありありとイメージしてもらい，さらに自分がそれを押しのける場面をイメージしてもらうといったやり方も役に立つ。たとえばある患者は障害を黒くて重たい塊のようにイメージした。セラピストの質問を通じて，その塊は，過度に悲観的な親からのメッセージが凝縮されたものであることが判明した。患者はその塊を押しのける自分の姿をイメージすることによって，親からのメッセージも同時に押しのけられると思うようになった。そのときセラピストはさらに，障害を押しのけるイメージを幼少期の体験に応用するよう患者に求めた。つまり患者は親から悲観的なメッセージを与えられた瞬間に，そのメッセージを押しのける幼少期の自分の姿をイメージする。このようなイメージワークを通じて，患者は【脆弱なチャイルドモード】を再養育することができる。以上に述べたように，イメージ技法

は行動変容における障害の本質を理解するためにも利用できるし，障害を克服するためにも活用することができる。

5-11-3 行動変容の障害になる側と「ヘルシーサイド」との対話技法

　患者の中の新たな行動を避けようとしている側と，新たな行動を試してみようとしている側（「ヘルシーサイド」）との間の対話技法も役に立つ。セラピストは患者がそのような対話を首尾よく行えるよう援助する。このような対話技法のためにイメージやロールプレイを用いる際，セラピストは椅子を2つ用意し，2つの役をそれぞれ別の椅子に座って演じるように教示するとよいだろう。セラピストは必要に応じて「ヘルシーサイド」の側を演じる。

　セラピストは行動変容を妨害している患者のモードが何であるか，まずそれを見極める必要がある。たとえばそれは，変化に対してあまりにも臆病であったり怒り過ぎたりしている【チャイルドモード】かもしれない。もしくは，過去によく用いていた不適応的なコーピング行動を再び実施するよう患者を誘惑する【不適応的コーピングモード】かもしれない。あるいは，患者を罰したり過度の要求をしたりすることによって患者の気持ちを打ち砕く【非機能的ペアレントモード】かもしれない。どのようなモードが患者の行動変容を阻害しているのか，セラピストがそれを理解できれば，セラピストと患者はそれらのモードと「ヘルシーサイド」との対話技法を実施し，障害を乗り越えることが可能になる。この種のモードワークについては，後の章でもう少し詳しく説明する。

5-11-4 フラッシュカード

　セラピストと患者は，行動変容におけるさまざまな障害を克服するために，フラッシュカードを用いることができる。患者はこの時点で，変容させたい行動に関係のあるスキーマと，そして患者がこれまでに取ってきた不適応的なコーピングスタイルと行動面で闘う必要がある。そのための文言をフラッシュカードに記載するのである。たとえば，もし患者の怒りが強すぎて，それが行動変容を阻んでいるようであれば，フラッシュカードの冒頭には，「私は今，怒りを強く感じすぎている。私が今取り組んでいるのは，攻撃的な行動を減らし，相手と親密な関係を結べるようになるという課題だ。だからこそ私はセラピストとのセッションで，怒りを軽減するための練習をしているのだ」といった文言が書かれることになるだろう。フラッシュカードには，不適応的なコーピングスタイルを使いつづけることの利益と不利益が端的に記載され，さらに自分がどのような健康的な行動を取ればよいかということが明確に示されている必要がある。そのようなフラッシュカードであれば，患者はそれを読むだけで，実際の生活場面において自分がどのように振る舞えばよいか，具体的に理解できるだろう。フラッシュカードは特に，怒りに対してセルフコントロール的な機能をもつ。たとえば怒りの問題を抱える患者の

フラッシュカードには，「ある程度気分が落ち着いて穏やかな状態になるまで，まずはゆっくりと深い呼吸を続けよう。そして健康的な行動を取っている自分の姿をイメージしてみよう」などといった文言が書かれることが多い。患者はこのようなカードを読むことにより，状況に対して怒り出す前に，自らの怒りを克服できるようになる。

5-11-5　ホームワークの課題を再設定する

　行動パターンの変容における障害を同定し，その克服の仕方を検討した後，セラピストと患者はホームワークの課題を再設定し，患者は新たな行動に再度チャレンジすることになる。セラピストはその際，課題の困難度を減らしたり課題をさらに細分化したりするなどの工夫をする。再設定してもなお患者が課題を実行できないようであれば，別の行動に焦点を当てなおすことにしても良いだろう。いずれにせよセラピストにとって重要なのは，患者が何らかの形で自らの行動を変容できるよう，患者を援助しつづけることである。そのためには，セラピストはいついかなるときでも，患者に対して「共感的直面化」を実施する必要がある。ときには患者の行動変容が難しいあまりに，「共感的直面化」を行うことが難しく感じられる局面もあるかもしれない。それでもなお，患者の変化を手助けするために，セラピストは患者に対して「共感的直面化」しつづける必要がある。

5-11-6　随伴性をマネジメントする

　もしこれまでに示した戦略がうまく機能しなければ，患者の行動に新たな報酬を随伴させることを検討してみてもいいかもしれない。たとえば患者は，ホームワークの課題として新たな行動にチャレンジできた場合，自分自身に対して何らかの「ご褒美」を与えることができる。何が「ご褒美」となるかは，患者によって異なるだろう。それはたとえば，自分に小さな贈り物をすることかもしれないし，何らかの楽しい活動に参加することかもしれない。あるいは美味しいものを食べることかもしれない。多くの患者にとって強力な強化子となるのが，ホームワークの課題をきちんと実行できたことについて，セラピストの留守番電話にメッセージを残すことである。

　長期間にわたってさまざまな工夫をこらしたのにも関わらず，どうしても患者の行動が変化しないようであれば，治療の一時中断という「究極の随伴性」を持ち出すしかない場合もあるかもしれない。たとえばセラピストは，ある一定の期間内に自らの行動を変容させるよう患者に求める。そしてその期間内に変化が見られないようであれば，一次的に治療を中断する。もちろんこの場合，患者自身がこのような取り決めに同意する必要がある。そして行動を変容する準備が整い次第，ただちに治療は再開される。セラピストはこのようなやり方を「レディネス（readiness）」の概念を使って患者に説明することができる。患者の行動がなかなか変化しない場合，患者自身のレディネスが整う

まで，治療そのものを中断するのである。しかしこのようなやり方はかなり極端であり，患者の抵抗がよほど強いときだけ用いるべきものであろう。患者が抵抗しているとかそういうことではなく，単に患者のレディネスが整っていないことも多い。その場合，新たな行動に踏み切るために，ある程度の時間をかけたり，生活環境を整えたりすることが必要となる。現状において患者がさらに強い苦痛を感じることが，変化の原動力になる場合もある。行動を変容させないことが自分の気分をますます悪化させることに何らかの形で患者が気づけば，どんな患者でも自らの行動を変容させる決意をせざるを得ないであろう。

ただし行動変容をすぐに試みないことによって何らかの利益がもたらされる場合もある。たとえば境界性パーソナリティ障害の患者に「治療的再養育法」を行う場合などがそれに該当する。そのことを我々治療者は忘れてはならない。その場合，行動変容に着手する前にかなりの期間を要することになる。

セラピストは治療の一時中断を患者に提案する際，たとえば次のように伝えることができるだろう。

> 「あなたは一生懸命治療に取り組んでいます。それは確かです。私たちはこれまでにできる限りのことをしてきました。しかし，あなたのスキーマは，その努力を上回るぐらいとても強力なようです。いずれにせよ，行動を変容せざるをえないようなライフイベントがいつか起きることでしょう。そうなってから治療を再開しても構わないのです。このことについてあなたの考えを教えてください。たとえば私たちはさらにあと1カ月治療を続けて，あなたの行動が変化するかどうか様子をみることができます。もしそれでも変化が起きないようであれば，一時的に治療を中断することが必要なのかもしれません。その場合，行動を変容するための準備が整ったときに，あなたから再度連絡をもらい，治療を再開することができます。このようなやり方について，あなたはどう思いますか？」

5-11-7 事例
スペンサーの場合：複数のモードの間で葛藤が生じている──

スペンサーは31歳の男性で，仕事に満足できないという理由で治療を受けに来た。彼は大学院で美術の修士号を取得した後，グラフィックデザインの仕事に就いているが，能力よりはるかに低い実績しか上げられていなかった。スペンサーは今の仕事を退屈で無価値であると思っていたが，かといって自分が他の仕事を探せるとも思っていなかった。彼は「どんな仕事に就いても結局は満足できないだろう」と考え，さらに「そもそも自分にはよい仕事に就くための資質がない」とも考えていたので，仕事を探そうという気にもなれないでいた。「アセスメントのフェーズ」で，スペンサーに「欠陥スキーマ」と「失敗スキーマ」があることが同定された。その後彼は認知的技法および体験的技法を実施し，ようやく行動変容の段階にまでたどり着いた。しかし彼は何週にもわたってホームワークの行動課題に手をつけることができず，治療が膠着状態に陥りかけた。ところがそこで予期せぬ出来事が起きた。スペンサーは失業してしまったのである。この

まま無職の状態が続けば経済的に困窮することは間違いない。それなのになお彼は職探しを始めることができないでいた。実際，彼の生活は困窮しはじめた。

スペンサーのこのような「麻痺」状態は，複数のモード間の葛藤によるものであるとセラピストは定式化した。スペンサーは生存のために活動しなければならないというのに，自分にはそれができないと思い込んでおり，それは「モード間の葛藤」という視点からうまく説明できるように思われた。セラピストとスペンサーは，彼が【欠陥のあるチャイルドモード】と【ヘルシーアダルトモード】の間で揺れていることを理解した。彼は【欠陥のあるチャイルドモード】にあるときは，職探しをすることに対する無力感と絶望感を抱いた。一方彼の【ヘルシーアダルトモード】は，より充実した満足できるような仕事を見つけたがっていた。そこでセラピストは，これら2つのモードの間の対話技法を行って，スペンサーが葛藤を解消するのを手助けした。スペンサーの【ヘルシーアダルトモード】は【欠陥のあるチャイルドモード】の恐怖心をやわらげ，どんな困難にも何とか対処できるものであることを【欠陥のあるチャイルドモード】に教えてあげた。

リナの場合：変化のためのモチベーションが患者に不足している――

早期不適応的スキーマと一体化している患者の場合も治療において障害が生じやすい。彼／彼女らにとってスキーマは自己の一部である。このような患者にはスキーマが真実そのものなので，スキーマが変化するということを想定できない。他にも，患者自身の非機能的な行動が治療に対するモチベーションにさほどつながらない場合がある。その良い例が自己愛性パーソナリティ障害である。多くの場合，そのような患者の取る自己愛的な言動によって苦悩するのは，患者自身ではなく，周囲の重要他者である。したがって重要他者から「あなたが変わらなければ関係を絶つ」とでも迫られないかぎり，自己愛性パーソナリティ障害患者は自らが変化しようとはなかなか思わない。セラピストはこのような患者に対して，自己愛的な言動の長期的な結果（それらは通常，ネガティブな結果である）に目を向けるよう誘導する。

リナは「権利要求スキーマ」を持っている。彼女は甘やかされて育てられた結果，「自分はいつでも特別扱いを受けるべき存在である」と信じるに至った。彼女は自分には特権があり他者にはそれがないと考えており，物事が自分の思い通りにいかないといつでも怒りを爆発させていた。リナが治療に訪れたのは，婚約者のミッチが，気分をコントロールできるようにならなければ婚約を解消すると彼女に告げたからである。ホームワークで行動的課題を実施することはリナにとって困難であった。たとえば彼女とセラピストは，ミッチにかんしゃくを起こしそうになったら「タイムアウト」（一定時間その場から立ち去る）を実施する，というホームワークの課題を設定した。しかしリナはいざそのような状況になると，その時に自分がやりたいことを優先してしまうのであった。「私はやりたいようにやりたいんです」「私には妥協するということが難しいんです」と

彼女は語った。その結果，彼女はかんしゃくを起こし続け，気分は不安定なままだった。ちなみに彼女が持っているのは「自制と自律の欠如スキーマ」ではない。というのも自制の問題が生じるのは，常にではなく，彼女の思い通りにいかない場合に限られているからである。

このような障害を克服できるよう，セラピストはリナを手助けした。まずリナは，ミッチに対してかんしゃくを起こし続けることの利益と不利益をリスト化した。また対話技法を通じて，彼女の中の「ヘルシーサイド」と「権利を求めるサイド」とで話し合いを行った。さらにセラピストとリナは，気分のコントロールがなぜ必要か，いつでもその理由を思い出せるようフラッシュカードを作成した。フラッシュカードには，怒りを爆発させるたびにミッチとの関係が危険にさらされること，その瞬間の思いを遂げるよりもミッチとの関係を維持することのほうが自分にとって重要であることが記載された。イメージ技法とロールプレイを通じて，リナは怒りをコントロールするやり方を練習した。結果的に彼女は徐々に怒りのコントロールを習得し，ミッチに対して適切に自己表現できるようになっていった。

5-12　生活に大きな変化を起こす

患者が首尾よく行動変容の段階を終えられたとしても，患者を取り巻く問題状況があまりにも悲惨で破壊的な場合がある。そのような場合，患者は生活に大きな変化を起こすことを決意するかもしれない。それはたとえば，学校や職場を変える，転職をする，引っ越しをする，家族や友人と離別する，恋愛関係を終わらせる，といったことである。この場合セラピストは，患者が最適な選択ができるよう手助けする必要がある。

患者がある問題状況から離れようとする場合，セラピストは，それが健康的な選択なのか，あるいはスキーマによるものなのか，判断しなければならない。スキーマが理由で患者が問題状況から離れるという場合，それは「スキーマの回避」もしくは「スキーマへの過剰補償」というコーピングスタイルに関連していることが多い。たとえばジムという若い男性患者がいた。彼は「経済的な理由」で職を辞し，海辺に引っ越したいのだとセラピストに告げた。確かに海辺に引っ越すことは経済的に理に適っていたが，セラピストとの話し合いを通じて，この引っ越しは「服従スキーマ」が活性化された結果として計画されたものであることをジムは認めた。もう少し正確にいうと，この引っ越しは，「服従スキーマ」に対する回避と過剰補償という2つのコーピングスタイルの表れである。転居によって彼は顧客や同僚との葛藤に直面することを回避でき，しかも新たな土地でやりたいようにやることによって「服従スキーマ」への過剰補償が可能になるのである。ジムはセラピストとこのように話し合った結果，もし顧客や同僚との葛藤がなければ，仕事を辞めようとはしなかっただろうということを認め，退職することを取りやめた。

患者が生活や人生において大きな変化を突然起こそうとするとき，セラピストは丹念に状況を把握し，理解しなければならない。心理療法の論文で最近注目されている「健康への逃避 (flight to health)」とは，おそらくスキーマへの過剰補償を表している。患者の行動は一見健康的な行動に見えるかもしれないが，実際には唐突だったり非常識であったりする場合がほとんどである。セラピストはこのようなとき，患者の行動が，スキーマの回避もしくはスキーマへの過剰補償という不適応的なコーピングスタイルの一環であることを，「共感的直面化」を通じて患者に伝えていく。

患者が提案する生活上の大きな変化が回避や過剰補償の一環とは考えられない場合，セラピストが次にすべきなのは，そのような大きな変化を起こさなくとも別に選択肢があるのではないか，という可能性を探求することである。セラピストと患者は別の選択肢を案出し，それぞれの利益と不利益をリスト化する。そしてどの選択肢が最良であるのかを検討する。その際セラピストは，「もしあなたが早期不適応的スキーマを持っていなければ，どの選択肢を選ぶと思いますか？」と質問すると良いだろう。この質問は患者が妥当な選択をする際に大いに助けになる。またセラピストと患者は，そもそも生活を変化させることの利益と不利益にはどのようなものがあるか，丹念にリスト化し，比較検討する。現実的で実際的な視点から意思決定することが望ましい場合も多くある。患者が望む生活上の変化を起こすための経済的な余裕が実際にあるだろうか？ 今の仕事を辞めたとして，患者は次にもっとよい仕事に就くことが可能だろうか？ 患者はその人との関係を絶ったとして，他にもっと満足できる関係を他の人と形成することができるだろうか？ 実際に変化を起こすために必要なリソースを，患者は手に入れることができるだろうか？

もし変化が必要かつ可能であるということになれば，セラピストは患者がそのための準備を首尾よくできるよう手助けする。変化を起こす際に生じうる困難にはさまざまなものがある。セラピストと患者は，物事がうまくいかないときの欲求不満や失望にどのように耐えればよいか，重要他者から承認されなかった場合にどのように対処するべきか，予期せぬ問題が生じた場合にそれをどのように切り抜けられそうか，といったことについてあらかじめ話し合っておく。

5-13　要約

「行動パターンの変容」の段階で目指すのは，スキーマによって形成された行動パターンを，より適応的な行動パターンに置き換えることである。スキーマが誘発された際に患者が用いる不適応的なコーピングスタイルが，ここではターゲットとなる。不適応的なコーピングスタイルは，「スキーマへの服従」「スキーマの回避」「スキーマへの過剰補償」という3つのタイプに分けられる。早期不適応的スキーマは，それぞれ特徴的なコーピングスタイルを有している。

「行動パターンの変容」ではセラピストと患者はまず，達成可能な行動目標を具体的に定める。それは具体的には以下の手続きを通じて行われる。1）「アセスメントのフェーズ」で形成された事例概念化をさらに精緻化する。2）問題行動を詳細に描写する。3）問題行動を誘発する出来事についてイメージ技法を行う。4）治療関係を検討する。5）重要他者から情報を集める。6）スキーマ調査票の結果を再検討する。

次にセラピストと患者は，どの行動パターンに焦点を当てるべきか，優先順位をつける。我々は，患者が人生や生活に大きな変化を起こす前に，現在の日常生活の範囲内で行動の変化を試みるべきであると考えている。標準的な認知行動療法では，最も取り組みやすい行動から着手するが，スキーマ療法では最も困難な問題に最初から着手することを患者に勧める。

行動変容のためのモチベーションを高めるために，目標とする行動と幼少期のスキーマの起源を関連づけたり，今の行動を取り続けることの利益と不利益をリスト化したりするよう，セラピストは患者を手助けする。セラピストと患者は重要なポイントを要約し，フラッシュカードを作成する。セラピストと患者はセッション中にイメージ技法やロールプレイを行って，健康的な行動のあり方を繰り返し練習する。そしてホームワークの課題を設定し，実生活での実践につなげる。ホームワークの結果は，次のセッションで詳細に検討される。

我々は本章の最後で，行動変容における障害を克服するためのやり方をいくつか提案した。セラピストはまず，障害そのものについて概念化する必要がある。この場合の障害とは通常「スキーマサイド」である。セラピストと患者は同盟を組んで，障害となっているスキーマモードと対決する。患者はまた，障害となっている側と健康な側（ヘルシーサイド）の両者を演じることを通じて対話技法を実践することができる。それらの作業の後，セラピストと患者は障害を克服するためにフラッシュカードを作成する。ホームワークを新たに設定し直してもなお患者がホームワークの課題を遂行できないようであれば，セラピストは，ホームワークの課題を遂行できないことに対する随伴性を設定することもできる。

6

治療関係

　スキーマをアセスメントする上でも，スキーマを変化させる上でも，治療関係は重要な要素である。スキーマ療法には治療関係において2つの特徴がある。1つは**共感的直面化（empathic confrontation）**，もう1つは**治療的再養育法（limited reparenting）**である。「共感的直面化」（「共感的現実検討」とも呼べる）とは，患者がそのスキーマを保持している理由に十分に理解を示しつつ，スキーマを変化させる必要性を患者に認識させる，というものである。「治療的再養育法」とは，患者が子どもの頃に満たされなかった感情的欲求を，治療関係の制約内で満たそうとすることである。

　本章ではスキーマ療法における治療関係について詳述する。まず，スキーマおよびコーピングスタイルのアセスメントにおいて治療関係がどのように役立つかについて述べる。次に，スキーマやコーピングスタイルを変化させる際に，治療関係をどのように活用できるか，ということについて述べる。

6-1 「アセスメントと教育のフェーズ」における治療関係

　「アセスメントと教育のフェーズ」ではスキーマをアセスメントしたり，スキーマについて患者に教育をおこなったりするが，その際，治療関係そのものが強力なツールとなる。セラピストはラポールを形成し，事例を概念化する。そしてその患者にとって適切な「治療的再養育法」が何であるかを見極め，さらにセラピスト自身が有するスキーマが治療を妨げる可能性について検討する。

6-1-1 ラポールを形成する

　他の心理療法と同様，スキーマ療法における治療関係もラポールの形成から始められる。セラピストは，Rogers（1951）が提唱した，治療を効果的に進めるための非特異的要素である共感，肯定的態度，自己一致を体現しようとする。その目標は受容的で安心できる治療環境を作ることであり，そのような環境があってこそ患者はセラピストと情緒的なつながりを感じられるようになる。

　スキーマ療法家は患者とかかわるにあたって，無感情であったりよそよそしかったりするのではなく，きわめて人間的（personal）に振る舞う。セラピストは自分を完璧に

見せようとしたり，自分だけが専門知識を豊富に有していると見せかけたりする必要はなく，むしろセラピスト自身のパーソナリティを自然に出していくのが望ましい。もしそれがポジティブな効果をもたらすだろうとセラピストが信じるときは，セラピスト自身の情緒的な反応を患者に示し，わかちあおうとする。もしそれが患者の役に立つとセラピストが信じるときは，セラピストは積極的に自己開示をする。セラピストは公平で思いやりのある態度を心がける。

　スキーマ療法家は患者に対し，セラピストおよび治療についてフィードバックするよう求める。たとえネガティブなフィードバックであっても，それを伝えることが推奨される。そうすることで，ネガティブな感情が蓄積したり，治療関係が悪化したり，治療に対する抵抗が生じたりしないようにする。患者がネガティブなフィードバックを返してきた場合，セラピストは防衛的にならずに患者の発言を傾聴し，患者の視点から状況を理解しようと努める必要がある（当たり前のことであるが，たとえば大声で怒鳴ったりセラピストを個人攻撃したりするなど，治療的制約を超えた患者の暴力的言動は抑制しなければならない）。患者のネガティブなフィードバックが，患者自身のスキーマに起因する歪曲されたものである場合もある。その場合セラピストは「共感的直面化」を通じて，患者がスキーマを同定し，スキーマと闘えるよう手助けする必要がある。逆に患者のネガティブなフィードバックが妥当であるとき，セラピストは自らの誤りを認め，率直に謝罪する必要がある。

　スキーマ療法のアプローチは，患者にとって何が健康的であるかということを見つけ出し，患者が健康的に生きていけるようサポートするためにある。スキーマ療法の基本モデルそのものが，患者を力づける。セラピストは患者の健康的な側面（ヘルシーサイド）と同盟を組み，スキーマに対抗する。治療の最終目標は，患者の【ヘルシーアダルトモード】を強化することである。

6-1-2　事例概念化をおこなう

　治療関係は，患者の（ときにはセラピストの）スキーマとコーピングスタイルを明らかにしてくれる。治療関係のなかで患者のスキーマが誘発されたとき，セラピストは患者自身がそのスキーマを同定できるよう手助けする。セラピストと患者は何が起きたのかを一緒に探求する。すなわち，セラピストのどんな言動が患者のスキーマを誘発したのか，そしてそれに対して患者は何を思い，感じ，どのように反応したのか，といったことを一緒に検討していく。そのとき患者が用いたコーピング反応は具体的にどのようなものか？　その反応は「スキーマへの服従」「スキーマの回避」「スキーマへの過剰補償」のどれに分類されるか？　セラピストはイメージ技法を用いて，治療関係上の出来事を幼少期の体験に関連づけるよう患者を誘導する。そのような作業を通じて，患者は幼少期における重要他者の誰が自分のスキーマ形成に関与したのかを理解し，その人物

こそが現在抱える問題の要因であることに気づくことができる。

　治療関係そのものが患者の早期不適応的スキーマを誘発する場合，その状況は Freud の「転移」という概念でとらえられるかもしれない。つまり患者のセラピストに対する言動は，患者の過去における重要他者（たいていは親）に対する反応の現われであると見なすことができる。しかしスキーマ療法では，それを「転移神経症」（Freud, 1917/1963）として戦略的に扱うことはしない。むしろそれを患者のスキーマやコーピングスタイルの問題としてとらえ，オープンかつ直接的にそれらについて話し合う。

事例──

　ここで，前にも紹介したダニエルという患者とセラピスト（ヤング博士）とのやりとりを提示する。ダニエルは約9カ月間，レオンというセラピストのスキーマ療法を受けており，ダニエルが「不信／虐待スキーマ」「欠陥スキーマ」「服従スキーマ」を有していることはすでに明らかにされている。彼が主に用いるコーピングスタイルが「スキーマの回避」であることも，すでに同定されている。

　このセッションでセラピストは数々のイメージエクササイズを実施した。セッションが残り20分を切ったとき，セラピストはダニエルに，前のセラピストであるレオンとの治療関係について尋ねた。次にセラピストは，このセッション中にダニエルのスキーマが活性化されたかどうかダニエルに質問することにした。セラピストはまず，「不信／虐待スキーマ」から質問を始めた。

　　セラピスト（ヤング博士）：前のセラピストであるレオンと治療をしていたとき，あなたは彼に不信感を抱いたことがありましたか？
　　ダニエル：いいえ。私は彼を信頼していましたし，彼に受け入れられていると感じることができました。ただ，私はセッション中に重要な話題から話を逸らす癖がありました。つまり回避です。彼は私の回避をやめさせようとしたのですが，そういうとき私はついイライラしてしまうのです。彼が話を本線に戻そうとし，それに対して私が困ってしまう，ということがありました。けれども，私は自分が話を逸らしてダラダラ話しているとき，それが時間の浪費だということもわかっていました。彼は当たり前のことをしただけなのです。

　セラピストは次に，ダニエルの「服従スキーマ」を話題にした。

　　セラピスト：ところであなたは，前のセラピストのレオンから何かを強制されたように感じたことはありますか？　彼があなたを支配しようとしているように思ったことはありましたか？
　　ダニエル：ええ，ありました。
　　セラピスト：私があなたにこのようにお尋ねするのは，この質問紙によると（Youngスキーマ質問票を示して），あなたの主なスキーマの1つに「服従スキーマ」があるからです。
　　ダニエル：ああ，なるほど。

　セラピストは，セラピスト自身とダニエルとの治療関係に話を移し，このセッションの間にスキーマが活性化されたかどうかをダニエルに尋ねることにした。セラピストは

まず「服従スキーマ」から質問を開始した。

　セラピスト：あなたは今日のこのセッションで，私があなたを支配しようとしているのではないかと感じたときがありましたか？
　ダニエル：いいえ。
　セラピスト：私はこのセッションで，あなたをイライラさせたり刺激したりするようなことを全くしなかったのでしょうか？
　ダニエル：……うーん，そうですね。先生が私にイメージ技法をさせようとしたとき，実際にそれはとてもスムーズにできましたが，それでも私は少々抵抗を感じました。私が何をすべきかを先生に命じられているように感じたからです。
　セラピスト：なるほど。そのときあなたは私に対して怒りや苛立ちを感じましたか？
　ダニエル：苛立ちを感じました。
　セラピスト：あなたはその苛立ちをどのようにしましたか？　乗り越えたのですか？　それともやりすごしたのですか？　もしくは無視したのでしょうか？
　ダニエル：……うーん，どうだったかなあ。何か，その苛立ちは自然に流れていったような感じでした。確かに私は一瞬イライラしましたが，それは自然とどこかに流れていったのです。
　セラピスト：その結果，あなたの抵抗感もなくなったのですか？
　ダニエル：そうです。
　セラピスト：しかし少なくとも最初あなたは抵抗感を抱いたわけですね？
　ダニエル：そうです。しかも最初私は，先生に求められるようなイメージを自分が思い浮かべられないのではないかと考え，ひどく不安になりました。
　セラピスト：なるほど。あなたの話は2つにまとめられますね。1つは，自分がイメージワークをできないのではないかと不安に感じたということ。もう1つは，私があなたを支配しようとしているのではないかという思いです。
　ダニエル：そうです。

　上の対話からセラピストは，ダニエルの「服従スキーマ」と「欠陥スキーマ」がセッション中に活性化されたことを確認した。セラピストはさらに質問を重ねた。

　セラピスト：今日のセッションで，私があなたを支配しようとしているように感じたときが，他にもありましたか？　あるいは何らかの課題に対して，自分がそれをうまくできないのではないかと感じたときが，他にもありましたか？
　ダニエル：ええ，ありました。先生が，社会的な場面を思い浮かべ，そのときの感情を述べるよう私に求めたとき，私は，そのようなことを思い浮かべて言葉にすることがすごく難しく，正直言って自分にはできないのではないかと思いました。
　セラピスト：そこであなたは自信がないと感じたり，私に支配されそうだと感じたりしたのでしょうか？
　ダニエル：ええ，そうです。その両方を少しずつ感じていました。
　セラピスト：あなたのイライラした側面を「イライラサイド」と呼ぶことにしましょう。そのとき「イライラサイド」は私に対して何と言いたかったのでしょう？　「イライラサイド」に立って，言ってみていただけますか？
　ダニエル：（イライラサイド）（尊大な口調で）「私はこんなくだらないゲームに加わるよう，誰かに強制されたくない」
　セラピスト：それに対して，もう一方の側面，すなわちあなたの「ヘルシーサイド」は何と言うでしょうか？
　ダニエル：うーん，何と言うでしょうかね？　（ヘルシーサイドとして）「あなたが人間として成長したいのなら，恐怖や不快感に直面することはとても重要で必要なことだ。直面すればこそ，いつか

それを乗り越えることができるだろう」
セラピスト：それに対してあなたの「スキーマサイド」すなわち「イライラサイド」は何と答えますか？
ダニエル：（スキーマサイド）（冷淡な口調で）「そんなの嘘っぱちだ。なぜならお前はちっとも良くなっていないからだ。そんなことをやってお前が回復できるだなんて，一体誰がそう言った？　一体誰が，お前が何をする必要があって何をする必要がないかなんてことを判断できるのだ？」

　セラピストは治療関係において，「欠陥スキーマ」「服従スキーマ」と同時に，ダニエルの「不信／虐待スキーマ」も活性化されているかどうかを，改めて明らかにしようとした。

セラピスト：あなたは先ほど「私はこんなくだらないゲームに加わるよう，誰かに強制されたくない」とおっしゃいました。そこには，あたかも私があなたを操作しているかのような感覚が含まるのでしょうか？　あなたはそのとき私に操作され，服従を強いられているような感じを抱きましたか？
ダニエル：ええ，そういうふうにも感じました。
セラピスト：あなたは私とあなたのやりとりを「ゲーム」のように感じたのですね。それは具体的にはどのようなゲームだったのでしょうか？　この点について，再度「スキーマサイド」から発言してください。
ダニエル：「先生は，とても人工的で不自然な作業を私に求めている。それはちっとも現実的じゃない」
セラピスト：その「ゲーム」は，あなたのためではなく，むしろセラピストである私のためであると考えましたか？　あなたにとってはむしろ有害な「ゲーム」だったのでしょうか？
ダニエル：ええ，私は自分をさらけ出さなくてはならなかったのですから。
セラピスト：自分をさらけ出さなくてはならない？
ダニエル：ええ，そうです。
セラピスト：それはあなたにとって助けにならないと思ったのですね？
ダニエル：そうです。私はそのことでさらに傷つくのです。
セラピスト：つまり私があなたを傷つけようとしていると感じたのですか？
ダニエル：そうです。

　セラピストはダニエルがセッション中に感じたことを，彼の実生活に関連づけようと試みることにした。

セラピスト：ということは，私がいくつかのイメージワークをあなたに提案したとき，あなたは自分をさらけ出すことを私に求められ，自分がまさに傷つけられようとしていると感じたのですね？
ダニエル：ええ，そうです。
セラピスト：それは，あなたが毎日の生活のなかで，女性たちやその他の人たちに対して感じるものと似ていますか？　つまりあなたの「スキーマサイド」がいつも感じていることに似ていますか？　毎日の生活のなかで，あなたは周囲の人に不信感を抱くことがあり，それらの人びとに支配されているように感じてしまう。そしてそれに対してどのように反応したらよいのかわからないまま，途方に暮れてしまう。それと似たような感覚がこのセッションにおいても生じたのでしょうか？
ダニエル：ええ，そう思います。

　上のやりとりは，セラピストが患者に対し，治療関係を素材にしてスキーマに関する心理教育を実施する様子をよく表している。治療関係そのものがスキーマを誘発したかどうかをセラピストが患者に尋ねたことは，特に注目に値する。患者はセラピストから

尋ねられなければ，このようなことについて自発的に発言することはまずない。

各スキーマはそれに見合った典型的な言動を患者に引き起こす。たとえば，「権利要求スキーマ」を有する患者は，セッションの予約を取る際，追加セッションを要求したり特別な配慮を求めたりするかもしれない。「自己犠牲スキーマ」を有する患者は，セラピストに対してやたらと気遣いを示すかもしれない。「厳密な基準スキーマ」を有する患者は，セラピストの小さなミスを見逃さずに，それを責め立てるかもしれない。セラピストに対する患者の言動は，重要他者に対する患者の言動を推測する素材となる。治療関係において生じるスキーマとコーピングスタイルは，おそらく重要他者との関係においても同じように姿を現していることだろう。

6-1-3　患者に合った「治療的再養育法」を見極める

「アセスメントと教育のフェーズ」におけるセラピストの課題は，患者に合った「治療的再養育法」が何であるかを見極めることである。セラピストは治療関係を，患者のスキーマに対する「解毒剤」として活用する。「治療的再養育法」は，患者の早期不適応的スキーマに拮抗するようにデザインされる必要がある。それはいわゆる「修正感情体験」(Alexander & French, 1946) を患者に提供する。

セラピストは患者がどのような「再養育」を求めているのか知るために，さまざまな情報源を活用する。それはたとえば，患者の生育歴であったり，患者が報告する対人関係上の問題であったり，質問紙の結果であったり，イメージ技法を通じて得られた情報であったりするが，特に治療関係に対する患者の言動は貴重な情報源となるだろう。治療関係において患者が示すさまざまな言動は，患者の持つスキーマやコーピングスタイルを明確にし，患者にとって必要な「再養育」が何であるか，その手がかりを与えてくれる。

事例——

　ジャスミンは若い女性である。彼女は治療を開始したものの，自分がセラピストに「依存」してしまうのではないかとひどく警戒していた。彼女は自分が大学に入学したばかりであること，これまで何かを決めるとき誰にも頼ったことがないことをセラピストに語った。そして誰にも頼らないという今のやり方は今後も変えたくないのだとも語った。セッションを何度か実施した結果，ジャスミンの中核的なスキーマが「情緒的剥奪スキーマ」であることが同定された。このスキーマは，彼女の両親が情緒的に冷淡であり，誰かに助けを求めることは恥であると教えられて育てられたことに起因するものと思われた。「両親は私が自力で全ての問題を解決することを望んだのです」とジャスミンは語った。そこでわかったのは，誰かに頼り，アドバイスをもらうことを，実はジャスミンが欲しているということである。つまりジャスミンに合った「治療的再養育法」とは，彼女が幼少期に両親から得ることのできなかったアドバイスを与えることである。それ

はジャスミンの持つ中核的なスキーマが判明したからこそ，理解できたことである。（実際にジャスミンに対して「治療的再養育法」を試みる際に問題となりそうなのは，彼女が他者からアドバイスされたり世話を焼かれたりすることを受け入れるのに慣れていない，ということであろう。なぜなら，そうすることが恥であると彼女は両親に教え込まれて育ったからである。）

　もしセラピストが「誰にも頼らないという今のやり方は今後も変えたくない」というジャスミンの言葉を額面どおり信じてしまったら，そしてもし彼女の独立性を維持する方向で問題を同定してしまったら，セラピストは実は彼女が欲しているアドバイスを与えることをむしろ手控えてしまったであろう。しかし彼女の問題は，その独立性そのものにあった。彼女は他者に頼ることを許されずに育てられてしまった。彼女の中核的な早期不適応的スキーマを同定し，それに沿って「治療的再養育法」を実施することで，セラピストは，他者に頼るのはごく普通のことで，人は他者に頼りつつ少しずつ自立していく存在であることをジャスミンが気づけるよう手助けすることができる。

6-1-4　どのような特質を持ったセラピストがスキーマ療法家として望ましいか

　スキーマ療法家に望まれる特質は，第一に柔軟性である。個々の患者は個々の生育歴を有し，それによってその患者に必要な「治療的再養育法」のあり方は変わってくる。セラピストは個々の患者の感情的欲求に自分の治療スタイルを合わせなければならない。セラピストはあるときは患者との間に信頼感や安定感を生み出し，あるときは養育的な関わりを提供する。またあるときは自律的になれるよう患者を促し，あるときは許しを与える。つまり治療関係が患者の早期不適応的スキーマの「解毒剤」として機能するよう，セラピストはあらゆる工夫をする必要がある。

　普通のほどよい親と同じように，スキーマ療法家は，治療関係の中で人間のもつ基本的な感情的欲求をほどよく満たすことが必要である。1章でも述べたが，人間の基本的な感情的欲求を我々は以下の5つにまとめた。

1. 他者との安全なアタッチメント（安全で安定した，滋養的かつ受容的な関係）
2. 自律性，有能性，自己同一性の感覚
3. 正当な要求と感情を表現する自由
4. 自発性と遊びの感覚
5. 現実的な制約と自己制御

　治療で目指すのは，患者がセラピストをモデルにしながら，【ヘルシーアダルトモード】を内在化し，自らのスキーマと闘えるようになること，そして健康的な行動を増やしていくことである。

事例──

　リリーは52歳の女性であり，子どもたちは成長してすでに家を出ていたため，夫と

二人で暮らしていた。リリーの持つ中核的なスキーマは「情緒的剥奪スキーマ」である。幼少期，リリーに対して情緒的に温かく接してくれる人は誰一人としていなかった。彼女は他者と接するより，部屋にこもって勉強したりヴァイオリンを弾いたりすることを好むようになり，今ではほぼ引きこもりに近いような生活を送っている。友人はいないわけではないが，親しくつきあうようなことは全くないとのことである。夫のジョーゼフとは結婚して30年になるが，彼女は結婚生活にもとっくに関心を失い，ひたすら自宅で本や音楽と共にひとりで過ごしているのであった。セラピストとリリーは「アセスメントのフェーズ」を通じて，彼女の中核的なスキーマが「情緒的剥奪スキーマ」であること，そしてそれに対する主なコーピングスタイルが「スキーマの回避」であることを突き止めた。

　セッションを重ねる中で，リリーはセラピスト（たまたま男性であった）に性的な感情を抱き始めた。彼女は，自分の人生がこれまでどれほど情緒的に空虚なものであったかに気づき，もはや一人で本を読んだり楽器を弾いたりするだけでは感情的に満足できないと思うようになった。そして性的にセラピストを欲するようになった。リリーは自分のそのような欲求を恐ろしく，そして恥かしく感じた。そこで彼女はセラピストから心理的な距離を置くことでそれに対処しようとした。セラピストは彼女が心理的に自分から遠ざかったことに気づいた。そしてそれは治療関係が彼女の「情緒的剥奪スキーマ」を活性化したがゆえであること，彼女が回避というコーピングスタイルでそれに対処しようとしていることを理解した。このように患者の中核的なスキーマや主要なコーピングスタイルをあらかじめ知っていると，セラピストは治療で起きていることを理解しやすくなる。

　セラピストはリリーがセラピストに対して心理的に距離を置いたことを指摘し，リリー自身がそれが何であるかを探求できるよう手助けした。リリーは性的欲求については話さなかったが，自分がセラピストに個人的関心を持っていることを打ち明けることができた。そしてそのことによって自分がとても苦しんでいることも伝えることができた。彼女は実際，誰かに個人的関心を持つようなことは，長い間なかった。セラピストはリリーに目を閉じるように言い，現在感じているのと似たような苦痛を過去に感じたことがあったかどうか尋ねた。リリーはまず，夫と結婚したばかりの頃の体験を想起し，次に，幼少期のある体験を想起した。その日彼女は学校帰りに，小さな男の子が父親の腕に飛び込む場面を目撃した。彼女はそのとき，自分も父親に対して同じようにしてみたいと強く欲した。しかしそれは不可能な願いであった。結局彼女はそのまま帰宅し，自室にこもって一日中ヴァイオリンを弾くことで，自分の叶わぬ欲求を抑えつけたのであった。

　セラピストは，リリーのセラピストに対する好意が自らのスキーマに起因するものであることを，彼女自身が理解できるよう手助けした。セラピストは，彼女の父親と違って，（治療関係内でそれが適切に表現されるのであれば）リリーの好意を喜んで受け入れる。

セラピストを大切に思い，セラピストから大切にされたいというリリーの願いをそのまま受け止める。そのことでセラピストがリリーを拒絶することもない。彼女は自分の気持ちを率直に話すことが許され，心理的に距離を置く必要もない。このようなコミュニケーションは，リリーが父親とは決してできなかったものであった。しかしセラピストとは可能なのである。そしてセラピストと可能であるということは，他の人とも可能であるということを意味する。（ちなみに我々は，セラピストに対する性的感情も言語化するよう患者を励ますことが多い。ただしセラピストはその際，そのような感情を行動に移すことは治療的に不可能であることを，あくまでも親切に，拒否的ではない言い方で，患者に伝える必要がある。セラピストは患者に対し，そのような性的な感情をセラピストに打ち明けられたということは，他の誰かにも同じように打ち明けられるということを強調すると良いだろう。そしてその「他の誰か」はセラピストと異なり，性的な感情を行動に移せる相手であればなお望ましい。）

　上のリリーの例とは異なり，患者が「スキーマへの過剰補償」というコーピングスタイルをセッション中に示す場合，セラピストは，客観的で落ち着いた態度を保ちつつ，「共感的直面化」を行う必要がある。セラピストは患者の言動に対して理解を示しながら，一方でそのような言動がどのような結果をもたらすか（治療関係においても，治療外の生活においても），患者に指摘する。次に例を示す。

事例――

　ジェフリーは41歳の男性である。彼は10年来の恋人であったジョシーと別れたことをきっかけに治療に訪れた。この時点でジェフリーは，ジョシーとの復縁がほぼ不可能であることを理解していた。10年の交際中，ジェフリーは何度もジョシーを裏切って浮気をした。ジョシーがそのことで彼と別れようとすると，ジェフリーはひたすら彼女に謝って許しを請い，よりを戻すことが繰り返されていた。しかしとうとうジョシーの堪忍袋の緒が切れてしまった。もはや2人がよりを戻すことはできない。その結果ジェフリーは大うつ病になってしまった。

　ジェフリーは自己愛性パーソナリティ障害を有してもいた（なお自己愛性パーソナリティ障害については第10章で詳しく紹介する）。彼の中核的なスキーマは「欠陥スキーマ」であり，主要なコーピングスタイルは「スキーマへの過剰補償」である。女性との関係において，ジェフリーは性的に相手に打ち勝とうとすることで，自らの「欠陥スキーマ」を埋め合わせようとしていた。彼は彼なりに最大限にジョシーを愛していたが，彼女を裏切らずにはいられなかった（そうしなければ自らの自己愛を満たせなかったのである）。

　ジェフリーは治療関係においても過剰補償というコーピングスタイルを用いた。セラピストの言動によって「自分は弱い人間だ」という感覚が惹起されると，彼は決まって強い怒りを示した。彼は「欠陥スキーマ」を持つがゆえに，セラピストに対して自分の

弱さを見せることが苦痛でたまらなかった。弱さが少しでも露呈すると，たまらなく恥かしく感じたり，自分の正体が暴かれるように感じたりした。あるセッションでジェフリーは，母親にまつわる幼少期の体験を語った。彼の母親は彼に対して情緒的に拒絶していた（今現在は，彼のほうが母親を拒絶している）。セラピストはジェフリーに対し，幼少期の彼は母親に怒りを感じたのと同時に，母親を愛していたのではないかと述べた。するとジェフリーはセラピストに食ってかかり，セラピストを「あんたはとんだマザコン男だ！」と言って非難した。セラピストはジェフリーに向き直り，きわめて真面目な口調で，なぜセラピストに対してこのように食ってかかるのかを尋ねた。「あなたの心の奥底には，いったい何があるのですか？」とセラピストが尋ねると，ジェフリーは「そんなもの，何もありません」と即座に否定した。そこでセラピストは言った。「子どもの頃のあなたがお母さんを愛していたとしても何の不思議もありません。私も幼い頃，母をとても愛していました。子どもにとって母親を愛するのは，ごく自然なことなのではないでしょうか。母親を愛することは，その子どもの弱さや欠点を示すものではありません」。セラピストはジェフリーに対し，母親への愛情を認めることによって自分を劣っていると感じる必要はまったくないことを説明した。セラピストはさらに，過剰補償によって彼に食ってかかられると，彼の欲求を理解しようとするかわりに，彼から離れたくなる気持ちが生じることを率直に伝えた。

　スキーマ療法のセラピストはこのように，患者の強い感情（パニック，激怒，悲しみなど）をまず許容し，受け止める。そしてそのような感情が当然のものであることを認証（validation）する。そのうえでセラピストは，現実的で常識的な反応を期待することを患者に伝える。セッションにおいて，セラピストも患者も自らの言動をある程度制御しなければならない。治療関係上の危機は適切に扱われる必要がある。セラピストと患者は，離れすぎず近づきすぎず，適度な距離を保つ必要がある。

　「アセスメントのフェーズ」における他の課題としては，セラピスト自身のスキーマやコーピングスタイルが治療関係にどのような影響をおよぼしうるかをセラピストが見極める，というものがある。

6-1-5　セラピスト自身のスキーマとコーピングスタイル

　テッドが治療に訪れたのは，金融街の仲介業者としてのキャリアを伸ばすために手助けを必要としていたからである。彼は自分がより成功するために何を目指し，何を学べばよいか，治療を通じて知りたいということであった。テッドは口数が多く，やたらと友好的に振る舞った。彼はこれまでの人生において体験したエピソードを楽しそうに語った。また何かにつけてセラピストを褒めちぎり，セラピストが彼の苗字を２度も言い間違えたときも不満げな様子は一切見せなかった。そんなテッドに対してセラピストは「やり過ぎだ」と感じた（この「やり過ぎだ」という感覚は，患者の「スキーマへの過

剰補償」に対して生じることが多い)。セラピストはテッドを親しみやすい人物とは見なさず,彼に対して温かさや親しみを感じることができなかった。むしろ困惑してしまったのである。セラピストは,テッドのへりくだった態度や愛想のよさは,彼の早期不適応的スキーマに関連しているのではないかという仮説を立てた。セッションの回数を重ねるにつれ,セラピストの仮説が正しいことが明らかになっていった。テッドの愛想のよさの根底には,心細さや孤独感が隠されていた。彼は「社会的孤立スキーマ」を持ち,それに過剰補償するために,やたらと愛想よく振る舞っていたのである。

　患者に対するセラピスト自身の反応は,このように,患者のスキーマをアセスメントする際に重要な情報源となる。しかしセラピストは,患者に対する根拠のある直観と,セラピスト自身のスキーマとを区別するよう努めなければならない。特に治療の初期段階では,目の前の患者によって自分のスキーマが誘発された場合,セラピストはそれに気づくことが重要である。自らのスキーマやコーピングスタイルをよく理解しておくことで,セラピストは治療上の過ちを回避することができる。セラピストは次のように自分自身に問いかけるとよいだろう。「私はこの患者のことを純粋に気にかけているだろうか?」「(もしそうでなければ)それはなぜだろう?」「この患者を目の前にすると,自分の中の何らかのスキーマが誘発されるだろうか?」「(されるとしたら)それはどのスキーマだろうか?」「スキーマが誘発されたとき,自分はそれにどのように対処しているだろうか?」「自分はセラピストとして,患者にダメージを与えるようなことを,何かしてはいないだろうか?」「この患者と実施したイメージ技法によって,自分のなかにどのような感情が生じただろうか?」「患者の生々しい感情(パニック,激しい怒り,悲しみなど)を扱う際,自分のなかにどのような感情が生じただろうか?」「この患者のスキーマに対して,自分は共感的直面化を行えるだろうか?」「この患者が必要としている治療的再養育法を自分はきちんと実施できるだろうか?」

　これ以降,セラピストのスキーマがどのようにして治療関係にネガティブな影響を与えるか,いくつかのパターンに分けて提示する。その際それぞれのパターンに対して,1つもしくは複数の事例を併せて提示する。

[パターン1]　患者のスキーマとセラピストのスキーマとが衝突する──

　患者のスキーマとセラピストのスキーマが対立する場合,それらは互いにぶつかり合いながら,互いのスキーマを持続させてしまう恐れが生じる。以下にいくつかの事例を紹介する。

　　事例:マディの中核的なスキーマは「情緒的剥奪スキーマ」である。彼女は相手に過度に要求がましくなることで,このスキーマに対処していた。すなわち彼女は「権利要求スキーマ」という二次的なスキーマを通じて,「情緒的剥奪スキーマ」に過剰補償していた。
　　　マディのセラピスト(男性)は「服従スキーマ」の持ち主であった。マディはセラピストに対してさまざまな要求をした。それはたとえば時間外に頻繁に電話をかけてきたり,予約の時間をくる

くる変えたり，特別な治療を求めたり，といったことである。セラピストは自らの服従スキーマによって，彼女の要求に応じてしまい，適切な治療的制約を設けることができなかった。しかしそうしている間に，セラピストの中に怒りが蓄積されていった。その結果セラピストはマディに対して心理的に距離を置くようになってしまった（これはセラピストによる「スキーマの回避」である）。このようなセラピストのあり方が，今度はマディの中核的なスキーマである「情緒的剥奪スキーマ」を活性化した。すると彼女はそれを過剰補償するために，ますますセラピストに対して要求がましくなっていった。その結果，セラピストの服従スキーマがますます誘発されるようになり，それがさらにマディの情緒的剥奪スキーマを誘発し……というように，互いのスキーマが次々に引き起こされていき，とうとう治療同盟が危機に陥ってしまった。

　もしここで，マディとのセッションにおいて自らの服従スキーマが誘発され，そのせいで治療的な対応が難しくなっていることにセラピスト自身が気づくことができれば，問題解決を図ることができる。セラピストはマディに対して治療的な制約を設け，自らの不適応的なコーピング反応を共感的直面化へと転じることができるだろう。セラピストはマディに対し，セラピストとの関係において幼少期に形成された情緒的剥奪スキーマが活性化され，それに過剰補償したために，本当の欲求とは正反対の言動をマディがしてしまっていることを伝え，彼女の理解を促すことができる。この場合マディの要求に応じつづけることは，事態を悪化させるだけである。

事例：ケネスは初老の男性で，「厳密な基準スキーマ」を持っていた。彼を担当したセラピストは彼よりずっと若い女性で，彼女には「欠陥スキーマ」があった（セラピストは批判的な父親に育てられたことによって，このスキーマを持つに至った）。どんなにささいなことでもセラピストがミスを犯すと，ケネスはそれを見逃さず，セラピストの価値を引き下げようとした。彼は「あなたには本当に失望した」と厳しい口調で彼女に言い，そのことでセラピストの「欠陥スキーマ」が活性化されてしまう。そのようなとき，セラピストは顔が真っ赤になってしまうのであった。

　その女性セラピストはそのときどきでスキーマに服従したり，スキーマを回避したり，スキーマに過剰補償したりして，その場をしのごうとした。たとえばスキーマに服従するときは自己卑下的な発言をし，スキーマを回避するときは話題を変え，スキーマに過剰補償するときは防衛的になったりケネスを逆に非難したりした。いずれにせよセラピストのこのような反応は機能的ではなく，そのことがケネスの「厳密なスキーマ」をさらに活性化し，彼はますますセラピストを批判することになってしまう。このようなことが続けば，ケネスはセラピストを治療者として不適切であると判断し，治療を中断してしまうだろう。

事例：アラナは若い女性であり，彼女を担当したのはアラナよりずっと年上の女性セラピストであった。アラナは幼少期に叔父から性的虐待を受けた体験を持ち，その結果「不信／虐待スキーマ」が形成された。アラナの主なコーピングスタイルは「スキーマへの服従」である。その結果彼女は他者との関係において，受身的で犠牲的な役割を引き受けることが多かった。一方，セラピストの主なスキーマは「服従スキーマ」である。ただしセラピストは「スキーマへの過剰補償」というコーピングスタイルを主に用いており，生育家庭においても結婚生活においても，「服従スキーマ」によって支配された感覚を抱いたときにはいつも，それに抵抗し，過度に支配的に振る舞うことが多かった。それは患者に対しても同様であった。

　治療が進むにつれ，アラナは徐々に受身的な態度を強め，セラピストはそれに応じて徐々に支配的に振る舞うようになっていった。セラピストはアラナを支配することにひそかに喜びを感じていた。アラナは支配的な相手に対する抵抗の仕方を知らなかったため，セラピストの要求にひたすら従っていた。セラピストは自分でも気づかないうちに，自らの「服従スキーマ」を癒すためにアラナを利用し，結果的にアラナの「不信／虐待スキーマ」を強化してしまったのである。

　以上にみてきたように，治療関係においてさまざまなスキーマの衝突が起こりうる。他にもたとえば「依存スキーマ」を持つ患者を，「自己犠牲スキーマ」を持つセラピス

トが担当することもあるだろう。この場合，セラピストは必要以上に患者に尽くし，患者の依存性を維持させてしまう恐れがある。「失敗スキーマ」を持つ患者を，「厳密な基準スキーマ」を持つセラピストが担当することもあるだろう。この場合，セラピストが非現実的な達成課題を患者に課し，厳しい態度で患者に接することで，患者のスキーマがさらに強化されてしまう恐れがある。「否定／悲観スキーマ」を持つ患者は，「スキーマへの過剰補償」というコーピングスタイルを用いて，やたらと強迫的かつ支配的に振る舞う場合があるが，そのような患者を，「自制と自律の欠如スキーマ」を持つセラピストが担当するとする。そのようなセラピストの言動は，患者の目には衝動的でまとまりに欠けるように見えるかもしれない。患者は心配になり，徐々に治療から遠ざかる。このような治療の「失敗」が，結果的に患者の悲観的な物の見方をさらに強めてしまうかもしれない。

[パターン2] セラピストのスキーマおよびコーピングスタイルのせいで，患者の欲求にセラピストが応えられない——

　患者の欲求に，セラピストが応じられない場合もある。セラピスト自身のスキーマやコーピングスタイルのせいで，セラピストが患者に対し適切な「治療的再養育法」を実施できないのである（患者のスキーマ形成のもととなった患者自身の親とセラピストが似ていると，このようなことが起こりやすい）。以下にいくつかの事例を紹介する。

　事例：ニールは抑うつ症状と結婚生活の問題を訴えて治療を始めた。ニールの中核的なスキーマを同定するには少々時間がかかったが，それは「情緒的剥奪スキーマ」であることが次第に明らかになった。彼の両親は自己中心的で，幼少期の彼に虐待を加えた。また彼と結婚した女性も同様に自己中心的であった。これらのことが要因となって彼の中に「情緒的剥奪スキーマ」が形成され，それが抑うつ症状につながったものと思われる。したがってニールに対する「治療的再養育法」として適切なのは，セラピストが彼を心から気にかけ，大切に扱い，共感を示すことである。
　しかしながら残念なことに彼を担当したセラピストは，「感情抑制スキーマ」を持っており，ニールに情緒的温かさを与えることができなかった。ニールはセラピストからも情緒的に剥奪されていると感じるようになり，その結果，抑うつ症状はますます悪化した。

　事例：エドワードは，「依存／無能スキーマ」を持っていた。彼は6年前に高校を卒業した後，大学に進学せず，繊維ビジネスで成功していた父親のもとで働くようになった。エドワードの父親は大層独裁的な人で，仕事上の裁量権は全て父親が握っていた。父親はまた，エドワードの私生活に対しても同じように影響をおよぼし，支配しようとしていた。
　エドワードは慢性的な強い不安を訴えて治療に訪れた。彼はどんなに小さなことでも何かを決断するということが苦手で，そういうときに不安感が高まり，苦痛を感じる。実際に何かを決定しなければならなくなると，彼は不安で何もできなくなってしまい，結局父親に相談することで，不安を軽減させていた。
　エドワードにとって望ましい「治療的再養育法」は，彼の自律性を高めるようなやり方で彼に接することであろう。しかし彼を担当したセラピストは「巻き込まれスキーマ」を持っており，エドワードの不安を軽減するために，あまりにも懸命に彼と関わってしまった。その結果，エドワードは父親から離れることはできたものの，今度はセラピストに過度に依存するようになった。

> 事例：マックスは,「自制と自律の欠如スキーマ」を持っていた。そのせいで彼のジャーナリストとしてのキャリアが思うように発展せず,そのために治療に訪れた。彼の抱える具体的な問題とは,時間を守れないことと,いつまでも話し続けてしまうことであった。マックスにとって適切な「治療的再養育法」とは,「共感的直面化」を行い,時間の使い方をしっかりと構造化することであろう。
> マックスを担当したのは,厳格な父親に厳しく育てられたために「服従スキーマ」を持つ女性セラピストであった。セラピストは幼少期,少しでもへまをすると,激怒した父親にこっぴどく叱られた。その怒り方は度を超したものであった。彼女は「スキーマの回避」というコーピングスタイルでそれをしのいできたのだが,マックスに対しても同じコーピングを使うようになってしまった。すなわちマックスがホームワークを最後までやり抜くことができなかったときや,セッションにおいて課題に取り組もうとしなかったときにも,それを彼に指摘せずに,ひたすら穏やかな態度を取り続けた。セラピストは治療関係が対立的になることを恐れて,直面化を行ったり制限を設けたりすることもできなかった。結局セラピストは,本当はマックスにとって必要であった構造化を行うことができず,彼のスキーマは治るどころか,ますます持続してしまった。

［パターン3］セラピストのスキーマと患者のスキーマがあまりに似ているため,セラピストが過剰に患者に同一化してしまう――

患者とセラピストのスキーマが重なる場合,セラピストが患者に対して過度に同一化し,客観性が保てなくなってしまう恐れが生じる。その場合セラピストは患者と何らかの形で"共謀"し,それが両者のスキーマをさらに強めてしまう。

> 事例：リッチーという患者と,彼を担当した女性セラピストはともに「見捨てられスキーマ」を有していた。リッチーの両親は彼が3歳のときに離婚した。彼は父親に引き取られ,それ以来母親とは一度も会っていない。リッチーは恋人が彼の元を去ったことをきっかけに大うつ病に陥り,治療を受けにやって来た。彼にはパニック発作もときおり起きていた。
> 一方セラピストは12歳のときに母親を自動車事故で亡くしていた。リッチーが母親の不在を嘆くと,セラピストは悲しみでいっぱいになった。リッチーが恋人との別離を嘆くと,セラピストも同じように苦しみを感じ,それに圧倒されてしまった。セラピストはリッチーに巻き込まれてしまい,治療的な制約を設定することができなかった。とうとうセラピストはリッチーに対して,つらいときはいつでも電話をしてもよいと言ってしまい,その結果,毎週何時間もの時間を彼との電話に費やすことになった。セラピストはリッチーの認知的歪曲に気づくことができなかった。たとえば友人とのささいないざこざをリッチーが「自分は見捨てられてしまった」と解釈して落ち込んだとき,本当はその解釈を現実的な視点から検討する必要があったのだが,セラピストは即座にリッチーの解釈に同意した。セラピストはリッチーのコーピングスタイルを変化させようとせず,むしろそれを助長していた。

「自己犠牲スキーマ」は,おそらく多くのセラピストに最も共通して見られるスキーマである。「自己犠牲スキーマ」を持つセラピストが,同じスキーマを持つ患者の治療にあたる場合,特に同一化に注意する必要がある。セラピストは自己犠牲的になるのでも,それに反発して支配的になるのでもなく,そして患者を自己犠牲的にさせることもなく,相互的な「ギブ・アンド・テイク」の関係を意識的に形成するべきである。他に「厳密な基準スキーマ」も,多くのセラピストに共通して見られるスキーマである。「厳密な基準スキーマ」を持つセラピストが同様のスキーマを持つ患者を担当する場合,セラピストは自分自身に対して,そしてセラピストと同様に完璧主義的な患者に対して,あ

くまでも現実的な期待を抱くよう留意する必要がある。

[パターン4] 患者の感情がセラピストの回避行動を引き起こす——

　患者の感情があまりにも強烈で，セラピストが圧倒されてしまい，その結果セラピストが回避的に振る舞うようになる場合がある。そのようなとき，セラピストは心理的に引いてしまったり，さりげなく話題を変えてしまったり，患者の感情を受け入れることができないと伝えてしまったりする。

　事例：リーは父親の死後，治療にやって来た。リーによると，彼女は父親の「誇りでもあり喜びでもある」唯一の存在だったということである。またリーをこのように愛してくれたのは父親以外には誰もいないとのことであった。リーは父親が他界したことに大きな衝撃を受け，それ以来，機能停止状態に陥ったままである。彼女は仕事に行かず，毎晩バーで浴びるように酒を飲み，昼間は自宅で寝ているかテレビを観てすごすようになってしまった。またバーで知り合った男性とゆきずりの性的関係を持つことも少なくなかった。そのようなとき彼女はかなり酔っており，後で自分が何をしたのか思い出せないことも多かった。
　リーを担当した男性セラピストは，「自己犠牲スキーマ」の持ち主であった。セラピストは他の患者との予約でぎっしりだったスケジュールに，むりやりリーとのセッションの予約を入れた。セラピストは私生活でも，妊娠中の妻の代わりに，買い物，料理，家事などほとんどすべて引き受けていた。そのような状況のなかでリーとの治療が開始された。するとセラピストはまもなく，リーの悲しみがあまりにも強く，しかも彼女の感情的欲求があまりにも過大であることに圧倒されるようになってしまった。彼女に対応するには，セラピストはあまりにも疲れ果てていた。セラピストは心理的に彼女に距離を置いた。リーの求める感情的欲求に応じることができず，それらを無視するようになった。セッション中にリーが自らの心の痛みを述べようとしても，セラピストはすぐにそれをさえぎり，心の痛みを語る場を奪ってしまった。リーはセラピストに大切にされていないと感じ，結局2，3カ月で治療は中断された。

　事例：ハンスは55歳の男性である。彼は小さな会社の役員をしていたが，最近その職を失ってしまった。彼はその地位にいた3年の間，毎年数十万ドルの稼ぎがあったが，一切貯蓄しなかった。そればかりか彼には借金があった。ハンスはこれまでにも職場から解雇されたことが複数ある。彼が抱える主な問題は，怒りをコントロールできないことであった。ハンスは「欠陥スキーマ」を持っており，自分が批判されていると感じると，それに対する過剰補償として，大声で辛らつな発言をして「逆襲」するのである。ハンスは相手が何気なく言った言葉も「侮辱」と受け止めるので，最終的には彼が出会うほとんど全ての人が，ハンスに「逆襲」される羽目になる。
　ハンスは解雇されたことへの怒りを静め，再就職に向けて気持ちを安定させるために治療を受けに来た。毎回のセッションで彼は，解雇に至るまでの一連の出来事と，これまでに仕事で彼を裏切ったり彼に対抗したりした数々の人について，怒りをこめて語った。彼の怒りは尽きることがないようであった。
　セッションを何度重ねても，ハンスの気持ちは治まらず，彼は職探しに取りかかることができなかった。ハンスは次第にセラピストに対して怒りを抱くようになった。「この治療は私の役に立っていない」とハンスはセラピストに怒りをぶつけ始めた。セラピストは「服従スキーマ」を持っていたために，ハンスの怒りにもそのまま屈してしまい，防衛的に振る舞うばかりであった。セラピストの防衛的な反応は，ハンスの怒りにさらに火をつけた。

　このように患者が長時間，精神的に不安定であったり怒り続けたりしていると，セラピストは回避行動を使ってその状況に対処しようとしがちである。このようなことは特に境界性パーソナリティ障害（BPD）患者に対して起こりやすい。BPD患者の強烈な

感情や自殺傾向にセラピストが耐えられなくなってしまうのである。しかしセラピストの回避的反応は患者の「見捨てられスキーマ」を誘発し、それが患者の感情や自殺傾向をますます悪化させる。場合によってはこれらの連鎖があっという間に危機的な状況を引き起こしてしまうこともある。この問題については9章でさらに詳しく論じる。

[パターン5] 患者がセラピストのスキーマを誘発し、セラピストがそれに過剰補償する──

　患者の感情が何らかの形でセラピストのスキーマを誘発し、セラピストがそれに対して過剰補償する場合がある。たとえば上でも述べたように、BPD患者の強烈な感情や自殺傾向に対し、回避傾向を示し、心理的に閉じこもってしまうセラピストがいるが、逆に、過剰補償をして患者に応酬しようとするセラピストもいる（例：患者に怒りをぶつける、患者を攻撃したり責め立てたりする）。患者が求めているのは、セラピストが心から自分のことを大事にしてくれているというサインである。セラピストはそのようなサインを何らかの形で示すことができれば、患者の気持ちは治まるはずである。しかし患者に誘発された自らのスキーマに対して回避するセラピストも、過剰補償するセラピストも、BPD患者が危機に陥ったときに、彼／彼女らが必要とするものを与えることができず、むしろ事態を悪化させてしまうことが少なくない。

　事例：ヴィクターという男性患者と、彼を担当した男性セラピストは共に「欠陥スキーマ」を有していた。2人とも、自分が攻撃されていると感じると、それに対して過剰補償する傾向があった。治療開始当初ヴィクターは、自分の子ども時代は「この上なく幸福」であり、両親は「完全に自分をサポートしてくれた」と語った。しかしいざイメージ技法を実施してみると、そのような幸福な記憶が偽りのものであったことが判明した。父親は彼を支えてはくれなかったし、彼は一度も父親に喜んでもらったことがなかった。ヴィクターはセラピストに対しこう語った。「父は私に運動選手になってほしかったのです。でも私は運動がとても苦手でした。勉強のほうはとてもうまくいっていました。成績はつねに『オールA』で、大学に入ってからは『優等学生友愛会（Phi Beta Kappa）』の会員にもなりました。でも父にとってそんなことはどうでもよかったのです」
　ヴィクターはセラピストに、高校生のとき運動が得意だったかと尋ねた。セラピストはヴィクターが勉学に秀でていたという話にひそかに嫉妬心を抱いていたので、自分が運動に秀でていたことを自慢せずにはいられなくなった（もちろんそれは不適切な反応である）。セラピストは自分が高校生のときレスリングをやっており、州のチャンピオンになったことをヴィクターに話した。ヴィクターはその話に傷つき、「恥をかかされた」と思った。そこで彼はセラピストのことを「スポーツ馬鹿」呼ばわりし、それに対しセラピストはヴィクターの嫉妬をあげつらった。結局セラピストは「欠陥スキーマ」に基づくヴィクターの傷つきを癒すどころか、それを持続させてしまったのである。

　患者が「権利要求スキーマ」を持っており、セラピストが「自己犠牲スキーマ」を持っている場合、セラピストが患者を過剰にサポートしすぎることがある。それが長期間にわたり、患者の要求がさらにエスカレートすると、それに耐え切れなくなったセラピストが突如怒りだすことがある。これもセラピストの過剰補償である。

[パターン6] 患者がセラピストの【非機能的ペアレントモード】を誘発する──

患者の「悪い子」のような振る舞いが，セラピストの【非機能的ペアレントモード】を引き起こす。セラピストは口やかましい親のように患者を叱責する。

> 事例：ダンは大学で落第したことをきっかけに治療に訪れた。アセスメントを通じて，ダンと彼を担当した女性セラピストは，彼が「自制と自律の欠如スキーマ」を有することで合意した。セラピストはダンに，ホームワークとして自己観察課題を求めたが，彼は一度も遂行することができなかった。セラピストは他にもさまざまな課題をダンに与えたが，それらはすべて失敗に終わった。セラピストは「欠陥スキーマ」を持っており，ダンが課題に失敗するたびに，「私がセラピストとしてちゃんとしていないのだ」と自らの欠陥を実感するようになる。そこでセラピストは【懲罰的なペアレントモード】を取ることで，自らのスキーマを過剰補償しようとした。すなわち，ダンの両親がそうであったように（そしてセラピスト自身の両親がそうであったように）セラピストはダンに共感する代わりに，厳しく叱りつけたのである。ダンは好きこのんで課題をさぼったわけではなく，やろうと思ってもどうしても課題に手をつけたり，課題を最後までやり抜いたりすることができなかっただけである。しかしセラピストはただ彼を叱るばかりで，彼の精神状態が良くなることもなく，結局彼は早々に治療を中断してしまった。

> 事例：ラナは「欠陥スキーマ」を持つ患者である。彼女は女優として成功していたが，心の内では「自分には価値がなく，私は誰からも愛されない」と信じていた。不運なことにラナを担当した男性セラピストは，「厳密な基準スキーマ」を持っていた。幼少期のラナの父親と同様に，セラピストは常に【要求がましいペアレントモード】で振る舞っていた。セラピストはあまりにも高い基準ばかりを彼女に求め，そのため彼女は何年もの間，彼の求める基準に適う存在になるためだけに，つらい思いをしながら治療に通い続けた。

[パターン7] スキーマに起因するセラピストの欲求を満たすために，患者が利用される――

　自分自身のスキーマをきちんとモニターできていないセラピストは，スキーマに起因する自らの欲求を満たすために，自分でも気づかないうちに患者を利用する場合がある。そのようなセラピストは患者の幸福を追求するのではなく，自分自身の満たされなかった感情的欲求を埋め合わせるために患者を利用する。

> 事例：その女性セラピストは「情緒的剥奪スキーマ」を持っていた（このスキーマも多くのセラピストが共通して持ちやすいスキーマである）。彼女は他者に大事に育てられるという経験をしたことがない。彼女は自らのスキーマに対処するために，仕事や生活において自分から進んで他者を慈しみ，大事にしようとしていた。そうすることにより，自分の内なる子どもを象徴的に癒そうとしていたのであろう。
> 　彼女が担当した患者にマーシーという女性がいた。マーシーは「自己犠牲スキーマ」を持っていた。彼女は自分がわけもなく抑うつ的になるのに困って治療に訪れた。ほどなくして明らかになったのは，マーシーが家族の，中でも母親の世話にかかりっきりで，自分の時間をほとんど取れていないということであった。
> 　「自己犠牲スキーマ」を有する多くの人と同じように，マーシーも共感的かつ自己否定的で，他者に対して細やかな気遣いを見せる。セラピストの様子が疲れていたり落ち込んでいたりすると，マーシーは即座にそれに気づき，たとえセラピストに聞いてもらいたい話があってもその気持ちを抑え込み，「先生，一体どうしたんですか？」とセラピストに声をかけた。本来セラピストは，そのようなマーシーの振る舞い自体を話題にするべきなのに，自分の困り事をマーシーについ打ち明けてしまう。マーシーはそれに対して共感を示す。時間が経てば経つほどそのようなやりとりが増

え，セラピストはますますマーシーに対して打ち明け話をし，マーシーはセラピストの世話を焼くようになる。結局それはマーシーが面倒を見る人が一人増えたことを意味し，彼女の抑うつ状態はますます悪化した。

セラピストが自らのスキーマのために患者を利用するパターンには，さまざまなものがあるだろう。たとえば「巻き込まれスキーマ」を持つ患者がいるとする。そのような患者を，「社会的孤立スキーマ」を持つがゆえに患者と接近しすぎ，患者の自律を援助できないようなセラピストが担当するとなると，一体どのようなことが起きるだろうか？　あるいは「評価と承認の希求スキーマ」を持つがゆえに，やたらとセラピストを喜ばそうとしてセラピストにお世辞ばかり言う患者を，「欠陥スキーマ」や「依存スキーマ」を持つセラピストが担当したら，どうなるだろうか？　不幸なことに，患者の言動に対するセラピストのポジティブな反応は，患者のスキーマを強化しつづけてしまうであろう。

[パターン8] 治療の進行が思わしくないとき，セラピストのスキーマが活性化される

特に「欠陥スキーマ」「失敗スキーマ」「依存／無能スキーマ」を有するセラピストは，なかなか治療が進展しない患者に対して，不適切な対応を示すことが少なくない。このようなセラピストはなかなか回復しない患者に対してしばしば怒りやあせりを感じ，それが結果的に患者のスキーマを持続させてしまう。

事例：ある男性セラピストは，ベスという若いBPDの女性患者を担当することになった。ベスはカルロスという恋人との関係で抑うつ的になっていた。ベスは始終カルロスのことで頭がいっぱいだった。つきあい始めの頃は，二人は互いに心を奪われており，いつも一緒に過ごしていたが，カルロスは次第に「自分の時間」や「自分の空間」を欲するようになった。するとベスはひどく取り乱し，カルロスにまとわりつき，彼のすべてを支配しようとした。そして自分と一緒でない時間に誰と何をしているのか，すべてを説明するよう彼に求めた。その結果，カルロスはベスに距離を置こうとしたが，そのような徴候が少しでも見られると，ベスはひどく取り乱した。治療を開始する頃には，カルロスがベスと別れたがっていることは，誰の目にも明らかであった。しかしベスは，カルロスが自分のもとから立ち去ることを決して許さなかった。ベスはカルロスに繰り返し電話し，「私が悪かったの。これからは私が変わるわ。だから私のもとに戻ってきてちょうだい」と懇願した。カルロスは露骨にベスを拒絶するようなことはしなかったが，彼女と復縁しようとは決してせず，他の女性とデートするようになった。

　ところでベスを担当した男性セラピストは，「依存／無能スキーマ」を有していた。彼はベスがカルロスに執着しないで済むよう，彼女を手助けしようとした。セラピストはベスに対し，カルロスに執着することが彼女にとっていかに自滅的であるかを説明し，ベスも一応はそれに同意した。セラピストはさらにベスに対して思考中断法と気晴らし法を教え，カルロスへの思いが募ったときにそれらを実践するように求めた。そしてカルロスに電話したい衝動にかられたときに，どのようなことを別に行うことができるか，ベスと一緒に検討していった。しかしセラピストがどんなに頑張っても，事態はなかなか進展しなかった。ベスはそれまでと同じようにカルロスに執着し，彼に何度も電話をかけては，自分のもとに戻ってくるよう懇願しつづけた。そのようなベスの行動によって，セラピストのスキーマが過度に活性化された。すなわちセラピストは自分を無能だと思い始め，その分ベスに対して憤慨するようになってしまった。ベスが絶望感を表明すると，セラピスト

は彼女を責め立てた。そして治療に対するベスのモチベーションに疑いを表明するようになった。カルロスに電話をしたというエピソードをベスが語ると，セラピストはベスを非難した。結局ベスは，カルロスだけでなくセラピストにとっても自分は駄目な人間であると思うようになり，治療は中断されてしまった。

「欠陥スキーマ」「失敗スキーマ」「依存／無能スキーマ」を有するセラピストは，それ以外にもさまざまなやり方で，治療が進展しないことに対して破壊的な言動を示す。「スキーマへの服従」というコーピングスタイルを有するセラピストは，患者の目には，動揺してばかりでちっとも安定感のない人物に映るだろう。そうなると患者は次第に治療やセラピストを信頼できなくなる。一方，「スキーマの回避」というコーピングスタイルを有するセラピストは，治療が思うように進まない場合，もっと出来の良いセラピストを探すことを患者にいきなり提案してしまうことがある。

[パターン9] 患者の危機状態（たとえば自殺傾向の急激な高まり）によってセラピストのスキーマが誘発される──

　危機状態はセラピストのスキーマを即座に活性化しうる。それはセラピストが建設的なやり方で危機に対処できるかどうか，あたかも試しているかのようである。

> **事例**：その女性セラピストは，支配的な母親に育てられたことによって「服従スキーマ」を持っている。彼女の母親は幼い彼女に対し，「母親の言うとおりにしろ。さもないとお前を見捨てる」といった脅迫的なメッセージを彼女に送り続けていた。
> 　ジェシカという女性患者が来談し，その女性セラピストがジェシカを担当することになった。ジェシカは自分の生育歴について語ったが，話の内容はかなり混乱していた。たとえばあるときジェシカは，叔父と叔母がジェシカと弟を性的に虐待したと語ったが，別のときにはそのような性的虐待は決してなかったと話した。ジェシカの恋人は薬物乱用者であり，特にアルコールとコカインに耽溺していた。彼は薬物を乱用すると，何日も姿を消してしまうことがあったが，そのようなことが起きると，ジェシカは自分の足首をカミソリで切るのだった。
> 　治療が始まって2，3週間ほど経ったとき，ジェシカは恋人とディナーの約束をしていたが，彼は待ち合せの場所に姿を現さなかった。ジェシカは家に帰り，足首を切ってから，セラピストに電話をした（セラピストは就寝中だったので彼女からの電話に叩き起された）。ジェシカは「彼はなぜ私にこんな仕打ちをするの？」と電話越しに大声で嘆き，足首を切ったことをセラピストに伝えた。セラピストはその話に共感するのではなく，むしろジェシカに憤慨してしまった。幼少期に母親にされたように，自分がジェシカに支配されていると感じたからである。セラピストは「何てことをしてくれたの！」と叫んだ。それはジェシカをパニックに陥れた。

　危機状態にうまく対処するためには，セラピストは共感的であると同時に客観的でありつづけ，患者に対して批判的になったり懲罰的になったりしてはならない（自殺などの危機に対する対応については9章で論じる）。

[パターン10] セラピストが患者をうらやましく感じたり妬んだりする──

　自己愛傾向の強いセラピストの場合，患者をうらやましく感じたり妬んだりすることがあるかもしれない。それはたとえば，セラピストが欲しているにも関わらず決して手に入れられなかったもの（例：美，富，成功）を患者が持っている場合である。また，

セラピストが自分の人生で満たせなかった欲求を患者が実現させている場合，セラピストは患者を妬むことがあるかもしれない。次に例を示す。

> **事例**：ジェイドは 19 歳の女性である。彼女の母親は癌で死にかけており，そのことを訴えて治療に訪れた。初回セッションには彼女の父親も同席した。父親がジェイドを深く愛しているのは，誰の目から見ても明らかだった。ジェイドはソフトな感じのする美しい女性で，セラピストに対して死にゆく母親の話をし，涙を流した。
>
> 　ジェイドを担当したのは女性セラピストであった。セラピストはジェイドに対し，母親の病気に対応できるよう治療を進めていきましょうとやさしく語りかけた。しかしセラピストは内心，ジェイドに嫉妬心を感じていた。セラピストは「情緒的剥奪スキーマ」を持っており，それこそ情緒が剥奪されるようなひどい環境で育っていた。ジェイドの母親は確かに死にかけているが，ジェイドはセラピストよりはるかに多くのものを手に入れていた。セラピストは特に，ジェイドと父親との関係に嫉妬した。ジェイドの父親は理想の父親に近かった。彼は娘に対する愛情に満ち，とても優しかった。一方，セラピストの父親は近寄りがたい人物で，理想とは程遠かった。このようにセラピストは内心でジェイドに嫉妬していたので，彼女のことを心から気遣ったり，率直に振る舞ったり，共感的であることができなかった。ジェイドもそれに対して違和感を抱き，結局治療は中断された。

セラピストが患者をうらやんだり嫉妬したりすると，セラピストは患者の話をことごとくそのような視点から捉えるようになり，非機能的な振る舞いを示しがちである。セラピストはたとえば，患者への嫉妬を言動であらわしてしまったり（スキーマへの服従），重要な話題を避けたり（スキーマの回避），患者の体験をあたかも自分のものであるかのように振る舞ったり（スキーマへの過剰補償）するかもしれない。

セラピストは自らの限界を見極めようとしつづける必要がある。患者がセラピストの早期不適応的スキーマを引き起こしたとき，それに伴う問題に対処し，専門家として治療的に振る舞い続けることができるかどうか，セラピストはその都度判断しなければならない。その際セラピストは，スキーマ療法の技法を，まさに自分自身のために活用することができる。それはセラピストが一人で行ってもよいし，スーパーバイザーと一緒に取り組んでもよいだろう。「スキーマサイド」と「ヘルシーサイド」とのロールプレイも役に立つ。治療の最中に，内なる「スキーマサイド」は何と言っているだろう？「スキーマサイド」はセラピストにどのような振る舞いをさせようとしているのだろう？それに対して「ヘルシーサイド」はどのように反応するだろうか？ さらに本書で紹介したさまざまな体験的技法を，セラピストは自らの抱える問題を探求し解決するために活用することができる。たとえばセラピストは，セッション中にセラピスト自身のスキーマが誘発されたときのことを，イメージ技法で扱うことができる。それと似たような感情を幼少期に抱いたことはなかっただろうか？ イメージにおいて【脆弱なチャイルドモード】は，何と言っているだろうか？ それに対して【ヘルシーアダルトモード】はどのように答えることができるだろうか？ 2 つのモード間で対話をしてみるのもよいだろう。最後にセラピストは，自らの「行動パターンの変容」に挑戦することもでき

る。不適応的なコーピング反応を患者に示さずに済むよう，治療において自分がどのように「共感的直面化」や「治療的再養育法」を用いればよいか，それこそホームワークの課題を設定して，セラピスト自身が練習するのである。

　コンサルテーションやスーパービジョンによっても問題が解決できない場合は，セラピストは患者を他のセラピストに紹介することを検討する必要がある。

6-1-6 「教育のフェーズ」における治療関係の役割

　セラピストは「教育のフェーズ」に備えて，各患者のパーソナリティに関する教材を用意する。患者の中には学ぶことの好きな人もいれば，「教育」というだけで圧倒されてしまう人もいる。本を読んで学ぶのが好きな人もいれば，動きのある映像を見るのを好む人もいる。幼少期からの自分の写真をセラピストに見せたがる人もいれば，そういうやり方に魅力を感じない人もいる。しかしいずれにせよ，スキーマやコーピングスタイルについて患者に教育する上でも，治療関係は重要である。たとえばセッション中にセラピストとやりとりをしている中で，患者のあるスキーマが活性化されたとする。患者とセラピストは即座にそれについて話し合う。そのような直接的な話し合いは多大な教育効果をもたらす。現在進行形で生じている思考，感情，行動は明確でわかりやすく，特に感情を伴う経験は，その場でそれを扱うことによって多くの治療的な効果を得ることができる。

　治療関係において患者のスキーマが活性化された場合，セラピストはそのことを患者に対して共感的に直面化させるだろうということを，セラピストはあらかじめ患者に伝えておくと良い。ただしそれはあくまでもスキーマ療法の協同作業の枠内で行われなければならない。セラピストはまた，患者の不適応的なコーピングスタイルをセラピスト自身が強化してしまわないように注意する。たとえばセラピストは患者が相手のケアを求める言動を示しても，それがコーピングスタイルであれば，即座に患者をケアしたりはしない。むしろ患者のそのような言動がケアを求める徴候であるということについて患者と話し合う方が望ましい。

　事例：ブルースという男性患者は，キャリーという女性セラピストとの治療を開始した。ブルースは幼い頃，サディスティックな兄にいじめられ続けてきたことによって，「不信／虐待スキーマ」を持つようになった。ブルースが少しでも弱みを見せると，兄はそれを見逃さず，彼をひどくいじめ，屈辱を与えた。ブルースはキャリーとのセッションで，自分が脆弱であると感じるやいなや冗談を言う，ということを繰り返した。少しでも自分が弱い存在であるように感じるとブルースは即座にジョークを飛ばし，キャリーを笑わせようとした。何回セッションを重ねても，ブルースのこのような傾向は変わらなかった。つまりブルースはセッションにおいて全く弱みを見せなかったのである。ついにキャリーはブルースに宣言した。「重要な話題を避けるためにあなたが冗談を言うときは，私はどんなに面白くても絶対に笑わないようにするつもりよ」。キャリーはなぜブルースが冗談を言わねばならないのか，その理由をよくわかっていた。同時になぜブルースが自分の弱みを見せるのがそれほど難しいのか，その理由もよくわかっていた。しかしそれでもなお，ブルースが自分の

内なる【脆弱なチャイルドモード】について話をすることに多大な治療的価値があることをキャリーは理解していたのである。

事例：クリフォードという52歳の男性が，初回セッションにやって来た。彼は，今後のキャリアでより大きな成功をおさめられるよう手助けして欲しいのだとセラピストに語った。話を聞いていくうちに，クリフォードが重要他者（例：妻，子どもたち，きょうだい，友人）との人間関係を，これまでに次々と失ってきていることが明らかになった。しかし彼自身はそれらを自らの「喪失」であるとは認めていなかった。担当セラピストのエドは，対人関係を含めた形でクリフォードの問題を定式化しようと試みた。しかしクリフォードはそれを拒み，「治療費を払っているのは私だ」「ここで何を話すかは，私が決めることだ」と主張して譲らなかった。第2セッションでエドは，初回セッションでクリフォードがセラピストをどのように扱ったかということを例に挙げて，クリフォードの対人関係上の問題について再び言及した。エドはクリフォードに対して，あえて直接的に言った。「あなたは今抱えている問題を，あなたの個人的な『自信』の問題であると考えているようですが，私には，それはもっと根深い問題のように思われます。それは『自己愛』と呼ばれている問題です。あなたは自己愛の問題を抱えていて，それが他者と親密な関係を作ることを妨げたり，あなたが自分自身の本当の思いを知ることを妨げたりしているのではないでしょうか」。クリフォードにとって，エドのこの説明は大いに役立った。クリフォードは，これまでに彼を担当したセラピストが理由を言わずに彼との治療を中断してきたのだと，エドに打ち明けた。（診断を告げるようなこのような説明が，患者によっては逆効果に機能することもあるので注意されたい。もともとあまり防衛的ではない患者は，このような説明によってひどく傷ついてしまう場合もある。）

　エドはその後もう少し治療が進んでから，クリフォードのキャリア上の業績を数え上げるためにセッションの時間を費やすのはもったいないということに気づき，そのことをクリフォードに伝えた。クリフォードにとって自分の業績が非常に大切であることは，エドも理解していた。しかしその頃すでに対人関係が治療のテーマであることに二人は合意していたので，クリフォードの業績について話し合うことは，生産的な時間の使い方でないということが，クリフォードにも容易に理解できた。

6-2　「変化のフェーズ」における治療関係

「変化のフェーズ」の間，セラピストは患者との治療関係を大事にしながら，その範囲内で患者の早期不適応的スキーマとコーピングスタイルを扱い続ける。この段階では特に「共感的直面化」と「治療的再養育法」を実践することを通じて，治療関係が患者の変化を促進するようセラピストは心がける。

6-2-1　共感的直面化（もしくは共感的現実検討）

「共感的直面化」は，スキーマ療法家の基本的な治療姿勢である。セラピストは患者の心理的成長を促すために，「変化のフェーズ」の間ずっと，この姿勢を保ちつづける。「共感的直面化」は単なる技法ではなく，患者への接近法であり，それには真の情緒的なつながりが含まれる必要がある。セラピストが純粋に患者を気にかけ，大切に思うことで，このような接近法は真に機能する。

「共感的直面化」では，セラピストは患者に共感しつつも，スキーマと直面させる。セラピストは，なぜ患者がそのスキーマを有するのか，なぜスキーマを変化させるのがそれほど難しいのか，十分理解している。そのことをセラピストははっきりと患者に伝

え，そのうえで，それでもなお変化することが重要であり，患者にも変化が可能であることを伝えていく。つまりセラピストは共感と直面化のバランスをほどよく取ろうとする。特に治療関係が患者のスキーマを誘発した場合はいつでも，セラピストは「共感的直面化」を通じてそのことを扱う。患者が過剰反応したり誤った解釈を示したりしたとき，おそらく患者の中に何らかのスキーマが誘発されている。またスキーマが活性化されると，それがさまざまな非言語的な振る舞いを通じて表されることも多い。

「共感的直面化」の最初のステップは，患者にまず患者自身の「真実」を自由に語ってもらうことから始まる。セラピストは患者に，自分の思うところを存分に話すよう促し，患者の考えや感情を十分に共有する。そのためにセラピストはさまざまな質問をする。「あなたは何を考え，感じているのですか？」「あなたが本当にしたいことは何ですか？」「私（セラピスト）のどのような言動が，あなたのスキーマを引き起こしたのでしょうか？」「どのスキーマが今，活性化していますか？」「他に誰が，あなたにこのような思いをさせますか？」「過去にどのような人が，あなたにこのような思いをさせたのですか？」「そのとき一体何が起きたのでしょうか？」「幼い頃，誰と一緒にいたときにそのように感じましたか？」。セラピストは患者の現在の体験と過去の出来事とを患者自身が結びつけて考えられるよう，イメージ技法を用いると良いだろう。

次にセラピストは，患者はあくまでも患者自身の視点に基づいて考えたり感じたりしているということを強調しつつ，患者の視点にも現実的に妥当な側面があることを認める。その際，セラピストが実際に患者を傷つけるような言動を示していたことが判明する場合もある。その場合セラピストは自らの過ちを率直に認め，患者に謝罪する。このようにして，自分がセラピストから理解され，正当に扱われていると患者が感じられるようになったら，セラピストは現実検討に移る。セラピストは，患者の思考の歪曲された部分について，論理や実証的証拠を示しながら直面化を行う。その際セラピストは，他の考え方を提案したり，患者との関係に対してセラピストがどう考えどう感じているか自己開示を行ったりする。セラピストと患者は，治療やセラピストに対する患者の反応を一緒に検討する。このようなプロセスを通じて，スキーマに基づく歪曲が患者の反応に含まれていることが次第に明らかになる。

　　事例：リゼットは26歳の女性で，恋愛関係が破綻したことをきっかけに治療に訪れた。彼女の中核的なスキーマは「情緒的剥奪スキーマ」である。おそらく，裕福だが情緒的な関わりを持たない両親のもとで育てられたことが，スキーマの起源である。リゼットが子どもの頃，両親は彼女を乳母や寄宿舎に預けっぱなしにして，二人で旅行ばかりしていた。リゼットが今でも覚えているのは，あるとき両親の外出を止めようとして，自ら階段から転げ落ちたことである。治療中リゼットは，セラピストが彼女の話を理解していないと頻繁に感じ，その結果「情緒的剥奪スキーマ」が活性化され，リゼットはセラピストを罵った。彼女は激怒し，「先生は全然わかってくれていない！」としばしば叫んだ。
　　セラピストはそこで，「共感的直面化」を行うことにした。まず「何が起きたのか」ということ

について，リゼットの視点から語ってもらった。リゼットは，セラピストに対して自分がいかに怒っているかを述べた後，内心では，セラピストが自分を理解してくれないのではないかとひどく恐れているということを打ち明けた。そして心の奥底では，いつも自分が一人ぼっちになってしまうことを恐れているのだということも，リゼットはセラピストに打ち明けた。セラピストは，リゼットがそのように感じる理由を十分に理解できることを伝え，「全然わかってくれていない」と思わせてしまったことについて謝罪した。リゼットはセラピストの話を受け入れた。そこでセラピストは現実検討に移り，自分（セラピスト）がリゼットを完全に理解できていないのは事実かもしれないが，大体のことは理解できているし，心からリゼットのことを大切に思っているのだということを伝えた。そしてあまりにも激しく怒りをぶつけられると，自分（セラピスト）は遠くに追いやられ，リゼットに必要な援助を提供できなくなってしまう，ということを伝えた。

治療関係について「共感的直面化」を行うとき，セラピストは適度に自己開示する。患者との交流に対するセラピスト自身の考えや感情を，もしそうすることが患者の役に立ちそうであれば，セラピストは積極的に患者に伝え，共有する。患者がセラピストの判断や動機や感情を誤って推測している場合，セラピストは率直に自己開示を行い，患者の誤りを訂正する。

たとえば若い女性が治療にやって来たとする。彼女には「見捨てられスキーマ」がある。あるとき彼女はセラピストに質問をする。「私は先生に多くのことを求めすぎていますか？　私があまりにも多くのことを先生に求めるので，先生は私との治療をやめたくなっているのではないでしょうか？」。セラピストは率直に答える。「いいえ，あなたは求めすぎてはいませんよ。少なくとも私はそのようには感じていません」。セラピストは患者のスキーマに反論するために治療関係を活用する（もちろんセラピストは本当のことしか言わない）。そして他者に何かを求めたり，自分の気持ちを表明したりすることは，決して悪いことではないことを患者に伝えていく。

別の例を挙げる。ある若い男性が治療にやって来たとする。彼は「欠陥スキーマ」を持っていた。あるとき彼はセラピストにこう言った。「家族は皆，僕のことを自分勝手だと言って非難するんです。先生もそう思いますか？」。セラピストは率直に答える。「いいえ，私はあなたが自分勝手だとは思いません。むしろ他人に気遣いをする人だと私は感じていますよ」。このようなセラピストの率直な自己開示は，患者のスキーマの「解毒剤」となる。

> **事例**：ビルという患者は，「失敗スキーマ」を中核的に持っている会社経営者である。彼は思い通りにいかない自分のキャリアを何とか打開するために治療に訪れた。初回セッションの終わりにセラピストのエリオットは，ホームワークの課題としてYoungスキーマ質問票に記入してくるようビルに依頼した。しかしビルはホームワークをせずに次のセッションに訪れた。第2セッションの開始時からビルは攻撃的な態度を示し，怒ったり言い訳を言ったりばかりしていた。
> エリオットはまず，話し合いができる程度までビルが落ち着くのを待った。そしてビルと一緒に，「今何が起きたか」ということについて分析した。ビルは「実はホームワークをやっていないと言ったら，先生に怒鳴られるのではないかと思ったんです」と説明した。エリオットは，ビルのこのような予測の幼少期における起源や，このような予測が彼の人生に与えている影響を探っていった。

ビルは農場で生まれ育った。彼は幼少期から農場の仕事を与えられ，日々の日課を時間通りに終えられないと，父親から厳しく罰せられた（したがってビルは「罰スキーマ」も有している）。エリオットはビルの幼少期の体験に共感を示した。ビルの怒りの奥底には，失敗や罰を恐れる【脆弱なチャイルドモード】がいた。エリオットは，それらの「失敗スキーマ」や「罰スキーマ」がビルの仕事や生活にどのような影響を与えてきたか，ビル自身が理解できるよう手助けした。その結果，ビルはこれまで同僚や上司と衝突してきたことが，彼のキャリア形成を妨げてきたことが明らかになった。このようにビルの中核的なスキーマ（「失敗スキーマ」「罰スキーマ」）と不適応的なコーピングスタイル（「スキーマへの過剰補償」として強い怒りを示す）が同定された後，エリオットは現実検討に移ることにした。そのときエリオットは，ビルの怒り行動に対して自分がどのように思ったり感じたりしたか，自己開示した。すなわち，ビルが過剰な怒り行動を示すと正直言ってビルから遠ざかりたくなってしまう，ということをエリオットはビルに打ち明けたのである。

　患者は，治療関係において自動的に活性化されたスキーマについて分析することによって，自分がこれまでいかにスキーマを持続させてきたか，そしてスキーマがいかに治療外の生活に悪影響を与えてきたか，といったことについて洞察できるようになる。

　セラピストは患者のスキーマがいつどのように活性化されるか，次第に予測できるようになるが，その予測の仕方そのものを患者に教えると良いだろう。たとえば「見捨てられスキーマ」を持つ患者の場合，セラピストが休暇を取ることに対してスキーマが活性化されるかもしれない。そのような予測ができれば，セラピストは休暇の前に患者とそのことについて話し合い，どのように対処すればよいか検討することができる（例：フラッシュカードを作成し，患者はセラピストの不在中にそれを読み返す）。

　別の例としては，「服従スキーマ」を持つ患者の場合，セラピストの「指示」に従うことに気が進まない場合が多いかもしれない。このように予測できればセラピストは，セッションでのエクササイズやホームワークでの課題を「指示」ではなく「提案」の形で示し，そのやり方を患者に決めてもらうことができる。

6-2-2　「変化のフェーズ」における「治療的再養育法」

　「治療的再養育法」は，特に「断絶と拒絶」領域のスキーマを有する患者（すなわち，幼少期において虐待されたり，見捨てられたり，情緒的に剥奪されたり，拒絶されたりした患者）にとって効果的である。彼／彼女らの外傷体験が深刻であればあるほど，治療のもつ再養育的な機能が重要になってくる。とはいえ別の領域のスキーマを持つ患者にとっても，「治療的再養育法」はやはり役に立つアプローチである。セラピストはこのアプローチを，たとえば自律性，現実的な制約設定，自己表現，他者との相互作用，自発性といったさまざまなテーマに合わせて用いることができる。

　「治療的再養育法」の「治療的」という言葉はある種の「制約」を表している。すなわちセラピストは職業倫理的に許される範囲において，患者に対して再養育を提供する。セラピストは自分が患者の親になったり患者を退行させたりしようとするわけではない。「治療的再養育法」とは，むしろ患者との対等な相互作用を通じて，患者の早期不適応

的スキーマを修復するために実践されるアプローチである。

　セラピストは個々の患者の発達段階を考慮して，再養育のあり方を調節する必要がある。たとえば境界性パーソナリティ障害（BPD）の患者は，より早期段階の（すなわちより幼い）欲求を示すことが多い。彼／彼女らは対象恒常性を実感できないため，セッションとセッションの間に何度も電話してきたりするなど，セラピストとの接触を頻繁に求める。セラピストは患者のそのような欲求と治療的な制約とのバランスを取り，意味のある限界設定をしなければならない。限界設定ついては第9章で詳述する。

　「共感的直面化」と同じく「治療的再養育法」においても，セラピストは率直に自己開示する。自己開示が真に援助的であるためには，それが誠実で心からのものである必要がある。たとえば「欠陥スキーマ」を持つ患者を褒める場合，その褒め言葉は患者の有するポジティブな特性に基づくものでなければならない。そのようなときだけセラピストの褒め言葉は再養育として機能する。患者がセラピストに対して非常に敵対的に振る舞っている場合，セラピストは患者のポジティブな特性を発見すること自体が難しいかもしれない。そのような場合，敵対的な振る舞いに対するセラピストの理解を示すだけでも，患者のスキーマに対抗できることが多い。たとえば敵対的な言動を示す患者が「不信スキーマ」を有する場合，セラピストは「あなたが私に不信感を抱き，それをこのように激しく示すのであれば，私はあなたにこれ以上近づくことができないのかもしれません」と言うことができる。つまりセラピストは，患者の困難を認めつつも，患者の言動が回避に基づいており，それが本当の患者の真の思いではないことを伝える。

　セラピストに対する患者の質問に対し，それがあまりにも個人的すぎない場合には率直に回答するというのも，セラピストの自己開示の一つのあり方である。たとえば「不信／虐待スキーマ」を有する患者は，セラピストが記録を取ること自体に対し，その理由を知りたがるかもしれない。セラピストはその場合，患者の質問の意味を解釈したり質問したりするのではなく，記録を取る理由をありのままに答えるのが良いだろう。この場合の「治療的再養育法」とは，患者の記録がどのような理由でどのようにファイルされるかについて，ありのままを伝えることであると思われる。

　他にもたとえば「欠陥スキーマ」を有する患者が，面接室に体重計があることを不審に思ってセラピストにその理由を尋ねるかもしれない。セラピストは自分のオフィスには摂食障害の患者も治療に訪れており，それらの患者たちとは毎回のセッションで体重測定をするのだと，ありのままに回答する。それを聞いた患者は，「なるほど，そうなんですね。私はてっきり，私が太っていることを責めるために体重計が置いてあるのではないかと思っていたんです」と答えるかもしれない。このように，セラピストの率直な回答は，患者の信頼感を高める。セラピストは体重計を置くことで，患者に対してネガティブなメッセージを間接的に送るようなことは決してしないのである（しかし患者はそのように受け止めてしまう場合がある）。

◇◇◇

以上とは対照的な例もある。たとえば「依存スキーマ」を持つ患者は，意思決定を迫られたときにセラピストの意見を尋ねる傾向がある。その場合セラピストは，「治療的再養育法」と「共感的直面化」の両方を用いて，あくまでも優しい態度で回答を差し控える。セラピストはたとえばこのように言うかもしれない。「あなたは自分で決断することに不安を感じているのでしょう。それはよくわかります。なぜなら『依存スキーマ』が，あなたが自分の力で物事を考えるのを妨げようとするからです。しかし実際には，あなたが自分で決断できることを私は知っています。だからあなたが何をすべきか私が答えるのではなく，あなた自身が答えを見つけ出せるよう，私はあなたのお手伝いをしたいと思います」

治療関係において患者のスキーマが活性化しないようにすることは，セラピストの仕事ではない。これは重要なことである。特に心が弱っている患者や傷つきやすい患者の場合，スキーマの活性化を避けることはおそらく不可能である。患者のスキーマが活性化したときに，それにうまく対応するのがセラピストの仕事である。スキーマが活性化されたら，それを過小評価することなく，患者の心理的な成長を助ける機会として，最大限にそれを活用すれば良いのである。

「治療的再養育法」は，体験的技法，特にイメージ技法に織り込まれて用いられることが多い。たとえば患者のイメージの中にセラピストが【ヘルシーアダルトモード】として入り込み，患者が子ども時代に両親から言ってもらいたくても言ってもらえなかった優しい言葉を患者にかけるとき，それは再養育である。セラピストはそのような再養育を通じて，患者の親は患者に対して別の扱い方もできたはずだ，ということを示す。患者は子どものとき，他の親であれば満たしてくれたであろう欲求を，自分の親に満たしてもらうことができなかったのである。セラピストをモデルにすることで，患者は自分自身を【ヘルシーアダルトモード】としてイメージできるようになる。そうやって自分の内なる子どもを，患者自身が再養育していく。

我々は，個々の早期不適応的スキーマにとって効果的な「治療的再養育法」をそれぞれ見出した。それを以下に提示する。それぞれの再養育法は，標的となるスキーマと，そのスキーマに特徴的なコーピングスタイルの両方を考慮している。「治療的再養育法」は特に，治療関係において活性化されるスキーマの「解毒剤」として作用するだろう。

1．見捨てられ／不安定スキーマ

セラピストは患者の安心感の源として機能するが，それはあくまでも一時的なものである。患者がセラピストに対して安心感を抱けるようになれば，次は治療外において安心できる対人関係を形成できるようになるだろう。患者ははじめ，「セラピストは自分を見捨てるに違いない」といった認知的歪曲を示すが，再養育法を通じてそれは徐々に修正されていく。セラピストの出張や休暇などによりセッションを実施できない場合が

ある。セラピストは，患者が自滅的に行動したり自ら治療を中断したりすることなくそれらの事態を受け入れられるよう，患者を手助けする。

2．不信／虐待スキーマ

セラピストは，患者にとって，正直で誠実な，そして全面的に信頼できる人として機能する。セラピストは，患者がどの程度セラピストを信頼しているか，定期的に患者に尋ねる。患者がセラピストに対して少しでもネガティブな感情を抱いた場合，それについて話し合う。セッションにおいて患者がどの程度警戒し，緊張しているかということについても，セラピストは頻繁に患者に尋ねる。患者がセラピストを十分信頼できるようになるまで，体験的技法は行わない。その場合はむしろ，外傷体験となっている記憶を患者と共にゆっくりと探求する。

3．情緒的剥奪スキーマ

セラピストは温かさや共感を示したり，アドバイスを与えたりすることによって，セッションに滋養的な雰囲気を作り出す。セラピストは患者に対し，患者が情緒的に求めているのは何か，それを口に出して言うよう教示し，情緒的な欲求を抱いてもよいのだということを患者自身が感じられるよう手助けする。そして情緒的剥奪が起きたと感じたとき，相手を激しく非難したり急に沈黙したりすることなく，その思いを表現できるように手助けする。また「治療的再養育法」は必ず何らかの制約を伴う。患者はセラピストとの関係において，制約があることを受け入れ，自らの満たされない思いに耐えることも必要である。セラピストは患者がそのようにできるよう，少しずつ援助していく。

4．欠陥スキーマ

セラピストは受容的かつ非評価的に振る舞う。患者がどのような欠点を示しても，セラピストは患者を大事に扱う。患者が不完全であることをセラピストは快く受け入れ，患者の小さな欠点をむしろ大事に共有する。セラピストはできるだけ頻繁に患者をほめるが，それはすべて本心からのほめ言葉である必要がある。

5．社会的孤立スキーマ

セラピストと患者には似ている面もあれば，異なっていながらもうまくやっていける面もある。セラピストはそのことを患者に示していく。

6．依存／無能スキーマ

患者は何かとセラピストに頼ろうとするが，セラピストはそれに応じず，患者自身が自ら意思決定するよう促していく。患者が何かを決断したり，何らかの進歩を示したとき，セラピストはすかさず患者をほめる。

7．危害や疾病に対する脆弱性スキーマ

患者は自分の行動が危険ではないことをセラピストに再保証してもらいたがる。セラピストは最初，患者の求めに応じて再保証を与えるかもしれないが，徐々にその度合いを弱めていく。恐怖場面に出合ったり自ら恐れている疾病にかかったりしたとしても，

患者は実際にはそれらに対処できる能力を有している。セラピストはそのことを穏やかに，しかしきっぱりと患者に伝える。

8．巻き込まれ／未発達の自己スキーマ

セラピストは，近すぎず遠すぎないほどよい距離を患者との間に設ける。自分が一人の独立した人間であるということを患者自身が感じられるよう手助けする。

9．失敗スキーマ

セラピストは，職業や学業において患者がほどよくパフォーマンスを発揮できるよう支援する。その際，何らかの構造や限界を設定すると良い。

10．権利要求スキーマ

セラピストは患者の脆弱な側面は支援するが，患者がもともと強気である側面については強化しない。患者の権利要求に対し，セラピストは「共感的直面化」でもって対応し，適切な制約を設定する。セラピストが支援するのは，患者が地位や権力を獲得することではなく，患者が他者と情緒的なつながりを持てるようになることである。

11．自制と自律の欠如スキーマ

セラピストは制約を設定し，それをしっかりと守る。セラピストは自己制御や自律のモデルとして機能する。患者が少しでも自制や自律ができるようになったら，セラピストはそれを褒めるなどして必ず強化する。

12．服従スキーマ

セラピストはどちらかというと非指示的に振る舞い，患者自身が治療目標や技法，ホームワーク課題を選択するよう後押しする。患者は従順なもしくは反抗的な態度をとることが少なくない。その場合セラピストはそのような態度を一つひとつ指摘し，患者自身が服従させられることに対する怒りを自覚し，それを適切な形で表現できるよう手助けする。

13．自己犠牲スキーマ

セラピストは，患者が自分のために適切な制約を設定し，自らの権利や欲求を主張できるよう手助けする。そしてときには自分（セラピスト）を頼ってくれてもよいのだ，ということを患者に伝え，患者の依存欲求を正当化する。患者は必要以上にセラピストを気遣うかもしれないが，セラピストはそれに反応せず，「共感的直面化」を用いて患者のそのような行動パターンを指摘する。

14．否定／悲観スキーマ

イメージ技法によるロールプレイにおいて，セラピスト自身が「ポジティブサイド」を演じることはしない。重要なのは，患者自身が「ポジティブサイド」と「ネガティブサイド」の両方を演じられるようになることである。セラピストは「健康的な楽観主義者」として患者のモデルとなる。

15．感情抑制スキーマ

患者がセッション中に生じた感情を自発的に表出するよう，セラピストは患者を励ます。セラピスト自身が自らの感情を表出することによって，モデルを示す。

16．厳密な基準スキーマ

治療や生活においてほどよくバランスを取るとはどういうことか，セラピストは自らがモデルとなって患者に教える。セラピストはセッションの雰囲気があまり深刻なものにならないように注意し，むしろ楽しい雰囲気を醸し出すよう心がける。セラピストは「治療をうまくやる」ことよりも「良好な治療関係を形成する」ことに価値を置き，完璧でなくても構わないのでどんどん行動するよう患者を励ます。

17．罰スキーマ

セラピストが自分自身や患者に対して寛大に振る舞うことによって患者のモデルとなり，患者が他者を許容できれば，それを評価する。

18．評価と承認の希求スキーマ

セラピストは，患者の表面的な業績（例：地位，外見，富）ではなく，患者の内なる中核的な自己に焦点を当てる。

たとえ表面的には同じ行動であっても，その基盤にどのようなスキーマがあるかによって，セラピストが取るべき対応は異なる。次に例を示す。

ある若い女性患者は，かなり遅刻してセッションにやって来るということを繰り返していた（たとえばセッションの残り時間が10分あるかないかという時間に来談する）。

もしこの女性患者の中核に「**不信／虐待**スキーマ」があり，セラピストにひどい目に遭わされることを恐れているがゆえに彼女がセッションに遅刻してくるのであれば，再養育においてセラピストは，患者の【虐待されたチャイルドモード】に共感を示し，内なる子どもが安心できるよう援助する必要がある。「あなたは私を恐れているから，時間通りにセッションに来られないのですね。そのお気持ちはよくわかります。あなたは幼少期に，信じている人からひどい目に遭わされた，という体験をしています。だからこそ私のこともなかなか信じられないのでしょう。それでも私はあなたがここに来てくれることを嬉しく思います。あなたがもっと私を信じられるようになれば，今よりも多くの時間をここで過ごせるようになるでしょう。私はそうなることを心から願っています」

もしこの女性患者の中核に「**見捨てられ／不安定**スキーマ」があり，セラピストに愛着を感じるようになったとしても，いつか自分は見捨てられてしまうのだと信じているがゆえに，彼女がセッションに遅刻してくるのであれば，再養育においてセラピストは，患者の【見捨てられたチャイルドモード】に共感を示したうえで，セラピストが患者を見捨てるようなことはないということを明確に保証する必要がある。「あなたの遅刻に対して私が腹を立てているのではないかとあなたは思っているのですね。しかし私はこ

れっぽっちも腹を立てていません。むしろあなたの遅刻は，あなたの子ども時代の体験と関係しているのだろうと考えています。何かあなたの幼少期にその理由があるのだと思っています。そして私は，私がこのように考えていることこそ，あなたに知ってもらいたいと思っています。たとえあなたが遅刻したとしても，そんなことは関係ありません。私はこれからもあなたと関わり続けるのですから」

　もしこの女性患者の中核に「**情緒的剥奪**スキーマ」があり，そのスキーマに過剰補償するがゆえにセッションに遅刻してくるのであれば，再養育においてセラピストは，【剥奪されたチャイルドモード】に共感を示したうえで，それでもセッションは時間通りに終了しなければならないことを患者に伝える。「残念ながら，あとほんのわずかな時間しか，あなたと一緒に過ごすことができません。あなたはそれに対してどう思い，どう感じますか？　このセッションの残りの時間，あなた自身の気持ちを聞かせていただきたいと思います」

　もしこの女性患者の中核に「**欠陥**スキーマ」があり，「本当の自分」を知られてしまったらセラピストに軽蔑されてしまうだろうと恐れるがゆえに，セッションに遅刻してくるのであれば，再養育においてセラピストは，【拒絶されたチャイルドモード】に共感を示したうえで，セッションに遅刻しようがするまいが患者を心から受け入れることができることを患者に伝える。「たとえセッションに遅刻したとしても，私にとってそれは問題ではありません。どんなことがあっても私はあなたを受け入れます。私は，あなたと私の関係そのものを大切に思っているのです。そのことをあなたに知ってもらいたいと願っています」

　もしこの女性患者の中核に「**失敗**スキーマ」があり，彼女が治療の失敗を予期するがゆえにセッションに遅刻してくるのであれば，再養育においてセラピストは，患者のそのような予期に共感を示しつつも，遅刻を続けることがどのような結果をもたらすのか，患者に対して直面化を促す必要がある。「今はまだ，治療がうまくいくことをあなた自身は信じられないのかもしれません。なぜならこれまでのあなたの人生には，うまくいかなかったことがあまりにも続いたからです。ところでこのまま時間通りにセッションを開始できないことが続いたら，実際にどのような結果がもたらされるでしょうか？　そしてもし時間通りにセッションを開始できるようになったら，どのような結果がもたらされるでしょうか？　その両方の可能性について一緒に考えてみませんか」

　もしこの女性患者の中核に「**依存／無能**スキーマ」があり，彼女が自ら計画を立てたり物事を決めたりすることができないがゆえにセッションに遅刻してくるのであれば，再養育においてセラピストは，患者の能力を強化したりスキルを教えたりする必要がある。「たとえ遅刻したとはいえ，あなたは今日ここに来ることができました。今日のあなたの行動のなかで，何が良くて何が良くなかったのか，一緒に検討してみませんか。そうすれば，来週あなたが時間通りにここに来るために何ができるか，私たちは一緒に

計画を立てることができます」

　もしこの女性患者の中核に「**自己犠牲スキーマ**」があり，彼女がセッションに来る途中で知人とばったり遭遇し，その知人とのおしゃべりを途中で切り上げることができなかったがゆえに遅刻してきたというのであれば，再養育においてセラピストは，彼女の「自己犠牲スキーマ」によるネガティブな結果について指摘し，自己主張のためのスキルを身につけられるよう患者を手助けする必要がある。「知人とのおしゃべりを打ち切ることができなかったために，セッションの時間がほんのわずかになってしまいました。今度同じようなことが起きたとき，どのように会話を切り上げることができそうか，ここで一緒に検討してみましょう。目を閉じて，知人とおしゃべりをしている場面をイメージしてみてください。あなたはここに来る途中で知人にばったり出くわしてしまい，おしゃべりが始まります。あなたはそのおしゃべりを自分から打ち切ることができません。そのような場面を頭の中に思い描いてみてください」

　このように患者の中核にあるスキーマが何であるかを知ることは，「治療的再養育法」をセラピストが効果的に行うための大きな手助けとなる。

6-3　要約

　セラピストと患者の治療関係は，スキーマ療法においてスキーマをアセスメントしたり変化させたりする上で，非常に重要な要素である。なかでも「共感的直面化」と「治療的再養育法」は，スキーマ療法に特徴的なアプローチである。「共感的直面化」を通じて，セラピストは患者のスキーマに対する理解を示したうえで，変化の必要性に患者を直面させる。「治療的再養育法」を通じて，セラピストは治療的制約のなかで，幼少期に満たされることのなかった患者の感情的欲求に応えようとする。

　「アセスメントと教育のフェーズ」において，治療関係は，患者のスキーマを評価し，それについて患者に教育するための重要な手段となる。セラピストは患者とのラポールを形成したうえで事例概念化を行い，その患者が必要としている再養育のスタイルを探求する。また，セラピスト自身のスキーマやコーピングスタイルそのものが，治療の進展の妨げになっていないかどうかを検討する。

　「変化のフェーズ」において認知的技法，体験的技法，行動パターンの変容を実施する際にも，それらができるだけうまくいくよう，セラピストは「共感的直面化」と「治療的再養育法」を活用する。セラピストは，個々の患者のスキーマやコーピングスタイルに合った再養育のやり方を実践する。その際も，セラピストは自らのスキーマやコーピングスタイルについて十分に自覚しておくことが重要である。そのような自覚に基づいてこそ，セラピストは患者に対する再養育を最適化することができる。

7

個々のスキーマに対する具体的な治療戦略

　本章では 18 の早期不適応的スキーマのそれぞれについて，1）特徴，2）治療目標，3）治療におけるポイント，4）特記事項，の 4 点を具体的に述べる。本章ではまた，個々のスキーマに対して特に効果的な技法（認知的技法，体験的技法，行動的技法）と治療関係についても提示する。

　ここまでで読者はすでに，各治療技法（例：エクスポージャー，イメージを用いた対話技法）については十分に理解していることと思われる。したがって本章では技法について具体的に紹介するのではなく，むしろそれらの技法を治療において，どのように個々のスキーマに適用したり組み合わせたりすることができるか，詳しく提示していく。

7-1　スキーマ領域：断絶と拒絶（Disconnection and Rejection）

7-1-1　見捨てられスキーマ（Abandonment schema）

1）このスキーマの特徴

　「見捨てられスキーマ」を有する患者は，自分にとって大切な人をいつか失ってしまうのではないかと常に考えている。このような患者は，その大切な人が，自分を見捨てたり，病気にかかって死んでしまったり，自分を捨てて他の人のもとに行ってしまったりすることを恐れている。あるいは，その大切な人が，予測不能な行動を取ったり，突然消えてしまったりすることを恐れている。つまり患者は常に恐れと不安を感じており，大切な人が自分の目の前からいなくなることを示す徴候に絶えずアンテナを張り巡らしている。

　「見捨てられスキーマ」を有する患者に共通してみられる感情は，大切な人を失うのではないかという不安と，実際に大切な人を失ったり，失ったと思い込んだりしたときに生じる悲しみや抑うつ感情，そして自分のもとを去った人に対する怒りである（これらの感情がさらに強まると，恐怖，悲嘆，激怒になる）。患者のなかには，相手がほんの短時間自分のもとを離れるだけでも，取り乱してしまう人がいる。これらの患者の典型的な行動は，重要他者にしがみつく，相手を独占したり支配したりしようとする，相

手が自分を見捨てるのではないかと疑う，嫉妬する，ライバルに対して非常に競争的に振る舞う，といったものである。これら全ては，重要他者に見捨てられることを防ぐためのの行動である。「見捨てられスキーマ」を有する患者のなかには，他者と親密な関係を築こうとしない人もいる。それは喪失というあまりにも心が痛む体験をすることを，はじめから避けるためである（ある患者は，「どうして愛する女性ともっと真剣に関わろうとしないのですか？」とセラピストに尋ねられたとき，「だって，もし彼女が死んでしまったら，僕はいったいどうしたらいいんですか？」と答えた）。スキーマが持続されるプロセスにおいて，これらの患者は何らかの意味で不安定な相手をパートナーに選ぶことが多い。それはたとえば，はなから他者と関わろうとしない人であったり，もともと継続的な関係を結ぶのが無理な相手であったりする。つまり「この人はいつか自分を見捨てるだろう」という人を，わざわざパートナーに選ぶのである。患者は，そのような人に直感的に惹かれ，とりつかれたように恋に落ちる。

このスキーマは他のスキーマと関連する場合が多い。なかでも特に「服従スキーマ」と関連することが多くある。これら2つのスキーマを有する患者は，「もし自分が相手の望みどおりにできなかったら，相手は自分のもとを去っていくだろう」と信じている。他にも，「依存／無能スキーマ」と関連する場合がある。これら2つのスキーマを持つ患者は，「相手が自分のもとを去ったら，自分は一人でどうやって生きていけばいいのだろう」と怯えている。「見捨てられスキーマ」と「欠陥スキーマ」を併せ持つ患者もいる。このような患者は，「自分の欠陥を相手に気づかれたら，相手は自分のもとを去っていくだろう」と信じている。

2）このスキーマに対する治療目標

「見捨てられスキーマ」に対する主たる治療目標は，他者と関わるとき，より現実的な見方や振る舞いができるようになる，というものである。治療が進展するにつれて，「他者が突然消えてしまうのではないか」といった患者の不安は徐々に消えていく。対象関係論的にいえば，重要他者を安定した対象として内在化することを学ぶ，ということになる。そうなると，他者の行動を「自分を見捨てるサイン」として誤って解釈することもずっと減るだろう。

「見捨てられスキーマ」が修復されると，上述の関連するスキーマ（「服従スキーマ」「依存スキーマ」「欠陥スキーマ」）もそれに伴って改善されていく。その結果，見捨てられることに対する不安がさらに軽減される。そうなると患者は対人関係のなかで安定した感覚を抱けるようになり，他者にしがみついたり，他者を支配・操作しようとしたりといった行動が少なくなる。怒りの感情も軽減する。患者は，継続した関係が可能な相手をパートナーに選ぶようになり，親密な関係を回避するということもなくなる。相手がある一定の期間自分のそばにいなくても，過度に心配したり落ち込んだりすることもなくなる（この変化が「見捨てられスキーマ」が修復されたことのサインである）。仮に

そのようなことがあっても（相手が一定の期間不在になる），患者は以前のように，即座に誰かに助けを求めることもしないし，すぐに別の相手を探して，その相手にしがみつくといったこともしない。

3）このスキーマに対する治療におけるポイント

　この「見捨てられスキーマ」が重症であればあるほど，治療関係が重要なものとなる。境界性パーソナリティ障害（BPD）の中核をなすのは，通常，この「見捨てられスキーマ」であるので，BPDに対する治療においては治療関係が最も重要な要素となる。スキーマ療法では，セラピストはこのような患者にとって親のような存在として機能する。セラピストは安全な基地であり，患者はその基地があればこそ外の世界に飛び立つことができ，さらに別の基地を築いていけるようになる。患者は最初，治療関係のなかで活性化されたスキーマを克服できるようになる。患者はそこで学んだことを，治療外での対人関係において徐々に応用していく。セラピストは「治療的再養育法」を通じて患者に安定感を与え，患者はセラピストを「安定した対象」として受け入れるようになっていく。その際に非常に役立つのがモードワークである（BPDに対するモードワークについては9章を参照されたい）。セラピストはまた「共感的直面化」を通じて，「セラピストはすぐにでも私を見捨てるだろう」といった患者の歪曲された思考を修正する。セラピストの出張や休暇，および何らかの事情でセッションを行えないとき，患者が過剰に反応せずにそのような事態を受け入れることができるよう，セラピストは患者を援助する。セラピストはさらに，セラピスト以外の他者と新たな関係を結べるよう患者に働きかけていく。そのときの相手として望ましいのは，安定しており，実際にすぐに患者を見捨てたりしないような人物である。そのような治療外の対人関係が形成されれば，患者は「安定した対象」としてセラピストばかりを頼らなくても済むようになる。

　「見捨てられスキーマ」に対する認知的技法では，「大切な人はいつか自分のもとを去るだろう」「自分にとって大切な人はどうせ死んでしまうのだ」「自分にとって大切な人ほど，何をしでかすかわからない」といった極端な物の見方を修正することに焦点を当てる。患者は重要他者と離れることを破局視し，恐怖を抱くが，認知的技法を通じてそのような破局視を緩和していく。患者の中には，「自分にとって大切な人は，いつでも自分のそばにいて，そこから離れるべきではない」といった非現実的な見方を示す人もいる。患者にもしそのような信念があれば，それも認知的技法を通じて修正する。つまりある人が患者にとって非常に重要な存在であっても，その人にも自分の生活というものがあり，患者の思い通りにならない場合もあれば，その人にも自分の時間というものが必要であるといったことを，患者自身が認められるようにしていく。パートナーがそこにいるかどうかを強迫的に確認する癖をもつ患者もいるが，認知的技法はそのような問題にも対応する。認知的技法はまた，「見捨てられスキーマ」と他のスキーマの両方が絡んでいるような思考にも焦点を当てる。たとえばそれは，「他者の望むように行動

しなければならない。そうでなければ相手に見捨てられてしまう」(「見捨てられスキーマ」と「服従スキーマ」の並存)、「自分は無能だから、他人に面倒をみてもらわなければならない」(「見捨てられスキーマ」と「無能スキーマ」の並存)、「自分は欠陥人間だ。もし相手がそのことに気づけば、相手は私から去っていくだろう」(「見捨てられスキーマ」と「欠陥スキーマ」の並存)といった思考である。

　体験的技法ではまずイメージワークを用いる。患者は他者に実際に見捨てられたりした幼少期のつらい体験を、イメージの中で再現する。その際、特に親に関する記憶を想起することが重要である。患者は自分を見捨てた親や、気まぐれにしかそばにいてくれなかった親のことを思い出し、そのときのことを再体験する。セラピストは患者のイメージの中に入り込み、子ども(すなわち患者)にとって安心のできる人物として機能する。セラピストは、無責任に振る舞った両親に抗議し、見捨てられた子どもをなぐさめ、癒す。次に、患者自身が【ヘルシーアダルトモード】として自分自身のイメージに登場し、子どもの頃の自分に対してセラピストと同じことをする。つまり【ヘルシーアダルトモード】の患者は、両親に対して怒りを表出し、傷ついた子どもの自分をなぐさめ、癒す。このようにして、患者はイメージのなかで【ヘルシーアダルトモード】として機能できるようになっていく。

　行動的技法では、患者が安定した関係性をしっかりと築けるような人をパートナーとして選択できるようになることを重視する。患者は行動的技法を通じて、パートナーに対して、しがみついたり、支配しようとしたり、嫉妬や怒りにかられて相手を突き放したりといった行動を取らないでもいられるようになる。患者はまた、一人で過ごすことに耐えられるようになる。「見捨てられスキーマ」が活性化すると、そのせいで不安定な対人関係につい惹かれてしまうことがあるが、患者はすぐにそれに気づき、不安定な対人関係に自ら距離を置き、安定した対人関係のなかで安心できるようになることを学ぶ。「見捨てられスキーマ」に関連のある他のスキーマについても改善がみられるだろう。たとえば「服従スキーマ」を併せ持つ患者であれば、以前ほど他人に操られるようなことはなくなるだろう。「無能スキーマ」を併せ持つ患者であれば、以前より日常的な出来事に上手に対処できるようになるだろう。「欠陥スキーマ」を併せ持つ患者であれば、以前より「自分は駄目だ」と思わずに毎日を過ごせるようになるだろう。

4) このスキーマに関する特記事項

　「見捨てられスキーマ」は、セラピストのちょっとした言動によって活性化される。それはたとえば、セラピストがセッションの終了時間が来たことを伝える、セラピストが休暇を取る、予約の時間を変更する、といったことである。このようなことがあると、患者の「見捨てられスキーマ」が誘発され、患者は不安になったり怒りを感じたりする。この状況は、スキーマに対する治療を進めるにあたって大きなチャンスとなる。セラピストは「共感的直面化」を用いて、患者が自らのスキーマに対応できるよう手助けする。

セラピストはまず患者の不安や恐怖を理解する。しかし同時に，セラピストと患者はたとえ物理的に離れていても関係はつながっており，セッションが終わって二人が離れたとしても二人は再び会ってセッションを実施することになる，という事実をセラピストは患者に伝えていく。

　患者の中には，セラピストに見捨てられないよう，セラピストに対して過度に従順に振る舞う人もいる。その場合，患者は一見「良い患者」のようであるが，それは患者の本当の姿ではない。他にも，セラピストに見捨てられないために，セッションとセッションの間に何度も電話をしてきたり，患者を見捨てないことをセラピストに何度も確認してきたりして，セラピストを圧倒してしまう患者もいる。回避的な患者は，セラピストに依存するのを避けるため，セッションをキャンセルしたり，定期的にセッションを行うことを嫌がったり，自ら治療を中断してしまうことがある。「見捨てられスキーマ」を有する患者は，セラピストを試すことが多い。たとえば「治療をやめる」とセラピストを脅したり，セラピストが治療をやめたがっているのではないかと疑ってみせたりする。このようなことをするのはBPD患者に多い（BPDの治療については9章を参照）。これらの問題に対してセラピストは，限界設定と「共感的直面化」を組み合わせて対応する。

　他によく見られる問題としては，「見捨てられスキーマ」を持つ患者が，セラピストを自分の人生における最重要人物として据えてしまい，安定した関係をセラピスト以外の人と形成しようとしないということが挙げられる。このような患者は，セラピストとの関係を続けたいという理由だけで，治療を終結することについて同意しない。このような患者に対する最終的な治療目標は，患者の感情的欲求を満たしてくれる人を治療外の世界で見つけ，安定した関係性を築いていけるようになることである。

7-1-2　不信／虐待スキーマ（Mistrust/Abuse schema）
1）このスキーマの特徴

　「不信／虐待スキーマ」を有する患者は，絶えず他者を疑っている。それはたとえば「この人は嘘をついているのではないか」「この人は自分を操作しようとするのではないか」「この人は自分を裏切るだろう」「この人は何らかの方法で自分を利用しようとするだろう」といった具合である。極端な場合，患者は相手が自分を侮辱したり虐待したりしようとしていると考えてしまう。このような患者は，他者が患者に対して誠実であったり正直であったりすることを信じることができない。そして対人関係において非常に慎重であり，疑い深い。場合によっては，「相手は悪意をもって自分を傷つけようとしている」とまで考えてしまうこともある。このような患者は通常，「人間は皆，自分が一番大事である。だから，『欲しいものを手に入れるためには他人を傷つけても構わない』と皆が思っているに違いない」と考える。しかし中には，もっと極端な考え方をする患者も

いる。それはたとえば「人間は皆，他人の不幸を喜ぶ，サディスティックな存在だ。だから皆，他人を傷つけて快感を得るのだ」「人間は皆，相手を故意に苦しめたり性的に虐待したりする存在だ」といった考えである（Isaac Bashevis Singer は "Shosha" (1978) という作品でホロコースト（ホロコーストとは「不信／虐待スキーマ」の集団的表出である）について書いているが，そこにはこんな一文がある。「この世は処刑場であるか，もしくは売春宿である」）。

「不信／虐待スキーマ」を有する患者はそのため，他者と親密な関係になるのを避ける傾向がある。彼／彼女らは，他人に本心を打ち明けたり，誰かと親密につきあったりすることをしない。場合によっては，患者の方から「先制攻撃」（「やられるまえにやってしまえ」）をしかけ，自分から相手を裏切ったり，ひどい目に遭わせたりすることもある。「不信／虐待スキーマ」をもつ人の多くは，被害者の立場で振る舞う場合もあれば，加害者の立場で振る舞う場合もある。ある患者は，虐待傾向のあるパートナーを選び，自分が身体的虐待，性的虐待，心理的虐待の犠牲者になってしまう。一方別の患者の場合，患者自身がパートナーに対して虐待を加えてしまうかもしれない。ある患者は，他の被虐待者の「救世主」のように振る舞い，別のある患者は誰かを虐待している人に対してすさまじい怒りをぶつけるかもしれない。このスキーマを有する人は，しばしば「妄想的である」とみなされる。このような患者は，相手が信頼に値する人物であるかどうかを見極めるために，相手を試したり必死で情報収集したりする。

2）このスキーマに対する治療目標

「不信／虐待スキーマ」に対する主な治療目標は，「確かにこの世には信頼に値しない人がいるが，一方で十分に信頼に値する人もいる」ということを患者自身が認識できるようになることである。セラピストは患者に対し，患者を虐待しようとする人物とは距離を置く必要があること，必要なときは自分を守るために闘うべきであること，そして信用に値する人物を探し，そのような人と親密な関係を形成する必要があることを教える。

「不信／虐待スキーマ」が修復されると，患者は，信用できる人とできない人を区別できるようになる。その際患者は，信用とは程度の問題であることを知る必要がある。つまりたとえ「信用できる人」といえども，その人が完璧である必要はなく，ほどほどに信用できればそれで十分である。相手を「信用できる人」とみなした場合，患者はこれまでとは違ったやり方でその人と接するよう，新たな考え方や振る舞い方を身につける。それはたとえば，証拠が不十分な場合はできるだけ善意的に解釈し，過度に慎重になったり相手を疑ったりはしない，といったことである。そうなると患者から相手を試すようなこともなくなり，「相手に裏切られるのであれば，先に裏切ってやる」といった考えや行動も生じなくなる。親友やパートナーに対して，本心を伝えられるようになる。そして秘密を打ち明けたり，自分の弱い面をさらけだしたりすることもできるよう

になる。信頼できる相手に対して自分のほうからオープンに振る舞えば，相手はそれに応えてくれるものだ，ということを患者は実感できるようになる。

3）このスキーマに対する治療におけるポイント

　治療において患者の幼少期の被虐待体験を扱うのであれば，治療を成功させるために最も重要なのは治療関係である。虐待を受けていたという幼少期の体験の核となっているのは，恐怖心，絶望感，孤独感といった強烈な感情である。セラピストは，治療関係の中でそれらの感情ができる限り緩和されるよう努める。治療を受けるという体験の核となるべきなのは，安心感，エンパワメント，再び人とつながること，といったポジティブな感情である。

　幼少期に虐待を受けていた患者に対応する際，セラピストはまず，患者が安心感を持てるようになることに全力を注ぐべきである。そのためにはセッションが，被虐待体験を安心して語れる場になることが必要である。患者の中には，被虐待体験について進んで話したがる人もいれば，そのような体験を隠したがる人もいる。多くの患者はどちらかに分類されるが，前者（話したがる人）は感情的に圧倒されていることが多い。後者（隠したがる人）は感情的な麻痺状態に陥っていることが多い（この２つはPTSDの典型的な症状である）。治療が終結されるまでに，患者は自らの外傷体験のほとんどをセラピストに打ち明け，自分がセラピストから理解されたと思えるようになっていることが望ましい（ただしセラピストはその際，起こりもしなかった虐待の記憶を探索したり，そのような偽の記憶を呼び覚ましたりしないよう，十分に注意しなければならない）。

　セラピストは認知的技法を通じて，患者の過剰な警戒心を緩和していく。患者は信用が程度の問題であることを知る。そして「自分は価値のない人間だ」「虐待を受けたのは，自分が悪かったからだ」といった考えを修正する（患者は「欠陥スキーマ」を併せ持っていることが多い）。患者は加害者をかばうことをやめ，本来非難されるべき人を非難する，という当たり前のことができるようになる。

　次にセラピストは体験的技法を通じて，患者が幼少期のことをイメージの中で再体験できるよう手助けする。ただしこの作業は患者をひどく動揺させる可能性があるため，事前に十分に時間をとり，準備をする必要がある。セラピストは患者の準備が整うまで待つ。体験的技法で重要なのは，怒りを表出することである。その際の怒りの矛先は患者自身や現在の生活における重要他者ではなく，過去に患者を虐待した加害者でなければならない。患者はイメージワークにおいて，その当時麻痺させられてしまった感情をすべて表出する。セラピストは患者のイメージの中に入り込み，虐待者と対決し，虐待された子どもを守り，慰める。このような作業を通じて，患者はセラピストのことを，有能で信頼できる治療者であると心から思えるようになる。最終的には，患者自身が【ヘルシーアダルトモード】として自らのイメージに入り込み，セラピストと同じこと，すなわち虐待者と対決し，虐待された子ども（幼少期の自分）を守り，慰めることができ

るようになる。癒しのイメージの素材は，患者の過去の記憶から取ってくることもできるし，セラピストと患者で一緒に作り上げてもよいだろう。たとえば患者が心から落ち着くことのできる光や色を使ったり，自然の光景などを使ったりすることができる。次に患者は，現在の生活において最も信頼できる重要他者に対して，自らの心の内を正直に打ち明けている場面を想像する。

ここまでをまとめると，まずセラピストは，患者が過去の虐待者（非難されるべき人物）と現在患者を取り巻く人々とを区別できるよう患者を手助けする。次に，過去の虐待者に対して怒りを表出するよう患者を励まし，現在の対人関係を改善するための援助をする。

次に行動的技法を通じて，患者は相手の誠実さを信用できるようになり，重要他者と親密な関係を築けるようになる。患者は適切なタイミングを見計らって，親友やパートナーに対して自らの被虐待体験を語るようになる。サバイバー（生き延びた被虐待体験者）のためのサポートグループに参加するようになる患者もいる。他人に虐待を加えることのない相手をパートナーとして選び，患者自身，他者に対して適切に振る舞えるようになる。患者に対してひどい扱いをしてくる人がいれば，その人とのつきあいを制限し，自分を守れるようになる。他人の過ちに対しても懲罰的になることなく，許せるようになる。それまでは他者との接触や出会いや感情的なつながりを避け，ずっと一人で閉じこもっていたような患者が，他者に対してオープンになり，親密につきあうことができるようになる。他者の言動を「自分を傷つけるための証拠」として記録しておくようなこともしなくなる。相手が信用に足る人物かどうか確認するために，毎回相手を試すようなこともしなくなる。このように他者に対する言動が改善されることによって，実際に他者から親切にされることも増えてくるだろう。

行動的技法ではさらに，重要他者との関係性に焦点を当てるとよいだろう。患者は治療が進むにつれ他者を信用することができるようになり，恋人，友人，同僚といった重要他者に対して適切に振る舞えるようになる（もちろん，その人が信用に値する人物であると仮定したときに限る）。患者は治療外の世界において，「信用できるのは誰か」「誰とつきあえばよいか」といったことを慎重に検討する。患者のパートナーに治療に加わってもらうことも効果的である。たとえば患者がパートナーをひどく誤解しているような場合，パートナーの参加によりその誤解を修正することができる。「不信／虐待スキーマ」を持つ患者の中には，患者自身が他者を虐待したり，他者をひどく扱ったりしている場合もある。そのような患者に対してセラピストは，自らがモデルとなって倫理的な振る舞い方を示していく必要がある。また治療における限界設定も必要となるだろう。患者が他者をひどいやり方で扱わずに済むようになることも，重要な行動的治療目標である。

治療関係において重要なのは，セラピストが患者に対して，できる限り誠実に，そし

て正直に振る舞うことである。患者は，自分がセラピストに対してネガティブな見方をしているとか，自分がセラピストに対してネガティブな感情を抱いているとか，もしくはセラピストを信用することができないとか，つまり信頼関係に関わる話を頻繁に持ち出してくるだろう。十分な信頼関係が形成されるまで，セラピストは体験的技法を導入せず，話し合いをじっくりと重ねていくのがよい。患者をエンパワメントすることは，「不信／虐待スキーマ」の治療においては非常に重要である。患者には，「自分は十分に強い」「自分だって自由に動き回れる」「自分は十分に有能だ」といった感覚が，虐待によって失われている。それらを取り戻せるようセラピストは患者を手助けする。まずセッションにおいて自律性を発揮するようセラピストは患者を励ます。そのためセラピストは治療の過程を通じて，患者に多くの主導権を与えるようにする。

　虐待は，患者と他者とのつながりを切断してしまう。虐待は，「普通の人間関係が営まれているごく普通の世界」から患者を引き離し，無理やり悪夢を見させるようなものである。虐待を受けている間，患者は完全に孤独で，虐待が終わると，それまで自分がいた世界から完全に引き離されてしまったような感覚を覚える。そのため患者は，現実の日常生活における人間関係を，現実味がなくぼんやりとしか感じられなくなってしまう。一方そのような患者は，虐待者との関係だけは鮮明に覚えていたりする。(Sylvia Plath は "The Bell Jar" (1966) という作品の中で，次のように書いている。「ベルジャー^{訳注}の中にいる人は，まるで死んだ子どものようである。彼らは空っぽで，時を刻まない。彼らにとっては世界そのものが悪夢なのだ」。) セラピストは，患者と世界の人びとをつなぐ媒介者となる。患者はセラピストという媒介者を通じて，現実の世界とふたたびつながっていく。つまりセラピストとつながることは，世界とつながることを象徴しているのである。

　Alice Miller の言葉を借りれば，セラピストは，患者の被虐待体験に対して，自分が「賢明な目撃者（enlightened witness）」として存在できるよう努めるということになる (Miller, 1975)。患者が自らの被虐待体験を語るとき，セラピストはただひたすらしっかりと傾聴し，いかなる判断も下さない。どのような外傷体験であれ，セラピストは患者の精神的な重荷を共有しようとする。セラピストは，極限状況における患者の苦しみや崩壊の様子を「目撃者」として目の当たりにするかもしれないし，虐待者のあまりにも残忍な姿を「見る」ことになるかもしれない。また多くのサバイバー（被虐待者）は，モラルの問題について悩み苦しんでいる。虐待を受けている間に生じた感情や自分の行為に対して罪悪感や羞恥心を抱き，それにさいなまれるのである。彼／彼女らは，過去に起きたことに対して一体自分にどれぐらいの責任があるのか正しく理解し，虐待者の行為に対してフェアで道徳的な判断を下したいと願っている。その際，セラピストに求

訳注：壊れやすい装飾品を保護したり，化学実験の際に器具を守ったりする際に用いる，鐘状のガラス容器。人が外界と接触を断たれている状況の比喩としても用いられる。

められるのは，患者に回答を与えることではない。セラピストの役割は，患者が自ら回答を導き出せるよう手助けすること，そして回答を導き出すために必要な安心できる環境を提供することである（もちろん必要に応じて，その過程のなかで患者のネガティブで歪曲された思考を修正する）。

「治療的再養育法」を通じて，セラピストは患者と個人的につながっている感覚を作り出そうとする。スキーマ療法のセラピストは，個人的な感情を治療に持ち込まない専門家としてではなく，患者のことを心から気にかけ，真の信頼関係を患者と結ぼうとする存在であることを目指す。セラピストと患者が個人的で親密な関係を結ぶということは，「セラピスト－患者」間の治療的関係の枠を取り壊す，ということを意味しない。セラピストと患者はあくまでも治療的関係の枠の中に留まるが，むしろそうすることで，セッションは両者にとって安心できる治療の場となる。治療的制約の中でセッションを行うことは，特に被虐待体験を持つ患者の治療にあたるセラピストにとっては，非常に重要である。なぜならそのような患者との治療は，セラピストの感情をも圧倒してしまう可能性があるからである。被虐待体験を持つ患者に対する治療では，人間が本来的に有する「もろさ」や「悪」に直面することでもある。目を背けたくなるような話であっても，そのようなことが実際にあったのは事実である。セラピストはそれに向き合い，乗り越えていかなければならない。セラピストのためにも治療的関係の枠が制約として必要なのである。

被虐待体験を持つ患者に対する治療は，それ自体が外傷的であるとも言える。セラピストは時に，患者の感じている悲嘆，怒り，恐怖と同一の感情を体験することがある。その結果セラピストがフラッシュバックや悪夢，侵入的な思考といったPTSDの症状を体験することもある（Pearlman & MacIan, 1995）。そうなるとセラピストは，患者の抱いている強烈な絶望感や無力感も，同じように感じてしまうことになる。これらの症状や感情に流されてしまうと，セラピスト自身が治療的制約を飛び越えて，患者の「救世主」になりたいと思ってしまう場合もある。しかしこれは間違った願望である。セラピストが制約を破ることにより，患者は自分が本当に無力なのだと信じてしまうかもしれない。また制約を破ったセラピスト自身が疲れ果て，ついには患者に対して怒りさえも覚えてしまうといった羽目に陥る恐れがある（2章で紹介したように，我々スキーマ療法家は「治療的再養育法」を実施するために，通常の治療における「セラピスト－患者」枠を飛び越える場合がある。しかし，それはあくまでも，それが患者にとって役に立つと判断された場合においてのみである。枠を超えることが患者の不利益につながるようであれば，セラピストは枠を超えないよう最大限に努力する。たとえば虐待された体験を有する患者に対して慰めの言葉をかけることも，患者がそうされることを望んでいると確認できたときだけに限られる。そもそも患者が望まない限り，治療において外傷体験そのものに取り組むこともしない）。

「不信／虐待スキーマ」の重症例では，患者がセラピストを信用できるようになるまでに，多大な時間がかかる場合がある。患者は長い時間をかけて，セラピストが自分を傷つけたり，騙したり，馬鹿にしたり，虐待したり，嘘をついたりしないということを理解していく。治療開始当初，患者はセラピストの多くの言動を誤解し，大事な話をセラピストに隠し，自分の弱さをセラピストに見せようとはしないだろう。しかし時間が経つうちに，患者は自分のしていること（つまりセラピストの言動を誤解したり，大事な話や自分の弱さを隠したりしていること）を自覚できるようになる。最終的に患者は，セラピストを「信頼できる人」として内在化する。重症例の患者にとっては，セラピストが，彼／彼女らの人生の中で，初めての「信頼できる人物」「親密になれる人物」となるかもしれない。

4) このスキーマに対する特記事項

もしこの「不信／虐待スキーマ」が，患者の幼少期における外傷体験に端を発するのであれば，かなりの時間を治療に費やす必要がある。おそらく「見捨てられスキーマ」と同じぐらいの長い時間が必要となるだろう。患者の中には，傷が深すぎるためにセラピストを十分に信頼することができず，その結果外傷体験の全てを打ち明けられなかったり，十分な変化が見られなかったりする場合もある。あまりにも重症な患者の場合，セラピストの言動の全てを「まるで私の不幸を喜んでいるようだ」と歪曲して捉えてしまうこともある。また患者がスキーマに対して極端な過剰補償を行う場合も，治療は大変困難なものとなるだろう。

それほど重症でないケースにおける問題としては，セラピストがメモを取ったりフォームに記入したりするのを嫌がる患者がいる，ということが挙げられる。たとえば，話をすることが自分にとって不利に働くのではないかと思い，話をするのをやめてしまう患者がいる。セラピストは，このような患者の訴えに真摯に耳を貸さなければならないが，同時に，患者のこのような訴えこそが「不信／虐待スキーマ」の持続につながっていることを伝える必要がある。

7-1-3　情緒的剝奪スキーマ（Emotional Deprivation schema）
1) このスキーマの特徴

この「情緒的剝奪スキーマ」は治療場面において最もよくみられるスキーマであるが，患者自身がこのスキーマを有していることに気づいていない場合が少なくない。患者はたいてい孤独感，苦痛，抑うつを訴えて治療に訪れるが，自分になぜそのような感情が生じるのか，わからないでいることが多い。治療開始当初は，症状を曖昧で不明瞭な言い方でしか表現できず，後に症状の原因が「情緒的剝奪スキーマ」であることが判明する場合もある。このような患者は，他者に自分を大事にしてもらったり守ってもらったり理解してもらったりすることをはなから期待しない。セラピストに対しても同様であ

る。患者は自分が情緒的に何かを奪われていると感じている。患者は他者から情緒的な暖かさや愛情を十分に与えられたことがなく，深い感情を示してもらったこともない。患者は，自分に手を差し伸べ，自分を支え，自分の道しるべになってくれる人は，この世に誰一人いないと信じている。彼／彼女らは，自分は誰からも理解されておらず，孤独で，空虚だと感じている。自分をまるで透明人間であるかのように感じ，自分に与えられる愛などないと信じている。

すでに述べたように，情緒的剥奪には3つのタイプがある。

A. 養育の剥奪：このタイプの患者は，自分を支えてくれたり，愛してくれたり，身体的に世話をしてくれたりする人は誰もいない，と信じている。
B. 共感の剥奪：このタイプの患者は，自分の話を聞いてくれたり，自分のことを理解してくれる人は誰もいない，と信じている。
C. 保護の剥奪：このタイプの患者は，自分のことを守り，導いてくれる人は誰もいない，と信じている。

「情緒的剥奪スキーマ」は「自己犠牲スキーマ」と並存することが多い。「自己犠牲スキーマ」を持つ患者の多くが，情緒的にも剥奪されている。

「情緒的剥奪スキーマ」を持つ患者が示す典型的な行動は，自分の感情的欲求を重要他者に示したり求めたりしない，というものである。彼／彼女らは，自分が愛や慰めを求めていることを相手に打ち明けず，相手に質問ばかりして，自分のことはあまり話そうとしない。内心，自分をひどく脆弱に感じていても，見た目には気丈に振る舞う。しかしこのような振る舞いのせいでスキーマはさらに強化されてしまう。患者は情緒的に他者から助けてもらうことを期待していないため，そもそも相手に求めない。その結果，本当に相手から情緒的なサポートを受けられなくなってしまう。

「情緒的剥奪スキーマ」を有する患者が選ぶパートナーは，相手（つまり患者）を情緒的に支えることをしない（もしくはできない）人であり，その多くが，冷淡であったり，他者に対して無関心であったり，自己中心的であったり，ひたすら要求的であったりする。したがって結果的に，そのようなパートナーがさらに患者を情緒的に剥奪することになる。「情緒的剥奪スキーマ」を持つ患者でも，回避傾向の強い患者は，他者と関わること自体を避ける。そのような患者は「どうせ他人は自分に何も与えてはくれない」と信じているため，他者と親密な関係を持つことそのものをあきらめてしまう。そのため他者と接するときには距離を置くか，もしくは人と全く関わらないで過ごすことになる。

一方，このスキーマに過剰補償する患者は，むしろ他者に要求ばかりして，自分の欲求が満たされない場合には怒りを示すことがある。これらの患者はときにかなり自己愛的である。というのも，このような患者は，幼少期にひどく甘やかされるのと同時に情緒的に剥奪されており，「自分の欲求は満たされて当然だ」と思い込んでいるからである。

そしてこのような患者は，自分の要求を通すためには，強い態度を取らなければならないと信じている。これとは違った形で甘やかされて育った人が，「情緒的剥奪スキーマ」を持つに至る場合があるが，この種の患者はさほど多くはない。そのような患者は，物質的には満たされ，過度に褒められて育ったが，世の中の常識についてのしつけを受けておらず，真の愛情を受けたことがない。

このような患者は，とにかく要求がましくなることが多い。彼／彼女らはあまりにも多くのことを強い態度で要求するため，周囲の人から「依存心が強い」「わがままでどうしようもない」「振る舞いが大げさで演技じみている」と思われてしまう。二次的な利得を得るために，さまざまな身体症状を訴えることもある（ただし，患者自身は利得を得るためだとは思っていない）。

2）このスキーマに対する治療目標

「情緒的剥奪スキーマ」に対する治療目標は，自分の中に生じた感情的欲求に患者自身が気づけるようになることである。患者にとって情緒的に剥奪されている状態が当たり前になっているので，それが問題だと患者が気づいていない場合が多い。また，自分の中に生じる感情的欲求はごく自然で妥当なものであると，患者自身が認められるようになることも治療目標となる。全ての子どもは，養育され，共感され，保護される必要があるが，実は大人にとってもそれらは必要なことである。適切なパートナーを選び，感情的欲求を適切な形で相手に伝えられるようになることも治療目標として重要である。そうすることができるようになれば，相手は患者の欲求を満たしてくれるようになるだろう。患者のパートナーとなる人がことごとく生まれつき情緒的でない，ということはありえない。患者の選ぶ人が他者に情緒を示せない人であったり，たとえ示せる人であっても，患者の振る舞いがむしろそれを妨害してしまうのである。

3）このスキーマに対する治療におけるポイント

「情緒的剥奪スキーマ」に対する治療では，幼少期におけるスキーマの起源を探索することにまず焦点が当てられる。セラピストは体験的技法を通じて，感情的欲求が満たされなかった幼少期の体験を患者自身が認識できるよう手助けする。欠落感や空虚感といった症状を抱えているにも関わらず，多くの患者は，自分に何が欠けているか，ということについては気づいていない。イメージワークを通じて，患者自身が自らの内なる【寂しいチャイルドモード】に触れ，現在の問題と関連づける。患者はイメージの中で，情緒を奪った親に対し，怒りや苦痛を表出する。そして幼少期にどのような感情的欲求が満たされなかったか，本当は親にどんなことをしてほしかったか，それらをリスト化する。セラピストは患者のイメージの中に【ヘルシーアダルトモード】として入り込み，【寂しいチャイルドモード】の患者を慰め，癒していく。患者はホームワークの課題として，イメージワークを通じて明らかになった情緒的剥奪について親に宛てた手紙を書く（通常は実際に投函したりはしない）。

これまで述べてきたように,「情緒的剥奪スキーマ」を含む「拒絶と断絶」領域のスキーマに対する治療では,まず治療関係が重要である。(唯一の例外が「社会的孤立スキーマ」である。このスキーマに対する治療では,セラピスト－患者間の関係性にはさほど重点を置かず,患者の日常生活における対人関係に最初から焦点を当てる。) セラピストとの関係が,患者にとって初めて他者から理解され,他者に気にかけてもらったり導いてもらったりする体験となることも少なくない。セラピストは「治療的再養育法」を通じて,患者の感情的欲求を満たし,暖かく共感的かつ滋養的な環境を提供する。その結果,患者のスキーマは少しずつ修復されていく。セラピストが患者のことを心から気にかけ,適切に再養育することで,患者は徐々に「情緒的剥奪スキーマ」から解放されていく。それはいわゆる「修正感情体験」(Alexander, 1956) に近いであろう。「見捨てられスキーマ」と同様に,「情緒的剥奪スキーマ」を有する患者も,セラピストとの関係を足がかりにして,徐々にそれを治療外にも応用していけるようになる。セラピストと患者は,重要他者と患者の関係性について十分に検討する。患者は自分にとって本当に適切な相手をパートナーや友人に選ぶよう努力し,自分の本当の欲求が何であるかを同定しようと努める。そして適切な形で自らの欲求が満たされるよう,相手に求めることができるようになる。

　セラピストは認知的技法を通して,「他者は皆,自己中心的で,相手の情緒を剥奪しようとする存在である」といった患者の極端な認知を修正する。患者は「黒か白か思考」をしがちで,それが極端な反応を引き起こす。セラピストはそこで,患者が物事を二者択一ではなく連続体として捉えることができるよう,手助けしていく。それは「情緒的剥奪」についても同様である。重要他者は患者に対して全てを与えるわけではないが,全く与えないわけでもない。重要他者は通常,患者に全てを与えることができなくても,患者のことを気にかけてくれるものである。患者は次第にそのことに気づけるようになる。そして重要他者との現在の関係において,どの感情が満たされ,どの感情が満たされていないか,きめ細かく自覚できるようになる。

　患者はさらに行動的技法を通じて,患者のことを大事にしてくれるパートナーや友人を見つけられるようになる。患者はそのような相手に対し,自らの感情的欲求を満たして欲しいということを適切なやり方で相手に表現し,他者に世話をしてもらうことをそのまま受け入れられるようになる。そうなるともはや,親密な関係を避けるようなこともしなくなる。ときには情緒的剥奪を感じることもあるが,それが中程度のものであれば,強烈な怒りをぶつけるようなこともしなくなる。また相手に無視されたように感じても,そのせいで極度に引きこもったりはしない。

　セラピストは,治療関係が養育的な雰囲気をかもしだすよう努める。すなわちセラピストは患者を気にかけ,患者に共感し,患者を導く存在であると,患者自身に思ってもらえるように努める。セラピストは特に,患者との感情的な関わりを強調する(例：患

者の誕生日には欠かさずバースデーカードを贈る）。セラピストは患者に対し，もし自らの感情が剥奪されたと感じたときは，それを過剰反応や沈黙といったことを通さずに表出するよう励ます。このような過程を通じて，患者はセラピストの守るべき治療的制約をある程度理解し，セラピストによる「治療的再養育法」が完璧なものでないことを許容できるようになる。セラピストは治療関係において生じる患者の感情を，幼少期における情緒的剥奪体験と関連づけられるよう，患者を手助けしていく。

4）このスキーマに関する特記事項

「情緒的剥奪スキーマ」に関する典型的な問題は，このスキーマを有する患者自身が自らの問題に気づいていない場合が少なくないということである。「情緒的剥奪スキーマ」は，我々セラピストが最も頻繁に遭遇する3つのスキーマの1つであるにもかかわらず（あとの2つとは「服従スキーマ」と「欠陥スキーマ」である），このスキーマを有する患者の多くが自らの「情緒的剥奪スキーマ」を自覚していない。というのも，そもそも感情的欲求を満たされた体験をしたことがないため，患者は自分がそのような感情的欲求を有していること自体を自覚しようがないからである。セラピストはしたがって，患者の抑うつ感情や孤独感や身体症状と，親の養育や共感や保護の欠如との関連性を，患者自身が認識できるよう手助けしなくてはならない。我々は，"Reinventing Your Life"（Young & Klosko, 1993）という当事者向けの本における「情緒的スキーマ」に関する章を読むことによって，患者がそれに気づける場合が多いことに気がついた。本を読むことで，患者は自分の性格や行動特性が情緒的剥奪に基づくものであることを認識できるようになる。

「情緒的剥奪スキーマ」を持つ患者は，自らの感情的欲求を「なかったこと」にすることがよくある。彼／彼女らは自分の欲求を「たいして重要でない無価値なもの」と考える。そして強い人間は感情的欲求など持たないと信じている。自分の欲求を他者に満たしてもらおうとすることは悪いことであり，そんなことをするのは弱い人間であるとも信じている。重要他者やセラピストに気にかけてもらいたい，愛してもらいたいと願う【寂しいチャイルドモード】が自分の中にいるということを，患者はどうしても認めたがらない。

「情緒的剥奪スキーマ」を持つ患者の中には，自分から求めなくても，重要他者が患者の感情的欲求を察して，それを与えてくれるべきだと考える人もいる。このような信念のために，患者は相手に自分の欲求を求めることができなくなってしまう。このような患者は治療を通じて，感情的欲求を持つのは人間として当然のことであり，それを他者に求めるのもごく健全なことであるということを学んでいく。人間は本来，感情的に弱い面を持つ。我々は自らの強さと弱さの両方を大切にし，バランスを取ることができればよい。人は強いときもあれば弱いときもある。そのどちらかしか持たないのは，むしろ人間として不完全である。強い面も弱い面も人間にとって重要な核である。患者は

そのことに徐々に気づいていく。

7-1-4　欠陥／恥スキーマ（Defectiveness / Shame schema）
1）このスキーマの特徴

「欠陥／恥スキーマ」を持つ患者は，自分は不完全で，他者と比べて劣っており，価値がなく，愛される価値のない存在であると信じている。そして「自分が自分である」ことそれ自体を慢性的に恥じている。

一体彼／彼女らは何を「欠陥である」と思っているのだろうか？　実は，その人の持っているどんなパーソナリティ特性でも，患者はそれを欠陥としてみなしてしまう。たとえば，「自分は怒りっぽい」「自分は卑しい」「自分は邪悪だ」「自分は醜い」「自分は怠け者だ」「自分は馬鹿だ」「自分はつまらない人間だ」「自分は変わり者だ」「自分は横暴だ」「自分は太りすぎている」「自分はやせすぎている」「自分は背が高すぎる」「自分は背が低すぎる」「自分は弱すぎる」といった感じである。あるいは患者は，自分の中の性的欲求や攻撃欲求をひそかに恥じているのかもしれない。とにかく「欠陥／恥スキーマ」を有する患者は，自分を欠陥人間であると捉えている。自分の**言動**に欠陥があるということではなく，**自らの存在そのもの**が欠陥であると，患者はどうしてもそのように感じてしまう。患者は自分の欠陥が暴かれるのを防ぐため，他者との交流を恐れる。他者に自らの欠陥がばれてしまうと，患者は恥ずかしくてたまらなくなる。したがってそのようなことを何としてでも避けようとする。このような恐れは私的な関係だろうが公的な空間だろうが関係なく生じる。つまり「欠陥／恥スキーマ」を持つ患者は，親密な関係の中でも自分の欠陥を恥じ，さらに公的な外の世界においても同様に自分の欠陥を恥じ続ける。

「欠陥／恥スキーマ」を持つ患者は，自らを過小評価する。そして他者から過小評価されることも甘んじて受け止める。他者が自分を不当に扱っても，それを受け入れ，中には言語的虐待に近い扱いを受けても，それをそのまま受け止めてしまう人もいる。患者の中には，他者からの批判や拒絶に対して過度に敏感な人もいる。そのような患者が「欠陥／恥スキーマ」に服従すれば，相手からの批判や拒絶によって激しく落ち込むし，スキーマに過剰補償すれば，批判や拒絶に対して猛烈な怒りを示すだろう。しかしいずれにせよ患者は内心，「結局は自分が悪いのだ」と思っている。また中にはひどく自意識過剰になり，つねに他者と自分を比べる患者もいる。そのような患者は他者といるだけでひどく不安になり，特に，患者が「この人は欠陥がない」と思っている相手，もしくは「この人は自分の欠陥を見抜くだろう」と思っている相手と一緒にいると，患者はさらに相手の反応に敏感になる。このようなことは，患者が自分のことを駄目だと感じている領域において，特によく起きる。また，人間関係を「互いに押したり引いたりする」ダンスのようなものであると捉えている患者もいる。そのような患者は，批判的で拒絶

的な人をわざわざパートナーとして選んだり，逆に患者自身がパートナーに対して過度に批判的で拒絶的に振る舞ったりする（グルーチョ・マルクスの「僕を入会させる会になんか，誰が入るものか！」という言葉は，それをよく表している）。自己愛的なパーソナリティを持つ患者の，尊大で他者批判的な態度は，実は「欠陥／恥スキーマ」のあらわれであることが多い。このスキーマに対する過剰補償として，患者の自己愛的な側面が強化されるのである。

「欠陥／恥スキーマ」を持つ患者は，自分の欠陥を人に知られるのが嫌で，親密な対人関係や社会的な行事を避けることが多い。我々は，回避性パーソナリティ障害は，この「欠陥／恥スキーマ」を中核にもつ患者が，回避というコーピングスタイルを使う場合に発症するものであると仮定している。またこのスキーマのせいで，物質乱用や摂食障害，およびその他の深刻な問題が引き起こされる場合がある。

2）このスキーマに対する治療目標

「欠陥／恥スキーマ」に対する治療目標は，患者の自尊心を向上させることである。このスキーマを克服した患者は，自らを尊敬や愛に値する存在であると感じられるようになる。そして「自分は欠陥人間である」という感覚が誤っているか，もしくは過剰であることを認識できるようになる。確かに自分にも何らかの欠陥はあるが，それはそれまで感じていたほど重大なものではないことに患者自身が気づいていく。あるいはそれまで欠陥だと思い込んでいたことが，実は欠陥でもなんでもなかったことに気づく患者もいるだろう。またたとえ欠陥があったとしても，それを恥じることなく乗り越えていけばよいのだと考えるようになる患者もいる。この場合，仮にその欠陥を乗り越えられなくても，それは患者が人間として欠陥があるということを意味しない。不完全であり，弱点を持つのが人間の本来の姿である。我々はそのことを認め，互いに愛し合う存在である。そのことに患者自身が気づいていく。

「欠陥／恥スキーマ」が修復されると，患者は他者と一緒のときも落ち着いてすごせるようになる。些細なことでは傷つかなくなり，「自分の欠陥が暴かれた」といった感覚も生じづらくなる。そして対人関係を積極的に作ろうとするようになる。自意識過剰傾向は緩和され，他者を批判的な存在ではなく，むしろ受容的な存在であると考えるようになる。彼／彼女らはまた，「失敗」を現実的な視点から捉えられるようになる。他者と率直につきあえるようになり，自分のことを過度に隠すことをやめる。そしてたとえ他者に批判されるようなことがあったとしても，受け入れられる点は受け入れた上で自分自身の価値を認めることができるようになる。防衛的に振る舞うことが減り，自分や他者に対して完璧を求めることもなくなる。彼／彼女らを大切に扱い，愛してくれる相手をパートナーとして選ぶようになる。つまり患者は，「欠陥／恥スキーマ」に対して，過剰補償もせず，回避もせず，服従もせずにいられるようになる。

3）このスキーマに対する治療におけるポイント

「欠陥/恥スキーマ」の治療においても，治療関係は非常に重要である。セラピストは，患者が何の領域について自らを欠陥であると見なしているか理解したら，その領域の話題には特に注意を払い，患者を大事に扱う必要がある。それだけでも患者は自分が大事にされ，価値のある存在であると感じられるようになる。またセラピストは，患者のポジティブな特性をたくさん見つけ，それらをはっきりと褒めてみせるとよいだろう。

認知的技法では，「自分は欠陥人間だ」という患者の認知を修正することを目的とする。患者は自らのスキーマに対する証拠と反証をリスト化する。そして「批判的なスキーマサイド」と「自尊的なヘルシーサイド」との対話技法を行う。患者はそれらの作業を通じて，自らの欠点を拡大視することをやめ，長所に目を向けられるようになる。欠点は生まれつきではなく，育ってくる過程で身につけた行動であり，それは変容可能である。あるいは患者が「欠点」と思っているものは，単に患者の自己批判が強すぎるためにそう思うのであって，「欠点」と呼べるほどのものではないのかもしれない。事実，「欠陥/恥スキーマ」を持つ患者が，実際に深刻な欠陥を有していることはほとんどない。彼／彼女らはただ，極端に批判的で拒絶的な親に育てられてしまったがゆえに，そのように思い込むようになったにすぎない。また実際に何らかの短所を患者が有していれば，それは現実的かつ妥当なやり方で治療の中で扱えばよい。ただし実際には，患者が気にしているのは治療で扱う必要のないぐらい小さな短所にすぎないことが多い。患者は認知的技法を通じて，自分の不完全感や恥の感情が幼少期における重要他者からの批判に基づくものであることに気づいていく。患者の長所をリスト化したフラッシュカードを作成することも，患者のスキーマを修復するにあたって非常に有効である。

体験的技法ではイメージや対話を用いて，患者の怒りを批判的で拒絶的な両親に向けていく。セラピストは，自分を批判し拒絶した両親を想起している患者のイメージに入り込み，そのような両親と対決し，【拒絶されたチャイルドモード】となっている患者を保護し，慰め，慈しむ。最終的にはそれと同じことを患者自身ができるようになる。患者はイメージの中で，批判的な親に対して【ヘルシーアダルトモード】として振る舞い，【拒絶されたチャイルドモード】となっている幼い頃の自分自身を慰める。

「欠陥/恥スキーマ」を持つ回避傾向の強い患者に対しては，行動的技法の中でも特に曝露（エクスポージャー）が重要である。患者が親密な人間関係を避け続ける限り，彼／彼女らの不完全感はそのまま変わることがないからである。セラピストは，患者がこれまでとは異なる対人関係の中に飛び込んでみるよう励ます。その際さまざまな行動的技法が，現実的な問題の解決に役立つ（例：減量する，身だしなみを整える，社会的スキルを改善する）。患者はまた，何かにつけて自分を批判してくるような相手ではなく，全般的に協力的で，自分を愛し，認めてくれるような相手をパートナーとして選ぶようになる。

行動的技法を通じて患者は批判に対して過剰に反応しなくなる。現実的に妥当な批判

をされたときには、患者はその批判を受け入れ、欠点を改善しようと努める。妥当でない批判をされたときには、それがまさに妥当でないことを自分自身の中で再確認したうえで、相手にそのことを伝える。患者を攻撃してくる相手に対しては、他者を攻撃すること自体が間違っており、そのような相手に患者が丁寧に対応したりわざわざ対抗したりする必要がないことを患者自身が理解できるようになる。そしてそれでも過剰に攻撃してくる相手に対しては、患者のほうから適切な限界設定を設けられるようになる。一方患者は、自らが信頼できると判断した重要他者には、自己開示するようになる。信頼できる相手に自分のことを打ち明け、相手から認められるという体験は、「欠陥/恥スキーマ」を克服するうえで非常に役に立つ。最後にセラピストは、「欠陥/恥スキーマ」への過剰補償をやめるよう患者に働きかける。患者はそれまで自分の内なる欠落感を埋めるために、自分が完全な存在であることを装ったり、目標に過度に固執したり、競争心をむき出しにしたりして生きてきた。セラピストは患者がそのような過剰補償をしないでもいられるよう患者を手助けする。

　セラピストが「欠陥/恥スキーマ」を有する患者に接する際に最も重要なのは、患者に対して批判的になることなく、患者の存在そのものを受け入れることである。その際セラピスト自身が「完全な存在である」と患者に見られることのないよう、注意する必要がある。当然のことであるが、セラピストも他の人たちと同様に、欠点を持ち、失敗を犯す。それを患者に示すこともまた大切なことである。

4）このスキーマに関する特記事項

　「欠陥/恥スキーマ」を有する患者には、自分がこのようなスキーマを持っていること自体に気づいていない人も多い。というのも、患者はスキーマに対し、回避したり過剰補償したりしているからである。特に自己愛性パーソナリティ障害患者はそのような傾向が強い。このような患者は、治療に専念するよりも、セラピストと競い合う方向に意識が向いてしまう場合が少なくない。

　他にも、「欠陥/恥スキーマ」を有する患者は、自らの欠陥をさらけ出すのが怖くて、自己開示をためらうことがよくある。このような患者が自らの記憶、願望、思考、感情などをセラピストと共有できるようになるためには、それなりに多くの時間をかける必要があるだろう。

　以上をまとめると、「欠陥/恥スキーマ」は修正がなかなか困難なスキーマであるといえる。特に治療の初期段階においては、そして両親からひどく批判されてきた患者の場合はなおさら、治療は困難なものとなるだろう。

7-1-5　社会的孤立スキーマ（Social Isolation schema）

1）このスキーマの特徴

　「社会的孤立スキーマ」を有する患者は、自分が他者とは異質な存在であると信じて

いる。そのような患者は，自分がどの集団にも属せず，孤立しており，皆から取り残されていると感じている。つまりあたかも蚊帳の外に自分がいるかのような感覚に常にとらわれている。このスキーマを有する患者の多くは，幼少期から周囲に対して違和感を抱きながら育ってきた。「社会的孤立スキーマ」を持つ人の中には，たとえば，何らかの才能のある人，有名な家族に生まれた人，際立って容姿の美しい人，もしくは目立って容姿が醜い人，同性愛者，少数民族の出身者，アルコール依存症の親がいる家庭に育った人，外傷体験を持つ人，何らかの身体障害を持つ人，孤児や養子として育った人が多い。また周囲に比べて経済的に裕福な，もしくは逆に貧困な家庭に育った人も，このようなスキーマを持ちやすい。

「社会的孤立スキーマ」を持つ人の典型的な行動パターンは，グループの中心に行かずに周辺にいる，もしくはグループに入らない，といったものである。このような患者は一人で行動することが多い。いわゆる「一匹狼」の多くはこのスキーマの持ち主である。患者は身近な下位文化の一員になることはあっても，その下位文化を含む大きな文化・集団に対しては疎外感を抱いている。スキーマがさほど重症ではない患者であれば，集団全体に疎外感を抱きつつも，親しくつきあえる人が何人かはいる場合が多い。しかし重症患者の場合，誰とも全くつきあわない人もいる。

2) このスキーマに対する治療目標

「社会的孤立スキーマ」に対する治療目標は，他者に対する患者の違和感や疎外感を減じることである。たとえ中心的存在でなくても，世の中には自分と同じような人もいる。もっと広い目で見れば，そもそも「人間である」という意味では皆同じである。我々は皆，同じ人間として，似たような欲望や欲求を抱いて生きている。確かに個人差というものはあるが，人間としてみれば，我々には相違点より共通点のほうがはるかに多いはずである（「人間の中には誰一人"他人"はいない」（Terrence, trans. 1965, I, i））。誰にでもどうしても所属することのできない集団が社会にはある。たとえば同性愛者は，原理主義的な宗教団体には入れないであろう。しかし誰でも探しさえすれば，自分が所属できそうな集団をどこかに見つけることができるものである。つまり「社会的孤立スキーマ」を有する患者は，自分を受け入れない集団から距離を置き，自分を受け入れてくれる集団を探す必要がある。患者はそのためには広範囲の回避のパターンを克服しなければならない。場合によってはそれまでの生き方そのものを変える必要があるときもあるだろう。

3) このスキーマに対する治療におけるポイント

「拒絶と断絶」領域に属する他のスキーマとは異なり，「社会的孤立スキーマ」に対する治療では，幼少期におけるスキーマの起源ではなく，現在の患者の対人関係（友だちづきあい，グループへの所属）に焦点を当てる。その際，さまざまな認知的技法や行動的技法が役に立つ。グループ療法も，特に友だちづきあいさえ避けているような患者に

は有効である。また孤独な患者ほど，治療関係が重要になってくる。なぜならそれが患者にとって唯一の対人関係であるかもしれないからである。

　セラピストは認知的技法を通じて，自分で思っているほど患者が他者とは異なっていないことを，患者自身が理解できるよう手助けする。患者も他の人びとも本質的な意味では同じ「人間」という存在である。患者は「これ（例：性的欲求，攻撃願望）があるから自分は他人と違う」と思い込んでいるかもしれないが，その「これ」とは，実は他の多くの人も有している特質かもしれないのである。患者は主流ではないかもしれないが，患者と似たような人びとも大勢いる。患者は，他者との違いばかりでなく，他者との共通点にも目を向け，それらを認識できるようになる必要がある。患者は，自分が所属できるような下位集団を，大きな集団の中から見つけ出す必要がある。そのような下位集団は社会の中では主流ではないかもしれないが，それでも集団としてその存在は認められている。患者はそのことを認識する必要がある。このような患者がある集団やそのメンバーに近づこうとすると，それを妨げるような自動思考が生じる。患者はそのような自動思考を克服する必要がある。

　患者は体験的技法を通じて，幼少期や思春期に集団から疎外された体験を想起する。（ただし「社会的孤立スキーマ」を持つ患者の中には，幼い頃に他者から疎外された経験を全く持たない人もいる。そのような患者は，自らの意思によって一人でいることを選んできたのである。）イメージ技法を通じて，患者は幼少期の出来事を再体験する。イメージの中で彼／彼女らは自分を疎外した仲間に対して怒りや孤独感を表出する。そして「自分たちと違う」という理由から患者に偏見の目を向けてきた人びとと闘う。（その際グループ療法は有利である。というのも，排他的な他者に対してどのように対抗することができるか，互いに教え合うことができるからである。）患者はイメージワークによって，どのような集団や人であれば自分が近づくことができるのか，あれこれ想像してみることができる。

　行動的技法では，患者が社会的場面において回避を克服できるようになることに焦点を当てる。少しずつでも集団に加わり，集団の中で他者と交流し，対人関係を作っていくことがその目的である。そのためにはさまざまな課題を設定し，社会的な場面に段階的に曝露していく必要がある。不安管理のスキルがそのときに役に立つ。また種々の社会的スキルは，集団に曝露していくなかで生じる対人関係上のミスを乗り越える手助けになるだろう。患者の不安があまりにも強い場合は，薬物療法を併用するのが良いかもしれない。

　「社会的孤立スキーマ」を有する患者とセラピストとの治療関係が重要であることは言うまでもない。しかし治療関係を治療外の世界に般化させるためには，回避傾向を克服するための認知的および行動的技法を患者自身がしっかりと実践することが不可欠である。「社会的孤立スキーマ」を持つ患者でも，セラピストとだけは良好な関係を築く

ことができる人は多い。しかしスキーマが重症だと，患者はいつまでも「自分は他者と違う」という思いを抱き続け，外の世界に出て行けないままである。極端な場合，患者はセラピストとの治療関係によって孤独感を癒し，それ以上の人間関係を求めなくなってしまうことがある。しかしそれでは患者はセラピスト個人と交流できるようになったにすぎない。患者にとって必要なのは，集団の中に入っていくことである。集団の中に入っていけて初めて，患者は真の「修正感情体験」を得られるのである。その意味でも，グループ療法は有効である。なかでも患者の特性に合ったグループ（つまり患者と似たような人々が集まってくるようなグループ，例：アダルトチルドレンのグループ，近親姦の被害者グループ，肥満患者のためのサポートグループ）がもしあれば，それに参加することは特に患者の助けになるだろう。

4）このスキーマに対する特記事項

「社会的孤立スキーマ」における最も典型的な問題は，ある社会的場面に居つづけたり，ある集団に継続して関わったりすることが，患者にとって非常に苦痛であるということである。そのため患者は治療がもたらす苦痛に対してある程度"腹をくくる"必要がある。しかしそれは容易なことではない。患者はどうしても社会的な場面や集団への接触を回避したくなってしまう。そしてそのような回避が治療的変化への抵抗につながる。回避行動が治療の妨げとなるときは，モードワークを実施すると良い。セラピストはモードワークを通じて，自らのスキーマに対抗し，克服しようとする患者の思いを強化していく。たとえば患者が，グループの中で疎外感を抱いた幼少期の場面をイメージしたとする。セラピストはそのイメージの中に【ヘルシーアダルトモード】として入り込む。そして幼少期の患者に対し，そのような社会的場面に対応したり，そのような場面を楽しんだりできるよう手助けする。最終的には患者自身がイメージの中に【ヘルシーアダルトモード】として入り込み，幼い自分に対して同じことをしてあげられるようになるだろう。

7-2 スキーマ領域：自律性と行動の損傷（Impaired Autonomy and Performance）

7-2-1 依存／無能スキーマ（Dependence / Incompetence schema）

1）このスキーマの特徴

「依存／無能スキーマ」を有する患者は，無力感にとらわれており，非常に子どもっぽく見えることが多い。彼／彼女らは自分で自分の面倒をみることができない。そして世間は自分を圧倒するような場であり，自分はそれに対応できないと思い込んでいる。このスキーマは大きく分けて2つの要素から成り立っている。1つは「無力感」である。患者は日常生活において自分が何をすればよいのかわからず，とりわけ変化を恐れている。彼／彼女らは，新たな課題に自ら取り組むことができないので，他者に助けてもらわなければならないと信じている。世間と渡り合っていくためには自分はあまりにも未

熟であり，したがって両親の助けがどうしても必要であると思い込んでいる。極端な場合，患者は「両親がいなければ自分は生きていけない」と信じている。そのような患者は，自力で自らの衣食住をまかなったり移動したりすることができず，自分一人ではごく当たり前の日常生活さえ営むことができないと固く信じている。

「無力感」に続くもう1つの要素は「依存心」である。患者は自分一人では何もできないと信じているので，自分の代わりになって何でもやってくれる人を見つけるか，何もしないままじっとしているか，そのどちらかしか選択肢がない。患者が頼るのはまず親である。もしくは親に代わる人，それはたとえばパートナー，きょうだい，友人，上司，セラピストであったりする。それらの人びと（親もしくは親に代わる人物）は，患者の代わりに全てをやってあげたり，もしくは患者が何をすればよいのか一々指図したりする。このような患者の中核的な思考は「私は無能な人間だ。だから他人に頼るしかない」といったものである。

「依存／無能スキーマ」を持つ患者の典型的な言動には以下の特徴がみられる。すぐに誰かに助けを求める，新たな課題についてすぐに誰かに質問する，意思決定の際にアドバイスを求める，一人でどこかに移動することができない，経済的に自立できない，何事もすぐにあきらめる，新たな責任を負うことを拒む（例：昇進を断る），新たな課題を回避する。「運転席に座らない」という表現が，このスキーマのメタファーとしてよく用いられる。「依存／無能スキーマ」を持つ人は，自分が運転席に座って自動車を運転することを怖がったり避けたりする。彼／彼女らは運転中に道に迷ったり車が故障したりすることを恐れている。そんなことになったら一体どうすればよいか分からないからである。それ以外にもどんな予測不可能なことが生じるか分からない。そんなことが起きたら自分には絶対に対処できない。何か問題が起きたとしても，自分には解決策を思いつくことができない。患者はこのように考えているので，誰か自分の代わりに問題を解決してくれる人がいなければ，まともに機能できないのである。

このような患者が治療に訪れるのは，能力や独立心を養うためではない。患者が求めているのは，魔法のようによく効く薬や，全てをアドバイスしてくれる専門家である。このような患者はⅠ軸障害を訴えて治療に訪れることが多い。それはたとえば不安症状であったり，恐怖症性の回避であったり，さまざまなストレス性の身体症状であったりする。虐待的であったり支配的であったり，もしくは情緒を剥奪してくるような親やパートナーから離れたくても離れられずに抑うつ的になってしまっている患者もいる。なかには一人で生きていくことができないと固く信じているために，自らのスキーマの要因となっている親の言動をあえて真似する患者もいる。いずれにせよこのような患者が治療に対して求めるのは，依存心や無力感を克服することではなく，Ⅰ軸障害の症状を解消することである。

あまり多くはないが，自らの「依存／無能スキーマ」に過剰補償する患者もいる。そ

のような患者は他者に依存することを極端に嫌がる。「自分は無能だ」と内心では固く信じているにも関わらず，誰にも頼らずに全てを一人でやろうとする。誰かに頼るのが当然だと思われるような場面においてでさえ，決して人に頼らない。このような患者は，内心ではかなりの不安を覚えながらも表面的には落ち着いた大人のふりをして育ってきた人が多い。だからこそ何もかも一人でこなそうと無理をするのである。彼／彼女らはどんな課題にも果敢に立ち向かい，自分一人で意思決定をする。しかし結果としてどんなに良い決断を下した場合でも，内心では「自分の決定はまずかったかもしれない」と常にびくびくと怯えている。

2）このスキーマに対する治療目標

　依存心を軽減し，能力を伸ばすことが，このスキーマに対する治療目標である。スキルや自信が増せば，患者の有能感も増強されるだろう。課題を一人でできるようになれば，患者の依存心も軽減されるだろう。そうなれば過剰なまでに他者に頼らずにいられるようになるだろう。

　特に重要なのは，患者が自らの依存心を手放せるようになることである。セラピストはある種の「反応妨害」をすることで，患者をそのような方向へと導いていく。それは，患者の依存欲求に直接応じないということである。患者はセラピストの「反応妨害」を通じて，他者に助けを求めることをやめ，自ら課題に取り組めるようになる。そして，たとえ失敗したとしても，そこからさまざまなことを学べることに気づいていく。課題をやり遂げることで，自分にも最後まで問題に取り組む力があることを認識する。さまざまな課題に直面し，試行錯誤を繰り返すなかで，患者は自らの直観や判断を信じることができるようになる。

3）このスキーマに対する治療におけるポイント

　「依存／無能スキーマ」に対する治療において，認知的技法および行動的技法は非常に重要である。患者は治療を通じて，認知を修正し，行動的スキルを身につけていく。そして段階的曝露によって，少しずつ自ら意思決定することに慣れ，他者に頼らずに動けるようになっていく。

　セラピストは認知的技法によって，「誰かの助けがなければ自分はまともに生きていけない」といった患者の信念を変容していく。それは具体的には，フラッシュカードを用いたり，「スキーマサイド」と「ヘルシーサイド」との対話技法を実践したり，意思決定のために問題解決法を行ったり，ネガティブな思考にチャレンジしたり，といった技法である。セラピストは，「できる限り他者に頼って生きていきたい」という患者の思いに疑問を投げかける。過剰に他者依存することによって，「自律的でありたい」とか「自己表現したい」といった患者の欲求は妨げられる。それらの欲求こそセラピストと患者が追求すべきことであるのに，それがスキーマによって妨げられてしまうのである。「依存／無能スキーマ」を克服するためには，患者は自らの不安や恐怖に耐えなけ

ればならないが，そのためには認知的技法を通じて患者の治療意欲を上げていく必要がある。また段階的曝露を通じて，患者が徐々に苦痛に耐えられるようにしていく必要もある。その際，不安を軽減させるためのリラクセーション法や瞑想法などを患者に教えることも役に立つ。

　先述したとおり，「依存／無能スキーマ」に対する治療において体験的技法はさほど重要ではない。ただし患者によっては，幼少期の記憶を想起して，患者を過保護に扱った両親に対抗するイメージワークをすることが役立つ場合もある。患者がそのような両親に怒りを感じているのであれば，セラピストはイメージの中で患者が親に怒りを表出できるよう手助けすると良い。しかしこのスキーマを持つ患者は，両親に怒りを感じていない場合が多い。というのも，両親は彼／彼女らをひどく扱ったのではなく，あくまでも「保護」していたからである。それでも両親の過保護な扱いが，患者の能力や独立心の育成を阻んだことは事実である。患者の代わりに両親が物事を決めてきたため，患者は自ら自信を持って意思決定することができなくなってしまった。患者の代わりに両親が物事に対処してきたため，患者は基本的な生活スキルを身につけることができないまま，大人になってしまった。

　セラピストはそのような患者に対し，幼少期に「依存／無能スキーマ」が形成された頃のことを思い出すよう教示する。そして患者自身が【ヘルシーアダルトモード】として自らのイメージに入り込み，無能力な子どもである自分自身に対して問題解決のやり方を教える。それがなかなか難しい場合は，セラピストが【ヘルシーアダルトモード】として患者のイメージに加わり，コーチとしてモデルを示す。セラピストはまた，現在の生活においてスキルが足りなくて自分が困ってしまっている問題状況をイメージするよう，患者に求める。そして再び患者自身が【ヘルシーアダルトモード】としてそのイメージに入り込み，子どものように無力な自分を手助けする場面をイメージする（この種の患者は，現在の自分をイメージしたときにも，それを無力な子どもの姿として思い浮かべることが多い）。【ヘルシーアダルトモード】としてイメージに加わった患者は，無力な子どもに対して語りかける。「君はまだとても幼いから，物事を決めるのが怖いんだね。うん，それはよくわかるよ。だから今はまだ，君が意思決定する必要はない。大人の私が決めてあげよう。君は子どもだけど私はもう立派な大人だ。私は自分自身で意思決定ができるし，自分のことは自分でできるんだ」

　患者は自立して行動するのを回避している。行動的技法は，患者がそのような回避を克服するのを手助けする。「依存／無能スキーマ」の治療においては，行動的技法による回避の克服は非常に重要である。患者がなかなか行動変容できないときもある。それはスキーマと闘うための証拠をセラピストと患者が十分に収集できていないからであろう。患者は恐怖条件づけによって形成されたスキーマを回避によって維持しつづけている。患者自身が不安喚起状況を回避するのではなく，それに立ち向かう必要性を十分に

認識しない限り，このスキーマを修復することは難しい。そのためにはできるだけ日常生活における小さな課題から段階的に取り組んでいくことが必要である。セラピストは患者が課題を段階的に設定し，日常生活の中で少しずつ挑戦していけるよう患者を手助けする。最初は最も簡単な課題から手をつけると良いだろう。

　ホームワークの課題を首尾よくやり遂げられるようにするため，セッションでは行動リハーサルを行ってそれに備える。セラピストと患者はロールプレイやイメージワークを実施して，新たな課題を実践したり，その際に生じた問題にうまく対処したりするための練習を行う。課題を達成したときに自分を褒めたり自分に褒美を与えたりすることも励みになる。不安管理技法（例：フラッシュカード，呼吸法，リラクセーション法，合理的反応）も，課題を実践する際の不安に耐えるための手助けになる。

　同居している家族がいまだに患者の依存心を強化している場合がある。その場合は家族にも治療に加わってもらうことが役に立つかもしれない。家族は，「依存／無能スキーマ」の形成においても，そしてこのスキーマの修復にあたっても重要な役割を担う。スキーマの修復にあたって，患者自身が家族の協力を得ることができれば，セラピストはわざわざ家族に介入しない。しかし多くの場合，これまで通りスキーマを維持しようとする家族を患者自身が変えることは非常に難しいため，セラピストが家族にも介入することになる。

　セラピストと患者の治療関係においては，とにかく患者がセラピストに依存しないようセラピストは注意しなければならない。セラピストは患者が自分自身で意思決定するよう誘導し，必要な場合はその手助けをする。患者が少しでも進歩を示したら，セラピストはそのことを患者自身に認識させ，そのたびに患者を褒める。

4）このスキーマに関する特記事項

　患者がスキーマを克服しようとするよりも，セラピストに過度に依存するようになってしまうというのが，このスキーマの治療における最大のリスクである。そうなると，セラピストが親の役割を果たし，患者の人生を導いてしまうことになる。セラピストは患者の依存と自立のバランスを上手に取らなければならない。セラピストに対する患者の依存をはじめから一切禁じてしまったら，患者は治療を早々に中断してしまうだろう。したがって治療開始当初，セラピストはいくらかの依存を患者に許す。そしてそれを徐々に減らしていく。つまり治療全体を通じて，患者が治療を続けるために必要な最低限の依存を，セラピストは患者に許容しつづける，ということである。

　「依存／無能スキーマ」の治療におけるもう1つの大きな問題は，自立に対する回避を克服するのが，患者にとってかなり大変であるということである。患者は回避を克服することの短期的な不利益と長期的な利益の両方を検討する必要がある。そして社会において大人として振る舞うことの不安に耐えられるようになる必要がある。このような患者に対する治療では，患者の治療意欲を上げることが何よりも重要である。モードワ

ークは，患者の中の健康な側面（ヘルシーサイド）を強化し，患者の自立心や能力を伸ばす。モードワークにおいて，このような自立的な「ヘルシーサイド」は非機能的な親と対話してみることができる。「ヘルシーサイド」はまた，治療意欲を妨げとなっている患者自身のモードとも対話をすることができる。

7-2-2　損害や疾病に対する脆弱性スキーマ（Vulnerability to Harm / Illness schema）

1）このスキーマの特徴

「損害や疾病に対する脆弱性スキーマ」を持つ患者は，いつ大災害が起きてもおかしくないと思いながら日々を生きている。患者は，とてつもなくひどいことが自分の身に起きるに違いないと信じている。それはたとえば突然の病であったり，自然災害であったり，犯罪被害に遭うことであったり，交通事故であったり，全財産を失うことであったり，精神に異常を来して気が狂ってしまうことであったりする。患者は，「何か必ず悪いことが起きるに違いない。そして自分はそれを防ぐことができない」と固く信じている。このような患者は常に不安を感じているが，その程度はその時々によってさまざまである。軽い不安を感じているときもあれば，不安が強すぎてパニック発作を起こしてしまう場合もある。「損害や疾病に対する脆弱性スキーマ」を持つ患者は，「依存スキーマ」を持つ患者とは異なり，日常生活を営むうえで大きな不安を感じることはない。彼／彼女らが恐れているのは，あくまでも大災害である。

このような患者が最もよく用いるコーピングスタイルは「回避」もしくは「過剰補償」である。患者はさまざまな恐怖症にかかったり，自らの人生に制約を設けたり，抗不安薬を服用したり，迷信的思考に頼ったり，強迫的な儀式を行ったり，「安全なシグナル」（例：頼りになる誰か，ペットボトルの水，抗不安薬）に頼ったりする。すべて，自分に大災害が起こるのを食い止めるためである。

2）このスキーマに対する治療目標

「損害や疾病に対する脆弱性スキーマ」を持つ患者は，大災害が起きる確率を高く見積もりすぎている。そして大災害に対する自らの対処能力を低く見積もりすぎている。したがってこのような患者に対する治療目標は，患者の抱いている過大なもしくは過小な確率を妥当なレベルにまで持っていくことである。大災害はもしかしたら起きるかもしれないが，今それが差し迫っているわけではない。またたとえ災害が起きたとしても，何らかの形で自分はそれに立ち向かうことができるだろう。そのように患者が思えるようになることが重要である。さらにスキーマに対する回避行動や過剰補償を軽減することも治療目標となる（だからといって我々は，患者に極端なことをさせるわけではない。たとえば嵐の中を運転させたり，岸からあまりにも遠い沖合いで泳がせたりするようなことは決してしない）。

3）このスキーマに対する治療におけるポイント

　セラピストと患者は，このようなスキーマの幼少期における起源を探索し，それが患者の人生でどのようにパターン化されたのか，その経緯を振り返る。そしてスキーマが患者の人生にどのような負担を与えているかを検討する。患者自身の治療意欲はとても重要である。セラピストは，このままの恐怖症的な生活を続けていったらその後の人生がどのようになるか，その長期的な結果を患者自身が検討できるよう手助けする。患者は今のままの生活を続けたら，楽しみや自己探求の機会を失い続けるだろう。セラピストはまた，今の恐怖症的な生活を手放すことの利益を，患者自身が検討できるよう手助けする。スキーマを修復すれば，患者は今よりもっと自由に世界を動き回れるだろう。今よりもっと裕福になれるかもしれないし，もっと充実した人生を送れるようになるだろう。その際，モードワークが特に役立つ。患者はモードワークを通じて，【ヘルシーアダルトモード】から変化に抵抗する【怯えた子どもモード】を説得し，物事に挑戦するよう導いていく。その際十分な治療意欲がなければ，不適応的なコーピングスタイルを手放す恐怖を患者が克服することはできないだろう。認知的技法および行動的技法は不安や回避を克服する際に，特に重要である。

　認知的技法は，患者の中の大災害に対する生起確率を軽減し，自らの対処能力に対する自己評価を向上させる。患者はあまりにも過大に危険を予測している。患者は認知的技法を通じて，そのような自分の予測に反論することを身につける。破局的思考に挑戦すること（これを「脱破局視」と呼ぶ）によって，パニック発作やその他の不安症状も軽減される。認知的技法はまた，自分が変化することの利益を患者に自覚させる。

　患者は行動的技法を通じて，迷信的な儀式や安全シグナルに対する依存行動を徐々に減らし，恐怖状況に立ち向かっていく。患者はホームワークの課題に取り組むことによって，日常生活において段階的曝露を実践する。セッションではイメージリハーサルをすることが有効である。患者は恐怖状況をイメージし，【ヘルシーアダルトモード】の助けを借りながら，恐怖状況に対処していく自分の姿を想像し，リハーサルする。さまざまな不安管理技法（例：呼吸法，瞑想，フラッシュカード）も曝露を行ううえで役に立つ。

　体験的技法も重要であるが，特にイメージリハーサルとモードワークが役に立つ。もし「損害や疾病に対する脆弱性スキーマ」が両親によって形成されたのであれば（両親をモデル化することによってこのスキーマが形成されることが，実際に多い），患者はイメージの中で両親と対話する。患者はまた，幼少期や現在の恐怖状況をイメージし，【ヘルシーアダルトモード】としてその中に入り込み，【怯えた子どもモード】である自分に安心してもよいのだと語りかける。たとえば大災害がもたらすネガティブな結果について，そこまで怯える必要がないことを伝える。【ヘルシーアダルトモード】としてイメージに入り込んだ患者は，【怯えた子どもモード】である自分自身を徐々に安心させ

ていく。

　このスキーマを持つ患者との治療において，治療関係は最重要ではない。セラピストは治療関係よりも，「共感的直面化」を用いて患者の過剰補償や回避を扱い，患者が健全なやり方で問題に対処できるよう手助けすることに注力するべきである。セラピストはまた，患者が恐れている対象について，より妥当なやり方で（すなわち恐怖症的ではないやり方で）対処するにはどうしたらよいか，そのモデルを患者に示すと良いだろう。

4）このスキーマに関する特記事項

　「損害や疾病に対する脆弱性スキーマ」に対する治療において一番問題になりやすいのは，患者の不安が強すぎて，回避や過剰補償といったコーピングを止められない，ということである。スキーマが強固で不安が強すぎると，患者はどうしてもそれらのコーピングを手放すことができなくなってしまう。この場合，患者の「ヘルシーサイド」を強化して，より充実した人生を望む患者の思いをさらに強化していくと良いだろう。

7-2-3　巻き込まれ／未発達の自己スキーマ（Enmeshment / Undeveloped Self schema）

1）このスキーマの特徴

　「巻き込まれスキーマ」を有する患者は，あるひとりの重要他者との関係に深く巻き込まれているため，その患者のどこが「本当の患者の部分」であり，どこが「重要他者に巻き込まれている部分」であるのか，患者もセラピストも明確にすることができない。患者が巻き込まれる人物（「巻き込まれ対象」）とは，通常親である。もしくは親に代わる人物，たとえばパートナー，きょうだい，上司，親友であったりする。このスキーマを持つ患者は，「巻き込まれ対象」と感情的にあまりにも深く結びついており，その結果，自分らしくあったり，社会性を発達させたりすることができないままでいる。（ある男性患者の「巻き込まれ対象」は母親であったが，その母親は彼が結婚しようとするたびに次のように言って，思い留まらせていた。「あなたが誰と結婚すべきか，それは私がよくわかっているわ。なぜなら，これまであなたがつきあってきた女性たちと，母親である私自身もつきあってきたようなものですからね」。）

　このスキーマを持つ患者は，自分も「巻き込まれ対象」もお互いがいなければ生き延びられないと信じている。患者は「巻き込まれ対象」と強く結ばれていると感じており，それはあたかも「２人で１人」といった感じである（患者は，わざわざ相手に尋ねなくても，「巻き込まれ対象」の心を読んだり，相手の願望を理解したりできると信じている）。彼／彼女らは，「巻き込まれ対象」との間に何らかの境界線を引くのは間違いであると考えている。万が一境界線など引いてしまったら，彼／彼女らは相手への罪悪感にさいなまれるだろう。患者は「巻き込まれ対象」に全てを打ち明け，また相手も自分に対してそうすることを望んでいる。彼／彼女らは「巻き込まれ対象」との一体感を強く

感じている。しかしそのせいで，患者の中には圧倒される感じや息が詰まる感じが同時に生じている。

　ここまで述べてきた特徴は，「巻き込まれ／未発達の自己スキーマ」のうち，特に「巻き込まれ」についてであった。もう一つの「未発達の自己」についても解説する。「未発達の自己」とは，患者個人のアイデンティティの欠如のことであり，そのせいで患者は空虚感を抱いている。患者は「巻き込まれ対象」との関係を維持するために，自分自身のアイデンティティを捨ててしまっており，それが空虚感を惹起する。「未発達の自己スキーマ」を持つ患者は，地図を持たずに世界をさまよっているような感覚を抱いている。患者は「自分が何者か」を知らない。彼／彼女らは，自分自身の好みを形成してこなかったし，自分の才能を発達させてこなかった。自分が本当に好きなこと，やりたいことは何か，ということを考えず，それを育んでこなかった。極端な場合，自分という存在自体にも確信が持てなくなってしまっている患者もいる。

　「巻き込まれスキーマ」と「未発達の自己スキーマ」は，このように別々のスキーマであるが，これらが同時に形成されることもあれば，どちらか一方だけを患者が持つに至る場合もある。特に「未発達の自己スキーマ」は，巻き込まれ体験以外の理由で形成されることがある（例：「服従スキーマ」を持つ患者。たとえば両親に支配されて育った患者は，親の言うことが絶対であったため，自己のアイデンティティ感覚を同様に形成できないでいるかもしれない）。いずれにせよ「巻き込まれスキーマ」を持つ患者の多くが，「未発達の自己スキーマ」を併せ持つ。患者の意見，興味，選択，目標などは全て，「巻き込まれ対象」からの借り物にすぎない。患者にとっては，自分自身の人生より，むしろ「巻き込まれ対象」の存在のほうがリアリティを持つ。それはあたかも「巻き込まれ対象」が「恒星」で，自分はその周りを回る「衛星」であるかのような感覚である。また「未発達の自己スキーマ」を持つ患者は，自分が一体感を持てそうな，強力な「巻き込まれ対象」を探し求める。

　「巻き込まれ／未発達の自己スキーマ」を持つ患者の典型的な行動としては，「巻き込まれ対象」の言動を模倣する，「巻き込まれ対象」と常に接触する，「巻き込まれ対象」とは異なる思考や感情や行動を全て抑制する，といったことが挙げられる。たとえ患者自身がどうにかしてこの「巻き込まれ対象」と離れようとしても，今度はそのことに対する罪悪感にさいなまれてしまう。

2）このスキーマに対する治療目標

　このスキーマに対する主な治療目標は，患者が「本来の自分」（例：患者自身の好み，意見，選択，生まれつきの性向）を取り戻し，それを表現できるようになることである。「巻き込まれ対象」に過剰適応して，自己抑制するのではなく，自分らしさを出せるようにしていくのである。「巻き込まれスキーマ」から解放された患者は，「巻き込まれ対象」ばかりを見つめることをしなくなり，自分自身の人生を生きられるようになる。そ

の結果「巻き込まれ対象」との一体感が薄れ，患者は相手との共通点と相違点を区別できるようになる。「巻き込まれ対象」との間に境界線を引き，アイデンティティ感覚を持てるようになる。

中には相手から巻き込まれることを逃れるために，人づきあいを避けている患者もいる。その場合，近すぎずかつ遠すぎないほどほどの関係を，相手と築けるようになることが治療目標となる。

3）このスキーマに対する治療におけるポイント

治療では現在の患者の生活に焦点を当てる。認知的技法や体験的技法は，患者の本来の好みや意思を同定するのに役立つ。行動的技法は特に重要で，患者の本来の好みや意思を日常生活において実現させようとする際に不可欠である。

セラピストは認知的技法を用いて，「独立した存在として自分らしくいることより，両親と一体になっているほうが良い」といった認知を，患者自身が修正できるよう手助けする。セラピストと患者は，「巻き込まれ」を解いて，自分らしくいられるようになることの利益と不利益を検討する。そして患者のどの部分が「巻き込まれ対象」と似ていて，どの部分が似ていないかを同定する。治療が目指すのは「巻き込まれ対象」と全く異なる人間になることではない。また「巻き込まれ対象」と似ている部分を全否定することを目指すわけでもない。「巻き込まれスキーマ」に対して過剰補償する患者は，時に「巻き込まれ対象」を全否定し，自分の中に少しでも相手と似ている部分があるのは許せないと考えることがある。そして「巻き込まれ対象」と正反対の言動を取ろうとする。治療ではそのような極端な思考も扱う。認知的技法ではまた，「スキーマサイド（対象と一体感を持ちたがっている自分）」と「ヘルシーサイド（アイデンティティを確立したいと願っている自分）」との間で対話を行う。

体験的技法では，患者はイメージワークを行い，自分が「巻き込まれ対象」と離れていく場面を想像する。たとえば患者は，幼少期において両親と意見が異なったり，両親に違和感を覚えたりした場面を想起する。そして本当は自分がどうしたいか親に告げている場面をイメージする。あるいは両親と自分との共通点や違いについて，両親に話をしている場面をイメージする。また両親と自分との間に境界を設けることについてもイメージワークを行う。それはたとえば，自分のことを全て打ち明けたりいつまでも一緒に過ごしたりすることを断る場面であったりする。その際，まずセラピストが【ヘルシーアダルトモード】を演じ，次に患者自身がそれを引き継ぐことが多い。いずれにせよ【ヘルシーアダルトモード】は，患者が「巻き込まれ対象」と離れていけるよう手助けする。

行動的技法ではまず，患者の本来の好みや意思を同定することから始める。患者は自分がもともと好きだったと思われる活動をリスト化し，行動実験によってそれらが実際に楽しいかどうかを検証する。その際重要なのは，「楽しい」というリアルな感覚を重視することである。セラピストはホームワークの課題として，実際に試してみて気に入

った音楽や映画，本，レストラン，活動をリスト化するよう患者に依頼する。セラピストは，「巻き込まれ対象」とは異なる自分自身の好みに従って行動するよう，患者を励ます。行動的技法はまた，患者を巻き込もうとしない友人やパートナーを新たに見つけることを重視する。「巻き込まれスキーマ」を有する患者は，「巻き込まれ対象」と似通った人物をパートナーに選びがちである。そのようなパートナーはえてして患者より強く，患者はそのような強い人物に自分を一体化してしまう。そしてパートナーが「恒星」，患者が「衛星」といった関係を作ってしまう。セラピストと患者は行動的技法を通じてそのような関係のあり方を修正していく。

　セラピストは適度に距離を置いたほどほどの治療関係を患者と形成していく。接近しすぎず，遠すぎもしない距離が重要である。もし接近しすぎたら，セラピストが新たな「巻き込まれ対象」となってしまう。もしセラピストと患者の関係が遠すぎたら，患者は疎外感を抱き，治療意欲を持てなくなってしまう。

4）このスキーマに関する特記事項

　患者がセラピストに巻き込まれ，セラピストに対して一体感を持ってしまうことが，最大のリスクである。それではセラピストが新たな「巻き込まれ対象」となるだけであり，たとえ患者が両親などこれまでの「巻き込まれ対象」と離れることができても，あまり意味がない。かといって最初から離れすぎるのもよくない。「依存／無能スキーマ」の治療と同様に，セラピストは治療の初期段階ではある程度の一体感を患者が持てるようにし，その後，患者が徐々にアイデンティティを確立して，セラピストから離れていけるよう，患者を励まし続けなければならない。

7-2-4　失敗スキーマ（Failure schema）

1）このスキーマの特徴

　「失敗スキーマ」を持つ患者は，同年代の人たちと自分とを比べ，仕事，経済面，地位，学業，スポーツなどにおいて自分が劣っていると感じている。患者は，自分が馬鹿で，不器用で，才能がなく，無知で，失敗していると信じており，他者に比べて自分が「ちゃんとしていない」ように感じている。そして成功に必要なものが自分に欠けていると思っている。

　「失敗スキーマ」を持つ患者がこのスキーマに服従している場合，患者は何事にもいい加減にしか取り組まず，課題をさぼったり，課題を先延ばしにしたり，課題に全く手をつけなかったりする。逆にこのスキーマに過剰補償している患者は，頑張りすぎる傾向がみられる。過剰補償する患者は，「自分は他者に比べて出来が悪いので，そのぶん頑張らなければならない」と信じ，頑張ることで埋合わせをしようとする。そのような患者が実際に成功することは少なくないが，たとえ成功したとしても，患者は自分が何か不正を働いているかのように感じてしまう。このような患者は社会的に成功している

ように見えても，患者の心の奥底では，自分が常に失敗の瀬戸際に立たされているかのように感じている。

「失敗スキーマ」と「厳密な基準スキーマ」を区別することは重要である。「厳密な基準スキーマ」を有する患者は，自分で自分に課した高い基準（もしくは親に課された高い基準）を自分が達成できていないと感じているが，彼／彼女らは自分が「平均レベル」より出来が良いことを知っている。一方，「失敗スキーマ」を持つ患者は，他の人に比べて自分の出来が悪いと感じており，しかも実際にその通りであることが少なくない。「失敗スキーマ」を持つ患者のパフォーマンスが，平均以下であることもよくあることである。というのも「失敗スキーマ」はしばしば自己成就予言のように機能するからである。「失敗スキーマ」と「依存／無能スキーマ」を区別することも重要である。「失敗スキーマ」は，金銭，地位，キャリア，スポーツ，学業といった領域に関連していることが多い。一方，「依存／無能スキーマ」は，日々の意思決定やセルフケアに絡むことが多い。「失敗スキーマ」と最も関連が深いのは「欠陥スキーマ」である。物事の達成に関わる領域において失敗が続くと，往々にして患者の中には「失敗スキーマ」と「欠陥スキーマ」の両方が形成されていく。

2）このスキーマに対する治療目標

患者の能力や才能の範囲内で，「自分もそこそこできている」と患者自身が感じられるようになることが治療目標である。もちろん実際に患者が「そこそこ」できるよう手助けすることも治療目標となる。目標達成のために次の3つのやり方が挙げられる。1つは，患者のスキルを実際に伸ばし，成功体験を与えることで，患者の自信を増強するというやり方である。2つめは，患者がすでに成し遂げていることを患者自身が認識し，達成感を抱けるよう手助けしたり，「他者は自分より出来がいい」といった患者の認知を修正することである。3つめは，自分の能力の限界を認めつつ，限界があることと自分に価値がないこととは別であると患者自身が認識できるよう導くことである。

3）このスキーマに対する治療におけるポイント

個々の患者について「失敗スキーマ」の起源をアセスメントすることが，治療においては不可欠である。というのも，アセスメントの結果によって，セラピストの用いる治療戦略が全く違ったものになる可能性があるからである。「失敗スキーマ」を持つ患者の中には，実際に何らかの能力に欠けていたり，生得的に知能が低かったりする人がいる。その場合セラピストは現実的に達成可能な目標を設け，それに向けて患者のスキルの向上を目指す。しかし中には，才能や知能を十分に持ち合わせているのに，それを十分に発揮できず，パフォーマンスが低いままでいる患者もいる。そのような患者は，やり方や焦点の置き方がどこか間違っていることが多い。その場合セラピストは，能力を発揮するためのやり方や適切な焦点の当て方を患者に教える。「失敗スキーマ」を有する患者が注意欠陥／多動性障害（ADHD）のような発達に関わる問題を抱えているこ

とがある。その場合セラピストはそのような発達的問題そのものを治療する必要がある。また「失敗スキーマ」を持つ患者には，自律性に欠ける人が少なくない。つまり「失敗スキーマ」と「自制と自律の欠如スキーマ」を併せ持つ患者が少なからず存在する。その場合セラピストと患者は結託して，患者の「自制と自律の欠如スキーマ」と闘う必要がある。他にも，別のスキーマの悪影響を受けた「失敗スキーマ」の持ち主もいる。たとえば「欠陥スキーマ」や「情緒的剥奪スキーマ」を中核的に持ち，その結果「失敗スキーマ」を持つに至った患者がまさにそうである。このような患者は自らのスキーマから逃れるために，四六時中，薬物やアルコールを摂取したり，株取引やインターネットに没頭したり，ポルノや不特定多数とのセックスに耽溺したりする。そしてこのような回避行動によって，仕事や学業などの本業がままならなくなってしまっている。その場合，まずは中核的なスキーマに焦点を当てて治療を行う必要がある。つまり患者の失敗の背景を知り，それに焦点を当てることが重要である。いずれにせよ，認知的技法や行動的技法による介入が奏功する場合が多い。

　患者のパフォーマンスが同年代の他者に比べて実際に劣っている場合，セラピストは認知的技法を通じて，それが**先天的**な能力によるものではないということを患者が認識できるよう手助けする必要がある。患者の失敗は能力不足ではなくスキーマによるものである。つまり問題の原因は先天的な能力不足ではなく，スキーマを回避したりスキーマに服従したりすることによる自分の努力不足であるということを患者自身が気づけるよう，セラピストは手助けしていく。その際役立つのが，「ヘルシーサイド」と「スキーマサイド」との対話技法である。

　認知的技法ではさらに，患者のスキルや患者がすでに達成したことに焦点を当てる。「失敗スキーマ」を有する患者は往々にして，達成したことに目を向けず，自らの失敗ばかりに注目しがちである。セラピストは患者が成し遂げたことを患者自身にその都度認識させることによって，患者の思考パターンの変容を試みる。セラピストはまた，現実的に達成可能な目標を設定できるよう患者を誘導する。「失敗スキーマ」を有する患者は，高すぎる目標を長期的に掲げる場合が多い。そうなると必然的に失敗の可能性が高まり，「失敗スキーマ」が惹起されてしまう。セラピストは患者自身がそのようなパターンを繰り返さぬよう，新たな目標の設定の仕方を患者に教える。

　体験的技法は，患者が行動変容の準備をする際に大いに役に立つ。具体的には患者はまずイメージ技法を行って，過去の失敗を再体験する。そしてイメージの中で，患者を馬鹿にしたり揶揄したり軽視したりした人物に対して怒りを表出する。その人物とは，患者の親やきょうだいや教師であったりすることが多い。このようなイメージワークによって，患者は「失敗スキーマ」の原因を自分自身ではなく，患者を馬鹿にした他者に帰属できるようになる。特にADHDの患者は幼少期から，自己制御できないことを理由に他者から叱責され続けてきた体験を持つであろう。そのような患者の親は，患者の

特性に気づくことができず，患者を責めつづけていた可能性がある。生得的に何らかの能力に欠けている患者もまた，「一生懸命頑張らないお前が悪い」「お前の努力が足りない」と責められつづけてきた可能性がある。これらの患者がイメージワークを通じて自分のことを理解してくれなかった親や他の人物に怒りを表明することは，患者が「失敗スキーマ」から解放されるために大きな助けとなる。

　中には，子どもの成功を望まない親に育てられた患者もいるだろう。そのような親は，自分でも気づかないうちに，子どもの成功を阻むようなことをする。というのも，そのような親は，子どもに追い越され，見捨てられることを恐れているからである。そのような親は「もしお前が成功したら，私はお前を見捨てるだろう」といったメッセージをひそかに送ったり，実際に子どもが成功しすぎると冷淡な反応を示したりする。その結果，子どもは自分が成功するのを恐れるようになる。このような経験は，体験的技法によって明らかにすることができる。患者はイメージの中で，自分をひそかに傷つけた両親に対して怒りを表明し，親のメッセージが健全なものではないこと，自分はそれを信じる必要がないことを伝える。健全な親であれば，子どもの成功をひそかに罰するようなことは決してしない。患者は親に怒りを向けることで，「もし自分が成功してしまったら，周囲の人びとに拒絶されるだろう」といった考えを乗り越えられるようになる。モードワークでは，【ヘルシーアダルトモード】が【失敗したチャイルドモード】を慰め，力づけ，導いていく。最初はセラピストが患者の過去や現在のイメージに【ヘルシーアダルトモード】として入り込み，次に患者自身が【ヘルシーアダルトモード】を演じる。そうやって患者の中に【ヘルシーアダルトモード】を育てていく。

　「失敗スキーマ」への治療では，行動的技法が最も重要なものとなる。というのも，たとえ認知的技法，体験的技法がうまくいったとしても，不適応的な対処行動を患者が改善しないかぎり，スキーマは十分に修復されないからである。セラピストは，「スキーマへの服従」「スキーマの回避」「スキーマへの過剰補償」といったコーピング行動を患者自身が適切な行動に置き換えられるよう手助けする。患者は目標を掲げ，目標を達成するための具体的な課題を設定し，ホームワークでそれらの課題に取り組む。セラピストは，課題に取り組むにあたっての障害を患者が乗り越えられるよう手助けをする。もしそれがスキルの問題であれば，患者がそのスキルを身につけられるよう援助する。もしそれが適性の問題であれば，患者に適した課題を再設定するよう援助する。もしそれが不安の問題であれば，不安管理技法を患者に教える。もしそれが自律や自制の問題であれば，セラピストは先延ばしせずに目の前の課題に自律的に取り組むにはどうすればよいか，患者と共に検討し，取り組んでいく。課題に取り組むにあたっての障害を克服するには，行動的なリハーサルを行うのも役に立つ。イメージ技法やロールプレイも，同様に役立つだろう。

　治療関係については，セラピストは「失敗スキーマ」を持つ患者に対してスキー

とちょうど正反対の振る舞いをするのが良い。セラピストは患者の目の前で現実的な目標を設定し，それに向かって力を尽くし，どんな問題が起きそうか予測を立て，失敗してもそれにめげず，進歩があればそれを認め，喜ぶ。そのような専門家としてのセラピストの振る舞いそのものが，患者のスキーマの「解毒剤」となりうる。（ただしセラピストの成功は逆のメッセージを患者に与える可能性もあるので注意が必要である。患者の中には，「セラピストに比べて自分は失敗者である」と感じる人もいるかもしれない。ここで重要なのはセラピスト個人の成功を見せつけるのではなく，健全なアプローチの仕方のモデルを，患者に示すことである。）セラピストは，適切な構造を設定し，患者が物事に首尾よく取り組めるよう励まし，患者が少しでも何かをうまくやれたらそのことを褒め，患者が現実的な期待を持てるよう手助けする。それらはすべて「治療的再養育法」として機能する。

4）このスキーマに関する特記事項

「失敗スキーマ」の治療において最もよく見られる問題は，不適応的なコーピング行動を患者がやめられないということである。すなわち患者はスキーマを回避したり，スキーマに服従したり過剰補償したりし続ける。その場合，患者がひそかに「それでもやはり自分は失敗するだろう」と思っていることが多い。自分が物事を首尾よくやれるとどうしても信じられないので，行動を変えることができないでいるのである。その際役に立つのはやはりモードワークである。セラピストはさらなるモードワークを通じて，患者のスキーマに対抗できる【ヘルシーアダルトモード】を強化する。モードワークにおいて，患者は過去や最近の失敗体験を想起する。セラピストや患者の演じる【ヘルシーアダルトモード】は，【失敗したチャイルドモード】に対し，失敗にどのように対処したらよいか，そのやり方を教える。

7-3　スキーマ領域：制約の欠如（Impaired Limits）

7-3-1　権利要求／尊大スキーマ（Entitlement / Grandiosity schema）

1）このスキーマの特徴

「権利要求／尊大スキーマ」を持つ患者は，自分は特別で他者より優れた存在であると信じている。そして自分は「エリート階級」に属するので，特権を与えられて当然だと思っている。彼／彼女らは健全な社会的関係のために互恵性が必要であるとは考えておらず，ただひたすら自分自身の欲求を満たすために相手を利用するだけである。その際，相手に共感などしないし，相手の欲求などお構いなしである。患者の振る舞いは自分勝手で傲慢である。患者は，他の誰かに迷惑がかかろうが，自分の言いたいことは言い，やりたいことはやり，欲しい物は手に入れようとする。患者はそれが当然だと思っている。患者の取る典型的な行動は，過度な競争心を示し，お高くとまり，他者に対して支配的であり，権力を手放そうとせず，自分の考えを周囲に押しつける，といったものである。

我々は「権利要求／尊大スキーマ」を2つのサブタイプに分けて考えている。1つは「純粋タイプ」，もう1つは「自己愛タイプ」である。後者は自己愛性パーソナリティ障害に関連する。「自己愛タイプ」の患者の心の奥底には，「欠陥スキーマ」や「情緒的剥奪スキーマ」がある。患者はそれらのスキーマを過剰補償するために傲慢に振る舞い，それが「権利要求／尊大スキーマ」の形成に至ったと考えられる。つまり「自己愛タイプ」の患者は，実はひどく脆いのである。そのような患者に対する治療では，「権利要求／尊大スキーマ」の根底にある「欠陥スキーマ」や「情緒的剥奪スキーマ」に焦点を当てるべきである。その場合，治療的な限界設定は必要ではあるが，それが治療の中心とはならない（このタイプの患者に対する治療については10章で詳述する）。

一方，「純粋タイプ」とは，幼い頃から甘やかされて育ち，大人になってからも我儘に振る舞い続けている患者のことを指す。このような患者の「権利要求／尊大スキーマ」の根底に特に深刻なスキーマがあるわけではなく，過剰補償としてこのスキーマが形成されたのではない。このような純粋タイプの患者に対する治療では，限界設定が治療の柱となる。本項では，この「純粋タイプ」に焦点を当てて，「権利要求／尊大スキーマ」の治療について述べる。ただしそれらの多くは，「自己愛タイプ」の治療にも補助的に活用することができる。

「権利要求／尊大スキーマ」を持つ患者の中には，依存的な特徴を持つ人もいる。それらの患者を「依存タイプ」と呼んでもよいかもしれない。このような患者は，「依存／無能スキーマ」と「権利要求／尊大スキーマ」を併せ持っている。彼／彼女らは，他者に頼り，他者から手厚く世話される権利を自分が有すると信じている。そして他者は患者のために，衣食住を提供したり移動の面倒をみたりするのが当然であるとも信じている。もし他者が自分にそのようにしてくれなければ，患者は怒りをあらわにする。このような患者に対する治療では，セラピストは「権利要求／尊大スキーマ」と「依存／無能スキーマ」を同時に扱う。

2）このスキーマに対する治療目標

「権利要求／尊大スキーマ」に対する治療目標は，常識的な対人関係においては互恵性が不可欠であることを患者に認識させることである。セラピストは患者に対し，「人は皆平等で，同等の権利を有する」という基本的な価値観を教える。（ジョージ・オーウェルの『**動物農場**』における「建前として，すべての動物は平等である。しかし実際にはある種の動物は他の動物に比べ優秀な存在であり，優遇されるべきである」というフレーズと，我々の基本的な価値観は異なる。）我々の社会の価値観は，「全ての人間の価値は平等である」というものである。我々の社会では，ある人の価値が生まれつき高いなどということもなければ，特定の人だけに特別な権利が与えられるということもない。健全な人は，他者をいじめたり支配したりせず，他者の欲求や権利を尊重する。健全な人はまた，他者を傷つけるような自らの衝動を抑制し，大体において社会規範に沿

って行動する。

3）このスキーマに対する治療におけるポイント

　患者の治療意欲を持続させるため，セラピストは「権利要求／尊大スキーマ」を持つことの不利益をことあるごとに強調する。そもそも「権利要求／尊大スキーマ」を持つ患者が自発的に治療を求めて来談する場合はさほど多くない。患者が治療に訪れるのは，誰かに治療を強制されたか，もしくは「権利要求／尊大スキーマ」のせいで何らかの災難や苦痛（例：失職，離婚，子どもに嫌われる，孤独，空虚感）が生じ，それを何とかするためか，のどちらかである。後者の場合，患者は今にも失いそうな何かに対し，純粋に心の痛みを感じているのかもしれない。セラピストは，そのような痛みの理由や経緯を理解し，それらを患者が治療を続けるために活用する。たとえばセラピストは次のように患者に言うことができる。「もしあなたがこれまでどおり権利を要求しつづけ，変わろうとしないのであれば，周囲の人はあなたに仕返しをするか，もしくはあなたから離れていくことでしょう。もしそうなったら，今よりもっと不幸になるのではありませんか？」。セラピストはこのように，患者が変化しなければどのような結果がもたらされうるか，患者自身に考えてもらう。

　患者の対人関係や，患者とセラピストの治療関係に焦点を当てることは，「権利要求／尊大スキーマ」を持つ患者に対して最も重要な治療戦略となる。セラピストは患者に対し，相手の立場を考慮したり相手に共感したりするよう促し，他者に権利ばかりを要求することがどのような結果をもたらすか，患者自身が認識できるよう誘導する。怒りの管理や自己主張訓練のような認知的および行動的技法は非常に有用である。患者はそれらの技法を通じて，これまでの攻撃的なやり方ではなく，適度に自己主張的なやり方で他者と接することができるようになる。患者に配偶者や恋人がいるのであれば，そのパートナーをセッションに連れてきてもらうことも役に立つ。セラピストとカップルは，患者の過剰な権利要求を他の行動に置き換えられるよう，共に取り組んでいく。そしてカップルのつきあいの中に限界を設定する。そのようなプロセスを通じて，カップルはお互いの欲求や要求に適切なバランスを取っていけるようになる。

　「権利要求／尊大スキーマ」を有する患者の多くは，それまでの人生の中で，自分の価値や長所だけに選択的に注意を向け，欠点には目をつぶってきた。患者は自らの長所と短所の両方を，現実的な視点から見渡すことができない。患者は自分にも弱点や制約があるということを受け入れることができない。セラピストは認知的技法を通じて，患者が現実的な視点を持ち，自らの長所と短所の両方を受け入れられるよう手助けする。そして「自分は特別な存在だから，当然特権を与えられるべきだ」といった信念を修正していく。患者は認知的技法を通じ，自分も他者と同様にさまざまなルールに従う必要があることを認識するようになる。セラピストは，自らの権利を過剰に要求し，その結果自分自身が痛い目に遭った体験を思い出すよう，患者に求める。そしてそのような体

験を一緒に検討する。

　セラピストは体験的技法を用いて，自分が親に甘やかされていたという事実を患者が受け入れられるよう手助けする。セラピストは【ヘルシーアダルトモード】として患者の幼少期のイメージに入り込み，わがままばかりを言う幼少期の患者に対し，互恵性の原則を教える。次に患者自身が【ヘルシーアダルトモード】として，自らのイメージに入り込み，セラピストと同様のことをする。

　セラピストはまた，治療関係における患者の言動を注意深く観察し，患者が過剰に権利要求的に振る舞ったら，「共感的直面化」を実施し，患者とそのことについて話し合う。患者がセラピストに対して意地の悪い言動を示したり，不適切なやり方で怒りを示したりした場合は，適度な制約を設けることによって「治療的再養育法」を実施する。セラピストは治療関係を通じて，患者が自らの欠点を受け入れ，人は皆平等であるということを認め，劣等感を抱かせるような体験を乗り越えていけるよう援助する。患者が他者に共感を示すような言動を示したら，そして患者が自らの衝動性や怒りを適切に抑制することができたら，セラピストはすぐにそれに気づき，褒める。「権利要求／尊大スキーマ」を持つ患者は，社会的地位や特別な才能の有無によって，自分や他人を評価する傾向がある。セラピストはそのような患者の傾向も治療を通じて軽減していく。

4）このスキーマに関する特記事項

　「権利要求／尊大スキーマ」に対する治療で最も問題になりやすいのは，患者の治療意欲がなかなか継続しないということである。患者はこのスキーマによってたとえ短期的ではあれ利益を得ることがあり，そのためにスキーマを修復する前に治療を中断してしまう場合がある。確かに権利を要求して，自分の欲求を満たすことは気分の良いことである。だったらなぜ，患者は治療を通じて変わっていく必要があるのだろうか？　セラピストは「権利要求／尊大スキーマ」を修復することの必要性と治療を続けることの利点を，繰り返し患者に示し続ける必要がある。そうしなければ，結局患者自身が損をするのである。

7-3-2　自制と自律の欠如スキーマ（Insufficient Self-Control ／ Self-Discipline schema）

1）このスキーマの特徴

　「自制と自律の欠如スキーマ」を持つ患者は，以下の2つの資質を欠いている。1）自己制御（セルフコントロール）：自分の感情や衝動を適度に抑制する能力。2）自律性：課題を達成するために欲求不満や退屈さを我慢する能力。「自制と自律の欠如スキーマ」を持つ患者は，自らの感情や衝動をコントロールすることができない。そして，仕事においてもプライベートにおいても，長期的な利益を得るために短期的な利益をあきらめることができない。このような患者は，過去の失敗経験から教訓を引き出すことが非常

に難しい。彼／彼女らは，自制したり自律的に振る舞ったりすることを身につけていないのである（Carrier Fisher は，"Postcards from the Edge"という著作の中で次のように述べている。「たとえその場で満足できたとしても，一瞬先にはそれにも満足できなくなってしまうのだ」(Carrier Fisher, 1989, p.9)）。

　強度の「自制と自律の欠如スキーマ」を持つ患者は，まともなしつけを受けずに育ってきてしまった人が多い。それほど強度ではない「自制と自律の欠如スキーマ」を持つ患者の場合，不快な体験を避けることにひたすらエネルギーを注ぐようである。そのような患者は，たとえ自分にとって不利益な結果がもたらされるとしても，痛み，葛藤，直面化，責任性，努力といったことをことごとく避けようとする。

　「自制と自律の欠如スキーマ」を持つ患者の典型的な行動としては，衝動的な言動，気が散りやすいこと，無秩序な振る舞い，退屈な日課に耐えられない，すぐに癇癪やヒステリーを起こす，物事を先延ばしにする，約束を守らない，といったことが挙げられる。これらの行動はすべて，短期的な満足を得るために長期的な利益を犠牲にする，といった特徴を有する。

　物質乱用や種々の嗜癖が，この「自制と自律の欠如スキーマ」と直接的に関係するわけではない。確かに「自制と自律の欠如スキーマ」を持つ患者が物質乱用や嗜癖に陥ることは少なくないが，それはこのスキーマの中核的特徴ではない。さまざまな嗜癖行動（例：薬物やアルコールの乱用，過食，ギャンブル依存，強迫的な性行動）は，「自制と自律の欠如スキーマ」の直接的な指標とはならない。嗜癖行動は他のさまざまなスキーマにとってもコーピングの手段となりうる。どのようなスキーマであれ，患者はそのスキーマの痛みから逃れるために，嗜癖行動を用いることが少なくない。「自制と自律の欠如スキーマ」を有する患者はむしろ，単なる嗜癖行動だけでなく，生活全般にわたって自分をコントロールしたり，自律的に振る舞ったりすることが難しい。彼／彼女らは，日常生活におけるさまざまな局面において自らの感情や衝動を制御することができない。

　我々は，全ての子どもが衝動的な側面を持つと信じている。その衝動性を放置したまま，自己制御や自己規律を身につけることはできない。子どもは皆，本来的に自制や自律ができない存在である。つまり子どもは家庭や社会の中で育っていくうちに，自分をコントロールしたり律したりできるようになっていく。我々は皆，【ヘルシーアダルトモード】を徐々に内在化することで，【衝動的チャイルドモード】を抑制し，長期的な目標に向けて自制や自律ができるようになる。ただし,注意欠陥／多動性障害（ADHD）を有する人にとっては，このこと自体が困難であろう。

　「自制と自律の欠如スキーマ」を持つ患者に特有の信念や感情は特にない。「自分の感情はすべて外に出してもよい」「自分は衝動的に行動するべきだ」などと主張する患者はいない。患者はむしろ，「自制と自律の欠如スキーマ」が自分のコントロール外にあるように感じている。このスキーマは他のスキーマと違って，患者にとって自我親和的

ではない。患者は実は自制や自律を望んでおり，実際に何度もチャレンジしていることが多い。しかしその努力が長続きしないのである。

【衝動的チャイルドモード】は，自己を抑制せず，自由に動き回るモードである。このモードの人は，軽快に楽しく遊ぶことができる。このようなポジティブな面もこのモードにはある。しかしそれが行き過ぎると，つまり自己の他のモードとのバランスが取れなくなると，さまざまな問題が生じ，その人自身が困る羽目になる。

2) このスキーマに対する治療目標

「自制と自律の欠如スキーマ」に対する基本的な治療目標は，長期的な目標を達成するためには短期的な満足を手放す必要があることを，患者自身が認識できるようになることである。すべての感情をそのまま表出したり，目の前の快楽に飛びつくことは，患者のキャリア形成や業績の妨げとなる。対人関係にも悪影響を及ぼすし，結果的に患者の自尊心が傷つくことにもなる。

3) このスキーマに対する治療におけるポイント

「自制と自律の欠如スキーマ」の治療では，認知的技法と行動的技法が何よりも重要である。セラピストはさまざまな技法を通じて，患者に自己制御や自己規律を身につけてもらう。その際の基本的な考えは，**患者の衝動と行動の間に思考を挿入する**，というものである。患者は自らの衝動を即座に行動に移す前に，そのように衝動的に行動する結果をその場で考えられるようになる必要がある。

ホームワークでは，一つの課題を提示し，それを段階的に少しずつ患者に実践してきてもらう。課題にはたとえば，部屋の整理をしたり，退屈なルーティン作業に取り組んだり，時間に正確に動いたり，欲求不満に耐えたり，強い感情や衝動が生じてもそれに耐えたり，といったものがある。その際，患者が「少し難しい」と感じる課題から取りかかると良いだろう。はじめは一定の短い時間だけ課題に取り組み，少しずつ取り組む時間を増やしていく。患者はそのために，タイムアウト法やセルフコントロール（例：瞑想，リラクセーション，注意分散），フラッシュカード（自分が自己制御を学ばねばならない理由が書かれてある）を用いる。セッションでは患者の取り組みを手助けするために，ロールプレイやイメージ技法を行う。患者が上手に自制や自律を実践できたときは，患者は自分自身に対して何らかの報酬を与える。それはたとえば，自分に対する褒め言葉であったり，自由に過ごせる時間であったり，何らかの贈り物であったり，特別な活動であったりする。

時に，「自制と自律の欠如スキーマ」には，主軸となっている別のスキーマが併存する。セラピストはその場合，「自制と自律の欠如スキーマ」と同時に，その主軸であるスキーマにも治療の焦点を当てる必要がある。たとえば「服従スキーマ」を持つ患者は，自分の感情を抑制してしまうことが多い。そのような患者は，たとえ心の奥底で怒りを感じても，それを自ら抑えつけ，表出しない。しかしそのようなことが長期に渡って続く

と，患者の中で怒りが蓄積し，患者自身が自分の内なる怒りをコントロールできなくなり，そのうちそれが暴発するかもしれない。長い期間受動的に振る舞い，あるとき急に怒りを爆発させるようなこのような患者が，「自制と自律の欠如スキーマ」を有していることも少なくない。このような患者は，その時々の自分の感情や欲求を適度に表出できるようになれば，怒りを溜め込むこともなくなるだろう。このような患者の場合，感情や欲求を抑制しなければ，むしろ自制的に振る舞うことができる。

　体験的技法も「自制と自律の欠如スキーマ」の治療において有効である。患者はまず，自分が十分な自制や自律ができていない過去や現在の場面をイメージする。はじめはセラピストが，続いて患者自身が【ヘルシーアダルトモード】として患者のイメージに入り込み，【衝動的・非自律的チャイルドモード】が自制的・自律的に振る舞えるよう援助する。「自制と自律の欠如スキーマ」が別のスキーマと関連している場合は，セラピストは体験的技法を通じて，患者をそれらのスキーマに直面させるほうが効果的な場合もある。このことは特に境界性パーソナリティ障害（BPD）の患者にあてはまる。BPD 患者は，「服従スキーマ」を中核的に有しており，そのせいで自分には感情や欲求を表出する権利がないと信じている。彼／彼女らは，たとえ感情や欲求を表出したとしても，そのことを自らの内なる【懲罰的ペアレントモード】に罰せられなければならないと思ってしまう。このようにして BPD 患者は自分の感情や欲求を抑圧しつづけ，その結果，それらは患者の中で蓄積し，ある閾値を超えたときに患者は【怒れるチャイルドモード】に変身し，それらを爆発させることになる。セッションの中でこのようなことが起きた場合，セラピストはまず患者に思いの丈を吐き出させ，共感する。そのうえで現実検討を一緒に行う。

　「自制と自律の欠如スキーマ」を持つ患者との治療関係で望ましいのは，セラピストがきっぱりとした態度を示し，治療関係に一定の制約を設けることである。このスキーマの起源は，両親が患者に対して必要な制約を設けて育ててこなかったことにある。中にはいわゆる「鍵っ子」として育てられた患者もいる。両親は共に働いており，患者を十分にしつけることができなかったのであろう。このような患者に対しては，セラピストは積極的に子どもをしつける親の役割を引き受けて「治療的再養育法」を行う。そのような患者がホームワークをやってこなかったり，セッションの予約時間に遅刻してくるような場合，セラピストはそれを見逃さず，相応の厳しい対応をする。

4）このスキーマに関する特記事項

　「自制と自律の欠如スキーマ」を持つ患者の中には，たとえば注意欠陥／多動性障害（ADHD）のように，その背景に生物学的な基盤を有する人もいる。この場合，たとえ患者自身がどんなに治療意欲を持って取り組んだとしても，心理療法だけで患者のスキーマを修復することは難しい。この場合，患者の生来の気質と幼少期の体験がそれぞれどのような割合で「自制と自律の欠如スキーマ」に影響しているかを，治療開始当初に

見極めることはきわめて困難である。このように，患者が治療意欲を十分に持っているにも関わらずスキーマを克服するのがどうにも難しいとき，セラピストは薬物療法を検討すると良いだろう。

7-4　スキーマ領域：他者への追従（Other-Directedness）

7-4-1　服従スキーマ（Subjugation schema）
1）このスキーマの特徴

「服従スキーマ」を持つ患者は，他者に自分を簡単に支配させてしまう。患者は相手に罰せられたり見捨てられたりすることが怖いので，相手に支配されるがままである。「服従スキーマ」には2つのタイプがある。1つは「**欲求**抑制タイプ」である。患者は自らの欲求を抑制し，他者に服従する。もう1つは「**感情**抑制タイプ」である。患者は相手に仕返しされるのが怖いので，自分の感情（主に怒り）を抑制する。いずれにせよ「服従スキーマ」を持つ患者は，自分の欲求や感情は他者にとっては価値がなくつまらないものであると信じている。また「服従スキーマ」を持つほとんど全ての患者が，自分の心の内に怒りを蓄積させている。それがあるとき，たとえば受動攻撃的行動，怒りの爆発，心身症，感情的ひきこもり，何らかの行動化，物質乱用として表現される。

「服従スキーマ」を有する患者の多くが，「スキーマへの服従」というコーピングスタイルを取る。患者は卑屈なまでに他者に対して従順に振る舞い，相手の顔色をうかがう。彼／彼女らは，自分は相手にきつく当たられ，いじめられていると感じており，しかもそれに対して自分は完全に無力であると信じている。患者は自分が権威的な人物に対して服従せざるを得ないと感じている。権威的な人物とは，患者にとって権力そのものである。患者はそのような相手を恐れており，服従するしかないと信じている。患者は，もし自分がそのような相手に対して自らの感情や欲求を示したら，取り返しのつかないことになると思い込んでいる。重要他者は患者のことを怒り，拒絶し，見捨て，罰を与える存在である。だからこそ患者は自らの欲求や感情を抑えつけ**なければならない**。つまり「服従スキーマ」を持つ患者は，欲求や感情を抑える**べきである**と心から信じているのではなく，欲求や感情の抑制に本質的な価値を置いているわけでもない。むしろ患者は相手に拒絶されたり見捨てられたりすることが怖いので，自分を過度に抑制するのである。このような「服従スキーマ」とは対照的に，「自己犠牲スキーマ」「感情抑制スキーマ」「厳密な基準スキーマ」を持つ患者は共に，「自分の欲求や感情を表出してはならない」という考えを自らの価値観として内在化している。「自己犠牲スキーマ」「感情抑制スキーマ」「厳密な基準スキーマ」を持つ患者にとって，自らの欲求や感情を表出するのは間違ったことであり，万が一自分がそうしてしまったら，患者自身が恥辱感や罪悪感にさいなまれる。これらの患者は「自己犠牲スキーマ」を持つ患者とは異なり，自分が他者に支配されているとは思っておらず，自己抑制することに自己効力感さえ感

じている。一方「服従スキーマ」を持つ患者は，外部から強制されて自己抑制せざるをえないと感じている。自己抑制に価値があるかないかは別として，権威ある存在には従うしかない，と信じている。というのも，そうしなければ自分が罰せられるからである。

「服従スキーマ」を持つ患者は，しばしば回避行動を示す。患者は，他者から支配されそうな状況を回避する。中には恋愛関係までをも回避する患者もいる。というのも，彼／彼女らにとって恋愛関係とは，まさに相手に支配され，自分がそれに服従させられるような息苦しい人間関係だからである。患者の中には，このスキーマに過剰補償することによって，相手に全く従わなかったり，過剰に抵抗したりする人もいる。最も典型的な過剰補償は，相手に反抗することである。

2）このスキーマに対する治療目標

「服従スキーマ」に対する治療目標は，感情や欲求を抱いたり，それを表出したりすることは自然なことであるということを，患者自身が実感できるようになることである。一般的に感情や欲求は，それらが生起したときに無理に抑え込んだりするよりは，適切なタイミングでそれらを表出するほうが望ましい。やり方が妥当である限り，自らの欲求や感情を表出するのは，誰にとってもごく健全なことである。そして相手が健全な人であれば，彼／彼女らの感情や欲求の表出に対して報復するようなことは決してしないはずである。もし患者の表出に対して，相手が報復してくるのであれば，その人は患者が必死になって関係を継続する価値のある相手ではない，ということになる。セラピストは患者に対し，患者の感情や欲求の表出を受け入れてくれる人とつきあうことを推奨する。そして相手がそれを受け入れてくれないような人であれば，無理して関係を継続する必要がないということを伝えていく。

3）このスキーマに対する治療におけるポイント

認知的技法，体験的技法，行動的技法，そして治療関係の4つがすべて，「服従スキーマ」の治療では重要である。

「服従スキーマ」を持つ患者は，「もし自分が相手に感情や欲求を表出したら，相手は自分をひどい目に遭わせるだろう」といった非現実的な予測をしがちである。認知的技法ではまず患者のそのような非現実的な認知を扱う。セラピストと患者はさまざまな証拠を検討し，行動実験を設定する。患者はそれらを通じて，自分の予測が誇張されていることを知る。さらに重要なのは，自分の感情や欲求を適切な形で表出することは健全なことである，ということを患者が認識できるようになることである。「服従スキーマ」を持つ患者は，そのような表出が「悪い」ことであると，幼少期に両親から思い込まされてしまった可能性がある。

体験的技法も「服従スキーマ」の治療においては非常に重要である。患者はイメージの中で，支配的な親や重要他者に対し，怒りを表出し，自分の権利を主張する。患者の中には，このような自己主張をすることにとまどいを覚える人もいる。セラピストはイ

メージ技法やロールプレイを通じて，患者が十分に自らの怒りを表せるようになるまで，患者を励ましつづけなければならない。というのも，怒りの表出は「服従スキーマ」の修復にあたって不可欠といってもよいぐらい重要な要素だからである。患者がイメージやロールプレイの中で，自らの怒りを感じ，それを表出することに慣れていくと，今度は日常生活の中で患者は自らのスキーマに対抗できるようになる。怒りを表出できるようになると，患者は自分を自律的な存在であると感じられるようになる。怒りは，服従せざるをえない「受け身である自分」を変えるための力を与えてくれる。

行動的技法では，支配的でない人をパートナーに選べるよう患者を手助けする。「服従スキーマ」を持つ患者は，支配的な相手に魅力を感じ，そのような相手をパートナーに選びがちである。理想としては，患者が全く支配的でない相手を選び，同等の関係を築けるようになることであるが，実際にはそれはなかなか難しい。患者はスキーマに導かれて，どうしても支配的傾向を持つ相手を選択してしまう。したがって現実的に焦点を当てるべきなのは支配の程度である。セラピストは相対的に支配の程度が小さい相手を患者が選べるように援助する。支配の程度が大きい相手を選んでしまうと，認知的技法や体験的技法を実施したのにも関わらず，結局は患者が自分の感情や欲求を相手に表出できないことが多い。逆に，もし相手が支配的な傾向を多少有していても，患者が自らの感情や欲求を感じ，相手に表出できれば，それはむしろスキーマの修復につながる。患者はさらに，支配的な人と友人づきあいをしないよう努める必要がある。自己主張訓練は，患者が自分の感情や欲求をパートナーや友人に対して表出する際の手助けになるだろう。

「服従スキーマ」の結果として，患者の自己が未発達なままであることがある。他者の欲求や好みに応じて生きてきた結果，患者は自分が本当は何を欲し，何を望んでいるのか，わからないのである。この場合，セラピストは認知的技法，体験的技法，行動的技法を用いて患者の「個性化」を図る必要がある。患者は生来の「自分らしさ」は何かを探り，それを行動に移していく。たとえばイメージワークを行い，患者は自分の欲求や望みが断たれた場面を想起する。そしてそのとき自分は何を欲していたのか，何をしたかったのか，それを声に出して相手に伝え，自分の望みを実現させる場面をイメージする。セラピストと患者はロールプレイを用いて，感情や欲求を他者に対して表出する練習をする。さらに患者はホームワークの課題を通じて，日常生活でも実践する。

「服従スキーマ」を持つ患者は，治療開始当初，セラピストを支配的で権威のある人物として認識することが多い。たとえセラピストが支配的に振る舞わなくても，患者はそのように思ってしまう。このような患者に対する「治療的再養育法」では，セラピストは患者に指示を出しすぎず，支持的に関わるのが望ましい。治療が進めば進むほど，セラピストは患者に選択権を委ね，できるだけ指示を出さないようにする。どの問題に焦点を当てるか，どの技法を行うか，どのような課題をホームワークで練習するか，そ

れらの選択を患者自身にしてもらう。「服従スキーマ」を持つ患者は，セラピストに対しても服従的な振る舞いを示すことが少なくない。セラピストはその場合「共感的直面化」を用いて，そのような患者の振る舞いを患者と共に検討する。患者がセラピストに怒りを抱くこともある。セラピストは患者が自らの怒りを認識し，それが蓄積される前にセラピストに対して表出するよう，患者を励ます。

4）このスキーマに関する特記事項

　「服従スキーマ」を持つ患者が体験的技法を通じて自らの感情や欲求を表出する際，最初はうまくいかないことが多い。患者は自己主張がうまくできなかったり，極端に攻撃的になってしまったりする。セラピストは，感情や欲求をバランスよく表出したり抑制したりできるようになるためには，十分な時間が必要であることを説明し，患者が自分を責めることのないよう配慮する。

　感情や欲求を表出する練習をする際，このように言う患者もいる。「そもそも私は，自分が一体何を本当に欲しているのか，それすらわからないのです」。このような患者は，「服従スキーマ」と同時に「未発達の自己スキーマ」を持っていることが多い。このような場合，セラピストは患者が自分自身の感情や欲求をモニターし，未発達の自己を育てていけるよう手助けする。患者が自らの感情を探索する際，イメージ技法が役に立つ。患者は自らの内面を探る作業を続け，同時に他者に服従することを減らしていく。その結果，患者は自分が何を望み，何を感じているのか，実感できるようになる。

　「服従スキーマ」を持つ患者は，セラピストに対してもへりくだった態度を示すことが多い。セラピストが患者のそのような振る舞いに好感を抱くと，それが意図せずともセラピストの態度に表れて，患者の「服従スキーマ」を強化してしまう場合がある。いわゆる「良い患者」と「服従スキーマ」を持つ患者は，表面的にはとてもよく似ている。両者とも遵守性（コンプライアンス）が高い。しかし「服従スキーマ」を持つ患者は，それが過剰で，従順すぎる場合が多い。このような過度の遵守性は健全とはいえない。それはスキーマを修復するより，むしろ持続させてしまう。

　我々は臨床経験を通じて，この「服従スキーマ」が他のスキーマに比べて，比較的治療しやすいスキーマであることに気づいた。「服従スキーマ」に焦点を当てた治療は，これまでのところかなり高い成功率をおさめている。

7-4-2　自己犠牲スキーマ（Self-Sacrifice schema）
1）このスキーマの特徴

　「自己犠牲スキーマ」を持つ患者は，「服従スキーマ」の持ち主と同様に，自分が満足しようとするのではなく，他者の欲求を満たすことに自分のエネルギーを注ぐ。ただし「自己犠牲スキーマ」を持つ患者は，「服従スキーマ」の持ち主とは異なり，自発的に自己犠牲的な振る舞いを示す。彼／彼女らは，他者を苦しみから救うために自己犠牲的な

言動をし，それが正しいことであると信じている。自己犠牲的に振る舞っていれば患者自身は自己満足できるし，罪悪感を抱かずに済む。また重要他者との関係を良好に維持することができる。患者の中には，他者の心の痛みにあまりにも強く共感してしまう人がいる。そのような患者は，他者の痛みをあたかも自分の痛みのように感じ，そのような痛みを相手が二度と感じずに済むように過剰に頑張る。このように「自己犠牲スキーマ」を持つ患者は，他者の心の痛みに対する責任感を過度に抱いている。その有り様は「共依存」ととてもよく似ている。

「自己犠牲スキーマ」を持つ患者の中には，何らかの心身症（例：頭痛，胃腸障害，慢性疼痛，疲労）を患う人が少なくない。身体症状があると，他者は患者に注意を向けてくれる。患者自身も，身体の具合が悪いときに他者から大事にされることについては罪悪感を抱かずにすむ。またさすがに身体の具合が悪ければ，他者の世話をしなくてもよいと自分自身で思える。「自己犠牲スキーマ」を有する患者は他者に与える一方で，他者に世話してもらえないことがほとんどである。そのようなストレスがこれらの心身症を引き起こしているのかもしれない。

「自己犠牲スキーマ」を持つ患者の多くは，「情緒的剥奪スキーマ」も同時に有している。患者は他者の欲求を満たすばかりで，自分の欲求が満たされることはない。表面的には患者はそのような自己犠牲的な役割に満足しているように見えるが，内心では情緒的に剥奪されているかのように感じている。患者の中には，自己犠牲を強いる相手に対し，怒りを抱く人もいる。自己犠牲がエスカレートして，自傷行為に走る患者もいる。

「自己犠牲スキーマ」を有する患者は通常，相手からの見返りを期待しない。しかしあまりにも多大なエネルギーを相手に注いだにも関わらず，相手が何も返してこないような場合には，怒りを感じることもある。実際，「自己犠牲スキーマ」には怒りが付き物である。したがって「自己犠牲スキーマ」を扱う際，怒りの問題は避けて通ることはできないだろう。ただしあまりにも自己犠牲の度が強い患者は，どんなにひどいことを相手にされても，それに対して怒りを感じないこともある。

前項で述べたとおり，「服従スキーマ」と「自己犠牲スキーマ」は区別される必要がある。「服従スキーマ」を持つ患者は，他者による何らかの反応を恐れるがゆえに自分自身を抑制する。彼／彼女らは，他者に報復されたり拒絶されたりすることを最も恐れている。一方，「自己犠牲スキーマ」を持つ患者は，より内発的な動機に基づいて自らの欲求をあきらめている（コールバーグの道徳的発達理論によれば（Kohlberg, 1963），「自己犠牲スキーマ」は「服従スキーマ」と比べ，より高い発達段階を示している）。「服従スキーマ」を持つ患者は，自分が他者の支配下にいると感じているが，「自己犠牲スキーマ」を持つ患者は，自分が自己犠牲的に振る舞うのは自らの意思によるものであると信じている。

この２つのスキーマの起源は異なる。両者は重複する面もあるが，その起源はむしろ

正反対である。「服従スキーマ」の起源は，支配的な親である。一方「自己犠牲スキーマ」を持つ患者の親は，弱々しく，愛情に飢えており，子どもっぽく，無力で，病気がちで，抑うつ的であることが多い。つまり「服従スキーマ」は強い親との相互作用によって形成され，「自己犠牲スキーマ」は弱い親との相互作用によって形成される。「自己犠牲スキーマ」を有する人は，幼い頃より親の代わりを担わされてきた人が多い（Earley & Cushway, 2002）。

　「自己犠牲スキーマ」を持つ患者は，自分が話すのではなく相手の話を聞く。自分が何かに困っていても，相手の世話をすることを優先する。常に相手に気を使い，反対に自分が相手に気を使われると居心地悪く感じる。何かしてほしいことがあっても直接的には頼まない。（ある患者は，「自己犠牲スキーマ」を持つ母親について次のようなエピソードを語ってくれた。「ある朝私はキッチンでコーヒーをいれていました。すると母が二階から降りてきたのでコーヒーがいるかどうか尋ねました。母は『手間だからいいわ』と言いました。私が『手間なんかじゃないわ。入れてあげるわよ』と言うと，『いいえ，いいのよ』と母は言います。そこで私は自分の分だけコーヒーを作りました。そして私がちょうどコーヒーを入れ終えたとき，母はこう言ったのです。『あら，私の分は入れてくれなかったのね』。）

　「自己犠牲スキーマ」を持つことには利得もある。「自己犠牲スキーマ」にはポジティブな側面があり，これを持っているだけで病的であるとはいえない。「自己犠牲スキーマ」があまりにも極端で，持ち主の健康を損なう場合，病的であると見なす。「自己犠牲スキーマ」を持つ人の中には，「他者の世話をする人」として自分自身に誇りを持っているかもしれない。道徳的に正しいことをし，利他的に行動することによって，自分自身をよい人間であるととらえているかもしれない。（ただし，「自己犠牲スキーマ」には充足感が伴わないことが多い。したがってどれだけ自分を犠牲にして相手に尽くしても，「もう十分だ」と感じられない。）「自己犠牲スキーマ」のもう一つの利点としては，このスキーマが他者を引き寄せる，ということである。多くの人は，「自己犠牲スキーマ」を持つ患者によって世話されることをありがたいと感じる。患者は，決して自分自身の欲求が満たされることはないが，それでも多くの友人を持つ。

　長期間自らを犠牲にしてきた患者が，スキーマへの過剰補償としていきなり怒り出すことがある。患者は相手を世話することをやめ，代わりに怒りをぶつける。特に自分が感謝されていないと感じると，「もうあなたには，何もしてあげない」と言って報復する。たとえばある女性患者は次のようなエピソードを話してくれた。彼女の母親は，彼女が10代のときに他界した。そこで彼女が，料理，洗濯，掃除などの家事一切を父親のためにこなすようになった。彼女は「自己犠牲スキーマ」を持っていたのである。ところがある日，彼女がアイロンをかけているところに父親がやってきて，こう言った。「今度からシャツをハンガーにかけるときには，ボタンを閉めてくれよ」。患者はアイロン

がけを途中でやめ，そのまま部屋を出て行った。そして二度と父親のために家事をすることはなかった。「あの日を境に私は自分の分だけを洗濯することにしました。父親の着たものは，みるみるうちに床に山積みになっていったわ」と患者は言った。

2）このスキーマに対する治療目標

「自己犠牲スキーマ」に対する治療目標は，「全ての人間は自らの欲求を満たすために平等の権利を有している」ということを患者が認識できるようになることである。自分のことを強い人間だと思っている患者もいるが，そのような患者の情緒はたいてい剥奪されている。患者は自らの欲求を犠牲にし，その見返りを相手に求めようともしない。患者は相手を「かわいそうな人」とみなし，世話を焼くが，実は患者もそれと同じぐらい「かわいそうな人」である。しかも「自己犠牲スキーマ」を有する患者は，自分の欲求に気づいていない。患者は自己犠牲的行為を続けるために，自らの欲求不満を感じないようにして生きている。

自分にも切実な欲求があり，しかもそれが満たされていないのだということを，患者自身が気づけるようになることが，治療目標として重要である。患者はまた，自分も他者と同様に自らの欲求を満たす権利を持っていることを認める必要がある。前述したとおり確かに「自己犠牲スキーマ」による利得もあるが，そのために患者が支払う代償は大きすぎる。自己犠牲を続けている限り，患者は他者から世話をしてもらうことができない。この「他者から世話をしてもらう」というのが患者の欲求であるのに，いつまでもそれが満たされないままになってしまう。

他の治療目標として，患者の過剰な責任感を軽減することも重要である。患者は他者の苦しみや弱さを拡大視する傾向がある。セラピストはそのことを患者自身が気づけるよう手助けする。他者は，患者が思っているほど弱く無力な存在ではない。患者が少ししか世話しなくても，ほとんどの場合何とかなるものである。患者が世話をしないからといって，相手が耐えがたい苦痛を感じたり，相手の人生が崩壊してしまったりするようなことはない。

患者の「自己犠牲スキーマ」が「情緒的剥奪スキーマ」と関連している場合は，その両方を治療する必要がある。セラピストは，患者が自らの感情的欲求を同定し，自分が何を欲しているのかを相手に直接的に伝えられるよう手助けする。そして他者に対して強がるのをやめ，弱い自分をさらけ出すことができるよう導いていく。

3）このスキーマに対する治療におけるポイント

「自己犠牲スキーマ」に対する治療では，認知的技法，体験的技法，行動的技法，治療関係，その全てが重要である。認知的技法では，患者の他者に対する認識，すなわち他者を弱く無力な存在であると過剰に考えてしまう患者の認知を修正する。そして患者が自分自身の欲求に気づくことができるよう手助けする。その際，患者が過去においても満たされなかった自分の願望（滋養されたり保護されたり理解されたり導かれたりす

ること）に気づくことができれば，なお望ましい。結局「自己犠牲スキーマ」を持つ患者は，過去においても現在においてもひたすら他者を世話しつづける一方で，自分が他者から世話をしてもらう体験をほとんど持っていないのである。

　患者が「自己犠牲スキーマ」に関連する別のスキーマを併せ持っている場合，患者自身がそのことを認識できるようセラピストは手助けする。患者が「自己犠牲スキーマ」の背景に「情緒的剥奪スキーマ」を有することは珍しくない。「欠陥スキーマ」も「自己犠牲スキーマ」と関連することが多い。「欠陥スキーマ」を持つ患者は，自分に価値がないので相手に尽くすしかないと感じ，自分を犠牲にしてしまう。「見捨てられスキーマ」と「自己犠牲スキーマ」が関連することもよくある。患者は相手に見捨てられることを防ぐために，自分を犠牲にして相手に尽くす。「依存スキーマ」の持ち主も同様である。「依存スキーマ」を持つ患者は，依存対象（多くは親）を失わずにすむよう，自らを犠牲にすることがある。「評価と承認の希求スキーマ」を持つ患者が，「自己犠牲スキーマ」を併せ持つ場合もある。他者に評価されたり承認されたりするために，患者は自らを犠牲にする。

　セラピストは認知的技法において，「ギブ・アンド・テイクの比率」に焦点を当てる。平等な立場同士の健全な関係であれば，それは五分五分のはずである。それは関係における個別の項目について五分五分であるべきだということではなく，関係全体で五分五分であればよい，という意味である。人は誰でも得意分野と不得意分野があるからである。全体を見渡したとき，その関係における「ギブ・アンド・テイクの比率」があまりにもアンバランスなのは患者にとって望ましいことではない。（親子関係は例外である。親が我が子のために自らを犠牲にするのは「自己犠牲スキーマ」のせいだけではない。「自己犠牲スキーマ」を有する患者は通常，複数のさまざまな関係性の中で自己を犠牲にしつづけている。）

　体験的技法ではセラピストは，幼少期および今現在の感情的欲求に患者自身が気づけるよう手助けする。患者は体験的技法を通じて，自分の欲求が満たされなかったことを十分に悲しみ，それに対する怒りを表出する。患者は，自分の親がいかに自己中心的であったか，あるいは要求がましかったか，もしくは抑うつ的であったかを想起する。そして両親がいかに患者の話を聞いてくれなかったか，いかに自分を守ったり導いたりしてくれなかったか，ということを想起する。そしてイメージの中でそのような両親に立ち向かっていく。患者はそのような親に対して，自分自身が親のポジションを取らざるをえなかった。患者が両親に対して怒りや不平等感を抱くのは当然のことである。セラピストは体験的技法を通じて，そのような感情を患者自身が認められるよう手助けする。そしてイメージワークの中で，親に対して怒りを表出し，自らの欲求を親に求めることができるよう，患者を導いていく。

　行動的技法では，患者が実生活において自らの欲求を表出し，それを満たしてくれる

よう他者に依頼できるようになることを目指す。セラピストは，患者が他者に対して過度に強がらず，弱い自分をさらけ出せるよう手助けする。そして，患者に要求するのではなく，むしろ患者に何かを与えてくれるような人をパートナーとして選ぶよう患者に助言する。（「自己犠牲スキーマ」を有する人は，弱々しく，患者に対して要求がましい相手をパートナーとして選択しがちである。そのような患者がつきあう相手が薬物常用者であったり抑うつ的であったりすることは珍しくない。）さらに患者は行動的技法を通じて，相手に対して限界設定できるようになる必要がある。

　他のスキーマにとっては望ましくない治療戦略が，この「自己犠牲スキーマ」には有効である場合もある。患者は，自分が重要他者に対しどれだけ尽くしたか，それに対して相手がどれだけ自分にお返ししてくれたかを記録する。自分はどれだけ相手のことを思い，話を聞き，世話をしてあげているのだろうか。それに対して相手は自分に何をしてくれているのだろうか。記録を取ってみて両者のバランスが悪ければ，それを正さなければならない。バランスを良くするには，患者が他者に与えるものを少なくし，相手に対する要求を増やす必要がある。

　「自己犠牲スキーマ」と対極にあるのが「権利要求スキーマ」である。「権利要求スキーマ」の特徴は自己中心性である。「自己犠牲スキーマ」の特徴は他者中心性である。「自己犠牲スキーマ」を持つ人と「権利要求スキーマ」を持つ人が関わると，見事に"はまって"しまう。互いに相手を必要とし，離れられなくなってしまう。「依存スキーマ」と「権利要求スキーマ」を併せ持つ人も，「自己犠牲スキーマ」を持つ人との関係にはまりやすい。このような関係の中で，「自己犠牲スキーマ」を持つ人は相手に対して全てを捧げ，尽くしてしまう。セラピストはこのようなカップルの関係をバランスの取れた，健康的なものにしていく必要がある。

　「自己犠牲スキーマ」はセラピスト自身が有するスキーマの中でも頻度の高いものである（もう一つ頻度の高いのが「情緒的剥奪スキーマ」である）。精神保健領域で働く多くの専門家は，この「自己犠牲スキーマ」に駆り立てられて自分の職業を選んでいる可能性がある。セラピストと患者の両方が「自己犠牲スキーマ」を有する場合，セラピストが自己犠牲的な言動のモデルを患者に示してしまう危険があるので注意が必要である。セラピストは治療関係やさまざまな話し合いにおいて，患者に与えはするが，自分を損なうほど与えすぎない，という態度を貫く必要がある。セラピストも治療関係の中でセラピスト自身の欲求や権利を持ち，適切な形で自己主張することができる。

　とはいえ，「自己犠牲スキーマ」を持つ患者に対し，セラピストは「与える役割」を担っていくことが重要である。患者はこれまで両親や重要他者から与えられたことがほとんどない。ともすればこのような患者はセラピストまでをも世話しようとする。セラピストはそれをさせないように注意する必要がある。治療では患者がセラピストを世話するのではなく，セラピストが患者のケアをする。患者がセラピストを必要以上に気遣

ったり世話をしたりしようとしたら，セラピストは「共感的直面化」を通じて，患者の自己犠牲的な言動を指摘する。そして許される範囲であれば，いくらでもセラピストを頼ってよいということを伝える。患者の中には誰かに頼るという体験をこれまで一度もしたことのない人もいる。セラピストは，他者に頼りたいという依存欲求は誰もが持つ正当なものであると患者に伝える。そして患者がセラピストの前で強がったり，大人びた振る舞いをしたりする必要は全くなく，セッションの中では子どものように自分の弱さをそのままさらけ出してもよいということを患者に理解させる。

4）このスキーマに関する特記事項

　文化や宗教によっては自己犠牲に大きな価値を置いている場合もあるので，セラピストは注意する必要がある。また妥当な範囲内であれば，自己犠牲は不適応的なものではなく，むしろ健全な場合もあるだろう。患者が妥当な範囲を超えて自分を犠牲にしているようであれば，それは不適応的な自己犠牲であるとみなす。また患者の抱える問題が自己犠牲と関わりがあるようであれば，それも不適応的であるとみなす。患者が怒りを溜め込んでいたり，心身症的な症状を抱えていたり，情緒的に剥奪されていると感じていたり，感情的な苦痛を感じていたりすれば，それは患者の自己犠牲が過剰であるとの明らかな指針になる。

7-4-3　評価と承認の希求スキーマ（Approval-Seeking / Recognition-Seeking schema）

1）このスキーマの特徴

　「評価と承認の希求スキーマ」を持つ患者は，他者から評価され承認されることに最大級の価値を置き，自らの中核的な感情欲求や自然な好みを犠牲にする。患者は常に他者の反応ばかりを気にするため，安定した内的自己感覚を持てずにいる。

　「評価と承認の希求スキーマ」には2つのタイプがある。1つは，ひたすら他者から認められ好かれようとするタイプである。彼／彼女らは自分が仲間に迎え入れられ，仲間に適応することを望んでいる。もう1つは，他者からの賞賛や尊敬を強く欲するタイプである。後者のタイプはかなり自己愛的な場合が多い。後者のタイプの患者は，地位，外見，収入，業績などを，他者から賞賛を得るための道具として過剰に重視する。いずれにせよ「評価と承認の希求スキーマ」を持つ患者は，他者から評価され，承認されなければ，自分自身に対して満足することができない。彼／彼女らの自尊心は，自らの価値観や興味関心ではなく，他者からの評価や承認に依存している。このスキーマを持つある女性患者は次のように話してくれた。「街ですれ違う見知らぬ女性で，いかにも『私は幸せで満ち足りた人生を送っています』といった様子の女性っているでしょう？　彼女の人生は，本当は悲惨なものかもしれない。でも私から見ると，その人は全てがうまくいっているに違いないという感じがするのです。で，私はこう思うのです。心から人

生に満足していても他人からはそうは見えないのと，本当は幸せではないのに他人からは幸せそうに**見える**のと，どちらかを選ばなくてはならないなら，私は絶対に後者のほうを選びます」

　Alice Miller（1975）は，"*Prisoners of Childhood*"という著書の中で，この承認希求の問題について触れている。彼女が取り上げるケースの多くは，第2のタイプ，すなわち自己愛の強いタイプの人である。そのような人は，幼少期から，他者から承認されることがいかに重要かということを両親から教え込まれてきたため，「どうすれば相手に認められるか」ということばかりを考えてしまう。おそらく両親は，そのような子どもによって代理的な満足を得ていたのであろう。しかしそのぶん子どもの方は「本当の自分」，すなわち自らの中核的な感情欲求や本来の興味関心から遠ざかっていく。

　Millerの本の主題は，「情緒的剥奪スキーマ」および「評価と承認の希求スキーマ」に深く関わっているように思われる。実際，「評価と承認の希求スキーマ」が「情緒的剥奪スキーマ」と関連することは非常に多い。しかし一方，情緒は剥奪されていないが，評価と承認を強く希求する患者も少なくない。そのような患者の両親は，患者を愛情いっぱいに育てつつ，同時に外面をひどく気にする傾向がある。そのような親に育てられた子どもは，愛されているとは感じるが，安定した内的自己感覚を持つことができない。そのような子どもの自己感覚は，他者からの反応に依存している。したがって安定した自己感覚がいつまでたっても形成されないままである。「評価と承認の希求スキーマ」を極端な形で有するのが，自己愛的な患者である。しかしそこまで極端でない形で「評価と承認の希求スキーマ」を有する人，すなわち精神的には健康でありながらも，他者の評価と承認を強く求め，本来の自己を犠牲にしているような人も少なくない。

　「評価と承認の希求スキーマ」を持つ人が示す典型的な行動は，評価や承認を得るために他者に妥協したり他者を喜ばせようとしたりする，というものである。そのために過剰にへりくだった態度を取ることも多い。患者があまりにもへりくだりすぎたり，相手にお世辞を言ったりするので，周囲の人が居心地悪く感じたり，不快感を抱いたりすることもある。「評価と承認の希求スキーマ」を持つ人はまた，自らの外見，収入，地位，業績，成功などを追求することに多大なエネルギーを投入する。患者の中には，他者に褒められようと必死になったり，鼻持ちならないうぬぼれた態度を示したり，自らの業績を自慢げに示したりする人もいる。また自尊心を満足させるために，それとなく嘘をつく患者もいる。

　他のスキーマをもつ人が結果的に評価や承認を求める言動を示すことがあるが，そのような場合とこの「評価と承認の希求スキーマ」は区別される必要がある。つまり患者が評価や承認を求める言動を示した場合，それが「評価と承認の希求スキーマ」に基づくものなのか，それとも別のスキーマによるものなのか，セラピストはきちんと判断しなければならない。たとえば「評価と承認の希求スキーマ」は，たとえ幼少期の起源が

似通っていようと「厳密な基準スキーマ」とは異なる。「厳密な基準スキーマ」を持つ患者が必死になるのは，自らに内在化された基準を達成するためである。一方，「評価と承認の希求スキーマ」を持つ患者が焦点を当てるのは，外的な基準である。「評価と承認の希求スキーマ」は「服従スキーマ」とも異なる。「服従スキーマ」を持つ患者は，相手に見捨てられたり，罰を与えられたりすることを恐れるがゆえに，評価や承認を求めるような言動を示すことが多い。つまり「服従スキーマ」を持つ患者は，最初から相手の評価や承認を求めているわけではない。一方，「評価と承認の希求スキーマ」を持つ患者は，そのような恐れ（相手に見捨てられたり，罰を与えられたりすることへの恐れ）を感じたりはしない。「評価と承認の希求スキーマ」は「自己犠牲スキーマ」とも異なる。「自己犠牲スキーマ」を持つ人は，「弱い人や助けを必要としている人を救いたい」という欲求に基づいて，他者志向的な言動を示すが，「評価と承認の希求スキーマ」を持つ人には，そのような欲求はない。相手が傷つくのを防ぐためにその人が承認欲求的な態度を示しているのであれば，その人が持っているのは「自己犠牲スキーマ」である。「権利要求／尊大スキーマ」も「評価と承認の希求スキーマ」とは異なる。「権利要求／尊大スキーマ」の持ち主は，自分が他者より優位な立場にいることを確かめるために，自分が優れた人間であるかのように振る舞うことがあるが，「評価と承認の希求スキーマ」の持ち主はそのようなことはしない。権力，特権，支配力を得るために，患者が他者志向的な言動を示している場合，その人が持っているのは「権利要求／尊大スキーマ」である。

「評価と承認の希求スキーマ」を持つ人は，「人びとに承認されたり賞賛されたりしなければ，私は皆に受け入れてもらえたとは言えないだろう」「人びとに賞賛されたり尊敬されたりする存在でなければ，自分は皆に注目してもらえないだろう」といった条件付き信念を抱いている。彼／彼女らは非常に不確かな世界に生きている。なぜなら，「評価と承認の希求スキーマ」を持つ患者が自分に満足するためには，他者に評価され承認される必要があるからである。患者の自尊心は他者からの評価や承認の有り様に依存しているのである。

「欠陥スキーマ」「情緒的剥奪スキーマ」「社会的孤立スキーマ」といった他のスキーマを持つ患者が，それらのスキーマを過剰補償しているうちに，「評価と承認の希求スキーマ」が形成される場合がある。それらの患者は自らの持つスキーマによる苦痛を解消するために，他者からの評価や承認を必要とする。それらの患者の親もまた，患者自身の欲求や興味関心ではなく，患者や親を取り巻く外的環境における基準をもとに，患者を評価することが多い。

ただし「評価と承認の希求スキーマ」には，健康的な面もある。政治やエンターテイメントの分野で活躍している有名人には，「評価と承認の希求スキーマ」の持ち主が多いと思われる。それらの人びとは，自分がどうすれば他者から承認されるかを熟知して

いる。そして人びとを感動させたり人びとから賞賛されたりするために最もふさわしい行動を、その場その場で取ることができる。

2）このスキーマに対する治療目標

「評価と承認の希求スキーマ」に対する治療目標は、承認を求める自分とは異なる、本来の自分というものがあるということを患者自身が認識できるようになることである。患者は他者の評価や承認を得るために、本来の感情や興味を犠牲にして生きてきた。患者の「本当の自分」は「評価と承認を求める自分」に抑圧されてきたため、患者の中核的な感情欲求はちっとも満たされたためしがない。他者から評価されたり承認されたりして得られる満足は、作り物の一時的な満足にすぎない。それは本来の自己を表現したり自分らしくあったりすることによる満足には比べものにならない。ここで我々のスキーマ理論における哲学的立場を明確にしておきたい。我々が考えるに、人間はその人本来の感情や興味を大事にし、それらを表現し、それらに沿った行動を取ることが必要である。そしてそのようにできれば人は幸せであり満足感を得られる。「評価と承認の希求スキーマ」を持つ患者は、何が「本当の自分」か、わからなくなってしまっている。自分が本来何に興味を持っているのか、それを追求するためにどのような行動を取ればよいのか、皆目わからないのである。したがってこのスキーマに対する治療目標は、他者の評価や承認を求めるための行動を減らし、自分は本来どのような人間なのか、そして自分は本来どのようなことに価値を感じているのか、といったことを患者自身が明らかにすることである。

3）このスキーマに対する治療におけるポイント

4つの治療技法（認知,体験,行動,治療関係）の全てが、「評価と承認の希求スキーマ」を治療する上で重要である。

セラピストは認知的技法を通じて、他者から承認されることより、本来の自分を表現することのほうが重要であることを、患者自身が認識できるよう手助けする。他者の評価を得たいと思うことも自然の欲求であるが、それが過剰になると患者の機能は損なわれる。患者は「評価と承認の希求スキーマ」を持つことの利益と不利益を考えるよう、セラピストに求められる。さらに他者からの評価にとらわれずに自らの興味に沿って行動することの利益と不利益も同時に検討するよう、セラピストに求められる。このような過程を通じて、患者は「評価と承認の希求スキーマ」と闘う覚悟ができる。もしこのまま地位や名誉だけを追い求め続けたら、自分はいつまでたっても人生を楽しむことも、人生に満足することもできず、ずっと虚しさを抱えたままであろう。他者の承認を得るために、自分の魂を売り渡すのは賢明ではない。患者自身がそのことに気づく必要がある（トルストイの作品の登場人物で、社会的な成功を求め続けたイワン・イリッチは死ぬ間際にこう言った。「僕は自分がずっと社会的成功を目指して上昇し続けていると思っていたが、実はずっと下へ下へと落ち続けていただけなんだね」（Tolstoy, 1986, p.495））。他者に承認されて得られる満足は一時的なものにすぎない。にもかかわらず「評価と承認の希求スキーマ」を持つ患者は他者からの承認に依存し，そのせいでいつまでたっても自分自身であることに満ち足りることができない。

　「評価と承認の希求スキーマ」を持つ患者には，体験的技法も有効である。なかでもモードワークが特に効果的である。【承認希求チャイルドモード】は，患者が幼少期に身につけたモードである。セラピストはまず，患者が【承認希求チャイルドモード】や【脆弱なチャイルドモード】を自らの内に同定できるよう手助けする（実際にモードにつける名前は，患者にぴったりくるものであれば何でも良い）。患者はモードワークにおいて，両親の承認を得るために自分が取った行動を再現する。そして【承認希求チャイルドモード】や【脆弱なチャイルドモード】としての思いを次々に伝えていく。幼少期，自分が本当に求めていたのは何だったのか？　子どもの頃の自分は，本当は何を思い，何を感じ，本当は何をしたかったのか？　子どもの頃の自分は，本当は親にどうしてほしかったのか？　子どもの頃の自分は，親や重要他者に何を求められていると感じていたのか？　患者はモードワークにおいて，自分に要求ばかりしていた両親に対して怒りを表出し，両親の要求に応えるために失われてしまった自分の子ども時代を十分に悲しむ。モードワークにおいて最初に【ヘルシーアダルトモード】を演じるのはセラピストである。セラピストは【ヘルシーアダルトモード】として，患者に要求ばかりする親に対して立ち向かい，【脆弱なチャイルドモード】が適切な行動を取れるよう手助けする。次に患者自身が【ヘルシーアダルトモード】を演じ，同じことをする。

　行動的技法としては，患者は自分が本来何に興味を持っているのか，行動実験を通じて探索する。患者は日常生活において自らの思考と感情を自己観察し，「より自分らしい」と思える言動をできるだけ多く取ってみるようにする。他者からさほど承認されなくても，それに耐えられるようになることも重要な行動目標である。他者から賞賛されなかったり評価されなかったりする状況を受け入れることは，患者にとって大切なことである。他者の評価や承認を得ようとするのは，嗜癖の一種である。患者はそれまでの嗜癖を手放し，より健康的な形で自らを満足させられるようになる必要がある。それは患者にとって痛みを伴う作業でもある。セラピストは「共感的直面化」を用いながら，患者の作業を手助けする。「評価と承認の希求スキーマ」の治療では，これらの行動的技法は不可欠である。もし患者が自らの注意を他者から自分自身の内面に転じなければ，患者はいつまでたっても「本当の自分」になることはできないだろう。とりわけ重要他者との関係において，患者はその重要他者から承認を得ようとするのではなく，真に自分自身であろうと努めなければならない。そうでなければ，せっかくの認知的技法や体験的技法も奏効しないであろう。

　治療関係において，患者がセラピストからの評価や承認を得ようとしているかどうか，セラピストは注意深く見極める必要がある。「評価と承認の希求スキーマ」を持つ患者

は実際，頻繁にそのようなことをしようとする。もしそのようなことがあれば，セラピストは「共感的直面化」を通じて患者に指摘し，もっと自分の内面を見つめ，たとえネガティブなことであっても率直に伝えるよう患者を励ます。

4）このスキーマに関する特記事項

「評価と承認の希求スキーマ」の最大の問題点は，このスキーマによる二次的な利得が大きいということである。他者に評価されたり承認されたりすることは，誰にとっても嬉しいことである。また他者に承認されようとする言動は，社会的にも「望ましいこと」として見なされる場合が多い。「評価と承認の希求スキーマ」に基づく言動によって，患者は実際に他者から賞賛されたり，有名になったり，成功したり，皆に好かれたり，グループに所属できたりするなど，正の強化を受けている。セラピストは，患者がそのような社会的強化子ばかりに目を向けていることを指摘し，そのような視点を和らげたり，そのような視点に対抗したりできるよう患者を手助けする。承認希求そのものが悪いのではない。しかしそれが**過剰**になると患者の機能が損なわれることに，患者自身が気づくことが重要である。治療目標は承認希求をなくすことではなく，**緩和する**ことである。上でも述べたとおり，このスキーマには望ましい側面もあるからである。重要なのは承認希求と自己実現のバランスである。

「評価と承認の希求スキーマ」を有する患者は，一見健康的な人物に見えることがある。患者はこのスキーマのせいでいかにも好ましい人物として振る舞うので，セラピストは無意識にそのような振る舞いを強化してしまう場合がある。患者はセラピストの承認や賞賛を得たいがために多大な労力を治療に投じることがある。しかしそれをしているのは「偽りの自分」であって「本当の自分」ではない。したがってこのような患者の治療努力は，むしろ治療の進展を妨げることになるだろう。

7-5 スキーマ領域：過剰警戒と抑制（Overvigilance and Inhibition）

7-5-1 否定／悲観スキーマ（Negativity / Pessimism schema）

1）このスキーマの特徴

「否定／悲観スキーマ」を持つ患者は，ネガティブで悲観的である。人生におけるポジティブな側面には目を向けず，苦痛，死，喪失，失望，裏切り，失敗，葛藤といったネガティブな側面ばかりに焦点を当てる。患者は，どんな領域（例：仕事，経済，人間関係など）でも自分にとって物事が悪い方向に進んでいくだろうと悲観している。また自分が致命的な失敗を犯し，そのせいで人生が破滅してしまうのではないかと考え，常におびえている。人生の破滅とはたとえば，経済的破綻，取り返しのつかない重大な損失，社会的恥辱を受けること，最悪の状況に追い込まれること，コントロールの喪失，といったことである。彼／彼女らはこのような失敗や破滅を避けるために，多大な時間を費やしている。そして常にそれらの失敗や破滅について強迫的に考えている。このよ

うな患者は常に緊張し，不安を感じ，心配している。そして何かにつけて不満を述べたり，もしくは物事を決められずにいつまでもぐずぐずしたりしている。「否定／悲観スキーマ」を持つ人は，誰に何と言われようと物事のネガティブな面だけしか見ようとせず，そのせいでじっとしていることができない。グラスに半分水が入っていても，患者にとってそれはいつでも「半分カラになったグラス」なのである。

「否定／悲観スキーマ」の治療において，セラピストはまず，幼少期におけるスキーマの起源を概念化する必要がある。このスキーマはモデリングを通じて患者に形成されることが多い。したがって患者が誰をどのようにモデリングすることで「否定／悲観スキーマ」が形成されたのか，それを明らかにすることが重要である。たいていの場合，患者の両親のどちらか（もしくは両方）がネガティブで悲観的であり，患者はそのような態度を内在化し，その結果抑うつ的になってしまっている。「否定／悲観スキーマ」はそれが反映されたものである。このようにして形成された「否定／悲観スキーマ」に対しては，体験的技法が非常に効果的である。イメージ技法やロールプレイを通じて，最初はセラピストが，最終的には患者自身が【ヘルシーアダルトモード】となって，【悲観的なペアレントモード】に対抗する。【ヘルシーアダルトモード】はまた，【ネガティブなペアレントモード】とも闘い，傷ついた小さな子どもを守り，癒す。

「否定／悲観スキーマ」の他の起源として，幼少期の悲惨な体験や喪失が挙げられる。患者は人生の初期段階であまりにも悲惨な体験をしたために，人生に対してネガティブで悲観的になってしまった。このような起源を持つ「否定／悲観スキーマ」に対する治療は，困難を極めることが多い。1年前に父親を亡くしたというある9歳の患者は，このように言った。「悪いことが起きないなんてことを，僕に信じさせようとしないで。悪いことは絶対起きる。僕はそれを知っているんだ」。このような患者にとってまず必要なのは，過去の喪失体験を十分に悲しむことである。このように幼少期の重大な体験がこのスキーマの起源であるならば，すべての技法（認知，体験，行動，治療関係）が治療において不可欠となる。認知的技法は，「過去に起きた悲惨な出来事は，将来において必ずしも繰り返されるわけではない」という認識を患者が持てるよう手助けする。体験的技法では，患者は幼少期の外傷体験や喪失体験に対して，怒りや悲しみを表出する。患者は現在の生活においてやたらと心配ばかりしていることが多い。行動的技法は，患者が心配にかける時間を少なくし，代わりに楽しい時間を過ごせるよう手助けする。治療関係では，セラピストは患者の喪失体験に対しては十分に共感する。しかし一方でセラピストは楽観的な態度と行動のモデルとなり，患者がそのような態度を示したときにはそれを賞賛し，強化する。

他に，「情緒的剥奪スキーマ」を持つ患者が，それに過剰補償した結果，「否定／悲観スキーマ」が形成される場合がある。そのような患者は相手の注目や共感を得るために，ネガティブなことばかりを口にする。この場合セラピストはまず「情緒的剥奪スキーマ」

に焦点を当て,「治療的再養育法」を通じて修復していく。その際,過剰補償としての患者のネガティブな発言を強化しないよう注意しなければならない。患者は治療を通じて,はじめはセラピストから,次いでは治療外での重要他者から,自らの感情欲求を健全な形で満たしてもらえるようになる。そうなれば「否定／悲観スキーマ」もおのずと修復されるだろう。

　さらに,生来「否定／悲観スキーマ」を持ちやすい患者が存在することを付け加えておきたい。このような患者は物事をネガティブにとらえたり悲観的に考えたりする傾向を生まれつき持っており,それが強迫性障害や気分変調性障害につながっている可能性がある。その場合,薬物療法が役に立つかもしれない。

2) このスキーマに対する治療目標

　「否定／悲観スキーマ」に対する基本的な治療目標は,患者が人生や将来を客観的かつポジティブにとらえられるようになることである。いくつかの研究によって,「物事をやや明るい視点からとらえること」が心身の健康にとって望ましいことが明らかにされている (Alloy & Abramson, 1979; Taylor & Brown, 1994)。つまり現実的な範囲の中で少しだけポジティブに物事をとらえることが望ましいということである。逆にネガティブな視点が適応的であったり健康的であったりすることはまずないだろう。もし状況が悪化すると悲観的に予測し,実際にその通りになったとしても,それでその人の気分が楽になることはない。最悪の事態を予期することは,何の助けにもならない。ということは,「生きていれば何か良いことがあるだろう」と思って生きるほうが健康的であるということになる (もちろんあまりにも楽観的すぎる予期は,むしろ後でがっかりすることになるので,望ましいとは言えない)。

　ただし「否定／悲観スキーマ」を持つ患者に対し,全く心配をせずに人生に楽観的になるよう求めることは現実的でない。このような患者には,今より少しでも悲観的でなくなること,そして,楽観的とはいわないまでも「中ぐらい」の見方ができるようになることを求めていくと良いだろう。「否定／悲観スキーマ」が修復されれば,心配に費やす時間は減り,患者も多少は楽観的に物事をとらえるようになるだろう。そして最悪の事態を常に予測したり,ネガティブなことばかりを強迫的に考え続けたり,ということもなくなるだろう。そうなれば,患者は起こりうる現実的な失敗を避けるために適度な努力をするだけでいられるようになり,その結果新たに手に入れた時間を,本来の興味や欲求を満たすために使えるようになる。

3) このスキーマに対する治療におけるポイント

　「否定／悲観スキーマ」に対しては,まず認知的技法と行動的技法が非常に重要である。ただしもちろん体験的技法や治療関係も大いに活用するべきである。

　「否定／悲観スキーマ」に有効な認知的技法としては,たとえば認知的歪曲の同定,証拠の検討,他の考え方の案出,フラッシュカードの活用,「スキーマサイド」と「ヘ

ルシーサイド」の対話技法，といったものがある。セラピストは患者に先のことを予測させ，それがいかに的中しないかを患者自身に確かめてもらう。患者は自分自身の思考をモニターし，それがいかにネガティブで悲観的かを理解する。そしてより論理的で実証的な視点から，人生をより客観的にとらえていくようにする。患者は日常生活においてネガティブなことばかりに目を向けるのをやめ，よりポジティブなことに注意を向けるようにする。認知が変われば気分も変わる。認知的技法を通じて患者の認知が修正されれば，患者のネガティブな気分や感情も緩和されるだろう。

　患者が過去に悲惨な出来事を体験している場合，セラピストと患者は認知的技法を通じてその出来事を分析したうえで，過去の出来事と現在の状況が異なることを明確にする。セラピストと患者は過去の出来事から学び，同じことが二度と起きないよう対策を立てる。ただしもしその出来事が全くコントロール不可能であったならば，その出来事による影響を将来に持ち越さないようにする。そのような出来事を過去に体験したからといって，将来も同じ目に遭うにちがいないといった患者の認知は論理的でない。

　「否定／悲観スキーマ」が患者を保護する機能を担っている場合がある。その場合，患者は「あらかじめ悪いほうに考えておけば，後でがっかりすることもないだろう」といった考えを抱いている。セラピストは認知的技法を通じて，そのような考えに患者自身が対抗できるよう手助けする。事実，このような考えは妥当とはいえない。患者が将来を悲観的にとらえ，実際に将来に悲惨なことが起きたとしても，それは患者の今の心配とは関係のないことである。患者が今，先のことを悪く考えることのメリットは少ない。先のことを悪く考えることによって，常に心配し，不安緊張感を抱いて生きていくことになる。その代償はあまりにも大きい。セラピストは，最悪の事態を予測することの利益と不利益を患者にリスト化してもらうと良いだろう。そしてそれが気分や感情にどのような影響を与えるか，患者自身にじっくり考えてもらう。

　「否定／悲観スキーマ」を持つ患者の中には，Borkovecが「心配のマジック（the magic of worrying）」（Borkovec, Robinson, Pruzinsky, & Depree, 1983）と呼んだ，ある信念を示す人もいる。それは，「心配さえしていれば，悪いことは起きないに違いない」という，心配に対する魔術的信念である。（このスキーマを持つある患者は次のように言った。「心配しているということは，少なくともその間は自分が**何か**をしているということになります」。）しかし実際には，現実の出来事と患者の心配には客観的な関連性はない。患者の心配が現実をコントロールするわけでもない。患者はまた，ポジティブな「ヘルシーサイド」とネガティブな「スキーマサイド」で対話技法を行うことができる。そのような作業を通じて，患者はさらに，人生に対してポジティブな態度を持つメリットを見つけることができるだろう。

　体験的技法ではセラピストは患者が【幸せなチャイルドモード】とつながることができるよう手助けする。もし親のネガティブで悲観的な態度にこのスキーマの起源がある

のであれば，患者はイメージワークを通じて親と対話をする。最初はセラピストが，次に患者が【ヘルシーアダルトモード】として患者の幼少期のイメージに入り込み，患者の親と対決し，【心配しているチャイルドモード】を保護し，安心させる。そしてネガティブなことばかり言って子どもに苦痛を与える親に対して怒りを表出する。

体験的技法はまた，過去の悲惨な出来事によって剥奪された情緒を回復するために役立つ。セラピストはイメージワークを実施し，過去の出来事に対する怒りや悲しみを十分に表出できるよう患者を手助けする。感情を十分に表出することで，患者は過去の出来事に距離を置けるようになる。十分に悲しむことができれば，患者はそれにとらわれず，未来に向かって自らの人生を再び歩めるようになる。ここでもやはり【ヘルシーアダルトモード】が患者を導いてくれるだろう。

行動的技法としてはまず，行動実験が挙げられる。患者は自らのネガティブで歪曲された信念を，行動実験を通じて検証する。たとえばセラピストは，最悪な事態を予期した頻度と，実際に最悪な事態になった頻度とを，患者に比較させる。あるいは「心配すれば悪いことが防げる」といった思い込みが実際にどれぐらい正しいのか，患者自身に検証してもらう。さらに，ネガティブな結果を予期することとポジティブな結果を予期することが，それぞれ気分にどのような影響を与えるか，患者自身に確かめてもらう。

「否定／悲観スキーマ」を持つ患者は，自分がミスを犯すことに対して過剰警戒することが多い。セラピストはこのような患者に対し，「反応妨害法(response prevention)」を教え，失敗に対する過度の心配を軽減する必要がある。その結果，患者は強迫的に失敗を避けようとして，むやみに不必要な行動を取ることがなくなるだろう。また行動パターンを変えることができたこと自体やその結果に対して，満足感や喜びを感じられるようになるだろう。

このスキーマに対しては，「相手に不平や文句を言わないこと」という課題が役に立つ。ただし患者の「否定／悲観スキーマ」が「情緒的剥奪スキーマ」に対する過剰補償である場合は，自分の感情的欲求を満たしてもらいたいということを相手に直接的に伝えることが，むしろ重要な課題となる。「否定／悲観スキーマ」を持つ患者で，いわゆる「他者からの援助を拒否し，不満ばかりを訴える人」(Frank et al., 1952)の背景には「情緒的剥奪スキーマ」があることが多い。この場合，治療はかなり難しいものとなる。患者は意識していないが，彼／彼女らが不平不満を言うのは，相手のケアを引き出すためである。このような不平不満は患者の中核的感情欲求から生じており，セラピストが論理的に対応しても解消されることはない。患者が不平不満を言うのは，現実的なレベルでの解決策やアドバイスを欲しているからではなく，相手に共感してもらったり滋養的に接してもらったりするためだからである。しかし実際は患者の周囲の人びとは，患者が不平不満を言えば言うほど患者から遠ざかっていくだろう。つまり結果的には患者の不平不満は，患者自身に不利益をもたらす。にもかかわらず患者が不平不満を述べるの

をやめないのは，不平不満を言ったその場では，他者からの共感や注目をとりあえず手に入れられるからである。そのようなこと（不平不満を述べること）をしなくても，もっと直接的に，より健全なやり方で自分の望みを相手に伝えられるようになれば，患者は自らの感情的欲求を，より健全なやり方で満たせるようになるだろう。

　行動的技法では，患者の「心配時間」をスケジュールに組み込み，心配に費やす時間を制限することが役に立つ。そのような手続きによって，患者は自分の心配を観察し，先延ばしできるようになる。そして心配する代わりに，もっと楽しい活動をスケジュールに組み込めるようになる。このような変化は，「否定／悲観スキーマ」を有する患者にとって非常に大きい。というのも，患者はこれまで，幸福であることよりも「とにかく自分が生き延びること」を目指して生きてきた。彼／彼女らにとって，それまでの人生とはポジティブなことを得る場ではなく，心配することによってネガティブなことを予防する場でしかなかった。そのような患者にとって楽しい活動をスケジュールに組み込むことは，心配することそのものを予防することになる。このような患者は抑うつ気分を訴えることが多いが，その際，抑うつの治療とともに楽しい活動をスケジュールに組み込むことは，患者の「否定／悲観スキーマ」を修復する上で，非常に助けになる。

　上にも述べたとおり，この「否定／悲観スキーマ」を持つ患者には，幼少期に情緒的な剥奪を受けた人が少なくない。これらの患者は，セラピストによる養育的な対応をまず必要としている。この場合セラピストは，過去の体験に関する患者自身の有り様を正当化する必要がある。ただしその場合，患者のネガティブな物の見方を強化することのないよう，注意しなければならない。セラピストが患者を責めることなく，患者の過去の体験を大事に受け止めることができれば，今度は患者自身が同じようにできるようになり，その結果，「否定／悲観スキーマ」は修復されていくだろう。これがまさに「治療的再養育法」である。セラピストは「治療的再養育法」を通じて，患者の悲観主義や不平不満を強化することなく，患者の「否定／悲観スキーマ」の修復を図ることができる。

4）このスキーマに関する特記事項

　「否定／悲観スキーマ」の修復は容易ではない。患者にとっては「否定／悲観スキーマ」があまりにも当たり前なので，自分がそうでなかったときがあるということを思い出すことができない。その場合セラピストはモードワークを通じて，患者の内なる【幸せなチャイルドモード】を掘り起こす必要がある。モードワークではまずセラピストが，次いで患者自身が【ヘルシーアダルトモード】として患者のイメージの中に入り込み，【心配しているチャイルドモード】がポジティブな見方を持てるよう手助けする。

　セラピストは，患者のネガティブな思考に対し，セラピスト自身が反論することのないよう注意が必要である。重要なのはセラピストがポジティブな立場に立ち，患者がネガティブな立場に立つことではなく，患者自身がその両方の立場を行き来できるようになることである。セラピストだけがポジティブな立場に立ってしまうと，セッションは

あたかもディベートのようになってしまい，治療関係が敵対的なものになる恐れが生じる。したがって患者自身に両方の立場を演じてもらうのだが，その際セラピストは，ポジティブな「ヘルシーサイド」側を手助けする。患者はセラピストの助けを借りながら，自らの内なるポジティブな面とネガティブな面の両方を同定し，その2つを自由に対話させられるようになる。

患者は，不平不満を言うことで他者からの注目を得ている場合がある。それがこの「否定／悲観スキーマ」の二次的な利得である。セラピストは，このような随伴性ができるだけ消去されるよう努めるべきである。セラピストは必要に応じて患者の家族にも会い，患者の不平を強化しないよう依頼し，より健全な対応の仕方を教えることができる。セラピストは家族に対し，患者の不平にはあえて反応せず，患者が希望や自信などポジティブな発言をしたときにそれに注目し，褒めると良い，ということを説明する。

過去の悲惨な体験によって「否定／悲観スキーマ」が形成されている場合，その体験を十分に嘆き悲しむことが助けになることもある。患者がその体験を心から悲しみきることができれば，日々の不平不満はむしろ解消されるかもしれない。また過去を嘆くことは，自分がダメージを受けた「過去」と，安全で安心できる「現在」とを区別させることに通じる。

前にも述べたが，患者によっては生物学的な要因のために「否定／悲観スキーマ」が形成されてしまったと思われる人もいる。その場合はスキーマ療法に加えて薬物療法が役に立つかもしれない。抗うつ剤，特に選択的セロトニン再取り込み阻害薬（SSRI）は，このスキーマの治療に有効である。

7-5-2　感情抑制スキーマ（Emotional Inhibition schema）
１）このスキーマの特徴

「感情抑制スキーマ」を持つ患者は，字義通りまさに感情的に抑制されており，自らの感情について語ったり感情を表出したりすることがない。このような患者は，感情的に平板で，自己抑制しているように見える。患者はポジティブな感情もネガティブな感情も，その両方を抑制している。対人関係においても，患者は相手と親密になることより相手に対して自己抑制することに価値を置く。患者は，「もし感情を表に出してしまったら，自分をコントロールできなくなってしまうのではないか」ということを恐れている。そして「もしコントロールを失ったら，自分は恥をかくだろう（もしくは罰を受けるだろう。あるいは他者に見捨てられるだろう）」と信じている。患者の多くは，重要他者に対しても過度に自己抑制している。患者はポジティブな感情もネガティブな感情も，重要他者に対して表出しないことが多い。その感情が強烈である場合，なおさらそうである。

感情の中には，それをそのまま表出するほうが健全な場合がある。たとえば【のびの

びとしたチャイルドモード】による自然な感情などがそれに該当する。しかし「感情抑制スキーマ」を持つ患者は，そのような感情でさえ抑制しようとする。確かに全ての子どもは成長過程において，他者を尊重し，他者とよりよく関わるため，自らの衝動や感情を抑制することを学ぶ必要がある。しかし「感情抑制スキーマ」を持つ患者は，明らかにそれが行き過ぎている。患者は【のびのびとしたチャイルドモード】を抑制し，過度に自分をコントロールしすぎたため，自然な振る舞いや遊び心とはどのようなものか，思い出せなくなってしまっている。「感情抑制スキーマ」が抑制する感情には，たとえば怒り，喜び，愛情，好意，性的興奮といったものが含まれる。患者はそれらの感情を抑え，日常的なルーティンや決まりごとに過度に固執する。患者はまた，自分の弱さを他者に示したり，感情をこめて対話することが非常に苦手である。患者は自らの内なる感情欲求を無視し，合理性を過度に重視する。

「感情抑制スキーマ」を有する患者の中には，強迫性パーソナリティ障害の診断基準を満たす人が少なくない。そのような患者は，感情を抑制するだけでなく，礼儀正しさに執着し，頑固で柔軟性に欠ける。特に「厳密な基準スキーマ」と「感情抑制スキーマ」を併せ持つ患者は，強迫性パーソナリティ障害である可能性が高くなる。この2つのスキーマを組み合わせると，強迫性パーソナリティ障害のほぼ全ての診断基準が網羅される。

「感情抑制スキーマ」に最も共通して見られる起源は，患者が子どもの頃，何らかの感情を表出した際に，両親など重要他者に恥ずかしい思いをさせられたという体験である。「感情抑制スキーマ」は文化的な意味合いを持つスキーマでもある。文化によっては，自己抑制を非常に重んじる場合があるだろう。(あるスカンジナビア人の患者は，自分の属するスカンジナビア文化には次のようなジョークがあることを教えてくれた。「あの男を知ってるか？　あいつは自分の女房を愛するあまり，もう少しでそのことを女房に伝えるところだったんだぜ」。)また家系が「感情抑制スキーマ」を受け継いでいる場合もある。そのような家系では，「感情とは内に秘めておくべきものだ」「自らの感情を人に話したり，感情に駆られて行動したりすることは，望ましくない」といった信念が共有されている。「感情抑制スキーマ」を持つ患者は，他人から見ると，自己抑制的かつ厳格で，楽しそうでない。彼／彼女らはしばしば怒りを溜め込んでいるので，いつも憤慨したり敵意を持っていたりするかのように見える。

興味深いことに，「感情抑制スキーマ」を持つ患者はときに，非常に感情的で衝動的な相手を恋愛のパートナーに選ぶことがある。これはおそらく，患者の中の【のびのびとしたチャイルドモード】がそうさせるのであろう。患者の中にも，内なる自然な感情や衝動を解き放ちたいという健全な欲求があるのである。(自分をよく見せたり，見せびらかしたりするようなことを一切禁じられて育った，ある女性患者がいた。彼女は「感情抑制スキーマ」の持ち主である。その患者は，高価な服をまとい，お金のかかる遊

びを好む男性と結婚した。それについて彼女はこのように説明した。「彼と一緒にいると，私だっておしゃれをしてもよい，そう思えるんです」。）ただしこのようなカップルは，つきあううちに次第に対立していくことがある。最初は魅力を感じていたお互いの特徴が，気に入らなくなってしまうのである。感情豊かなパートナーは，患者の抑制的な態度に不満を抱き，「感情抑制スキーマ」の持ち主は，パートナーの感情的な側面を軽蔑するようになる。

2）このスキーマに対する治療目標

「感情抑制スキーマ」に対する治療目標は，患者が自らの感情をありのままに感じ，表出できるようになることである。セラピストは，これまで抑制してきた感情について患者と語り合い，それを適切に表出できるよう患者を手助けする。患者はたとえば，どうやって怒りを相手に伝えたらよいのか，物事をどのようにして楽しんだらよいのか，愛情表現としてどのようなことができるのか，といったことを学んでいく。合理性も重要であるが，感情も人間にとってそれと同じぐらい重要である。患者は治療を通じてそのことを認識するようになる。患者はそれまで誰かが感情を表出するとそれを馬鹿にし，自らの感情を恥じている。治療を通じてそのような傾向も変化する。患者は自分や他人がさまざまな感情を抱き，表出することを受け入れられるようになる。

3）このスキーマに対する治療におけるポイント

「感情抑制スキーマ」に対する治療では，行動的技法と体験的技法が非常に重要である。行動的技法を通じて，患者は重要他者に対して自らの感情（ポジティブな感情もネガティブな感情も）について語ったり感情を表出したりすることを練習する。そして自分が楽しめそうな活動を探し，実践する。「感情抑制スキーマ」を持つ患者に対して，教育的アプローチはある程度必要であるが，認知的技法はさほど重要でない。というのも，患者の認知はすでに十分に合理的であり，認知的技法を通じてさらに強化する必要がないからである。

体験的技法ではまず，患者が自らの感情にアクセスできるよう誘導する。患者はどのようにして両親から感情を抑えられていたか，幼少期の体験を想起する。【ヘルシーアダルトモード】がそのイメージに入り込み，【抑制されたチャイルドモード】の感情表出を手助けする。その際セラピストが最初に【ヘルシーアダルトモード】を演じ，次に患者自身が演じる。【ヘルシーアダルトモード】は，感情を抑えつけようとする両親に立ち向かい，怒りや愛情などその時々の感情を自由に表出するよう【抑制されたチャイルドモード】を励ます。患者はイメージ技法において，幼少期だけでなく現在や未来のさまざまな状況も思い描き，そこで自分や他人がさまざまな感情を表出する姿をイメージする。

「感情抑制スキーマ」を持つ患者に対しては，治療関係も重要である。セラピストは感情豊かに振る舞うが，それがそのまま「治療的再養育法」として機能する。セラピス

トの感情豊かな振る舞いは患者のモデルとなる（逆にセラピストの振る舞いがあまりにも合理的で抑制的であると，そのことが患者のスキーマを強化してしまう恐れがある）。セッションの雰囲気が過度に堅苦しくならないよう，セラピストは注意する。セッション中に何か楽しいことを一緒にやってみるというのも，治療的再養育になるだろう（例：ジョークを言う，あえてくだらないことについて語り合う，ユーモアを活用する）。セラピストにとって最も重要なことは，セッションの中でも患者が感情を抑えるのではなく，表現するよう励ますことである。もし患者がセラピストに対して何らかの感情を抱いているのであれば，それを遠慮せず表出するよう，セラピストは患者に働きかける。

　患者は認知的技法を通じて，感情を抱き，感情を表出することの利点に気づくことができる。その結果，自らの「感情抑制スキーマ」と闘う決意が固まる。重要なのは「感情を出すか出さないか」というように「全か無か思考」でとらえるのではなく，ほどよく感情を出せるようになることである。セラピストは認知的技法を用いて，患者がそのように感情をとらえられるよう手助けしていく。もし強い感情が生じたら，それをそのまま表出することが目的ではない。その場合，それをほどほどに出せるようになることが重要である。

　認知的技法ではさらに，感情を表出したらどのような結果になるか，それを患者に検討してもらう。「感情抑制スキーマ」を持つ患者は，「感情を表出したら，何か悪いことが起きるのではないか」と恐れている場合が多い。この場合の「何か悪いこと」には，相手に馬鹿にされたり，自分が恥をかいたりすることが含まれる。セラピストは認知的技法を通じて，患者が恐れるような結果はまず起こり得ないことを患者自身が認識できるよう手助けする。感情をほどよく表出できれば，患者はそれを心地良く感じるはずである。セラピストは認知的技法を通じてそのことを患者に認識させ，体験的技法につなげていくと良いだろう。

　体験的技法では患者はまず幼少期をイメージし，そのときに抑制していたさまざまな感情（例：思慕，愛，怒り，幸福感）を実感し，イメージの中でそれらを表出する練習をする。患者は幼少期のさまざまな場面を再体験し，その場面ごとにそのときの感情をしっかりと感じる。そしてそのイメージの中で，そのときの感情を生き生きと表現してみる。モードワークでは，セラピストがまず【ヘルシーアダルトモード】として患者のイメージに入り込み，【抑制されたチャイルドモード】を手助けする。【ヘルシーアダルトモード】は，患者が感情を出しても，患者の親と同じようにそれを馬鹿にしたり辱めたりすることはない。むしろ患者の感情をそのまま受け止め，感情を表出したことをほめる。【ヘルシーアダルトモード】は患者を馬鹿にした親に抗議し，傷ついた子どもをなぐさめる。【ヘルシーアダルトモード】はのびのびと振る舞えない【抑制されたチャイルドモード】に心から同情し，そのようにさせた親に対して怒りを表出する。

　行動的技法では，セッションでのロールプレイもホームワークの課題も両方有用で

ある。患者はロールプレイやホームワークを通じて，自らの感情について誰かと話し合ったり，ポジティブおよびネガティブな感情を表出したり，自由な気持ちで物事を楽しんだり，楽しめそうな活動を計画したりする練習をする。楽しめそうな活動とは，たとえばダンス教室に通うとか，性的な行為を試みるとか，もしくはその時々の気分に従って何か楽しそうなことを突然してみる，といったことである。また，身体を使って攻撃性を表出するのも役に立つかもしれない。それはたとえば競技スポーツに参加してみるとか，サンドバッグを叩いてみるとかいったことである。必要であればセラピストと患者はさまざまな行動について難易度を評価し，やさしい課題から手をつけることもできる。そうやって少しずつ自己抑制を解いていくのである。患者のパートナーに協力してもらうことも有益である。セラピストは患者とパートナーの両者に対し，互いに建設的なやり方で感情を表出するよう励ます。セラピストと患者はまた，感情表出に対する患者のネガティブな予測を，行動実験を通じて検証する。患者はまず，「感情を表出したら，何か良くない結果が起きるに違いない」といった予測を紙に書き出し，次に行動実験を行って，実際にどのような結果が起きるか確かめる。その際患者は行動実験の前に，自分が重要他者に対して感情表出することについてイメージワークをしたり，セッションでセラピストとロールプレイしたりする。その後実際に生活の場でそれを実験してみる。患者は実験結果をセッションに持ち帰り，当初の予測と比較する。

　セラピストは感情表出について患者の良きモデルとなる。また患者が上手に感情表出できるよう励ます役目も果たす必要がある。なお「感情抑制スキーマ」を持つ患者にとって，グループ療法が役に立つ場合も多い。多くの患者はグループ療法を通じて，より上手に感情表出できるようになるだろう。

4）このスキーマに関する特記事項

　患者がいくらセッションでさまざまな話し合いや練習を重ねても，実生活において実際に感情表出するように自らの行動を変えていかなければ，患者の「感情抑制スキーマ」が修復されることはない。患者の中には，感情を抑制することがそれまであまりにも当たり前だったので，感情表出する必要性をどうしても認めることのできない人がいる。そのような患者は行動を変化させることが難しいだろう。その場合，助けになるのがモードワークである。「感情抑制スキーマ」を有する全ての患者に，自らの感情を自由に表出してみたいという「ヘルシーサイド」があるはずである。患者は【ヘルシーアダルトモード】の助けを借りながら，自らの「ヘルシーサイド」にアクセスし，その部分を育てていく。

7-5-3　厳密な基準／過度の批判スキーマ（Unrelenting Standards / Hypercriticalness schema）

1）このスキーマの特徴

「厳密な基準／過度の批判スキーマ」を有する患者は，極端な完璧主義者に見えるかもしれない。患者は，自分が常に高い基準を達成しなければならないと信じている。「厳密な基準／過度の批判スキーマ」を持つ患者には，そのような高い基準が内在化されている。そこが「評価と承認の希求スキーマ」の持ち主との違いである。「評価と承認の希求スキーマ」を持つ患者は，他者との関係性を基準にして目標設定し，自らの行動を定める。一方「厳密な基準／過度の批判スキーマ」を持つ患者は，対人関係とは無関係に自らの目標を設定し，行動の仕方を決める。彼／彼女らは，自ら設定した高い基準を達成しなければならないという思いから，行動するのである。患者は他者からの承認を得るために動くのではない。他者から承認されようがされまいが，患者は自ら決めた基準を達成するためにひたすら頑張る。ただし，「厳密な基準／過度の批判スキーマ」と「評価と承認の希求スキーマ」を併せ持つ患者も少なくない。そのような患者は，他者から承認されることと，自ら設定した高い基準を達成することの両方を追い求める。ところで自己愛性パーソナリティ障害に最も多く見られるのが，この「厳密な基準／過度の批判スキーマ」と「権利要求スキーマ」である（ただしこれらのスキーマの背景に，「情緒的剥奪スキーマ」と「欠陥スキーマ」が存在する場合も少なくない）。自己愛性パーソナリティにおける「厳密な基準／過度の批判スキーマ」については，10章でさらに具体的に述べる。

「厳密な基準／過度の批判スキーマ」を持つ患者が最もよく抱く感情は際限のない**プレッシャー**である。ふつう我々は「完璧に生きる」ということはできないため，「厳密な基準／過度の批判スキーマ」を持つ患者は，達成不能な目標に向かって永遠に努力しつづけるしかない。しかしその間，患者は常に失敗への不安を強く感じている。100点満点中たとえ95点を取れたとしても，患者にしてみればそれは失敗である。「厳密な基準／過度の批判スキーマ」を持つ患者がよく抱くもう一つの感情としては，自他に対する過剰な批判的感情が挙げられる。さらにこのような患者は，常に時間に追われているように感じている。彼／彼女らは，少しの時間で多くの課題をこなさなければならないと信じている。その結果時間に追われ，すさまじく疲弊してしまう。

厳しい基準を持ち続けることは当人にとって大変なことであるが，それと同時に，患者と関わる重要他者もつらい思いをすることが多い。（ある患者の場合，その妻が「厳密な基準／過度の批判スキーマ」の持ち主であった。患者によれば，「これも良くないし，あれも良くない。結局どれも駄目だわ」というのが妻の口癖であった。）「厳密な基準／過度の批判スキーマ」の持ち主は，イライラすることが多い。というのも，患者は自ら設定した基準を常に達成できないでいるからである。このような患者はまた，過度の競争心を抱くことが多い。いわゆる「タイプA」を有する患者の多くが，この「厳密な基準／過度の批判スキーマ」の持ち主であると思われる。「タイプA」を有する患者は，常に時間に追われ，他者に対して敵意や競争心を抱くと言われている（Suinn, 1977）。

「厳密な基準／過度の批判スキーマ」を持つ患者の多くはワーカホリックである。そのような患者は自ら設定した目標に向かって，ひたすら頑張り続ける。彼／彼女らは，たとえば学業，仕事，容姿，家庭生活，運動能力，健康，倫理やルールを守ること，芸術的センスといったことに対して高い目標を掲げ，死に物狂いでそれを達成しようとする。目標があまりにも高すぎるため，患者は自分のパフォーマンスを過小評価しがちである。患者は人生におけるさまざまな領域（例：倫理，文化，宗教）に対して過度に厳密なルールを設定する。患者の信念の特徴は，それが「全か無か」思考に基づいている，ということである。患者は「成功とは基準を完全に達成することであり，それ以外はすべて失敗である」といった信念にとりつかれている。たとえある基準をそのときに完全に達成できたとしても，患者はすぐに次の基準を設けるため，患者は達成感や喜びを実感することができない。

ただし「厳密な基準／過度の批判スキーマ」を持つ患者は，自分のことを完璧主義者だとは考えていない。患者にとっては，自分の基準こそが「普通」である。患者は「自分はごく普通のことをしているにすぎない」と考えている。何らかの望ましくない結果があってはじめて，患者は自らの「厳密な基準／過度の批判スキーマ」を不適応的であるとみなせるようになる。望ましくない結果とはたとえば，多大な不幸感，健康問題，あまりにも低い自尊心，対人関係上の問題，仕事上の問題，機能レベルの低下といったことが挙げられる。

2) このスキーマに対する治療目標

「厳密な基準／過度の批判スキーマ」に対する第一の治療目標は，患者に内在化されている厳密な基準そのものを緩和し，過度に批判的な思考をやわらげることである。具体的には，目標には2種類ある。1つは完璧主義的な達成目標を，より現実的な低い目標へと置き換えること，もう1つは，完璧主義的な言動を改めることである。患者は治療を通じて，頑張ることと楽しむことのバランスをほどよく取れるようになる。患者は仕事を頑張るだけでなく，楽しく遊べるようになる。楽しみのために時間を使うことに対して，罪悪感を抱かずに済むようになる。重要な他者と触れ合う時間を大事にできるようになる。たとえ不完全な結果であっても，それに価値を感じられるようになる。自分や他人に多くを求めすぎず，不完全であることを受け入れられるようになる。さまざまなルールに対して柔軟な態度を取れるようになる。厳密な基準を設定すること自体に無理があることを認められるようになる。何かを完璧に行おうとすることが，むしろ多くの犠牲をもたらすことを理解できるようになる。

3) このスキーマに対する治療におけるポイント

「厳密な基準／過度の批判スキーマ」に対する治療で最も重要なのは，認知的技法と行動的技法である。体験的技法および治療関係も有用ではあるが，このスキーマに対する治療で中心となるのは認知的および行動的技法である。

セラピストはまず認知的技法を通じて，患者が自らの完璧主義的信念を修正できるよう手助けする。患者は「全か無か」という二分法的視点から物事，特に自らの業績を捉えがちだが，実際には「大変良い」から「非常に悪い」までの間に**さまざまな段階**があることを学ぶ。患者は「今までより少し手を抜いてこれをやるとしたら，その結果はどうなるだろうか」「今までより少し回数を減らしてみたら，どのような結果になるだろうか」というように自分に問いかけ，厳密な基準を緩めることの利益と不利益を検討する。セラピストは特に，患者の内なる厳密な基準を緩めることの利益に焦点を当てる。厳密な基準を緩めることは，患者の健康にどのような利益をもたらすだろうか？ 患者は今よりどれだけ幸福になれるだろうか？ 厳密な基準に縛られることによる苦しみがどのように変わるだろうか？ 人生をどれだけ楽しめるようになるだろうか？ 重要他者との関係はどのように変わるだろうか？ セラピストと患者はまた，「厳密な基準／過度の批判スキーマ」を持ち続けることの利益と不利益を分析する。その不利益が利益を大きく上回れば，患者は自らのスキーマを変えていこうと心に決めることができる。患者は「物事を完璧にやらなければひどいことが起きるに違いない」と信じている。認知的技法を通じて，患者はこのような信念も修正していく。完璧でないことは，犯罪ではない。小さなミスを犯しても，患者が恐れているほどの重大な結果が引き起こされるわけではない。

「厳密な基準／過度の批判スキーマ」には，２つの異なる起源があり，それによって治療の仕方を変える必要がある。１つ目の起源は(こちらの方がより共通してみられる)，患者の親がそもそも「厳密な基準／過度の批判スキーマ」を有しており，患者が幼少期にそれを内在化してしまった，というものである(【要求がましいペアレントモード】)。この場合，セラピストは体験的技法を用いて，患者が内なる【要求がましいペアレントモード】と闘えるよう手助けしていく。その際，まずセラピストが【ヘルシーアダルトモード】を演じて手本を見せ，次に患者自身が【ヘルシーアダルトモード】を演じる。患者はモードワークの中で，自分にプレッシャーばかり与える【要求がましいペアレントモード】に対して怒りを表出する。そのせいで患者は多大な代償を支払わざるを得なかったからである。

「厳密な基準／過度の批判スキーマ」のもう１つの起源は，「欠陥スキーマ」である。患者は幼少期において「欠陥スキーマ」をまず有するようになった。そこで患者は「欠陥スキーマ」による苦痛に対するコーピングとして，完璧主義という戦略を取るようになった。その結果「厳密な基準／過度の批判スキーマ」が形成されるに至った。つまり患者の「厳密な基準／過度の批判スキーマ」は，「欠陥スキーマ」への過剰補償の結果，二次的に形成されたものである。この場合，「厳密な基準／過度の批判スキーマ」の背景にある「欠陥スキーマ」の存在に，患者自身が気づく必要がある。体験的技法を通じて，患者は「欠陥スキーマ」における中核的な感情である「恥辱感」にアクセスする。この

ような患者にとっては「欠陥スキーマ」に対して適用される全てのイメージ技法が役に立つだろう。患者はまた，自らの完璧主義的な側面を，イメージを用いて視覚化する。(ある女性患者は，自分の完璧主義的な側面に「ミス・パーフェクト」という名前をつけた。「ミス・パーフェクト」は常に彼女を支配し，彼女が何かするたびに，がっかりしたような表情を見せるのだという。)

　行動的技法では，患者は自らの厳密な基準を緩める練習をする。セラピストと患者は，患者の完璧主義を緩和するために，さまざまな行動実験を計画する。患者はそれまでよりも何かを少しいい加減にやってみたり，回数を少なくしてみたりする。ある行動にかけていた時間をそれまでより短めに設定し，時間が来たらたとえ完璧でなくてもその行動を終えるよう，患者は練習する。わざと中途半端に仕事を終えてみたり，重要他者の不完全な仕事ぶりを認めたり，家族や友人との交流をひたすら楽しんだり，あえてだらだらと無為に過ごしてみたりすることも，課題として適切である。患者はこのような課題を実践した結果，どのような気分が生じるか観察する。課題を実践するうちに，完璧でないことに対する患者の罪悪感は薄れてくる。【ヘルシーアダルトモード】は【脆弱なチャイルドモード】に対し，たとえ不完全であっても構わないのだということを伝え，【脆弱なチャイルドモード】の存在そのものを受け入れる。

　治療関係では，セラピスト自身がバランスの取れた存在として患者のモデルになれると良い。もしセラピスト自身が完璧主義者であったら，それは「厳密な基準／過度の批判スキーマ」の治療の妨げになるかもしれない。患者がホームワークの課題に対してもあまりにも完璧主義的である場合（例：全ての課題を完璧にこなそうとする，あまりにもきれいにフォームを完成させようとする），セラピストは「共感的直面化」を用いてそのことを患者に指摘する。幼少期に完璧であることを親から求められ続けた患者は，セラピストの前でも完璧な自分を演じようとする。セラピストはそのような理解を患者に伝えると共に，セラピストの前で完璧に振る舞う必要がないことを伝える。セラピストは，患者が完璧でなくても，たとえミスを犯したとしても，それを責めたり辱めたりしない。セラピストは，セッション中の患者の行動を評価するためにそこにいるのではない。セラピストが関心を持っているのは，患者と良好な関係を築くことや，患者の回復を手助けすることである。セラピストはそのことを患者に実感してもらうよう努める。

4）このスキーマに対する特記事項

　「厳密な基準／過度の批判スキーマ」の治療で一番問題となるのが，このスキーマによる二次的な利益を患者が手放せないことである。厳密な基準を達成するために頑張ることによって，患者はさまざまな利益を得ている。その利益を，このスキーマを有することの不利益が大きく上回らない限り，患者はスキーマを手放そうとはしないだろう。患者はまた，自分が基準を達成できなかったときに生じるであろう恥辱感や罪悪感，自責感を恐れており，そのせいでなかなか基準を緩められない場合がある。セラピストは

そのような患者に対し、ほんの少しだけ基準を緩めてはその結果を検証するというふうに、きわめてゆっくりと治療を進めていくことを提案する。その際モードワークも役に立つ。モードワークを通じて患者の中の「ヘルシーサイド」が強化され、その結果、患者は完璧主義と引き換えに、より満たされた生活を選ぶことができるようになるだろう。

7-5-4　罰スキーマ（Punitiveness schema）
1）このスキーマの特徴

「罰スキーマ」を持つ患者は、誰かがミスを犯したら、その人は厳しく罰せられるべきであると信じている。その「誰か」には患者自身も含まれる。患者はモラルを重んじ、他人に対して不寛容で、自分の過ちも他人の過ちも決して許すことができない。過ちは許されるべきではなく、必ず罰せられるべきであると患者は固く信じている。その際患者はどんな言い訳も認めない。情状酌量もしない。患者は不完全であることをひどく嫌う。間違ったことや悪いことをした人を、患者が同情するようなことはない。患者には慈悲の心というものがない。

患者が自分や他人のミスを責めるときの**声のトーン**を聞きさえすれば、その患者が「罰スキーマ」を持っているかどうかを判断できる。それは非常に他罰的で冷酷で非難めいたトーンであるが、おそらく患者の親がそのようなトーンで患者を罰していたのであろう。そこには暖かさや共感といったものが全く感じられない。彼／彼女らは自分の気の済むまで、自分もしくは相手を責め続ける。また患者が下す罰は、往々にして厳しすぎる。彼／彼女らはちょっとしたミスに対し、厳しい罰を課す。ルイス・キャロルの『**不思議の国のアリス**』に登場する「赤の女王」が、どんなに小さな違反行為に対しても「そいつの首を掻き切ってしまえ！」と叫ぶがごとく、「罰スキーマ」を有する患者は自他の過ちに対して全く容赦がない。

「罰スキーマ」が他のスキーマと関連している場合も少なくないが、なかでも特に「厳密な基準スキーマ」および「欠陥スキーマ」と関連している場合が多い。もし患者が自分自身や他人に対して厳しい基準を課し、それを達成しないがゆえに罰を与えようとするのであれば、その患者は「厳密なスキーマ」と「罰スキーマ」の両方を併せ持っている可能性が高い。もし患者が自分の欠陥に注目し、そのせいで自分に罰を与えようとするのであれば、その患者は「欠陥スキーマ」と「罰スキーマ」の両方を併せ持っている可能性が高い。境界性パーソナリティ障害（BPD）患者の多くは、「欠陥スキーマ」と「罰スキーマ」の両方を持っている。BPDの患者は、「自分は欠陥人間だ」と感じると、ひどく気分が落ち込み、自分を罰したいと考える。患者の中には【懲罰的ペアレントモード】が存在し、自分の中の不完全な部分を罰しようとする。実際彼／彼女らの多くが、親にそのように罰せられていたのである。彼／彼女らは、叫び声を上げ、身体を切りつけ、食事を与えないことによって自らを罰しようとする（【懲罰的ペアレントモード】につ

いては BPD をテーマとした 9 章で詳述する）。
2）このスキーマに対する治療目標
　患者の自他に対する懲罰的な振る舞いを減らし，そのぶん許容的な振る舞いを増やすことが治療目標である。セラピストはまず，自分や他人を罰することにさほど価値がないことを患者が理解できるよう手助けする。罰は，行動変容のための効果的な方法ではない。罰を与えるより，望ましい行動に報酬を与えたり，モデリングといった手法を使ったりする方がよほど効果的である。行動変容にとって罰が効果的でないことについては，さまざまな実証研究で確かめられている（Baron, 1988; Beyer & Thrice, 1984; Coleman, Abraham, & Jussin, 1987; Rachlin, 1976）。権威的な養育態度は民主的な養育態度に比べて望ましくないことも，さまざまな研究によって実証されている。権威的な親は，子どもの望ましくない行動に罰を与える。民主的な親は，子どもの望ましくない行動について，なぜそれが望ましくないのかを説明する。権威的な親のもとで育った子どもは，親の目が届かないところで好き勝手に振る舞うようになる。一方民主的な親に育てられた子どもは，親がいてもいなくても自分自身が「良い」と思った行動を取るようになる。そして民主的な親に育てられた子どもは，高い自尊心を持つ傾向がみられる（Aunola, Stattin, & Nurmi, 2000; Patock-Peckham, Cheong, Balhorn, & Nogoshi, 2001）。
　自分や他者を罰したい欲求を患者が表明するたびに，セラピストはさまざまな質問を投げかける。それはたとえば，「その人（あなた）はわざとそのようなミスを犯したのでしょうか？　それとも良かれと思ってしたことがたまたまミスにつながってしまったのでしょうか？　あなたはその人（あなた自身）の意図を考慮に入れないのですか？」「そのようなミスを一度でも犯してしまったら，その人（あなた）は絶対に許されることがないのでしょうか？」「その人（あなた）が良いことをしようとしてたまたまミスを犯した場合，罰を与えることはその人（あなた）にとって役に立つのでしょうか？」「あなたが見ていなければ，その人は同じ過ちを繰り返すのでしょうか？」「その人の行動をよりよいものにしたいのであれば，罰を与えることはむしろ有害なのではないでしょうか？」「罰を与えることによって，むしろ関係が悪化し，その人の自尊心が傷つけられるのではないでしょうか？」といった質問である。これらの質問を通じて，患者は罰が効果的でないことに次第に気づいていく。
　人間は誰しも欠点を持った不完全な存在である。治療を通じて患者は自他の持つそのような側面を許し，共感的に接することができるようになる。患者は「情状酌量」ということを学び，自分や他者が期待に応えられなかったりミスを犯したりしても，それに対してバランスのよい反応を示せるようになる。患者自身が権威ある立場にいる場合，自分より弱い立場にいる人（例：子ども，部下）を罰するのではなく，どうすればより良い行動が取れるのか，その人と一緒に考えることができるようになる。罰を与えることが絶対に悪いというのではない。あまりにもモラルに反する行動を取る人や，あま

りにも怠慢な人に対しては，罰を与えることが必要かもしれない。そういうときのために，患者は罰を取っておけばよい。「正義は常に慈悲の心と共にあるべきだ」という諺の意味を，患者は知る必要がある。

3）このスキーマに対する治療におけるポイント

　認知的技法は，患者の治療意欲を引き出す上で非常に重要である。「罰スキーマ」に対しては特に教育的アプローチを中心にすると良い。患者は，自分や他者を罰することの利益と不利益を検討する。具体的には，自他を罰することがどのような影響をもたらすか，そして自他を許したり励ましたりすることがどのような影響をもたらすか，患者はそれらをリスト化し，じっくりと比較検討する。その結果，罰を与えることが最善の方法ではないことに患者自身が気づくことができるだろう。患者は，「スキーマサイド（自他を罰する立場）」と「ヘルシーサイド（自他を許す立場）」との間で対話技法を行う。はじめはセラピストが「ヘルシーサイド」を演じ，患者が「スキーマサイド」を演じる。次に患者自身が両方の立場に立って対話を試みる。そのような試みを通じて患者自身がスキーマの不利益を実感できるようになれば，患者はスキーマに対抗しようと心から思えるようになるだろう。

　「罰スキーマ」を持つ患者のほとんどが，懲罰的な親を自分の中に内在化させてしまっている。したがって体験的技法では，そのような親モードを外在化し，それと対抗することに焦点を当てる。患者はイメージワークを通じて，親が懲罰的な声のトーンで，自分を罰しようとしている場面を想像する。患者はイメージの中で，「自分はもうこれ以上あなたの言うことに耳を貸したりはしない！　もうあなたのことは信じない！　あなたは間違っている！　あなたは私にとって良き親ではない！」と告げる。このようなイメージワークを通じて，患者は自らのスキーマに距離を取り，これまで自我親和的であった「罰スキーマ」を自我違和的な存在にする。そうすれば「罰スキーマ」の声を自分の声ではなく親の声として聞けるようになる。患者はスキーマが活性化されたときに，自分にこう語りかける。「私を罰しようとするこの声は，私自身の声ではない。これは親の声である。私は幼少期に親に罰せられてばかりいたが，それは望ましいことではなかった。もちろん罰を与えることは大人になった今でも望ましいことではない。私は自分自身をもうこれ以上苦しめたくない。他の人を罰することもしたくない。愛する人を罰したところで，それが一体何の役に立つというのだろう！」

　行動的技法では，自分や他人を責めたり罰したりしたくなるような場面で，許容的な対応ができるよう練習する。患者はロールプレイやイメージ技法を通じて，そのような許容的な対応の仕方をリハーサルする。そしてホームワークで実践する。セラピストは必要に応じて，どのように自分や相手に対して寛大な態度を取ればよいか，そのモデルを患者に示してもよい。患者はホームワークで許容的な反応を実践し，実際にどのような結果がもたらされるか観察し，セラピストに報告する。たとえばある女性患者は，1

週間，幼い娘に対する反応を行動実験として変えてみることにした。それまで彼女は娘がいたずらをすると常に怒鳴り散らしていたのであるが，その代わりに，なぜその行動が良くないのかを娘に説明することにしたのである。行動実験前，患者は「もし自分が怒鳴らなければ，娘はもっといたずらをするようになるだろう」と予測していたが，実際にはそうではなかった。次のセッションで彼女は，実験によって娘のいたずらが減ったことをセラピストに報告した。

　治療関係では，セラピストは患者が自分自身や相手をどのように許容すればよいか，そのモデルを示すことができる。「罰スキーマ」を有する患者に対する「治療的再養育法」では，共感が重要である。セラピストは患者を罰するのではなく，努めて患者に共感を示す。たとえば患者が予約時間を間違えたり，ホームワークの課題を忘れたりしたときに，セラピストはそれをとがめたりしない。むしろ今後どのようにすればミスを防げるかということを，患者と共に考えようとする。

4）このスキーマに関する特記事項

　「罰スキーマ」が「欠陥スキーマ」と併発している場合，治療は困難なものになりやすい。そのような患者は自分自身を「駄目な人間だ」「間違った人間だ」と固く信じており，その信念はなかなか変化することがない。この場合，「それでも自分は変わりたい」という患者の治療意欲を持続させることが治療の鍵となる。セラピストは，自尊心や対人関係という視点から，「罰スキーマ」「欠陥スキーマ」を修復することの利益や，「罰スキーマ」「欠陥スキーマ」を持ち続けることの不利益を，患者がじっくりと検討できるよう手助けする。

8

モードワーク

　第1章で述べたとおり，モード（mode）とは，その時々にその人の中で活性化されている一連のスキーマおよびスキーマの作用のことである。それは適応的な場合もあれば不適応的な場合もある。モードの概念は，深刻な障害を抱える患者にスキーマ療法を適用するなかで，自然に形成されてきた。我々は伝統的な認知行動療法を用いて，Ⅰ軸障害を抱える多くの患者に対応してきた。しかし，慢性的な症状を抱えていたりⅡ軸障害を抱えていたりする他の多くの患者には，伝統的な認知行動療法だけでは十分な効果を上げられなかった。そのような患者に認知行動療法を適用すると，Ⅰ軸の症状には効果があっても，その患者の抱える深刻な情緒障害や機能障害，つまり深刻な性格上の問題は解決されないのである。そして今度はそれと同様の現象が，我々のスキーマ療法にも見られるようになった。スキーマ療法は深刻な問題を抱える多くの患者の助けになったが，さらに深刻な性格上の問題を抱える患者，特に境界性パーソナリティ障害や自己愛性パーソナリティ障害を抱える患者には十分ではなかった。そのような患者はさらに多くの治療的援助を必要としていた。

　そこで我々は，そのような患者の治療のためにモードワーク（mode work）を考案し，活用するようになった。今ではそのような深刻な問題を抱える患者だけでなく，より機能レベルの高い患者にもモードワークを適用している。我々は次第に，モードワークがスキーマ療法の重要な構成要素であると考えるようになった。我々は現在，標準的なスキーマ療法とモードワークを別々のアプローチとみなすのではなく，両者をその時々の必要性に応じて統合して活用している。具体的には，境界性パーソナリティ障害および自己愛性パーソナリティ障害の治療では，モードワークを優先的に活用している。それらの患者に比べてはるかに健康度の高い患者に対しては，補助的にモードワークを用いる。モードワークはスキーマ療法の進化した技法であり，セラピストが治療に行き詰まりを感じたときや，「この患者にはモードワークが役に立ちそうだ」と判断したときは，いつでも用いることができる。2つのモードの対話，具体的には「ヘルシーサイド」におけるモードと「スキーマサイド」におけるモードが対話をする，というのがモードワークのやり方である。

8-1 どのような場合にモードワークを行うか？

セラピストはどのようにして，これまで本書で述べてきたような標準的なアプローチとモードワークによるアプローチを使い分けると良いだろうか？ 我々の経験では，患者の機能レベルが高ければ，（本書でこれまで述べてきた）スキーマ療法の標準的な概念だけで十分に治療できる。一方，患者の障害がより深刻であればあるほど，モードという概念そしてモードワークの手法を中心に治療を進めていくのが効果的である。その中間の患者（機能レベルや障害の深刻度が中程度の患者）には，標準的なスキーマ療法とモードワークを組み合わせて用いることが多い。

我々は，治療に行き詰まりを感じたり，スキーマに対する患者の回避や過剰補償をどうしても克服できなかったりするとき，標準的なスキーマアプローチからモードワークへと切り替える。患者の中には，あまりにも柔軟性がなく回避ばかりする人や，スキーマに対してひたすら過剰補償しつづける人がいる（例：強迫性パーソナリティ障害，深刻な自己愛の問題を抱える患者）。我々はこのような患者に対して，標準的なアプローチからモードワークに切り替えることが多い。

患者が極端に自罰的で自責的な場合も，モードワークに切り替えることがある。このような患者には何らかの非機能的なペアレントモード（たとえば【懲罰的ペアレントモード】）が内在化されており，そのため患者は自分で自分を罰したり責めたりする。セラピストと患者は協力して，そのような【懲罰的ペアレントモード】に対抗していく。このように何らかの名前をモードにつけることによって，患者は自らのモードを外在化し，自我違和的な存在とみなせるようになる。

解決困難な内的葛藤を抱える患者にもモードワークは役に立つ。それはたとえば，長期にわたる人間関係を終わりにするかどうかといった重大な問題について，患者がなかなか決断を下せない場合などである。患者はその関係を続けるか，もしくは終わらせるかといった2つの選択肢に引き裂かれている。このような場合，それぞれの選択肢にモードとして名前をつけ，モードワークを通じて対話をしたり交渉したりすることができる。他にも，感情の変化が激しい患者（例：怒り，悲しみ，自罰，感情麻痺といったさまざまな状態を次々と呈するBPD患者）に対する治療でも，モードワークに重点を置くことが多い。

8-2 主なスキーマモード

第1章で述べたように，スキーマモードは次の4つのカテゴリーに分類できる。それは1）チャイルドモード（Child mode），2）不適応的コーピングモード（Maladaptive Coping mode）訳注，3）非機能的ペアレントモード（Dysfunctional Parent mode），4）ヘルシーアダルトモード（Healthy Adult mode）である。ヘルシーアダルトモード以

外の各モードは特定のスキーマや特定のコーピングスタイルと関連している。

境界性パーソナリティ障害（BPD）および自己愛性パーソナリティ障害の患者の場合，モードが統合されておらず，1度に1つのモードしか活性化されないことが多い。特にBPD患者の場合，次から次へと瞬時にモードが切り替わることが特徴的である。自己愛性パーソナリティ障害患者の場合は，そこまで頻繁にモードが切り替わることはなく，患者は1つのモードに比較的長期間とどまることが多い。たとえば自己愛性パーソナリティ障害を抱えるある患者は，1カ月の休暇中，ずっと【自己興奮モード】にあり，そのせいで目新しいことや刺激ばかりを求めるかもしれない。その同じ患者が仕事をしたりパーティに出席したりしている間はずっと，【自己誇大化モード】にあるかもしれない。

あるいは別のタイプの患者，たとえば強迫性パーソナリティ障害の患者などは逆に1つのモードに固定されていて，別のモードに切り替わることがない。そのような患者は，いつでもどこでも自己制御的で，柔軟性がなく，完璧主義である。個々の患者に対応する際，その患者のモードの切り替わりの頻度に注目することは重要であるが，それがモードそのものを規定することはない。モードは頻繁に変わる場合もあれば，そうでない場合もある。重要なのは切り替わりの頻度そのものではなく，切り替わりのあり方が極端であるかどうか，ということである。

8-2-1 チャイルドモード

チャイルドモードは，BPD患者の中でも特に子どもっぽい患者において，最も典型的に見られるモードである。チャイルドモードにおける主なモードには，1）【脆弱なチャイルドモード】，2）【怒れるチャイルドモード】，3）【衝動的・非自律的チャイルドモード】，4）【幸せなチャイルドモード】の4つが挙げられる（表8.1を参照）。我々は，これらのチャイルドモードは生得的なものであり，我々人間が生来有するさまざまな感情を示しているものと考えている。つまり人は誰しもこれら4つのチャイルドモードを持って生まれ，その後の生育環境の中でそれらのモードが強化されたり抑圧されたりするのである。

【脆弱なチャイルドモード】にある人は，怯えていたり，悲しんでいたり，圧倒されていたり，無力であるように見える。【脆弱なチャイルドモード】とは，この世を生き延びるために大人のケアを必要としているというのに，それが得られない幼い子どもの状態を表したものである。このような子どもは切実に両親を求めており，両親に世話をしてもらうためならその他全てのことを我慢するぐらいである（かのマリリン・モンローは常に【脆弱なチャイルドモード】にあったからこそ，あのような無防備な振る舞いを示したのだろう）。【脆弱なチャイルドモード】はさらにいくつかの個別のモードに分け

訳注：第1章では「非機能的コーピングモード」（Dysfunctional Coping mode）と記載されていたが，本章では「不適応的コーピングモード」となっているのでそれに従った。

表8.1　チャイルドモード

チャイルドモード	解説	関連するスキーマ
【脆弱なチャイルドモード】	関連するスキーマが活性化されて，不快感，不安感，恐怖，悲しみ，無力感などが生じている状態。特に後半の3つの感情（恐怖，悲しみ，無力感）が強い。	「見捨てられスキーマ」「不信／虐待スキーマ」「情緒的剥奪スキーマ」「欠陥スキーマ」「社会的孤立スキーマ」「依存／無能スキーマ」「危害や疾病に対する脆弱性スキーマ」「巻き込まれ／未発達の自己スキーマ」「否定／悲観スキーマ」
【怒れるチャイルドモード】	自らの中核的欲求が満たされなかったり，不公平に扱われたと感じたりしたときに，中核的なスキーマが活性化され，直接的に怒りを発散している状態。	「見捨てられスキーマ」「不信／虐待スキーマ」「情緒的剥奪スキーマ」「服従スキーマ」（他にも，【脆弱なチャイルドモード】に関連するスキーマの活性化に伴い，本モードが生じることもある）
【衝動的・非自律的チャイルドモード】	制約や他者の欲求や感情を考慮せず，その時々の自らの快楽や欲求を満たすために衝動的に行動している状態（この場合の「欲求」とは，中核的なものではない）。	「権利要求スキーマ」「自制と自律の欠如スキーマ」
【幸せなチャイルドモード】	愛されている，他者とつながっている，満ち足りていると感じている状態。	特になし。早期不適応的スキーマは活性化されていない。

られるが，それはその患者の有するスキーマによって異なる。たとえば両親にずっと放っておかれた体験を有する患者（すなわち「見捨てられスキーマ」の持ち主）は，【見捨てられたチャイルドモード】を示すかもしれないし，親に殴られて育った患者（「不信／虐待スキーマ」の持ち主）は，【虐待されたチャイルドモード】を示すかもしれない。両親に愛情をかけてもらえなかった患者（「情緒的剥奪スキーマ」の持ち主）は【剥奪されたチャイルドモード】を示すかもしれないし，両親に厳しく批判されながら育った患者（「欠陥／恥スキーマ」）は【拒絶されたチャイルドモード】を示すかもしれない。他にも「社会的孤立スキーマ」「依存／無能スキーマ」「損害や疾病に対する脆弱性スキーマ」「巻き込まれ／未発達の自己スキーマ」「失敗スキーマ」といったスキーマが，この【脆弱なチャイルドモード】に関連することが多い。このように考えると，ほとんどの早期不適応的スキーマが【脆弱なチャイルドモード】に関連することがわかる。したがって我々はモードワークにおいて，この【脆弱なチャイルドモード】をターゲットにすることが多い。患者のスキーマを修復するためには，この【脆弱なチャイルドモード】を中心にして治療を組み立てることが重要である。

【怒れるチャイルドモード】にある人は，激怒している。子どもは自らの中核的感情欲求が満たされないと，どこかの時点で怒り始める。両親は子どものそのような怒りを叱ったりなだめたりしようとするかもしれないが，そのような状況における子どもの怒りはごく正常な反応である。特に「見捨てられスキーマ」「不信／虐待スキーマ」「情

緒的剥奪スキーマ」「服従スキーマ」を有する患者は，感情欲求が満たされなかったり，自分が不公平に扱われていると感じたりしたときは，直接的に怒りを示すことが多い。これらの患者は，自分が見捨てられた（もしくは虐待された／剥奪された／服従させられた）と感じるとたちまち激怒し，その結果，大声を上げたり暴言を吐いたり暴力的な空想や衝動を抱いたりする。

【衝動的・非自律的チャイルドモード】にある人は，制約や他者への影響を考慮せず，自らの欲求を満たし，快楽を得るために衝動的に行動する。このモードは，子どもの自然な姿のあらわれである。すなわち，「文明化」されておらず，何の制約も受けず，何の責任も負わず，自由な子どもの状態である（「永遠の子ども」であるピーターパンはこのモードの典型例である）。【衝動的・非自律的チャイルドモード】にある人は，欲求不満耐性が低く，長期的な目標に向けて欲求を一時的に我慢するということができない。このモードにある人は，甘やかされていたり，怒っていたり，不注意であったり，怠け者であったり，我慢ができなかったり，集中力に欠けていたり，自己抑制ができなかったりする。このモードに関連する主なスキーマとしては，「権利要求スキーマ」や「自制と自律の欠如スキーマ」が挙げられる。

【幸せなチャイルドモード】にある人は，愛され，満足している。中核的感情欲求が適度に満たされた状態がこのモードである。したがって【幸せなチャイルドモード】と関連する早期不適応的スキーマは存在しない。【幸せなチャイルドモード】にある人には，いかなる早期不適応的スキーマも活性化されておらず，ごく健康な状態である。

8-2-2　不適応的コーピングモード

有害な環境に置かれている子どもは，自らの感情欲求を何とか満たしたり，そのような生活環境に何とか適応したりするために，さまざまな試みをする。不適応的コーピングモードは，そのような試みのあらわれである。患者が幼い子どもだったときには，それらの試みは「適応的」だったのであるが，それが大人の世界では「不適応的」であるとみなされてしまうのである。不適応的コーピングモードにおける主なモードには，1）【従順・服従モード】，2）【遮断・防衛モード】，3）【過剰補償モード】の3つが挙げられる（表8.2を参照）。これらの3つは，「スキーマへの服従」「スキーマの回避」「スキーマへの過剰補償」という3つのコーピングスタイルとそれぞれ関連している。

【従順・服従モード】は，さらなる虐待を防ぐという機能をもつ。他の2つのモード，すなわち【遮断・防衛モード】【過剰補償モード】は，スキーマの活性化によって感情が動揺するのを防ぐという機能をもつ。

【従順・服従モード】にある人は，自らのスキーマに服従するというコーピングスタイルを持つ。このモードにある人は，受動的かつ依存的に見える。彼／彼女らは，セラピスト（や他者）に求められれば何でもする。彼／彼女らは，自分より強い人の前で，

表 8.2　不適応的コーピングモード

不適応的コーピングモード	解説
【従順・服従モード】	服従や依存といったコーピングによってもたらされる。
【遮断・防衛モード】	感情的引きこもり，遮断，孤立，行動的回避といったコーピングによってもたらされる。
【過剰補償モード】	反撃，制御といったコーピングによってもたらされる。場合によっては「不適応的」ではなく「半適応的」であると見なされることもある（例：仕事中毒）。

自分が無力であると感じてしまう。そしてそのような強い人との衝突を避けるために，自分がその人を喜ばせなくてはならないと信じている。【従順・服従モード】にある人は，相手に対してひたすら従順に振る舞う。相手との関係を維持したり相手から攻撃されることを防いだりするためであれば，相手から虐待されたり，無視されたり，支配されたり，おとしめられたりすることにも耐えようとする。

　【遮断・防衛モード】にある人は，「スキーマの回避」というコーピングスタイルを有している。これはある種の「心理的な引きこもり」である。【遮断・防衛モード】にある人は，自らの脆弱さに起因する苦痛から自分自身を守るために，他者との関わりを避けたり自らの感情を遮断したりする。つまりより脆弱なモードに陥ることを避けるために，人は【遮断・防衛モード】を鎧や壁のように使って，自らを守ろうとするのである。【遮断・防衛モード】にある人は，感情が麻痺していたり，空虚感を抱いていたりすることが多い。彼／彼女らは，他者との関わりやさまざまな活動に感情的に関わることを避けるため，皮肉な態度やよそよそしい態度を示す。行動的な特徴としては，社会的引きこもり，自分だけを頼りにする（他者を頼らない），自己沈静行動への嗜癖，空想，強迫的な気晴らし行動，刺激の探求，などが挙げられる。

　【遮断・防衛モード】は，性格上の問題を抱えた多くの患者，特に BPD 患者にとって大きな問題となるモードである。また多くの場合，最も変化させにくいモードでもある。患者が幼い子どもだった頃，このモードを形成したことは実に適応的な戦略であったはずである。そのような患者は幼少期，外傷的な環境に置かれており，そのような環境がもたらす多大な苦痛から自分を守るため，自分自身に距離を置き，感覚を麻痺させたのであろう。このような子どもが成長して，敵対的でも剥奪的でもない，つまり非外傷的な環境に入っていったときに，【遮断・防衛モード】を手放し，世界に対して自分を開き，自らの感情に再び触れることができるようになれば，彼／彼女らは適応的であり続けることができたであろう。しかし多くの場合，彼／彼女らは，なかば無意識的に【遮断・防衛モード】に入ることが習慣化されているため，もはやそれをどのように手放したらよいのかわからなくなってしまっている。【遮断・防衛モード】は本来，患者のための「隠れ家」だったのであるが，それが「牢獄」と化してしまったのである。

表 8.3 非機能的ペアレントモード

非機能的ペアレントモード	解説	関連するスキーマ
【懲罰的ペアレントモード】（【批判的ペアレントモード】）	自分や他人に制約を設けたり，批判したり，罰したりする。	「服従スキーマ」「罰スキーマ」「欠陥スキーマ」「不信／虐待スキーマ」
【要求的ペアレントモード】	相手に対して高い期待と重い責任を押しつけ，それを達成するようプレッシャーをかける。	「厳密な基準スキーマ」「自己犠牲スキーマ」

　【過剰補償モード】にある人は，「スキーマへの過剰補償」というコーピングスタイルを有している。彼／彼女らは，自らのスキーマがまるで「間違い」であるかのように行動する注1)。たとえば自分に欠陥があると感じている患者であれば，自分があたかも完璧で誰よりも優れているかのように振る舞うかもしれない。罪の意識を感じている患者であれば，何かにつけて他者を激しく非難するかもしれない。他者に支配されていると感じている患者であれば，そうなる前に他者を迫害しようとするかもしれない。他者に利用されていると感じている患者であれば，他者を食い物にしようとするかもしれない。劣等感を抱いている患者であれば，自分の地位や業績をことさらにアピールしようとするかもしれない。【過剰補償モード】にある人の中には，受動攻撃性を有する人が少なくない。彼／彼女らは，表面的には従順に振る舞っていても，優柔不断，陰口，泣き言，約束不履行などを通じて，ひそかに相手に報復したり反抗したりする。【過剰補償モード】にある人の中には，強迫的な特徴を持つ人もいる。彼／彼女らは，秩序を厳密に重んじ，厳しく自制する。完璧な計画を立てようとし，手順を守ることに固執する。そして常に何かを警戒している。

8-2-3　非機能的ペアレントモード

　非機能的ペアレントモードとは，その人の幼少期における両親像が内在化されたものである。このモードにある人は，自らの親となり，子どもの頃に親にされたように自分自身を扱う。彼／彼女らが自己内対話（セルフトーク）をするとき，声が次第に親の声に似てくることがある。このモードにある人は，親が彼／彼女らにしてきたのと同じように考え，感じ，行動する。

　非機能的ペアレントモードにおける主なモードには，①【懲罰的ペアレントモード】（【批判的ペアレントモード】），②【要求的ペアレントモード】の2つが挙げられる（表8.3を参照）。【懲罰的ペアレントモード】は，患者の中の別のモード（通常はチャイルドモード）が何かを要求したり間違いを起こしたりすると，それを腹立たしげに罰

注1：「権利要求スキーマ」と「厳密な基準スキーマ」は，他のスキーマが過剰補償された結果として形成されることが多いスキーマである。しかし他のスキーマの過剰補償ではなく，純粋にこれらのスキーマが形成されることもある。

し，批判し，制裁を加える。関連する主なスキーマは，「罰スキーマ」と「欠陥スキーマ」である。この【懲罰的ペアレントモード】は，BPD患者や重症のうつ病患者に顕著にみられる。BPD患者は，【懲罰的ペアレントモード】にあるとき，虐待する親となって自らを罰する（たとえばあるBPD患者は，「自分は邪悪で汚れた存在だ」と言って，自傷行為を行って自らを罰していた）。このモードにあるとき，彼／彼女らは脆弱な子どもではなく，脆弱な子どもを罰する親に一体化している。このような患者は，【懲罰的ペアレントモード】と【脆弱なチャイルドモード】の間を行ったり来たりすることがある。つまりあるときは自らを虐待する親となり，あるときは虐待される側の子どもになるのである。

【要求的ペアレントモード】にある人は，チャイルドモードにあるもう一人の自分に対し，非現実的な高い期待を掲げ，それを達成するようプレッシャーをかける。このような人は，完璧であることが正しく，不確実であったり自発的に振る舞ったりすることは間違ったことであると信じている。関連する主なスキーマは，「厳密な基準スキーマ」と「自己犠牲スキーマ」である。【要求的ペアレントモード】は，自己愛性パーソナリティ障害および強迫性パーソナリティ障害の患者によく見られる。彼／彼女らは【要求的ペアレントモード】になって，自らに厳しい基準を課し，それを満たすよう自らを奮い立たせる。【要求的ペアレントモード】にある人がすべて，同時に【懲罰的ペアレントモード】にあるわけではない。【要求的ペアレントモード】にあって【懲罰的ペアレントモード】にない人は，自分自身に高い期待を寄せるが，自らを非難したり罰したりはしない。このような人が【要求的ペアレントモード】の期待に沿えない場合，その人の内なる【脆弱なチャイルドモード】が，【要求的ペアレントモード】の落胆を感じ取って，ひたすら自分を恥じることが多い。しかし実際には多くの患者は，【要求的ペアレントモード】と【懲罰的ペアレントモード】を併せ持つ。その場合患者は高い基準を自分自身に課すと同時に，それを達成できない自分を罰することになる。

8-2-4　ヘルシーアダルトモード

　ヘルシーアダルトモードとは，健康的な大人としての自己を反映したものであり，他のモードに対して「執行機能」を有する。このカテゴリーに属するモードは【ヘルシーアダルトモード】の1つだけである。【ヘルシーアダルトモード】は，子どもの中核的な感情欲求を満たすための手助けをする。【ヘルシーアダルトモード】を患者の中に形成し，それを強化することによって，患者は他のモードに対して，より効果的に取り組めるようになる。その意味でも，【ヘルシーアダルトモード】の形成と強化は，モードワークの中でも重要な目標となる。

　大人の患者の多くが，多かれ少なかれ【ヘルシーアダルトモード】を有しているが，その程度や効果は個人差が大きい。一般に，機能レベルや健康度の高い患者ほど，その

患者における【ヘルシーアダルトモード】は強く、逆に深刻な障害を抱える患者ほど弱い。BPD 患者の中には、【ヘルシーアダルトモード】をほとんど持たない人もいる。その場合、セラピストは患者の中に【ヘルシーアダルトモード】を形成することから始め、それを徐々に強化していく必要がある。

通常のいわゆる「良い親」と同様、【ヘルシーアダルトモード】には、以下の3つの基本的な機能がある。

1. 【脆弱なチャイルドモード】を育て、受け入れ、保護する。
2. 【怒れるチャイルドモード】や【衝動的・非自律的チャイルドモード】に対して、互恵性や自制の原則を教え、適度な制約を設ける。
3. 【不適応的コーピングモード】や【非機能的ペアレントモード】と闘ったり、それらを和らげたりする。

患者は治療を通じて、セラピストの言動を【ヘルシーアダルトモード】として自分自身の中に内在化していく。はじめはモードワークにおいて患者自身が【ヘルシーアダルトモード】の役割を演じられない場合もある。その場合はまずセラピストが【ヘルシーアダルトモード】をやってみせる。たとえば【懲罰的なペアレントモード】に対し、患者自身が【ヘルシーアダルトモード】となって闘うことができるとき、セラピストは介入しない。しかし患者が【懲罰的なペアレントモード】と闘えず、むしろ【懲罰的なペアレントモード】に一体化して自らを傷つけようとするとき、セラピストは【ヘルシーアダルトモード】として介入し、【懲罰的なペアレントモード】と闘う。そして患者自身が【ヘルシーアダルトモード】となって内なる【懲罰的なペアレントモード】と闘えるよう、手助けしていく（これが我々のいう「治療的再養育法」である）。

8-3　モードワークにおける7つのステップ

モードワークは次の7つのステップから構成される（これらのステップを境界性パーソナリティ障害に適用するための戦略については第9章に、自己愛性パーソナリティ障害に適用するための戦略については第10章で詳述する）。

1. 患者のモードを同定し、名前をつける。
2. モードの起源を調べる。また幼少期や思春期において、そのモードにどのような適応的な価値があったのかを検討する。
3. 不適応的なモードと現在の問題や症状を関連づける。
4. あるモードが他のモードへのアクセスを妨害している場合、そのモードを緩和したり手放したりすることの利点を挙げる。
5. イメージ技法を通じて、【脆弱なチャイルドモード】にアクセスする。
6. モード間の対話を行う。はじめはセラピストが【ヘルシーアダルトモード】を演じる場合もあるが、最終的には患者自身が【ヘルシーアダルトモード】役を演じられるようにする。
7. 患者がモードワークを治療外の生活場面に般化できるよう手助けする。

8-4 事例：アネットの場合

　アネットという患者の事例を通じて，モードワークの7ステップについて具体的に示す。アネットはレイチェルというセラピストのスキーマ療法を受けている。アネットは約半年間レイチェルの治療を受けた時点で，ヤング博士の面接を受けた[訳注]。以下に示すのはアネットとヤング博士とのセッションからの引用である。

　アネットは26歳の独身女性である。会社で受付係の仕事をしており，マンハッタンのアパートで一人暮らしをしている。治療開始時に彼女が訴えた問題は，抑うつ症状とアルコール依存であった。また対人関係や仕事上の問題を抱えやすいという訴えもあった。そのせいでアネットは対人関係も職業生活も安定せず，つきあう相手や職を次々と変えていた。彼女はまた，与えられた業務をこなすために自分を律することが苦手であった。

　セラピストのレイチェルは，アネットの抑うつ症状とアルコール依存症に対して，認知行動療法とスキーマ療法を併用して治療にあたったが（アルコール依存症にはAAも活用した），十分な成果を得ることができなかった。それでもアネットは治療を通じて，自分が他者と感情的に切り離されていることに気づき，そして自らの感情に蓋をしたり感情的な空虚感に穴埋めしたりするためにアルコールやパーティを利用していることを自覚するようになった。このようにアネットの自己認識はかなり深まったにも関わらず，彼女の抑うつ症状には変化が見られず，アルコール依存も続いていた。

　我々はアネットにモードワークを適用することに決めた。なぜならそれまでの治療が行き詰まっているように思われたからである。アネットの【遮断・防衛モード】は非常に強固で，彼女自身，自らの脆弱な感情に気づくことができないでいた。そのせいでアネットは脆弱な感情に関わる中核的なスキーマにアクセスできず，そのことが治療の進展を妨げていた。これは，患者が非常に回避的であるか過剰補償しているかして，スキーマに感情面からアクセスできない典型例である。ヤング博士はこのような事態をモードワークによって打開した。以下のやりとりにおいてヤング博士はモードワークを実施することによってアネットの【遮断・防衛モード】を打ち破り，【脆弱なチャイルドモード】の根底にあるスキーマにアクセスしようと試みている。

　最初の部分で，アネットは治療目標について述べている。

セラピスト：あなたはどんなことを治療目標としていますか？
アネット：幸せな気分になれたらいいです。なにしろずっと落ち込んでいるので。
セラピスト：あなたは自分が落ち込んでいることにすごく困っているのですね。
アネット：ええ，そうなんです。だから自分でもやり方を変えようとしているのです。

訳注：これは担当セラピストが交替となったのではなく，いわゆる「コンサルテーション・セッション」であり，担当セラピストのレイチェルも本セッションに陪席している。

セラピスト：あなたのやり方の何がそれほどあなたを落ち込ませるのか，あなた自身はわかっているのですね？
アネット：ええ，今はわかっています。
セラピスト：それについて教えてください。
アネット：私はどうやって自分の感情を表したらいいか，わからないのです。それに自分の気持ちを誰かに話すこともできません。私の家族は，誰もそういうことをしないのです。
セラピスト：あなたも家族も，誰も自分の気持ちを誰かに話したりはしないのですね。
アネット：そうです。でも私は母とは仲がいいんです。友だちみたいな感じです。
セラピスト：ただし気持ちを分かち合わない友だち，ということですね？
アネット：そうです。
セラピスト：そうですか。ところであなたには，気持ちを分かち合える同性の友だちはいますか？
アネット：いいえ，いません。
セラピスト：そうですか。ということは，あなたはずっと自分の気持ちを誰とも分かち合わないで生きてきた，ということになりますか？
アネット：ええ，そうです。

モードといった言葉は一切使っていないが，アネットはセラピストとのやりとりを通じて，自らの抑うつ症状を【遮断・防衛モード】に関連づけて述べている。彼女は自分が抑うつ的になるのは，他者から感情的に切り離されているからであることがわかっている。

セラピスト：わかりました。ところであなたは先ほど，自分に満足できないことが問題だとも言っていました。
アネット：ええ，そうなんです。
セラピスト：それはたとえばどんなことですか？
アネット：たとえば，私は落ち込むとお酒を飲みすぎてしまうんです。
セラピスト：なるほど。
アネット：とにかく私は自分に満足できないんです。
セラピスト：お酒をやめたら，満足できるようになるのでしょうか？
アネット：うーん。でも今私はお酒を飲んでいませんが，やっぱり自分に満足できません。
セラピスト：お酒じゃないとしたら何でしょうね？　あなたが自分に満足できない背景には，一体何があるのでしょう？
アネット：うーん，何でしょうね。……たぶん，家族，友だち，そして私自身の生き方ではないでしょうか。すべてうまくいっていないんです。
セラピスト：なるほど。
アネット：だから変えなくちゃいけないんです。

次にアネットは恋愛生活について語った。彼女はこれまで既婚男性と関係を持っていたが，その男性とは別れ，今では彼女を愛してくれる男性と安定した関係を保っている。しかし彼女によれば，その男性とのつきあいは退屈なのだという。「ええ，彼は安定した普通の人です。だから私はすごくつまらないのです」

セラピストは話を先に進め，モードワークの最初のステップ，すなわち患者のモードを同定し，名前をつける作業に入った。

8-4-1　ステップ1：患者のモードを同定し，それに名前をつける

　セラピストはセッション中，刻一刻と移り変わる患者の思考，気分，行動を観察している。この第1のステップ（患者のモードを同定し，それに名前をつける）は，その過程において自然に展開することが多い。セラピストは患者の状態の変化を把握し，それぞれの状態に関わるモードを同定する。セラピストと患者はそれぞれのモードに名前をつけていく。

　ただしモードに名前をつける前に，モードを正確に把握する必要がある。セラピストはセッション中の患者の言動を観察し，セッション外の出来事について患者から話を聞くことで，患者のモードに関する十分な証拠と実例を収集する。ひとたびモードを把握し，同定できたら，セラピストは患者に伝え，患者の感覚にフィットするかどうか患者自身に判断してもらう。セラピストが正確にモードを把握できている場合，それを患者が否定することはめったにない。セラピストが提示したモードを患者が直感的に受け入れられない場合，セラピストが無理にそれを押し付けるようなことはあってはならない。特にモードに名前をつける際，患者の役割は重要である。モードに名前をつけるということは，そのモードを治療の「登場人物」として取り込むことである。このような重要な作業は，必ずセラピストと患者の協同が不可欠である。

　セラピストと患者は協同作業を通じてそれぞれのモードに個別の名前をつけ，それに基づき患者に合った個別の治療戦略を立てる。その際，前述したようなモードの名前（すなわち我々の使う専門用語）をそのまま用いることはしない。患者自身の思考，感情，行動にフィットするような名前を，患者と一緒に見つけていく。たとえば【従順・服従モード】は［聞き分けのよい女の子］と名づけられるかもしれない。また【脆弱なチャイルドモード】は［見捨てられた子ども］［一人ぼっちの子ども］と名づけられるかもしれない。【遮断・防衛モード】は［仕事中毒］［壁］［スリルを求める人］と名づけられるかもしれない。【過剰補償モード】は［独裁者］［いじめっ子］［出世主義者］と名づけられるかもしれない。このようにセラピストは患者との協同作業を通じて，個々のモードの本質をぴったりと表すような名前を見つけていく。

　ほとんどの患者は，モードの概念とうまくつきあうことができるようになる。セラピストが「今，あなたはどのモードですか？」と尋ねると，患者は「今は［強迫モード］です」とか「今は【怒れるチャイルドモード】です」などと答えられるようになる。モードの概念が，感情状態が切り替わるという患者の内的体験に合っているからである。

　次に示す対話でセラピストは，アネットが自らの主たるモードを同定し，それに名前をつけるのを手助けしている。はじめにアネットは，自分の退屈な感情について述べている。セラピストはその退屈さの背景に何があるのかをアネットと共に探っていった。

セラピスト：あなたは常に，何か刺激を強く求めているのでしょうか？

アネット：そうみたいです。
セラピスト：あなたは常に新しいこと，いつもと違うことを欲しているのですね。ところで退屈だと感じはじめると，あなたはどのような気分になるのですか？　そのような気分をこれまでしっかりと感じてみたことはあるでしょうか？
アネット：ないです。というのも，そういう気分になるとすごく緊張してくるんです。……そうですね，週末に自宅にいるときは特にそうかもしれません。
セラピスト：なるほど。では，仮にあなたが週末ずっと自宅で過ごすとしましょう。
アネット：そういえばこの間の週末は実際に自宅で一人でした。
セラピスト：そのときの気分を教えてください。
アネット：そうですね，少し落ち込んでいたかもしれません。その後緊張して，訳が分からなくなってしまいました。
セラピスト：なるほど。ということは，あなたは退屈に感じ始めると，それと同時に落ち込んでしまうようですね。これは興味深いですね。
アネット：そうですね。でも確かに両方ありました。退屈だったけれども落ち込んでいたのです。
セラピスト：ひょっとしたらあなたは，心の底ではうんと落ち込んでいるのに，その落ち込みに向き合いたくない，という複雑な気持ちを体験しているのではないですか？　そしてそのような複雑な気持ちを「退屈だ」と表現しているのではないでしょうか？
アネット：ああ，そうかもしれません。

　アネットの退屈さの根底には，【脆弱なチャイルドモード】によってもたらされる抑うつ感があるものと思われた。セラピストは後にこのことをアネットに説明する。

[甘やかされたアネット] ──

　アネットはセラピストの手助けを受けながら，[甘やかされたアネット] というモードを同定する（セラピスト側がこのような屈辱的な響きをもつ名前をつけることはないが，この場合は患者であるアネット自身が案を出した）。[甘やかされたアネット] は，【衝動的・非自律的チャイルドモード】の一種である。アネットはおおむねこのモードを克服することができていたが，それでもなお，親密な人間関係を形成し維持するとか，職業的キャリアを築くといった長期的な利益を見すえて行動するのではなく，酒を飲んだりパーティで騒いだりするなど，一時的な快楽を優先させてしまうという問題が残っていた。

　次のやりとりでセラピストは，アネットの退屈さの背景にある抑うつ感に焦点を当て続けた。それが [甘やかされたアネット] の同定へと発展していった。

セラピスト：平穏で落ち着いた状況においてこそ，心の中の落ち込んだ気分について考える暇ができてしまいます。でも，そのような気分について考えること自体，あなたにとって苦痛を伴う作業なのでしょう。逆に何か出来事があったり刺激が多かったりする忙しい状況では，そういうことについて考えずに済みますよね。
アネット：（イラついた声のトーンで）始終そんなことを考えるわけにはいきません。自分の落ち込みについて考えるなんて，私には大変すぎるわ。
セラピスト：そうですか。（しばらく間を置いて）「私には大変すぎるわ」というのは，具体的にはどういうことですか？　非常に面倒だということでしょうか？
アネット：（イラついた声のトーンで）いいえ，私はそういうことに慣れていないんです。私が慣れ

ているのは，退屈になれば友だちと外に出かけて酔っ払って，それで何も考えずに終わりにする，というやり方です。この治療では，落ち込んだ気分なんかをすべて抱えて，それについて考えなきゃならないみたいだけど，そもそも私はこういうやり方に慣れていないんです。

セラピスト：このような治療はお気に召さないのですね。

アネット：（笑う）

セラピスト：あなたは分かっておいででしょうが，ここでの治療を無理にやらなければならないわけではありません。これは強制ではないのです。あなたはどう思いますか？

アネット：（冗談めかして）ええ，そう思うわ。私は自分のやりたくないことは一切やらなくていいんです。そうでしょう？

セラピスト：あなたは今「そうでしょう？」と私に言いましたね。私があなたの言い分に賛同すると思って，そのようにおっしゃったのですか？

アネット：賛同してくれないのですか？

セラピストはこの話題についてさらに話し合いを続ける。

セラピスト：ご両親はあなたに何でも好きなことをさせてくれたという話でしたね。そしてあなた自身はそれが正しいことではなかったと思う，とおっしゃっていました。

アネット：そうです。もし私に子どもができたら，そんなふうにはしないと思います。そんなことをしたらどうなってしまうか，私自身がこうやって証明しているんですもの。

セラピスト：つまりあなたは，頭ではご両親の過ちについてよくわかっているのですが，心では「好きなことだけをしたい」「やりたくないことは一切したくない」と思ってしまう，といった感じなのでしょうか？

アネット：ええ，そうなんです。私は今でもかんしゃくを起こすことがあるんです。やりたいことができないと，ついカッとなってしまうんですよ。

セラピスト：子どもが泣き叫ぶみたいに？

アネット：ええ。さすがに物を投げたりはしませんけど。

セラピスト：では具体的にはどうするのですか？

アネット：たとえば両親と一緒にいて何か気に入らないことがあると，もう彼らと一緒にいたくなくなるんです。だから私は両親から離れて一人になります。

セラピスト：まるで両親を罰するかのように？

アネット：（生き生きとしてくる）ええ，そうです。ああ，そうか，私は彼らを罰しているんだわ！　それが今わかりました。

セラピスト：なるほど。自分の欲しいものを与えてくれないからという理由で，あなたはご両親を罰するのですね？

アネット：その通りです。でもこんなことを繰り返していて結局困るのは，他の誰でもない，自分自身なんです。なのに私は同じことを繰り返してしまうんです。

その次のやりとりでセラピストとアネットはとうとう，そのようなアネットの特徴に［甘やかされたアネット］と名前をつけた。

セラピスト：これまでのお話をまとめてみると，……こんなことを言うと，批判されたと思われてしまいそうで心配なのですが……，あなたは少しだけわがままに育てられた面があるのでしょうか？

アネット：（笑い出す）

セラピスト：私の発言は当たっていますか？　それとも間違っていますか？　「やりたいことだけをやりたい」という感覚が，今のあなたにもありますか？

アネット：（笑いながら）先生は私のことを「悪ガキ」だと言いたいのでしょうか？
セラピスト：それはちょっと違うかもしれません。「悪ガキ」というより，ご両親に「甘やかされ」て育った部分があるのではないかと……。
アネット：（セラピストの発言をさえぎって）ええ，そうなの！　私は両親に「甘やかされ」て育ってしまったんです。
セラピスト：私はそれがあなたの全てだと言いたいわけではありません。あなたにはいろいろな面があるのですから。そのいろいろな面について，私たちはこれから話し合っていくのです。でも，その「甘やかされた」という一面が，あなたにあるということになるでしょうか？
アネット：ええ，それはもう本当にその通りだと思います。

　このように患者の特性をモードとして同定することにより，セラピストは患者との治療同盟を維持しながら，患者の問題点について患者と一緒に検討することができる。治療同盟を損なうことなしに問題点を患者に直面化できることが，モードワークの利点である。モードワークを通じて，セラピストは患者の人間性を非難することなく，患者のモードの非機能的な側面を焦点化できるのである。

［強気のアネット］

　セッションが進むにつれ，第２のモードが明らかになってきた。それは［甘やかされたアネット］よりさらに重要で，問題のあるモードである。セラピストはそれに［強気のアネット］と命名した。このモードは，【遮断・防衛モード】の一種である。
　次の対話の冒頭の部分では，セラピストは［甘やかされたアネット］についての話を続けている。セラピストはその後，アネットの中の【脆弱なチャイルドモード】にアクセスしようと試みたが，それを阻んだのが［強気のアネット］であった。

セラピスト：この質問紙に記入することについて，あなたはどのように思いましたか？　これも時間の無駄のように思われましたか？　退屈に感じましたか？
アネット：いえ，私は単に，「どうしてこれにも記入しなければならないの？」と思っただけです。だってすでに私は他の質問紙にも記入しているからです。
セラピスト：するとこれをするのに抵抗感があったのですね？
アネット：ええ，まあ。でも結局は記入したのです。やり始めるのに時間がかかりましたけど。
セラピスト：それは，これに記入することがあなたに求められていたから，あなたは自分を奮い立たせた，ということでしょうか？
アネット：そうですね。私は自分を奮い立たせて頑張ったのです。……そうそう，私が頑張ったのは，レイチェル（アネットのセラピスト）にこれをするよう求められていたからでもあるんです。

　次にセラピストは，アネットの【脆弱なチャイルドモード】にアクセスするために，レイチェル（アネットのセラピスト）に対するアネットの愛着について話し合おうとした。

セラピスト：とうことは，あなたはレイチェルのために頑張ってこの質問紙をやり遂げた，ということになりますか？
アネット：さあ，どうなんでしょう。
セラピスト：少なくともレイチェルが，あなたが頑張ったことの一因であることは確かでしょうか？

アネット：よくわかりません。私はレイチェルが好きですし，実際，彼女は私を助けてくれています。だから私は変わりたい，良くなりたいと思うのです。
セラピスト：あなたはレイチェルに「よく頑張った」と思って欲しいのでしょうか？
アネット：よくわかりません。
セラピスト：あなたはレイチェルに愛着を抱いている。でもそれを認めるのを恐れている。私にはそんなふうに見えます。本心を認めるのは，あなたにとってそれほど大変なことなのでしょうか？
アネット：わかりません。でも先生のおっしゃることとは，ちょっと違うように思います。

　ここでセラピストは［強気のアネット］を同定することにした。［強気のアネット］は，アネットが他者の助けを必要としていることを自覚するのを阻んでいた。

セラピスト：あなたはときどき，このようにちょっと強気に振る舞うことがありますね。あなたはそれをどのように表現するかわかりませんが，私からするとちょっと強気に見えます。
アネット：私は強気に振る舞っているんじゃなくて，実際に強いのよ。
セラピスト：なるほど。でもその一方で，あなたには繊細で傷つきやすい面もあるように見えますが。
アネット：（少し弱々しい雰囲気で）確かにそういう面もあります。
セラピスト：ということは，強い側面と，それとは別の繊細な側面が同時にあなたの中にある，ということになりますね。だから私には，あなたの強さがどこか本物ではないような，外に向けてあなたが強気に振る舞っているかのような，そんな感じを受けるのかもしれません。
アネット：その通りだと思います。たぶん私はずっとそうしてきたんです。

　セラピストはアネットがとうとう認めたこのモードに［強気のアネット］と名前をつけ，彼女の中核的な側面から切り離す。彼女の中核にあるのは【脆弱なチャイルドモード】である（上の対話からすれば［繊細で傷つきやすいアネット］とでも命名されるだろうか）[注2)]。［強気のアネット］は外向きのモード，つまり自分が強いことを他者に示すための手段にすぎない。

8-4-2　ステップ2：モードの起源を調べ，その適応的な価値を検討する

　モードワークの第2のステップにおいてセラピストは，患者が自らのモードを理解し，患者自身がそれに対して共感できるよう手助けする。セラピストと患者は協力して，各モードの起源を調べ，それが果たしていた機能を探求する。どのようなモードであっても，それは過去において何らかの適応的な価値を有していたはずである。セラピストはたとえば，「こんな風に感じ始めたのは，いつぐらいからですか？」「子どもの頃にこのようなモードが形成されたのは，どうしてだと思いますか？」「このモードは，今のあなたの生活にどのように影響していますか？」といった質問を患者に投げかける。

　この第2のステップについて，アネットの事例を通して具体的に説明する。セラピストは［強気のアネット］を同定した後，このモードの幼少期における起源をアネット自身が探究できるよう導いていった。

注2)　【脆弱なチャイルドモード】が，その人における最も中核的な側面であるというのが我々の哲学的な仮説である。ただしこの仮説が普遍的な真実ではないことも我々は認識している。

セラピスト：ご両親もあなたと同様に強気なのですか？
アネット：父についてはよくわかりません。父とはあまり深く関わったことがないので，彼がどういう人か，私にはわからないのです。でも母は違うと思います。彼女は強くないですし，強気に振る舞うこともありませんでした。
セラピスト：では，あなた自身に［強気のアネット］が形成されたのは，いつ頃だったのでしょうか？ 何歳のときか思い出せますか？
アネット：思い出せません。ずっとこんな感じでしたから。
セラピスト：ベビーベッドにいた頃から？（笑う） その頃からすでに［強気の赤ちゃん］だったのですか？
アネット：ええ，きっとそうだったのよ（笑う）。まあ冗談はともかく，たぶん私は幼い頃から，母を守るために強気に振る舞っていたんだと思います。母が誰かに動揺させられるのを見るのが耐えられなかったんです。そんな母を守るため，私自身が強気に振る舞うようになったんじゃないかしら。
セラピスト：なるほど。ところで誰があなたのお母さんを動揺させたのですか？ お父さんですか？ 彼はお母さんを虐待していたのでしょうか？
アネット：いいえ。虐待はなかったと思います。二人はとても若くして結婚しました。よくわからないけど，父が母を虐待したことはないと思います。
セラピスト：そうですか。ではあなたは誰からお母さんを守ろうとしていたのでしょう？
アネット：よくわかりません。たぶん全ての人からだと思います。……母はとても繊細で，親切な人です。周りにはそういう母につけこもうとする人がいました。私はそれがすごく嫌だったんです。
セラピスト：なるほど。それであなたはお母さんにつけこもうとする人たちから彼女を守ろうとしたのですね。
アネット：そうです。
セラピスト：幼いあなたがお母さんの保護者になったことについて，どう思いますか？
アネット：わかりません。
セラピスト：あなたはお母さんと親密だったということですが，それは友だち同士の平等な関係ではないようですね。むしろ娘のあなたがお母さんの母親であるかのように振る舞い，お母さんもあなたを自分の母親であるかのように頼っていたのではないでしょうか？ どう思います？
アネット：ええ，そうだと思います。レイチェルも，私のほうがまるで彼女の母親であるかのようだ，と言っていました。彼女とこの件について話し合ったことがあります。

　このような話し合いの末にわかったことは，幼少期においてアネットの父親は始終怒っていて怖い存在であったこと，一方母親は弱くてはかない存在であったこと，そしてそのような両親が原因で［強気のアネット］が形成された，ということである。アネットは母親の保護者にならざるをえなかった。そして母親を守る強さを手に入れるために，アネットは自らの脆弱な部分を遮断する必要があった。そのために形成されたのが［強気のアネット］である。［強気のアネット］のおかげで，アネットは自分の脆弱な感情を相手に見せずに，人づきあいができるようになった。

8-4-3　ステップ３：モードと現在の問題や症状を関連づける

　モードが現在抱えている問題をどのように引き起こしているのか，そしてモードが今ある症状にどのように関係しているのかを，セラピストが患者に示すことは重要である。そのような過程を通じて，治療の理論的根拠に対する患者の理解や，変化に対する患者

の動機づけが高まっていく。

　たとえば「お酒を飲みすぎてしまう」ということを訴えて治療を受けに来た患者であれば，セラピストはその問題を【遮断・防衛モード】に関連づけて説明できるかもしれない。患者が幼少期において感じた見捨てられ不安や，虐待や喪失に対する怒りの感情を回避するために，患者がアルコールを利用しているのだということを説明するのである。その場合，患者は【遮断・防衛モード】に入ることによって飲酒し，ネガティブな感情を体験することを回避している。その際セラピストと患者が，【脆弱なチャイルドモード】あるいは【怒れるチャイルドモード】に焦点を当てることができれば，患者は自らのネガティブな感情を自覚し，それに対処することを学ぶことができる。そしてそのような感情を自分自身で満たすことができるようにもなる。そうなれば感情を回避するために飲酒する必要性は軽減され，スキーマによるアルコール摂取は大幅に減るだろう（アルコール依存症の場合，セラピストは補助的手段としてAAを推奨することが多い。アルコール依存症の多くはスキーマ以外の要素も大いに絡んでいるので，個別的な対応が必要である）。

　アネットの事例に戻ろう。次のやりとりにおいて，仕事が長続きしないことと［甘やかされたアネット］を，彼女自身が関連づけて述べた。セラピストはそのような彼女の気づきを利用して，モードと彼女が現在抱える問題とを関連づけられるようアネットを手助けした。

　　アネット：私は我慢が足りないのです。やるべきことであっても，それをやりたくないと感じてしまうと，もう嫌になってしまうのです。
　　セラピスト：なるほど。
　　アネット：仕事でも何でもそうです。そういうことがあると訳もなくイライラするんです。
　　セラピスト：何か課題を与えられ，それに興味が持てないと，イライラしてしまうんですね。
　　アネット：そうです。
　　セラピスト：なるほど。そういうとき，あなたは自分自身に対して何と言っているのでしょうか？
　　アネット：単にこう言うだけです。「ここにいたくない。もう逃げてしまいたい」

　セラピストは，仕事上の問題とモードをアネット自身が関連づけられるよう，ロールプレイを提案することにした。ロールプレイでは初め，アネットが［甘やかされたアネット］を，セラピストが【ヘルシーアダルトモード】を演じる。

　　セラピスト：ロールプレイをしてみませんか。私が「ヘルシーサイド」を演じます。あなたは［甘やかされたアネット］を演じてください。できるだけ役になりきって，［甘やかされたアネット］の言い分を主張してください。その前にまず私はあなたに仕事を与える上司になります。上司に仕事を与えられたとき，［甘やかされたアネット］は何を感じ，何を思ったか，それをそのまま話してください。よろしいですか？
　　アネット：ええ，わかりました。
　　セラピスト：（上司として）「アネット，この仕事を片付けなければならないことは，君にも分かって

いるだろう？ これは君の担当業務じゃないか。給料分は仕事をしてくれないと困るよ」。……(セラピストとして)今，[甘やかされたアネット]があなたの中で何と言っているか，教えてください。

アネット：少し時間をください。……ええと，「そもそも何で私は仕事をしなきゃならないの？ もう何もかも退屈でうんざりだわ！」

セラピスト：いいですね。では私はあなたの「ヘルシーサイド」になります。(ヘルシーサイドとして)「世の中ってそういうものよ。何かが欲しければ，そのぶん何かを提供しなければならない。私たちは皆，お互い様ということなのよ。誰かに何かを与えてほしければ，あなただって相手に何かを与えないといけない。あなたが世の中に何も提供しないで，どうやって着る物や食べ物や住まいを手に入れるの？ 自分の分け前を得るためには，当然働かなければならないのよ」。……さあ，これに反論してみましょう。

アネット：何と言ったらいいか，よくわかりません。……こんな感じでしょうか。「どうして？ どうしてあなたにそんなことを言われなきゃならないの？ どうして私がいろいろしなきゃならないの？ 私は着る物も食べる物も住まいも両親に面倒をみてもらえるわ」

セラピスト：なるほど。でもおそらくご両親はあなたより先にこの世からいなくなりますよね。あなたは以前，お母さんが亡くなることが怖くてたまらないとおっしゃっていましたね？

アネット：ええ，確かにそう言ったことがあります。

　上の対話は，アネットが[甘やかされたアネット]というモードを体験的に理解するためのよい機会となった。セラピストはここで，[甘やかされたアネット]と【ヘルシーアダルトモード】とが激しく葛藤しているのではないか，というセラピスト自身の見解をアネットに伝えることにした。

セラピスト：どうやらあなたの中で，何かが激しく葛藤しているようですね。あなたの中の[甘やかされたアネット]は「楽しいこと，やりたいことだけをすればいい」ということを強く主張しているみたいですね。

アネット：そうなんです。だからこそ最近，私は退屈でたまらないのです。

セラピスト：というのは？

アネット：(不機嫌そうに)だって何にも楽しいことがないからです。毎日仕事に行かなきゃならないし，行ったら行ったでたくさんミスしてしまうし。……もう嫌になっちゃった。そしてここでも私は同じようなことをしている。仕事も治療も何もかもうんざりだわ。

セラピスト：あなたは治療を受けることを，誰かから押し付けられているのですか？ 私にはあなたがそう言っているように聞こえます。「私にはそんな気がなかったのに」って。

アネット：(笑う)

セラピスト：どうなんでしょうか？ あなたは誰かに強制されて治療を受けているのでしょうか？

アネット：「誰か」って一体誰なのかしら？(笑いながら，陪席しているレイチェルのほうを見る)

セラピスト：レイチェルですか？

アネット：確かにレイチェルは私に治療を勧めたわ。

セラピスト：あなたはレイチェルのために治療を受けているのですか？ それとも治療が自分のために必要だと思ってレイチェルに会っているのでしょうか？

アネット：何が本当に必要なのか，私にはよくわからないんです。でも私はいつも落ち込んでいて，それがとてもつらいんです。だから何かを変える必要があります。このままだと私はずっとつらい状態のままだから。

セラピスト：なるほど。どうやらあなたの「ヘルシーサイド」は，「このままじゃいけない」ということをよくわかっているようですね。なのに[甘やかされたアネット]は，それに同意できないのですね。[甘やかされたアネット]は今でもなお，「そんなの時間の無駄だ。楽しめばいいのよ」と，

あなたをそそのかすようですね。
アネット：そうなんです。
セラピスト：それがあなたの葛藤なんですね。あなたの中で【ヘルシーモード】と［甘やかされたアネット］が闘っているんです。
アネット：ええ，いつもこんな感じなのです。
セラピスト：なるほど，「いつも」なんですね。ところで最近は，どちらが勝つことが多いですか？
アネット：最近は【ヘルシーモード】のほうです。だから私はおとなしくしているんです。ちゃんと仕事に行っていますし，たまにしか出歩いたり楽しんだりしていません。だから【ヘルシーモード】が勝っていると思うのですが，私自身，それを喜んでいるわけでもないのです。楽しくないし，退屈でたまらないのです。

　以上の対話を通じて，アネットは［甘やかされたアネット］と【ヘルシーアダルトモード】の両方にアクセスできるようになった。アネットはごく自然に，2つのモードにおける思考や気分について話すことができている。

8-4-4　ステップ4：モードを緩和したり手放したりすることの利点を挙げる

　セラピストは次に，［強気のアネット］から［小さなアネット］に話題の焦点を移した。［小さなアネット］とは【脆弱なチャイルドモード】のことであり，それはモードワークで最も焦点を当てるべきモードである。だからこそセラピストはどこかで［強気のアネット］を飛び越えて［小さなアネット］に到達する必要がある。次に示す対話でセラピストは，7歳の頃のアネットがいかにして父親から母親を守っていたか，ということについての話し合いを始めた。

セラピスト：あなたは，お母さんがお父さんや世の中に立ち向かっていけるよう，お母さんを支え続けたのですね。それがあなたに与えられた役割だったようです。でもここで新たな問いが生じます。それは「そのとき［小さなアネット］に何が起きたのか？」という問いです。母親を守る7歳のアネットはきっと［強気のアネット］だったのでしょう。他にもそこには何でも好きなようにできる［甘やかされたアネット］がいました。でも，そこにはさらに誰かに抱きしめてもらいたがっている［小さなアネット］もいたはずなんです。その［小さなアネット］は一体どうなってしまったのでしょう？
アネット：彼女は消えてしまいました。
セラピスト：消えてしまった？
アネット：ええ，彼女はもうどこにもいないんです。
セラピスト：それでも少しは［小さなアネット］の存在を感じることができますか？
アネット：ええ，ときどきは。
セラピスト：どんなときに彼女の存在を感じますか？　たとえば今は？
アネット：ええ，ほんの少しは。だって今私がここで治療を受けているのは，自分が弱い存在だということを結局私自身が認めているからでしょう？

　セラピストは彼女の中の脆弱な側面にさらに焦点を当てていった。

セラピスト：実際，弱気な自分を誰かの前でさらすのは大変難しいことです。あなたの中の「弱気の部分」は，このことについてどう考えているのでしょうか？

アネット：家族と一緒にいるときは私も大丈夫なんです。父も母もまともとは言えないけれど，悪い人たちじゃありません。だからこそ私は自分のことを「失敗者」のように感じてしまうのかもしれません。だって両親は自分たちに治療が必要だと思っていませんから。ということは治療を受けに来ている自分だけがおかしいのではないかと感じてしまうのです。結局まともじゃないのは私だけで，実は両親はとてもまともな人たちなのではないか，と。彼らは苦しんでいません。苦しんでいるのは私だけです。

セラピストとの対話を通じて，アネットの中にある「欠陥スキーマ」が活性化された。彼女はいわゆる「患者とみなされた人（identified patient；IP）」である。苦しんでいるのは彼女だけで，両親は自分たちに治療が必要であるとは考えていない。セラピストはそこで，アネットにおける【脆弱なチャイルドモード】と同盟を組み，彼女の両親に対抗してみることにした。

セラピスト：なるほど。では，「実は両親はまともな人たちである」ということについて検討してみましょう。お母さんはいつも他人に利用されているとあなたは言っていましたね。お父さんは閉鎖的で，自己表現せず，他人に対して批判的だとも言っていました。しかも二人は始終喧嘩をしているということでした。私には「実はまともだ」とは思えないのですが？
アネット：そうかもしれません。でも両親は私みたいに落ち込んだりはしないのです。
セラピスト：そうですね。それはおそらくご両親は「怒り」という形で気持ちを外に出しているからではないですか。あなたのように落ち込んでしまう代わりに，喧嘩をして発散しているのです。
アネット：（怒ったように）彼らはそのことに疑問を感じていません。一方，私はそんなふうにできないでいます。そこも両親と私の違いだわ。
セラピスト：（しばらく間を置いてから）あなたがどう育てられたかについての私の考えは間違っているのでしょうか？
アネット：先生の考え？
セラピスト：ええ，これまでに述べた私の考えは間違っているんでしょうかね？
アネット：そうですね，両親は自分たちの思いを決して私に話してくれませんでした。……それに私は母に抱きしめられた記憶がないのです。そのことはレイチェル（セラピスト）にも言いました。私は両親に近づくことができないのです。何となく近づくことがいけないことのように感じて，両親に距離を置いてしまうのです。……でも今思えば，母は，母自身がまだうんと子どもだったのに，結婚して，私を産んだんだわ。子どもが子どもの世話なんかできるはずもないのに。

アネットは，幼少期における感情的な満たされなさを認めつつ，母親を守ろうとして揺れている。つまり【脆弱なチャイルドモード】となって自らの満たされなかった欲求を感じては，【遮断・防衛モード】でそのような欲求を妥当ではないと打ち消すことを繰り返している。

セラピスト：おっしゃるとおりですね。そしてそれが問題だったのではないですか。あなたの世話をしてくれる人が誰もいなかったのです。それはあなたの責任ですか？　それとも……。
アネット：（さえぎって）いいえ，私の責任ではありません。
セラピスト：あなたの感情欲求は，ご両親に満たしてもらうことができなかった。あなたはその犠牲者です。あなたは愛情を与えられませんでした。気持ちを理解されることもなく，話を聞いて受け止めてもらったりすることもありませんでした。そうやって育ったのです。あなたは一人ぼっちで，子ども部屋の中で孤独に育ったのです。それはとてもむごいことです。確かにあなたは食べ物や着

る物には困らなかったのかもしれない。でも子どもにとって最も基本的な欲求とは，衣食住ではなく，誰かに抱きしめられ，愛され，大切にされることです。なのにあなたは子どもの頃そのような欲求が満たされなかった。あなたが心の底から幸せに思えないのは当然だと思います。あなたが本当の意味で他者に近づくことが難しいのも当然だと思います。

アネット：なるほど，そういうことなんですね。先生のおっしゃる意味が，今ようやくわかってきました。

【不適応的コーピングモード】を克服して【脆弱なチャイルドモード】にアクセスすること，そして【脆弱なチャイルドモード】を再養育することが，モードワークを大いに進展させる。【脆弱なチャイルドモード】には多くの中核的なスキーマが含まれているため，このモードに働きかけることによってスキーマの修復が起きる。その際セラピストは，【脆弱なチャイルドモード】へのアクセスを妨げる他のモードを修正したり手放したりすることの利点を患者に示す。

【脆弱なチャイルドモード】と対話をするために最も有用な方法はイメージ技法である。セラピストは【脆弱なチャイルドモード】をイメージするよう患者に求め，セラピスト自身は【ヘルシーアダルトモード】として患者のイメージに入り込み，【脆弱なチャイルドモード】に語りかける。セラピストは，【脆弱なチャイルドモード】となった患者が満たされない感情欲求を表現できるよう手助けする。そして「治療的再養育法」を通じて，患者の欲求（例：保護，いたわり，自律性，自己表現，制約）を満たしていく（ただし我々は本格的なモードワークを実施していないときにも，同様の働きかけを心がけている）。

アネットの事例に戻る。セラピストは［小さなアネット］，つまり彼女の【脆弱なチャイルドモード】の部分をイメージするようアネットに求めたが，彼女はそれを拒否した。そこでセラピストは彼女がなぜ抵抗するのか，その理由を探った。イメージワークを拒否しているのは［甘やかされたアネット］と［強気のアネット］であった。［甘やかされたアネット］は不愉快なことをしたくない。［強気のアネット］は「弱くあってはならない」と信じており，［小さなアネット］を守るために苦痛な感情を遮っている。セラピストはこれら2つの不適応的なモードを打開し，【脆弱なチャイルドモード】にアクセスするために，モードワークをさらに進めた。

セラピスト：あなたの中の子どもの部分に近づくために，イメージ技法をやってみませんか。
アネット：私にはできません。
セラピスト：やってみたいと思いませんか？
アネット：どうかしら。レイチェルとも試してみるのですが，いつもうまくいかないんです。
セラピスト：うまくいかなくてもいいのです。やってみれば，うまくいかない理由がわかるかもしれません。理由が分かれば，解決策が見つかるかもしれません。だからうまくいかなくても気にしなくていいのです。今必要なのは，何があなたに抵抗させているかを理解することです。今日その解決策が見つからなくても構いません。イメージ技法がなぜあなたにとってそれほど難しいのか，それを理解できるだけでも大きな収穫です。そのためにあなたに協力していただきたいのです。いか

がでしょうか？
アネット：うーん……わかりました。
セラピスト：今，どんなお気持ちですか？
アネット：やっぱり気が進みません。
セラピスト：気が進まないというお気持ちのままでいてください。私はあなたのその気持ちをもっと理解したいと思います。
アネット：ただ単に気が進まないのです。やりたくない，という感じです。私は気の進まないことはやりたくないのです。

　ここでイメージ技法に抵抗しているのは［甘やかされたアネット］である。［甘やかされたアネット］は自分がやりたいと思うこと以外は何もやりたがらない。セラピストは「共感的直面化」を用いながら，［甘やかされたアネット］との対話を始めた。

セラピスト：では私があなたの「ヘルシーサイド」を演じます。（ヘルシーサイドとして）「確かにこれは簡単なことではありません。でも本当に大切なことに近づくためには，頑張らなければならないときもあるのです」。さあ，反対側の自分を演じてください。「ヘルシーサイド」に何と言って反論しますか？
アネット：「難しいことをするのは好きじゃないの。だってとっても大変なんだもの」
セラピスト：いいですね。その気持ちのまま，とにかくイメージ技法を始めてみませんか？
アネット：うーん，そうですね。
セラピスト：とりあえず5分間だけやってみるというのはいかがですか？　5分間イメージ技法をやってみて，もしあなたが本当に嫌であれば……。
アネット：（強い口調でさえぎって）嫌だったら言いますから心配しないでください。さあ，もう始めましょうよ。
セラピスト：イメージ技法の間，目を閉じていてください。ただしこれも嫌だったら，途中で開けてもらっても構いません。
アネット：（半ば笑いながら）5分間目を閉じてじっとしているなんて，私には無理だわ。
セラピスト：やはり気が進まないのですね。だってあなたはもうここに35分間もじっと座っておられるのですから。あなたがそうしようと思えばじっと座っていられると思いますよ。
アネット：やっぱり私はこれをやりたくないんでしょうね。
セラピスト：そうなんでしょうね。その理由は，あなたの別の側面，すなわち苦痛で落ち込んでいて孤独な部分を，あなた自身が見たくないからではないでしょうか。あなたは自分のそのような面を知りたくないのでしょう。
アネット：ええ，そのとおりです。悪い自分は見たくありません。

　イメージ技法を拒んでいるときのアネットは，【権利要求モード】と［強気のアネット］の状態にあり，【脆弱なチャイルドモード】の部分，すなわち［小さなアネット］は認識されていない。というのも特に［強気のアネット］は脆弱な自分を「悪い」と考えているからである。「"弱さ"は"悪"である」という考えは，彼女の「欠陥スキーマ」に起因している。セラピストはさらにモードワークを続ける。次に示す対話では，【遮断・防衛モード】が【脆弱なチャイルドモード】にアクセスするのを妨げていることが明らかになる。アネットは「自分の弱さを知られたら，相手に傷つけられるのではないか」と恐れており，だからこそ【遮断・防衛モード】を使って，他者に弱さを見せないよう

にしているのである。

セラピスト：「悪い自分」とは？
アネット：よくわかりませんが，とにかく悪いものは悪いんです。すでに不愉快な気分なのに，どうしてさらに悪いものを見なければならないのかしら？
セラピスト：回復のためには，[小さなアネット]の気持ちを理解し，[小さなアネット]を癒すことが不可欠だからです。まだまだあなたの中では[強気のアネット]が頑張っていて，[小さなアネット]に誰かが近づいたり，[小さなアネット]を誰かが愛したりしないようにしているみたいですね。まあ，それが[強気のアネット]の役割なのですが。
アネット：（深くため息をつく）
セラピスト：[強気のアネット]が皆を遠ざけています。そのせいで[小さなアネット]は，寂しくて，途方に暮れており，いつまでたっても誰かに世話をしてもらうことができません。[強気のアネット]の力を弱めなければ，[小さなアネット]は誰かに愛してもらうことができません。彼女はずっと孤独なままです。我々は[小さなアネット]を見つけ出し，彼女の欲求を満たしてあげる必要があります。そのためには[強気のアネット]を説得して，身を引いてもらわなければなりません。しかし困ったことに[強気のアネット]は[小さなアネット]の存在そのものを認めたくないようです。私があなたにお願いしたいのは，[強気のアネット]をしばらく手放して欲しいということです。[強気のアネット]がそこにいる限り，私たちは[小さなアネット]にアクセスできないからです。
アネット：もし[小さなアネット]がいなかったらどうなるの？
セラピスト：それならあなたはご両親と同じように，ひどく落ち込むことなく過ごせているはずです。つまり[小さなアネット]は確実に存在するのです。もし存在していなければ，あなたは孤独や落ち込みを感じるはずがないのです。治療を必要ともしないでしょう。[小さなアネット]があなたの悲しみの正体です。[強気のアネット]も[甘やかされたアネット]も何かを悲しんだりはしません。あなたが感じている悲しみの本当の姿は[小さなアネット]なのです。
アネット：（深くため息をつく）
セラピスト：[小さなアネット]は全ての苦痛を引き受けて苦しんでいます。それなのにあなたは彼女を見たくないのですね？　彼女はあなたの苦痛をすべて背負って苦しんでいるというのに。
アネット：彼女を見たくないわけではありません。私は彼女を知らないのです。[小さなアネット]がどこにいるのかわからないのです。
セラピスト：イメージ技法に抵抗していたら，いつまでたっても彼女に会えませんよ。少しだけ勇気を出して，[小さなアネット]を一緒に見てみませんか。彼女と闘う必要はありません。彼女を見て，理解することは，怖いことではありません。それはあなたが思っているほど悪いことではないと思いますよ。どうでしょう？　試してみませんか？
アネット：ええ，わかりました。

8-4-5　ステップ5：イメージ技法を通じて，【脆弱なチャイルドモード】にアクセスする

　先の対話でアネットはついに[小さなアネット]をイメージすることに同意した。ここまでセラピストがどのようにアネットを説得したか，あらためて注目していただきたい。セラピストはアネットを批判することなく，「共感的直面化」を通じて粘り強く彼女を説得した。セラピストは，アネットが自身の弱さにアクセスすることの苦痛に共感しつづけ，一方で，それでもイメージ技法をやってみることを提案しつづけている。

　我々はいろいろなところでスキーマ療法を教えているが，スキーマ療法家が体験的技法をここまで強く患者に勧めることに驚かれることが多い。我々のやり方に驚くセラピ

ストは，スキーマ療法家にここまで強く何かを勧められたら，ただでさえ弱い患者はそれに耐えられず，代償不全（decompensation）に陥ったり治療を中断したりするのではないかと信じている。しかし我々の経験からすると，それは患者の弱さや治療中断のリスクを拡大視した考え方である。

確かに我々も，治療の初期段階ではこのような強力な勧め方はしない。また非常に脆弱な患者（例：BPD 患者，深刻な外傷体験や被虐待体験を持つ人）にも，このようなアプローチはしない。しかしアネットのような機能レベルの高い患者，これまで代償不全に陥ったことのないような患者に対しては，上のようなアプローチを取ることが多い。適切にスクリーニングできていれば，体験的技法を強く勧めることで患者が代償不全に陥ったり治療を中断したりすることは，めったにない。逆に，それまで感情を回避してきた患者が自らの内なる感情を深く体験すると，非常に安心できるようになることが多い。彼／彼女らの空虚感は軽減され，より生き生きとした感覚が生じ，抑うつ感が緩和される。そして自分がそれまでいかに感情的に麻痺していたのかを理解する。我々のこれまでの経験では，本当にイメージ技法をやりたくないと思っていたり，イメージ技法があまりにも危険であると信じていたりする患者は，我々がどんなに粘り強く説得しても，絶対にそれに応じようとはしない。

次の対話では，セラピストはとうとう［小さなアネット］にアクセスする。

セラピスト：では始めますよ。まず目を閉じてください。5 分間はそのまま目を閉じたままにしておきます。
アネット：（目を閉じる）
セラピスト：5 分後に目を開けたければそうしてください。ただこの 5 分間だけは頑張って［小さなアネット］にアクセスしてみましょう。では目を閉じたまま，［小さなアネット］を，すなわちあなたが想像しうるなかで最も幼いアネットをイメージしましょう。それはあなたの中の子どもの部分です。……今，何が見えますか？
アネット：何が見えるか言えばいいのですか？　それともどのように見えるか，ということかしら？
セラピスト：ただ単に，［小さなアネット］をイメージし，彼女の姿を見てください。特に動きがなくても構いません。［小さなアネット］がどんな顔をしているか，どんな姿をしているか，ただそれを見てください。生きた人間の姿でなくても構いません。写真や絵のような形でも構わないので，とにかく［小さなアネット］の姿かたちをとらえてください。
アネット：わかりました。やってみます。
セラピスト：今，何が見えますか？
アネット：誰か……5 歳ぐらいの女の子が見えます。
セラピスト：彼女はどこにいますか？
アネット：自分の家にいます。
セラピスト：いいですね。家のどこにいますか？
アネット：自分の部屋にいます。
セラピスト：彼女は今一人？
アネット：そうです，一人で部屋にいます。
セラピスト：彼女がどんな表情をしているか見てください。そしてその表情から，彼女が今，何を感じているか私に教えてください。

アネット：よくわかりません。彼女はただ静かにしています。
セラピスト：今, 何を感じているか, 彼女に尋ねてみてください。そして彼女が何と答えたか, 私に教えてください。あなたは［大人のアネット］として［小さなアネット］に話しかけるのです。そして［小さなアネット］の回答を私に伝えるのです。
アネット：うーん……どうかしら……どうやら彼女は少し怯えているようです。
セラピスト：彼女は何かを怖がっているのですか？
アネット：そうです。
セラピスト：なるほど。彼女は何を怖がっているのでしょうか？　それを彼女に訊いてみてください。彼女は自分が何を怖がっているのか, それを知っているのでしょうか？
アネット：ええ, 知っています。
セラピスト：それを教えてください。
アネット：彼女が怖がっているのは, 両親の喧嘩です。2人はよく喧嘩するのです。
セラピスト：彼女はお母さんのことを心配しているのですか？　彼女は具体的には何を怖がっているのでしょう？
アネット：よくわかりません。……彼女のお父さんは, いわゆる「かんしゃく持ち」なんです。
セラピスト：どれぐらい「かんしゃく持ち」なのですか？
アネット：彼女やお母さんを叩いたりはしません。ただひどく怒鳴ることがあります。
セラピスト：お父さんがかんしゃくを起こすと次に何が起こるのですか？　彼女は何を恐れているのでしょうか？
アネット：いつかお父さんが誰かを殴ったり殺したりするんじゃないか, ということです。
セラピスト：ということは, 彼女は「いつか自分が殴られたり殺されたりするんじゃないか」と恐れているのですね？
アネット：たぶんそうです。
セラピスト：それで彼女は怖くなって, 自分の部屋に避難しているのでしょうか？
アネット：そうだと思います。

　セラピストは, 大人のアネットを通じて【脆弱なチャイルドモード】に間接的に話しかけることによって, ［小さなアネット］がいかに父親を怖がっているかを理解することができた。セラピストは次に, イメージの中に母親を登場させるようアネットに求めた。

セラピスト：お母さんが部屋に入ってきました。お母さんと［小さなアネット］に何が起こるか教えてください。
アネット：お母さんは気が動転しています。彼女はいつだって動転しているんです。
セラピスト：悲しくて動転しているのでしょうか？　それとも怒って動転しているのでしょうか？
アネット：悲しいとか怒っているとかではなく, お母さんはひどく怯えて動転しているようです。
セラピスト：お母さんがそんなに怯えているのを見て, ［小さなアネット］はどのように感じているのでしょうか？
アネット：彼女もやはり怯えています。
セラピスト：では2人とも一緒になって怯えているのですね。
アネット：そうです。
セラピスト：お母さんも［小さなアネット］も, 自分を守ってくれる誰かを求めているのでしょうか？
アネット：そうです。
セラピスト：でもそこには2人を守ることのできる強い人がいません。それとも［小さなアネット］がそのような存在になるべく頑張らなければならないのでしょうか？
アネット：そういうことになると思います。彼女だってどうやって頑張ればいいのか知らないのに。だってまだほんの小さな子どもなのよ。

セラピスト：なるほど。［小さなアネット］の心にはどんなことが浮かんでいるのでしょうか？　彼女の心にどんな思いがよぎっているか，声に出して教えてください。
アネット：彼女はただ，お母さんが悲しそうで落ち込んでいることについて考えています。
セラピスト：お母さんを心配しているのですか？
アネット：そうみたいです。
セラピスト：彼女はお母さんを助けたいと思っているのでしょうか？　それとも自分自身が誰かに助けて欲しいと思っているのでしょうか？
アネット：お母さんを助けたいと思っています。
セラピスト：でもお母さんを助けるためには，［小さなアネット］は強くならなければなりません。自分が怯えていることをお母さんには見せられません。そういうことでしょうか？
アネット：ええ，そういうことです。
セラピスト：ということは［小さなアネット］は自分が怯えていることをお母さんに悟られないよう，強く振る舞わなければならないのですね。
アネット：そうです。彼女はもうこれ以上お母さんに動転してほしくないのです。わかりますか？　お母さんがこれ以上動転しないことが，彼女にとっての望みなんです。

アネットのイメージにおいて，［強気のアネット］を飛び越して登場してきたのが【脆弱なチャイルドモード】である［小さなアネット］である。このような現象はよくあることである。［小さなアネット］の登場のおかげで，ようやくセラピストはアネットの中核的スキーマに焦点を当てることができるようになった。中核的スキーマは，患者の中核的な気分，記憶，欲求，信念を包含している。アネットの場合，それは父親のかんしゃくに対する恐れと，母親を守りたいという願望であった。父親は恐ろしい存在である一方，母親はひたすら弱々しい存在であり，誰一人として彼女を守ってくれる人はいなかった。アネットの中核的スキーマとは，「不信／虐待スキーマ」「自己犠牲スキーマ」「情緒的剥奪スキーマ」である。

8-4-6　ステップ6：セラピストが演じる【ヘルシーアダルトモード】とモード間の対話を行う

　患者が【脆弱なチャイルドモード】と【ヘルシーアダルトモード】をしっかりとイメージできるようになったら，セラピストは患者の持つ他のモードもイメージの中に登場させ，さまざまなモード間で対話を行なうよう患者を誘導する。セラピストは複数のモードが互いに話し合ったり，交渉し合ったりするのを手助けする。たとえば【ヘルシーアダルトモード】が【懲罰的ペアレントモード】に，あるいは【脆弱なチャイルドモード】が【遮断・防衛モード】に話しかける，といった具合である。ただし最初は患者自身が【ヘルシーアダルトモード】（もしくは【ヘルシーペアレントモード】）を演じることができない場合がある。その場合はセラピストがまず【ヘルシーアダルトモード】の役を担う。

　ここでモードワークにおける【ヘルシーアダルトモード】の機能を改めてまとめておく。1）【脆弱なチャイルドモード】を育み，保護し，力づける。2）【怒れるチャイル

ドモード】および【衝動的・非自律的チャイルドモード】に適切な制約を設ける。3）【不適応的コーピングモード】および【非機能的ペアレントモード】と闘って，これらのモードを飛び越したり軽減したりする。これらの作業は全てイメージ技法を通じて行うこともできるし，ゲシュタルト療法のエンプティ・チェアを活用することもできる。エンプティ・チェアでは，セラピストは2つの椅子にそれぞれのモードを割り当て，ロールプレイにおいてモードが変わるたびに，患者にそれに該当する椅子に座ってもらう。前述したとおり，患者自身が【ヘルシーアダルトモード】を演じられない場合は，セラピストがまずその役を担う。（患者自身が【ヘルシーアダルトモード】を演じられるようになるまでに数カ月間を要することも珍しくない。この場合，セラピストがその間ずっと【ヘルシーアダルトモード】の役を演じ続ける。）

　次に紹介する対話では，セラピストはアネットがイメージの中で【ヘルシーアダルトモード】と【脆弱なチャイルドモード】の対話を行えるよう手助けしている。最初のうち，患者はまだ［小さなアネット］として母親と共に自室にいる。セラピストはそこで，イメージの中にレイチェルを登場させ，レイチェルが【脆弱なチャイルドモード】（すなわち［小さなアネット］）に話しかける場面をイメージするよう誘導した。というのも，レイチェルは担当セラピストとして，すでに数カ月間アネットとセッションを継続して実施しており，一時的にモードワークを担当しているヤング博士より，アネットとの結びつきが強いからである。アネットは未だに自らの脆弱性を顕わにすることに不安を覚えているが，セラピスト（ヤング博士）はレイチェルの役を演じることにした。

　　セラピスト：レイチェルをあなたのイメージに登場させることができますか？
　　アネット：一体，どうやってです？
　　セラピスト：イメージの中で，あなたと一緒にいてもらうのです。
　　アネット：［小さなアネット］と一緒に，ということですか？
　　セラピスト：そうです。そして他の人には退場してもらいましょう。［強気のアネット］にもお母さんにも出て行ってもらって，［小さなアネット］とレイチェルの二人きりになるのです。二人の姿が見えますか？
　　アネット：ええ，見えます。
　　セラピスト：たった今，お母さんに言ったことをレイチェルに対して言ってみてもらえますか？
　　アネット：（きっぱりと）いいえ，言えません！
　　セラピスト：それはどうしてでしょう？
　　アネット：わかりません。でもそれは無理です。
　　セラピスト：それはどんな感じなのでしょう？　レイチェルがあなたに対して批判的になりそうだからですか？　そんなことを言ったら，レイチェルに悪く思われそうだからですか？
　　アネット：わかりません。……きっとレイチェルは私のことを変だと思うでしょう。……いえ，よくわからないわ……私にはわからないのです。レイチェルが私のことをどう思うか……。

　アネットは［小さなアネット］の状態で，レイチェルと一緒にいる場面をイメージすることができない。アネットが行き詰ったので，セラピスト（ヤング博士）は助けに入る。セラピストは，セラピスト自身がレイチェルを演じ，レイチェルとしてアネットに

声をかけることを通じて，彼女の【脆弱なチャイルドモード】に共感を示すことにした。

セラピスト：では私がレイチェル役を演じます。これから私はレイチェルとしてあなたに声をかけます。よろしいですか？
アネット：ええ。
セラピスト：(レイチェルとして)「アネット，ご両親が喧嘩をして，お父さんがかんしゃくを起こしているときに，子どもが怯えるのは当然のことです。それに，あなたを大切にし，あなたの世話をし，あなたの話を聞いて抱きしめてくれるような強い人が，本当ならあなたのそばにいてくれて当然なのです。あなたにはそうしてもらう権利があります。そして私はセラピストとして，できる限りあなたにそうしてあげたいと思っています。なぜならあなたはこれまで誰からもそのようにしてもらったことがないからです。それに，たとえときどきでも誰かにそうしてもらうことができれば，あなただっていつも強気でいる必要はないでしょう」。さて，[小さなアネット]は，今どんなふうに感じていますか？
アネット：わかりません。なんだか落ち着かない感じです。
セラピスト：彼女が今どう思っているか，言葉にできますか？
アネット：「そんなことをしてもらう価値が私にあるの？」と思っています。

　セラピストは【脆弱なチャイルドモード】の持つ当然の権利をアネットに伝えたが，彼女はそれに同意できないようである。対話の続きを紹介する。

セラピスト：では私はふたたびレイチェルになります。「私がこのように言うのは，あなたが素晴らしい少女だからです。あなたは皆を助けようと頑張っている，そういう素晴らしい少女だからです。あなたは家族を助け，お母さんを守ろうとしています。それはすごいことです。だからあなたこそ，世話をされ，大切にされ，愛情を受ける価値があるのです。そもそもどんな子どもでもそうされる価値があるのですよ。しかもあなたは特別素晴らしい子なんだから，そうしてもらって当然なのです」
アネット：「私はそんなにいい子じゃないわ。いい子どころか，悪い子だと思う」
セラピスト：(レイチェルとして)「もし本当に悪い子なら，お母さんを守るためにそんなに頑張ったりはしないでしょう。もしあなたが自分勝手な子なら，自分のことだけを考えて，自分にとって必要なものだけを手に入れようとするはずです。でもあなたはそうではない。お母さんのために，お母さんを守るために，自分を犠牲にしています。そんなことができるのは，繊細で思いやりのある子どもだけです。だから私はちっともあなたが悪い子だとは思いません。買い物に行って欲しいものを手に入れようとするときだけは，[甘やかされたアネット]が出てきてしまうようですが，あなたの内面はちっとも自分勝手ではありません。実際，あなたは自分の気持ちを犠牲にしています。あなたの気持ちは満たしてもらっていないどころか，奪われたと言ってもいいのです。本当はもっと与えられて当然だというのに」。……今，どんなふうに感じていますか？
アネット：すごく混乱しています。自分でもよくわかりません。
セラピスト：私の言ったことは正しいと思いますか？
アネット：いいえ。

　セラピストは，セラピストの発言を受け入れられないアネットのモードを呼び出すことにした。

セラピスト：正しいと思えないのは，どのあなたですか？　お母さんですか？　それとも[強気のアネット]ですか？

アネット：［強気のアネット］です。
セラピスト：わかりました。では［強気のアネット］として，私に反論してください。
アネット：（［強気のアネット］として）「言っている意味がわかりません。愛情？　気持ちを満たすって何？　何でそんなことが必要なんですか？」

　セラピストは，アネットが最も苦手な2つのモードを演じることにした。2つとは，【脆弱なチャイルドモード】と【ヘルシーアダルトモード】である。

セラピスト：では今度は，［小さなアネット］と［ヘルシーなアネット］を演じてみます。
　　（［小さなアネット］として）「でも私だって小さな子どもよ。私だって怯えているのよ。大人と子どもは違うのよ。子どもはみんな，抱きしめられ，キスされ，話を聞いてもらって大切にされる必要がある。それは子どもにとって当たり前の欲求なのよ」
　　（【ヘルシーアダルトモード】として）「［小さなアネット］の言うとおりです。あなたが自分にはその価値がないと感じるのは，あなたが実際にそうしてもらったことがないからです。でも全ての人が本当はそうしてもらう必要があるんですよ。なのにあなたはそうしてもらえなかった。だからこそ強くなるしかなかったのでしょう。あなたは前にこう言いましたよね。『私は強いから，それを必要としていない振りができたのです』って。でも実際はやはり必要なのです。あなたも他の皆と同様に，そうされる必要が本当はあるのです。ただあなたは，今後もそういったことが手に入らないかもしれないと感じているのでしょう。そしてそれを認めるのを恐れているのだと思います」
アネット：（［強気のアネット］として）「だからあなたは駄目なのよ」
セラピスト：「駄目」って何が駄目なんですか？
アネット：（［強気のアネット］として）「そうやって何かを欲すること自体が駄目なんです」
セラピスト：いいえ，それは人間にとって当たり前の欲求です。皆，同じなのです。誰の助けも求めない，誰にも抱きしめられる必要のない子どもがいるでしょうか？　抱きしめられたいと思う子どもは，皆，駄目な子どもなんですか？
アネット：いいえ，駄目ではないと思います。

　次の対話でセラピストは，イメージの中で母親に対して怒りを示すようアネットを誘導する。これは，自分の権利を主張することによって，自らの「情緒的剥奪スキーマ」と闘う手助けをするためである。イメージの中で，母親はアネットの情緒を剥奪するような振る舞いをしている。すなわちアネットを守るどころか，アネットが必要としている最低限の情緒的ケアさえも与えない。

セラピスト：［小さなアネット］になって，自分が何を必要としているか，声に出してお母さんに伝えてください。
アネット：［小さなアネット］が必要としていること，ですか？
セラピスト：そうです。「私は……」
アネット：「私は」……，何て言ったらよいか，わかりません。……たぶん，抱きしめて欲しいんだと思います。だってとても怖いから。
セラピスト：それを言ってみて，今どんな感じですか？
アネット：わかりません。あまりいい気分ではありません。
セラピスト：どんなふうに？
アネット：不安な気がします。
セラピスト：あなたが抱きしめて欲しいと言ったら，お母さんはどう反応するでしょう？

アネット：私がそう言ったら，ですか？
セラピスト：そうです。お母さんの役をやってみましょうか。
アネット：（軽蔑したような口調で）彼女は何も言わないでしょう。何も言わずにただ私を見るだけだと思います。
セラピスト：あなたをそんなふうに見るとき，お母さんの心にはどんなことが浮かんでいるのでしょうか？
アネット：「抱きしめて欲しいですって！　怖いのは私のほうなのよ。なのに何で私がこの子を抱きしめてあげなきゃならないの？」

　イメージの中の母親は，［小さなアネット］の欲求を否定し，自らの欲求にとらわれている。セラピストはそのような自分勝手な母親の振る舞いに焦点を当てる。

セラピスト：お母さんのその言葉に腹が立ちませんか？
アネット：（力強く同意して）ええ，とても。
セラピスト：［小さなアネット］に，お母さんに対して怒ってもらいましょうか。（しばらく間を置く）……このせりふから始めてみましょう。「私はまだたった5歳なのよ」
アネット：（笑う）うーん，なんだか難しいわ。（［小さなアネット］として）「私はまだたった5歳なのよ。私こそ，世話をしてくれる人を必要としているのよ」（長い沈黙）
セラピスト：どんな世話を必要としているのか，お母さんに伝えてください。あなたは抱きしめてもらいたいのですか？
アネット：（［小さなアネット］として）「ええ，抱きしめられたいわ。抱きしめて，私のことをどう思っているか，語りかけてもらいたいの」
セラピスト：「どう思っているか」というのは，ほめてもらいたい，ということですか？
アネット：（［小さなアネット］として）「いいえ，ほめてもらいたいのとは違うわ」
セラピスト：「心配しなくてもいい」と力強く言ってもらいたいのでしょうか？
アネット：（［小さなアネット］として）「いいえ，私はただ単に『あなたを大切に思っているわ』とお母さんに言ってもらいたいだけなんです」

　セラピストは，自分が幼少期に何を母親に求めていたか，アネット自身が言語化するのを手助けしている。アネットは幼少期において，何かを欲したり求めたりすることを禁じられ，強くあることを求められた。それどころか他者を守る必要があった。だからこそアネットは大人になってからも，誰かに期待したり頼ったり，そして誰かに助けを求めたりすることができなかったのである。

8-4-7　ステップ7：患者がモードワークを治療外の生活場面に般化できるよう手助けする

　モードワークの最後のステップは，セッション中に習得したモードの扱い方を患者が治療外の生活場面に般化できるよう手助けすることである。患者が日常生活において【遮断・防衛モード】に入ったとき，もしくは【懲罰的ペアレントモード】あるいは【怒れるチャイルドモード】に入ったとき，一体何が起きるだろうか？　そのようなとき，患者はいかにして【ヘルシーアダルトモード】として存在できるだろうか？

8 モードワーク

　アネットが内なる【脆弱なチャイルドモード】を受け入れ，それを表現しやすくなるように，セラピストは自らの幼少期について自己開示した。というのも，［小さなアネット］（【脆弱なチャイルドモード】）が愛情を欲しすぎていると，アネット自身が感じていたからである。

　　セラピスト：あなたの中の小さな子どもの部分は，私やレイチェルのそれとは違うと思いますか？
　　アネット：ええ，おそらく。だって先生方は私と違って愛情を受けて育ったでしょうから。
　　セラピスト：私はさほど愛情を受けて育った子どもではないのですよ。だからこそ愛情を受けることがどれほど大切か，そして愛情を受けないで育つことがどれほどひどいことか，身をもって知っているのです。
　　アネット：（とがめるように）私をうまく言いくるめようとして，そう言っているのでしょう？
　　セラピスト：私を信じてくれないのですね。あなたを言いくるめるために何かを言ったりはしませんよ。本当のことを言っているのです。私も愛情を受けて育つことができなかったから，それがどういうことか，身をもって知っているのです。誰もが愛情を必要としていることをわかっているのはそのためです。私は幼い頃から，「自分は誰からも必要とされない人間だ」と信じていました。だからこそ学校では優秀な成績をおさめ，誰に対しても感じよく接し，社会的にもふさわしい人間であろうとし，常に正しいことをしなければならなかったのです。そうしなければ自分は幸せになれないと信じていたのです。

　後にアネットはレイチェルに，自分にとってこれがこのセッションの中で一番重要な場面であったと語った。セラピスト（ヤング博士）の自己開示が，強力な「治療的再養育」として機能したのだと思われる。
　セラピストは，アネットがモードワークを治療外の日常生活に般化できるよう手助けする。アネットが治療を通じて学んだことは，治療外の生活にどのように活用できるだろうか？　セラピストとアネットは，彼女の恋愛関係の持ち方について一緒に検討した。アネットはこれまで男性と長くつきあったことがなかった。というのも，相手を情緒的に剥奪するような男性ばかりとつきあってきたからである。これは自らの感情を遮断しがちな患者によくあることである。アネットにとって治療目標の一つは，彼女の感情欲求を満たしてくれるような男性とつきあい，たとえ最初は居心地が悪くても，共に過ごせるようになることである。

　　セラピスト：あなたは誰かに抱きしめられると，落ち着かない気持ちになってしまうのですね。そして，「こんなこと，自分にはふさわしくない」と思ってしまうのですね。そのような思いをあなたは克服する必要があります。
　　アネット：どうやって？　どうすれば私はそれを克服できるのですか？
　　セラピスト：誰かがあなたを抱きしめてくれます。あなたはそこに留まって，自分に言い聞かせるのです。「居心地が悪いけれど，これこそ私が必要としていることだ。ちっともおかしなことではないんだ」と。
　　アネット：とても冷静ではいられない気がするわ。そう思うだけでドキドキしてしまいそう。
　　セラピスト：そういうやり方に慣れていないのですから，最初は冷静ではいられないのも当然です。ドキドキしたっておかしくありません。
　　アネット：そもそも私，いろんな人に次から次へと抱きしめられるという悪夢を見ることがあるんで

セラピスト：確かにそれは今のあなたにとってひどい悪夢でしょう。それは認めます。私が言いたいのは、そのような悪夢を含め、それを克服する必要があるということです。あなたに必要なのは、誰かに抱きしめられた状態でそこに留まることができるようになることです。あなたには、そこに留まりながら、ぜひ自分にこう言い聞かせてほしいのです。「居心地が悪いのはこれに慣れていないからなんだ。だけどこれに留まることができれば、私はいつかこの状態を克服できる。愛情を受け入れることができるようになったら、私は今よりずっと心地よくいられるようになるだろう」。自分にこう言い聞かせて、居心地が悪いと感じている自分自身を克服するのです。

アネットにとっての最終的な目標は、これまで満たされなかった感情欲求を自覚し、それを満たしてくれるような重要他者を見つけることである。それができれば、より深くより充実した他者との感情的なつながりを持つことができるようになるだろう。

最後にセラピストは、このような最終的な治療目標と関連づけてモードワークの説明をし、アネットとのセッションを終えた。

セラピスト：あなたにとって必要なのは、［小さなアネット］の存在を認め、彼女の欲求の良し悪しを判断することなしに、それを正しいものとしてそのまま受け入れるということです。そのような欲求がないかのように振る舞うのではなく、それが満たされるよう［小さなアネット］を助けてあげるのです。あなたの落ち込みや孤独感は、彼女の欲求を無視した結果、生じているものだからです。
あなたはイメージワークの際、居心地が悪いと言っていました。［小さなアネット］の欲求を満たすためには、しばらくの間、その居心地の悪さに耐える必要があります。それに耐えることで、誰かと一緒にいるときの居心地の悪さを乗り越えることができます。これは回復のためのステップです。いつかあなたは、あなたに触れ、あなたを抱きしめ、あなたの話を聞いてくれる人と一緒にいることを、居心地よく感じられるようになるでしょう。

アネットの最終目標は、彼女の感情欲求を満たしてくれるような重要他者と親密な関係を築き、相手の言動を受け入れることである。モードワークの言葉を使えば、［小さなアネット］を受け入れ、守り、育んでくれるような【ヘルシーアダルトモード】を形成すること、［甘やかされたアネット］に適切な制約を設けること、そして［強気のアネット］を登場させないようにすることである。

8-4 要約

モードとは、その時点で個人に活性化されている一連のスキーマおよびスキーマの作用であり、適応的な場合もあれば不適応的な場合もある。モードの概念は、より深刻な障害を持つ患者、特に境界性パーソナリティ障害および自己愛性パーソナリティ障害の患者に焦点を当てる中で構築されてきた。モードワークはこのように、困難事例のために開発されたのだが、現在では、より機能レベルの高い患者に対しても用いられるようになっている。つまりモードワーク自体がスキーマ療法に統合されつつある。

我々は実際、患者の機能レベルが高いほどスキーマを重視し、患者の障害が深刻であるほどモードを重視することが多い。中程度の機能レベルの患者に対しては、両方のア

プローチを併せて使うことが多い。

　治療が行き詰っているように思われるとき，あるいは患者の「スキーマの回避」や「スキーマへの過剰補償」といったコーピングスタイルを克服できないとき，セラピストは治療の焦点をスキーマからモードに移すと良いかもしれない。また，患者がひどく自罰的で自己批判的であるときや，また人生の重要な決断に対して自己の2つの部分が完全に分裂しているときなど，患者が解決の難しい内的葛藤を抱えているときにも，モードワークは有効である。BPD患者によくみられるように，頻繁に感情が切り替わるような場合にもモードに焦点を当てるとよい。

　我々はモードの主要なカテゴリーを4つに分類した。それは，①チャイルドモード，②不適応的コーピングモード，③非機能的ペアレントモード，④ヘルシーアダルトモード，である。それぞれのカテゴリーは特定のスキーマに関連していたり（ヘルシーアダルトモードを除く），特定のコーピングスタイルを表していたりする。

　①のチャイルドモードに分類されるのは，【脆弱なチャイルドモード】【怒れるチャイルドモード】【衝動的・非自律的チャイルドモード】【幸せなチャイルドモード】の4つである。我々はこれら4つのモードは生得的なものであると考えている。②の不適応的コーピングモードに分類されるのは，【従順・服従モード】【遮断・防衛モード】【過剰補償モード】の3つである。この3つは，「スキーマへの服従」「スキーマの回避」「スキーマへの過剰補償」というコーピングスタイルにそれぞれ対応する。③の非機能的ペアレントモードに分類されるのは，【懲罰的ペアレントモード】【要求的ペアレントモード】の2つである。④のヘルシーアダルトモードに分類されるのは，ただ1つ，【ヘルシーアダルトモード】だけである。【ヘルシーアダルトモード】は，他のモードに対して「執行機能」を有する。他のモードを克服したり，他のモードをうまくやっていくために，患者の【ヘルシーアダルトモード】を形成し，強化することが，モードワークの目標である。通常のいわゆる「良い親」と同様，【ヘルシーアダルトモード】には，以下の3つの基本的な機能がある。1）【脆弱なチャイルドモード】を育て，受け入れ，保護する。2）【怒れるチャイルドモード】や【衝動的・非自律的チャイルドモード】に対して，互恵性や自制の原則を教え，適度な制約を設ける。3）【不適応的コーピングモード】や【非機能的ペアレントモード】と闘ったり，それらを和らげたりする。治療を通じて，患者はセラピストの言動を自らの【ヘルシーアダルトモード】として内在化する。モードワークにおいて患者が【ヘルシーアダルトモード】を演じられない場合，はじめはセラピストが【ヘルシーアダルトモード】を演じ，患者のモデルとなる。ただしその場合，患者自身が徐々に【ヘルシーアダルトモード】を演じられるようになる必要がある。

　モードワークは次の7つのステップから構成される。1）患者のモードを同定し，名前をつける。2）モードの起源を調べる。また幼少期や思春期において，そのモードに

どのような適応的な価値があったのかを検討する。3）不適応的なモードと現在の問題や症状を関連づける。4）あるモードが他のモードへのアクセスを妨害している場合，そのモードを緩和したり手放したりすることの利点を挙げる。5）イメージ技法を通じて，【脆弱なチャイルドモード】にアクセスする。6）モード間の対話を行う。7）患者がモードワークを治療外の生活場面に般化できるよう手助けする。

　次章では，境界性パーソナリティ障害に対するアセスメントとモードワークについて解説する。

9 境界性パーソナリティ障害のスキーマ療法

9-1 境界性パーソナリティ障害のスキーマについて

　早期不適応的スキーマは，幼少期の苦痛な体験に関する記憶と，それにかかわる感情，身体感覚，認知から成っている。それらの記憶と，感情，身体感覚，認知は，パターン化されており，生涯を通じて繰り返し再現される。性格上の問題を抱える患者も，より健康度の高い患者も，特に中核的な早期不適応的スキーマは同じである。それは，「見捨てられスキーマ」「虐待スキーマ」「情緒的剥奪スキーマ」「欠陥スキーマ」「服従スキーマ」である。性格上の問題を抱える患者は健康度の高い患者に比べ，それらのスキーマをより**多く**有し，それぞれのスキーマがより**深刻**である場合が多い。しかし両者が抱える中核的スキーマそのものが**異なる**わけではなく，両者を区別するスキーマが存在するわけでもない。両者の違いはスキーマそのものではなく，スキーマに対するコーピングスタイルや，その表出型であるスキーマモードにある。性格的問題を抱える患者のコーピングスタイルやスキーマモードは，より極端である。

　すでに述べたとおり，我々は境界性パーソナリティ障害（BPD）患者に対する臨床経験からモードの概念を構築した。我々がBPD患者に対し従来のスキーマモデルを適用しようとすると，主に2つの問題につきあたる。1つは，BPD患者は18の早期不適応的スキーマ全てを有することが多い，というものである（特に「見捨てられスキーマ」「不信／虐待スキーマ」「情緒的剥奪スキーマ」「欠陥スキーマ」「自制と自律の欠如スキーマ」「服従スキーマ」「罰スキーマ」を併せ持つ患者が多い）。従来のアプローチでは，これほど多くのスキーマを同時に扱うことは大変に難しい。もう1つの問題は，BPD患者の急激な感情変化が治療を困難にするというものである。これはスキーマ療法家に限らず，全ての臨床家が抱えている問題であろう。BPD患者は，ある瞬間はひどく怒っていたとしても，その次の瞬間には恐怖で怯えている。そしてさらに次の瞬間にはひどく落ち込み，さらに次の瞬間には衝動的になっていたりする。臨床家からすればほとんど別人を目の前にするような感じである。スキーマはその人の特性を表す概念なので，

このような急激な状態の変化を説明できない。我々はそこで，BPD患者のこのような感情の変化に焦点を当てるため，モードの概念を構築したのである。

　BPD患者は，さまざまな出来事に対して，次から次へとモードを替えて反応する。より健康度の高い患者のモードはさほど極端でなく，そのような患者は1つのモードに長時間留まることができる。一方，BPD患者は極端なモードを数多く持ち，彼女たち[注1]は1つのモードに短時間しか留まることができない。さらにBPD患者の場合，ある1つのモードに入ると，他のモードがあたかも消えてしまうかのようである。健康度の高い患者は，複数のモードを同時に経験することができる。個々のモードが極端にならずに済んでいるのは，そのためでもある。しかしBPD患者の場合，1つのモードに入った瞬間に，他のモードにアクセスできなくなる。彼女たちのモードは分離されている。

9-1-1・BPD患者におけるモード

BPD患者に特によく見られる重要なモードは，以下の5つである。

1. 【見捨てられたチャイルドモード】
2. 【怒れる・衝動的チャイルドモード】
3. 【懲罰的ペアレントモード】
4. 【遮断・防衛モード】
5. 【ヘルシーアダルトモード】

これら5つのモードについて解説する。

　【見捨てられたチャイルドモード】は，患者の心の中に存在する傷ついた子どもである。「見捨てられたスキーマ」「虐待スキーマ」「情緒的剥奪スキーマ」「欠陥スキーマ」「服従スキーマ」が活性化されたときに患者が感じる苦痛や恐怖がこのモードの正体である。【怒れる・衝動的チャイルドモード】は，激怒したり衝動的に振る舞ったりしているときに優勢になるモードである。このモードのもとにあるスキーマは，【見捨てられたチャイルドモード】と同じである。ただし【怒れる・衝動的チャイルドモード】にある患者は【見捨てられたチャイルドモード】とは異なり，自らの基本的感情欲求が満たされないことに対して怒りを感じている。【懲罰的ペアレントモード】は，患者を批判したり罰したりする親の声が内在化されたものである。【懲罰的ペアレントモード】にある患者は，自分自身を迫害する。【遮断・防衛モード】にある患者は，全ての感情や他者との関わりを遮断し，機械的に振る舞う。BPD患者において【ヘルシーアダルトモード】はきわめて弱く，未発達なモードである。特に治療の初期段階ではそうである。【ヘルシーアダルトモード】が弱いことが，BPD患者の最大の問題であるとも言える。とい

注1：本章ではBPD患者について述べる際，「彼女（she, her）」と表記することにする。というのも，我々が対応するBPD患者には女性が圧倒的に多いからである。

うのも，BPD患者は，自らをケアしたりなだめたりする親のようなモードを持っていないため，他者との分離に耐えることが全くできないからである。

　セラピストは【ヘルシーアダルトモード】のモデルを示し，セラピストの態度，感情，反応，行動が患者に内在化されることをねらう。患者の中に【ヘルシーアダルトモード】を形成することは，スキーマ療法の大きな目的である。患者の中に【ヘルシーアダルトモード】が形成されれば，患者は【見捨てられたチャイルドモード】を自ら守り，養うことができる。【怒れる・衝動的チャイルドモード】に対し，適切に怒りを表出したり欲求を満たしたりするためのやり方を教えられるようになる。【懲罰的ペアレントモード】と自ら闘い，打ち勝つことができるようになる。【遮断・防衛モード】を弱めることもできるようになる。

　患者のその時々のモードを同定するための最もシンプルな方法は，患者のトーン（話し方や声の調子）を感じることである。各モードは，それぞれ特徴的なトーンを持っている。【見捨てられたチャイルドモード】にある患者のトーンは，まるで迷子になった子どものようである。すなわち，悲しそうであったり，おびえていたり，弱々しかったり，無防備であったりする。【怒れる・衝動的チャイルドモード】にある患者のトーンは，激怒している子ども，もしくは自分の衝動を制御できない子どものようである。このモードにある患者は，中核的欲求を満たしてくれない他者を攻撃したり，自らの欲求を満たすために衝動的な行為に出たりする。【懲罰的ペアレントモード】にある患者のトーンは，批判的で情け容赦なく，決して過ちを許さないという響きを持つ。【遮断・防衛モード】にある患者のトーンは，平板で，機械的である。【ヘルシーアダルトモード】にある患者のトーンは，愛情に満ち，力強いものである。セラピストは，患者のトーンを注意深く感じたり，患者の話し方を観察することで，そのときどきの患者のモードを見極めることができる。本書で示しているとおり，スキーマ療法には，モードを同定し，各モードに対応するための戦略がある。スキーマ療法家として経験を積めば，セラピストは，どんなときでも患者のモードを同定し，適切に対応できるようになる。

　以下に，BPD患者における主要なモードについて，それぞれの機能や徴候，症状について詳しく述べる。またそのようなモードにある患者を手助けするための，セラピストの戦略についても併せて紹介する。

【見捨てられたチャイルドモード】――

　8章でも述べたとおり，【脆弱なチャイルドモード】は我々に普遍的で生得的なモードである。【見捨てられたチャイルドモード】はこの【脆弱なチャイルドモード】に属する下位モードである。患者は「見捨てられること」をめぐって，脆弱になっている。【見捨てられたチャイルドモード】にある患者は，傷つきやすく子どもっぽい。彼女たちは，悲しんでいたり，逆上していたり，愛されていなかったり，何かを失っていたりするように見える。彼女たちは自分を無力で孤独だと感じている。そして世話をしてくれる親

のような存在を見つけるために必死である。このモードにある患者は，無垢で無力な小さな子どものようである。患者は養育者を理想化し，養育者によって自分が救われるという幻想を抱いている。彼女たちは，世話をしてくれる人から見捨てられないために死に物狂いで努力をする。彼女たちの見捨てられ不安は，ときに妄想レベルにまで発展することもある。

　BPD患者の【脆弱なチャイルドモード】における子どもは非常に幼い。より健康度の高い患者における【脆弱なチャイルドモード】における子どもと比べ，BPD患者のそれは年齢的に幼いのである。前者は4歳以上，後者は3歳以下であることが多い。したがって【脆弱なチャイルドモード】の下位モードである【見捨てられたチャイルドモード】についても，BPD患者のそれは非常に幼く，対象恒常性を獲得していないことが多い。患者は世話をしてくれる人が目の前にいない限り，その人の存在を認識することができない。心の中で世話をしてくれる人物をイメージすることができないのである。BPD患者の【見捨てられたチャイルドモード】は，常に"いま・ここ"を生きており，過去や将来という概念を持っていない。それが患者の切迫感や衝動性に拍車をかける。彼女たちにとっては，今起きていることが全てである。つまり今起きていることが過去でもあり，現在でもあり，未来でもあるのである。BPD患者の【見捨てられたチャイルドモード】は言語能力獲得以前の発達段階にあるので，患者は言葉よりも行動を通じて自らの感情を表出する。表出される感情は，全く調整されていない生々しいものである。

　BPD患者における主要な4つのモードの年齢は，それぞれ異なる。【脆弱なチャイルドモード】(【見捨てられたチャイルドモード】)と【怒れるチャイルドモード】はかなり幼い。一方，【遮断・防衛モード】は大人のモードである。患者は幼い頃，「自分の親には知識と権力がある」と思い込んでいたが，【懲罰的ペアレントモード】には，患者のそのような親についてのイメージが投影されている。

　【見捨てられたチャイルドモード】は，BPD患者の中核的スキーマを体現していることが多い。したがってセラピストは，「治療的再養育法」を通じてそのようなスキーマに囚われているチャイルドモードを慰め，スキーマの修復を図る。BPD患者が【見捨てられたチャイルドモード】にあるときのセラピストの主要な戦略は，自らの基本的な感情欲求（すなわち安定した愛着，愛情，共感，真の自己表現，自発性など）を患者自身が同定し，受け入れ，それらの欲求を満たすのを手助けすることである。

【怒れる・衝動的チャイルドモード】──
　我々のようなメンタルヘルスの専門家は，自分たちがBPD患者の【怒れる・衝動的チャイルドモード】に最も頻繁に遭遇しているように思いがちであるが，多くのBPD患者にとってこのモードは最も出現頻度が少ないモードである。外来治療の枠内で対応可能なBPD患者の大半は，ほとんどの時間を【遮断・防衛モード】で過ごしていることが多い。彼女たちにとっては【遮断・防衛モード】が標準（default）のモードである。

次に出現頻度の高いのは，【懲罰的ペアレントモード】と【見捨てられたチャイルドモード】である。これらのモードを使っても患者が持ちこたえられない場合，患者は【怒れる・衝動的チャイルドモード】に切り替わり，それまで抑えに抑えていた怒りを爆発させ，欲求を満足させるために衝動的に振る舞う。

【遮断・防衛モード】と【懲罰的ペアレントモード】は，【見捨てられたチャイルドモード】の欲求や感情を遮断したり抑圧したりすることを通じて，患者の欲求を押さえつける方向に機能する。このようなことが続くと，患者の欲求や感情は蓄積し，それが内的なプレッシャーとなって患者を苦しめるようになる。そのような状態にある患者は，たとえば次のように言うかもしれない。「自分の中に何かが溜まってきているようだ」（ある患者は，高波や嵐といった災害が切迫しているという悪夢を実際に見るようになっていた）。このような形でプレッシャーが蓄積し，最後の引き金となる出来事が起きると（多くはパートナーやセラピストとの相互作用において生じる），患者は突如怒りを感じ，【怒れる・衝動的チャイルドモード】に切り替わる。

【怒れる・衝動的チャイルドモード】にあるときの患者は，不適切なやり方で自らの怒りを発散しようとする。そのような患者は激怒し，他者に要求ばかりし，他者をこきおろし，他者を支配しようとし，他者に虐待を加えているかのように見えるだろう。患者は自らの欲求にまかせて衝動的に行動しているだけなのだが，傍から見ればそれは操作的もしくは無謀な振る舞いに見えるかもしれない。自殺やそれに準ずる行為をする患者もいる。自分の望みをかなえてくれなければ自殺や自傷行為をすると相手を脅す患者もいる。（ある患者は，セッションの終了間際になって見捨てられ不安が生じ，突然【怒れるチャイルドモード】に豹変した。彼女はこう言い捨てて面接室を後にした。「このままトイレに行って足首を切るわ！」。）【怒れるチャイルドモード】にある患者はこのように，傍から見ると過剰に権利を主張するような，もしくは甘えとしか思われないようなことを相手に求める。しかし彼女たちはそのようなつもりで要求をしているのではなく，必死になって基本的な感情欲求を満たそうとしているにすぎない。

患者がこのような【怒れる・衝動的チャイルドモード】にある場合，セラピストが取るべき主要な戦略は，適切な治療的制約を設定することと，自らの怒りに対処し欲求を満たすための適切な方法を患者に教えることである。

【懲罰的ペアレントモード】――

このモードの機能は，欲求や感情を表出するといった「間違った」ことをした患者を罰することである。このモードは患者が親（父母のどちらか，もしくは両親）の怒り，憎しみ，嫌悪，虐待を内在化し，親に服従している状態をあらわす。【懲罰的ペアレントモード】にある患者は，自己嫌悪，自己批判，自己否定，自傷行為，自殺願望，自己破壊的行為などを示す。患者は拒絶的な親となって，自らを罰するのである。患者は，ごく普通の欲求であっても，親がその表出を許さないのであれば，そのような欲求を抱

いた自分自身に怒りを感じ，自傷や拒食といったやり方で自らを罰する。そして自分は「邪悪」で「間違って」おり「汚れ」た存在であると，意地悪で辛らつな口調で述べる。

患者がこのモードにある場合，懲罰的な親のメッセージを拒否し，自尊心を構築できるよう援助するのがセラピストの戦略である。セラピストは【見捨てられたチャイルドモード】の欲求や権利を支持し，患者が【懲罰的ペアレントモード】を克服できるよう手助けする。

【遮断・防衛モード】——

多くのBPD患者はほとんどの時間を【遮断・防衛モード】に費やしている（とりわけ困難な事例を除く）。このモードの機能は，感情欲求を遮断し，他者との接触を断ち，従順に振る舞って罰を回避することである。

【遮断・防衛モード】にあるときのBPD患者は，一見ごく正常に見える。患者は「良い患者」として振る舞っている。彼女たちは期待通りに，適切に行動する。たとえば彼女たちは，予約の時間通りにセッションに現れ，ホームワークをきちんとこなし，滞りなく支払いをする。彼女たちは行動化することも感情のコントロールを失うこともない。そこで多くのセラピストが誤解して，このモードを強化してしまう。問題は，このモードにあるときの患者が自らの欲求や感情を遮断していることである。患者は自分自身に忠実であるよりも，セラピストの承認を得ることにアイデンティティを置いている。彼女たちはセラピストが望んだことをするが，実際にはセラピストと心が通じ合っているわけではない。時にセラピストは，患者がほとんどずっと【遮断・防衛モード】にあることを認識できずに，治療を続けてしまうことがある。その場合患者は大した進歩もせず，セッションからセッションへとただ流されるだけである。

【遮断・防衛モード】の徴候や症状としては，離人症，空虚感，倦怠感，物質乱用，むちゃ食い，自傷行為，心身症的訴え，無表情，機械的従順さ，などが挙げられる。患者はセッション中に感情が揺さぶられると，それを遮断するためにこのモードに入ることが多い。患者が自らの内なる感情を遮断することなくしっかり体験できるよう，そして他者と関わり，他者に対して自らの欲求を表現できるよう援助することがセラピストの戦略である。

セラピストは，あるモードが別のモードを活性化し，それがさらなる別のモードを活性化する，ということを知っておくことが重要である。たとえば【見捨てられたチャイルドモード】にある患者が欲求を表出するとする。彼女は欲求を表出した自分自身を罰するために，即座に【懲罰的ペアレントモード】に切り替わる。そして次に罰の苦痛から逃れるために【遮断・防衛モード】に入る。BPD患者は特にこのような悪循環にはまりやすい。

もし心理学的健康度という視点からBPD患者のさまざまなモードを順位づけるとしたら，【ヘルシーアダルトモード】と【脆弱なチャイルドモード】が最も健康なモー

である。次いで，自らの生の感情と欲求を体験している【怒れるチャイルドモード】が挙げられる。その次が，行動を自己コントロールしている【遮断・防衛モード】である。最下位は【懲罰的ペアレントモード】である。このモードには何も良いところがない。【懲罰的ペアレントモード】は長期に渡って患者を破壊する危険なモードである。

9-1-2　境界性パーソナリティ障害の要因に関する仮説

生物学的要因——

　大多数のBPD患者は，強烈な感情を体験しやすく，気質的に不安定なように見える。おそらくBPD患者は気質的つまり生物学的に不安定であり，それがBPDの一因なのであろう。

　BPDと診断される患者の4分の3が女性である (Gunderson, Zanarini, & Kisiel, 1991)。これもやはり女性と男性の生物学的な気質の差によるものであろう。女性のほうが男性よりも感情的に激しく不安定な傾向がある。しかしこのような性差に環境的要因が関係していることも間違いないだろう。BPD患者の生育歴を調べると，女性患者のほうがより多く性的虐待を受けている (Herman, Perry, & van de Kolk, 1989)。そのような患者は，幼少期のあいだ，誰かに服従させられ，怒りを表出する機会を奪われていた。男性の場合，BPDの診断基準を完全には満たさない人が多いのかもしれない。BPD傾向を示す男性患者は，女性患者とは異なる病態を示す。男性患者は女性に比べ，より攻撃的な気質を持っているように思われる。男性患者は，相手に従うよりむしろ相手を支配しようとする。そして自分自身ではなく他者に向けて行動化する。それゆえ，内在するスキーマやモードは共通していても，男性の場合はBPDではなく，自己愛性パーソナリティ障害もしくは反社会性パーソナリティ障害の診断を受けやすいのではないかと思われる (Gabbard, 1994)。

環境的要因——

　上に挙げた生物学的要因（あくまでも仮説であるが）と家庭環境が相互作用することによって，BPDが形成されると我々は考えている。我々はその家庭環境を以下の4つに分類している。

　1．安全性の欠如した不安定な家庭環境。安全性の欠如はほとんどの場合，養育者による虐待か，養育者に見捨てられることに起因する。多くのBPD患者が幼少期に虐待（身体的，性的，言語的）を受けている。患者自身が直接的に虐待を受けていなかった場合，家庭内に爆発的な怒りや暴力がつねにあったか，他の家族メンバーが虐待されているのを目撃していた可能性が高い。またBPD患者は幼少期に「見捨てられ体験」を持つ人が多い。患者は誰にも世話されずに長期間一人で放っておかれるか，虐待的な養育者と一緒に取り残されていた（一方の親が虐待をしなくても，その親がもう一方の親の虐待を助長している場合がある）。患者の主たる養育者は，一貫性がなく信頼の置けない人

物である。たとえばそれは気分にムラがありすぎたり，物質を乱用したりしている人物である。このような親との関わりからは安心感を得ることはできない。患者は不安定さや恐怖を感じながら育ってきた。

 2．情緒的な剥奪が行われる家庭環境。このような家庭環境において育った患者は，幼少期に貧弱な対象関係しか持てていない。通常の親の養育には，身体的なぬくもり，共感，情緒的結びつき，サポート，導き，保護といったものが十分に含まれるが，患者にはそのような養育が全く，もしくは少ししか与えられなかった。この場合患者の親（片方の親，もしくは両親とも。いずれにせよ主要な養育者）自身が情緒的に貧弱であった可能性が高い。このような親は子どもに共感することができない。患者は孤独感を抱えて育ってきた。

 3．懲罰的で拒絶的な家庭環境。このような家庭は，患者を受容したり，寛大に受け止めたり，患者に対して愛情を注いだりしない。むしろ批判的で拒絶的，そして患者の過ちに対しては容赦なく懲罰的である。このような家庭に育った患者は，幼少期から，自分は無価値で邪悪で汚い人間であると思い込まされている。普通の子どもたちのように，「ちょっと悪さをしたいたずらっ子」という扱いを受けることができなかった。

 4．服従を強いる家庭環境。このような家庭は，患者の欲求や感情を抑圧する。このような家庭には，子どもの言動や感じ方について暗黙のルールがある。たとえば患者は幼少期，このようなメッセージを受け取っていたりする。「感情を表に出さないこと」「傷ついても泣かないこと」「いじめられても怒らないこと」「欲しい物をねだらないこと」「弱々しくあったり，実際に弱かったりしないこと」。それらに共通する究極のメッセージはこうである。「私たちが望むような子どもでありなさい」。子どもが万が一感情的な苦痛（例：悲しみ，怒り）を表出すると，それが親の怒りを生み，結局子どもは罰せられる。患者は感情的に引きこもるしかなくなる。

9-1-3　DSM-IVにおけるBPDの診断基準とスキーマモードについて

 表9.1に示したのは，DSM-IVにおけるBPDの診断基準と，各診断基準に関連するスキーマモードのリストである。表9.1には，BPDにおける主要な4つのモード（【見捨てられたチャイルドモード】【怒れるチャイルドモード】【懲罰的ペアレントモード】【遮断・防衛モード】）がBPDの診断基準にどう関連するのかが示されている。

 BPD患者に自殺や自殺関連行動の衝動が高まっているとき，セラピストは，どのモードがそのような衝動を惹起しているのかを見極める必要がある。この衝動は【懲罰的ペアレントモード】に基づくものなのだろうか？　つまり患者は自らを罰するために自殺衝動に駆られているのだろうか？　それとも【見捨てられたチャイルドモード】に基づくものなのだろうか？　つまり患者は耐えがたい孤独による苦痛を終わらせるために自殺をしようとしているのだろうか？　あるいは【遮断・防衛モード】に基づくものな

9 境界性パーソナリティ障害のスキーマ療法

表9.1 DSM-IV における BPD の診断基準とスキーマモードの関連

DSM-IV における診断基準	関連するスキーマモード
1. 現実，または想像の中で見捨てられることを避けようとするなりふりかまわない努力	【見捨てられたチャイルドモード】
2. 理想化とこき下ろしとの両極端を揺れ動くことによって特徴づけられる，不安定で激しい対人関係	4つのモード全てが関連する。（患者はあるモードから別のモードへと次々に切り替わり，不安定で激しい状態にある。たとえば【見捨てられたチャイルドモード】にある患者が養育者を理想化していたと思ったら，その直後に患者は【怒れるチャイルドモード】に入り，養育者をこき下ろしたり非難したりする）
3. 同一性障害：著明で持続的な，不安定な自己像または自己感	a. 【遮断・防衛モード】（患者は他者を喜ばせるために，自分を殺さなくてはならない。そのため安定したアイデンティティを発達させることができない）b. あるモードから別のモードに絶えず切り替わるため，安定したアイデンティティが形成されない。
4. 自己を傷つける可能性のある衝動性で，少なくとも2つの領域にわたるもの（例：浪費，性行為，物質乱用，無謀な運転，むちゃ食い）	a. 【怒れる・衝動的チャイルドモード】（怒りを表出するため，もしくは欲求を即座に満たすためにそのような行為をする）b. 【遮断・防衛モード】（自己沈静化のため，もしくは麻痺した感情を刺激するためにそのような行為をする）
5. 自殺の行動，そぶり，脅し，または自傷行為の繰り返し	4つのモード全てが関連する。
6. 著明な気分反応性による感情不安定性（例：通常は2〜3時間持続し，2〜3日以上持続することはまれな，エピソード的に起こる強い不快気分，いらだたしさ，または不安）	a. 生物学的に強烈で不安定な気質（ただしこれはまだ仮説にすぎない）b. 4つのモードが急激に切り替わることによる。各モードがそれぞれに特有の感情を持つため。
7. 慢性的な空虚感	【遮断・防衛モード】（感情的遮断や他者との関わりを断つことが空虚感をもたらす）
8. 不適切で激しい怒り，または怒りの制御の困難（例：しばしばかんしゃくを起こす，いつも怒っている，取っ組み合いの喧嘩を繰り返す）	【怒れるチャイルドモード】
9. 一過性のストレス関連性の妄想様観念または重篤な解離性症状	4つのモードのいずれか（患者がそのモードのもたらす感情に耐えられなかったり抗えなかったりするとき）

のだろうか？ つまり患者は心身の痛みを遮断するために，もしくは感情的な麻痺から抜け出すために，自傷行為をしようとしているのであろうか？ あるいは【怒れるチャイルドモード】に基づくものなのだろうか？ つまり他者を傷つけたり他者に復讐したりするために自殺しようとしているのだろうか？ ひとくちに「自殺企図」といっても，モードによってその理由は異なる。したがってセラピストは患者におけるどのモードが自殺や自殺関連行動への衝動を喚起しているのかを同定し，モードに合った対応をする

必要がある。

9-1-4　事例
現在の問題──
　ケイトは27歳のBPD患者である。ヤング博士がケイトに行ったコンサルテーション・セッションの一部を以下に示す（ケイトは最近，別のセラピストとスキーマ療法を始めたばかりである）。
　ケイトが心理療法を受け始めたのは17歳のときである。当時，ケイトの抱える問題はあいまいにしか捉えられていなかった。以下の対話がそのことを示している。

　セラピスト：あなたはどのような理由で治療を受けることになったのでしょうか？
　ケイト：私が治療を始めたのは，もう10年ぐらい前のことです。当時，私はひたすら不幸でした。ひどく落ち込んでいて，混乱していて，とても怒っていました。ちょっとしたことをするのも大変でした。たとえば朝起きるとか，人と話すとか，通りを歩くとか，そんな程度のことさえ，しんどかったんです。なんだかいつも気が動転していたし，怒っていたし，悲しんでいたような気がします。
　セラピスト：何かきっかけになるようなことがあったのですか？
　ケイト：いいえ，特にありません。少しずつ何かが溜まっていくような感じでした。
　セラピスト：何が溜まっていったのでしょう？
　ケイト：特別なことは何もありませんでした。すべて自分の問題でした。自分自身の，特にアイデンティティの問題だったのです。私にはどこにも居場所がありませんでした。そしていつもネガティブな気分でいっぱいでした。
　セラピスト：誰かが亡くなったとか，誰かと別れたとか，そういったこともなかったのですか？
　ケイト：ええ，何もありませんでした。

　ケイトが述べているのは「アイデンティティ拡散」の感覚である。これは【遮断・防衛モード】によってもたらされる感覚である。BPD患者は，【遮断・防衛モード】にあるとき，「自分は何者なのか」ということについて混乱している。自分が何を感じているのすらわからなくなってしまっているのである。そのようなとき彼女たちはひたすら他者に従おうとする。それは見捨てられたり罰せられることを避けるためであったり，自らの欲求や感情を遮断するためであったりする。患者は自分の内なる欲求に耳を貸さないので，アイデンティティを発達させることができない。彼女たちは，空虚感，倦怠感，落ち着かなさ，ぼんやりした感じ，困惑といった感覚でいっぱいになっている。
　ケイトは，抑うつ症状，過食，物質依存などのⅠ軸の症状を抱えている。

　セラピスト：今あなたにとって何が問題ですか？
　ケイト：自分に価値がないと感じてしまうことです。自分がまともではないような気がするんです。「まとも」って何か，実はよくわからないんですけど，でも自分がまともではないと強く感じてしまうのです。誰を見ても，「私よりはずっとまともなんだろう」と思ってしまうんです。
　セラピスト：それであなたは自分自身を罰するために，いろいろなことをするのですね？
　ケイト：ええ，以前は。
　セラピスト：どんなことをしていましたか？

ケイト：自分自身を切りつけていました。それに9年もの間，過食をしていました。自分を壊すようなことばっかりしていたんです。
セラピスト：今も自分を壊してしまいたいという衝動がありますか？
ケイト：ええ，あります。
セラピスト：そのような衝動を行動に移す可能性はありますか？
ケイト：ここしばらくはやっていません。ときどきお酒を飲みすぎる程度です。この数カ月はドラッグもやっていません。

現病歴――

ケイトに対する現在の治療は，2年前に自殺企図により入院したときから始められた。セラピストは入院に至る一連の出来事を語るようケイトに求めた。それが次のやりとりである。

セラピスト：一体何があったのですか？
ケイト：薬をたくさん飲んでしまったんです。
セラピスト：どんな薬？
ケイト：クロノピン(訳注)です。
セラピスト：意図的にたくさん飲んだのですか？
ケイト：ええ，そうです。
セラピスト：どうしてそのときたくさん薬を飲んだのか，その理由を覚えていますか？ その当時，何があったのでしょうか？
ケイト：ええ，覚えています。当時私は結婚していました。夫とはとてもうまくいっていて，私は幸せだったんです。でも彼は，浮気をしていました。他の女性とつきあっていたんです。彼は私に別れを切り出しました。「つきあっている人がいる。だから君と別れたい。家を出て行ってくれないか」と彼は言ったのです。私はショックを受けました。そしてその後ひどく落ち込んで，もうこれ以上生きていたくないと思ったんです。
セラピスト：あなたはどうしてそれほどまでに落ち込んでしまったのでしょう？
ケイト：（感情をこめて話す）私がダメ人間で，価値がないからです。だから夫に捨てられたのだということに気づいたからです。彼は正しかったんです。私はどうしようもないダメ人間だから……。

ケイトは【見捨てられたチャイルドモード】に導かれて自殺企図をしたようである。その当時，彼女の中には「見捨てられスキーマ」と「欠陥スキーマ」が強烈に活性化されていたのであろう。重要他者に見捨てられることは，【見捨てられたチャイルドモード】を喚起する大きな誘因である。

生育歴――

ケイトから生育歴を聴取すると，彼女の幼少期は先に示した4つの環境的要因がすべて揃っていた。彼女が育った家庭は，安全でなく，情緒的な剝奪があり，懲罰的で，彼女の感情を抑圧していた。

以下の対話で，ケイトが語っているのは情緒的剝奪についてである。彼女を慈しみ，彼女に共感し，彼女を保護し，導いてくれる人は誰一人いなかった。

訳注：抗不安薬の一種。日本では未発売。

セラピスト：あなたはいつから「私はダメ人間で，価値がない」と感じるようになったのでしょう？
ケイト：気づいたらそう感じていました。小さいとき，家族と一緒にいて，すでにこういうふうに感じていたんです。私は家族の中で自分が重要な存在だと思ったことがないんです。
セラピスト：ご自分が重要な存在でないことを，あなたはどのようにして知ったのですか？
ケイト：家族は誰も私の話を聞こうとしませんでした。私を認めてくれることもありませんでした。だから私はたった一人で，いつもやりたいようにやっていたんです。
セラピスト：では，ある意味では自由だったのですね。
ケイト：ええ，そうです。
セラピスト：そしてあなたは家族に無視されていた？
ケイト：その通りです。
セラピスト：誰もあなたのことを気にかけて……。
ケイト：（セラピストの話をさえぎる）その通りよ。誰も私に話しかけてくれなかった。誰も私に毎日の暮らしをどうしたらいいかということを教えてくれなかった。私が育ったのはそんな家庭だったんです。

家庭はケイトにとって安心できるものではなかった。彼女の兄は注意欠陥／多動性障害（ADHD）と診断されていたが，しばしば彼はケイトを身体的そして性的に虐待した。両親はそれを知っていたにも関わらず彼女を守ろうとしなかった。両親はケイトの気持ちを理解するどころか，むしろ兄の行為をケイトのせいにして彼女を責めたのである。

ケイト：兄はADHDでした。両親は兄の面倒をみることにほぼ全ての時間とエネルギーを使っていました。兄は当時治療を受けていなかったので，とにかく手がつけられなかったんです。
セラピスト：お兄さんは障害があったから，ご両親の注目を集めたのですか？
ケイト：ええ，そうだと思います。
セラピスト：そのせいであなたに使える時間やエネルギーがなくなってしまった？
ケイト：そう思います。父は兄の面倒を見ているとき以外は，自分の世界にこもっていました。実際のところ父はあまり家にもいませんでした。父はいつも落ち込んでいたようです。兄のことがとてもつらかったんでしょう。
セラピスト：つまりお父さんはお兄さんのことでつねに落ち込んでいた。そしていつも自分の世界にこもっていたのですね。
ケイト：ええ，ずっとそんな感じでした。
セラピスト：そしてあなたはずっと一人ぼっちだった？
ケイト：ええ，そうです。

ケイトの幼少期における家庭環境は常に懲罰的かつ拒絶的であった。特に母親はケイトに対して批判的で，彼女の感情をほとんど受け入れてくれなかった。

セラピスト：お母さんとはどうだったのですか？
ケイト：母とはうまくいっていませんでした。私はいつも何かに悩んでいて，母はそれが気に食わなかったんです。母と私の間には，そのせいで常に緊張感が漂っていました。母は私が楽天的な人間でないことを嫌っていましたし，私の悩みを理解しようともしませんでした。母は私のことを人間としてどこかおかしいと考えていたようです。それで私を持て余し，私のことを嫌ったのです。
セラピスト：お母さんはあなたを批判したり拒絶したりしたのですか？
ケイト：ええ，しました。私が成長すればするほど，母は私を批判するようになりました。私たちは

喧嘩ばかりしていました。母はしょっちゅう私にこう言いました。「私はお前が嫌いだよ。お前には何の望みもない。お前ほどみじめな人間はいない。そんなお前にもう耐えられないよ」(泣き出す)
セラピスト：お母さんにそう言われて，あなたはどう感じましたか？
ケイト：「ああ，その通りだ」と思いました。それが真実だからです。
セラピスト：お母さんは一体何が言いたかったのでしょうか？　あなたの何をお母さんは非難しようとしていたのでしょうか？
ケイト：私が悩んでばかりいたからです。母にとって私は扱いづらい娘だったのでしょう。それに私には気が短いところがありましたし。
セラピスト：だからあなたはお母さんに言われたことを，その通りだと受け止めたのですか？
ケイト：ええ，母が正しいのだと思いました。

　幼少期の家庭はケイトに服従を求める場でもあった。ケイトが体験していたのは深刻なネグレクト（育児放棄）と虐待である。にもかかわらず，彼女は自分の体験に対して悲しんだり怒ったりすることが許されなかった。少しでもそのような感情を表出すると，両親は激怒し，兄はさらに彼女に虐待を加えた。
　ケイトが自らの感情を切り替えるために利用したのが【懲罰的ペアレントモード】である。誰かに対して怒りを感じたら，彼女は即座にこのモードに入るようにしていた。

セラピスト：怒りにはその人らしいパターンがあります。あなたの場合，これまでのお話から，「私は虐待された」「誰も私を助けてくれなかった」と思って怒りを感じるパターンがあるように思われましたが，どうでしょうか？
ケイト：ええ，確かにそう思って怒りを感じるときがよくあります。ただ，そんなふうに怒りを感じた瞬間に，「いや，それは自業自得だ。人が私をそのように扱うのは当然のことだ」と思ってしまうのです。さらにその次の瞬間，今度はそう思った自分を非難し始めるのです……。(しばらく沈黙する)
セラピスト：そのときあなたは【懲罰的ペアレントモード】になって，すなわちあたかも子どもを罰する親であるかのように，自分自身を罰しているのではないですか？　「お前はダメ人間。自分に権利があると思うなんて，一体何様のつもりなんだ？」と。
ケイト：その通りです。私はそれに対して言い返すことができません。だって実際に，自分にはそんなことをする権利がないのですから。やっぱり自業自得なんです。私の面倒を誰も見てくれなかったのは，当然のことです。

9-1-5　BPDにおける4つの主たるモード

　セッション中に，ケイトはBPDの4つの主要モードを全て体験した。以下，それぞれに関わる対話の例を挙げる。

【遮断・防衛モード】──
　ある日ケイトは，セッション開始直後に【遮断・防衛モード】に入った。次に示すのはそのときの対話である。ケイトは泣き出したいのを必死にこらえていた。セラピストの各発言に対しても，ケイトは【遮断・防衛モード】で答えている。

セラピスト：あなたは，今，泣きたいのですか？　私にはそう見えますが。
ケイト：ええ。……でも私は泣きません。

セラピスト:ここで泣いたってちっとも構わないのですよ。……あなたはとまどっているのでしょうか?

ケイト:ええ,そうなんです。私は自分の気持ちに忠実でいたいのですが,それはとても難しいことでもあるんです。

セラピスト:あなたが悩んでいると,お母さんにそれを非難されたとおっしゃっていましたね。悩むとかそういった面を出すと良くないんじゃないか,という気持ちがここでもありますか?

ケイト:ええ,あります。先生が私に望むように振る舞わなければならない,と感じてしまうのです。だとすると,私は先生の前で泣きたくありません。

セラピスト:私があなたに何を望んでいると,あなたは思っているのですか?

ケイト:そうですね……知的であるとか,わかりやすく話をするとか。

セラピスト:あまり感情を出さずに?

ケイト:ええ。先生がご自分の目標を達成できるよう手助けするとか。(笑う)先生がそんなこと望んでいるとは思いませんが,そんなふうに感じるのです。私が先生を助け,先生の気分をよくしたいと思ってしまうんです。たとえばもしここに何か飲み物があったら,それを先生に勧めたい,という感じで。

セラピスト:なるほど。私があなたにどうしてほしいと思っているか,私があなたにどうなってほしいと思っているかとか,あなたの関心はそこにあるのですね。

ケイト:ええ。なぜなら私は自分自身がよくわからないからです。……でも,ただのみじめな人間であることは確かです。それは自分でもよくわかっています。

セラピスト:ということは,あなたは自分を「ただのみじめな人間」と思っていて,それを隠すために相手の望みに合わせようとしているのでしょうか? どうしてそのようにするのでしょうか?

ケイト:自分から逃げたいんだと思います。誰かの真似をしたりして自分をそっくり変えてしまえば,自分ではない他の誰かになれるかもしれないからです。でも実際にそうするともっと気分が落ち込み,心が空っぽになるということも,実は私は知っているのです。

セラピスト:あなたがおっしゃっているのは,他人の望みに合わせて自分を変えるということですね?

ケイト:ええ,そうです。なぜなら私は自分が何を望んでいるのかわからないからです。自分が何をしたいのかもわかりません。自分にとって何が重要か,自分で判断できないのです。もう27歳にもなるというのに。

上でケイトが話しているのは,【遮断・防衛モード】において特徴的なアイデンティティ拡散の感覚である。彼女は自らの欲求や感情を遮断することで,自分を見失っている。その結果,相手の望みに合わすしかやりようがなくなっている。

ケイトは以前のセラピストとの治療において,自分がほぼすべての間【遮断・防衛モード】にあったことについて述べた。

ケイト:私の最初のセラピストのことを覚えています。その先生のところには約5年間通いました。先生はいくつかの点では私を助けてくれました。でも私は,自分が先生を喜ばせることに頭がいっぱいになってしまったのです。私は先生に好かれたかった。だからこそ先生が私を非難したらどうしようと思って,すごく怯えてしまったのです。先生は「僕が君を非難するようなことはない」と言ってくれたのですが,そのうち私は「先生は心の中では私を非難しているに違いない」と確信するようになってしまいました。……私はただ先生に受け入れてほしかっただけなのに。

セラピスト:ということは,あなたが人生において他の人に対してやってきたことを,その先生に対しても繰り返した,ということになりますね。つまり相手に合わせることに必死で,あなた自身が何を感じているかとか,あなたが本当はどういう人間なのか,ということは共有されなかったのです。

ケイト:ええ,その通りです。

この対話は，セラピストが患者の【遮断・防衛モード】と【ヘルシーアダルトモード】を区別してとらえることの重要性を示している。多くのセラピストが，患者が【遮断・防衛モード】に入ると，それを「患者が回復してきた」「これが患者の健康的な面だ」と誤解してしまう。ケイトの最初のセラピストもおそらくそうだったのだろう。

　患者が【ヘルシーアダルトモード】にあるときは，自らの欲求や感情をそのまま感じ，表現することができる。一方【遮断・防衛モード】にあるときは，患者は自らの欲求や感情を遮断してしまう。彼女たちの振る舞いは一見適切であるかのようだが，そこには患者自身の欲求や感情が含まれていない。BPD患者が【遮断・防衛モード】にあるとき，患者は真に親密な関係を他者ともつことができない。たとえ他者と関わりをもっても，患者はただその関わりにおいて脆弱であるだけで，親密さを感じることはできない。身体はそこにあっても，心は空っぽなのである。ケイトと彼女の最初のセラピストとの関係がその好例である。

【見捨てられたチャイルドモード】――

　自殺企図をする1カ月ほど前から，ケイトは【遮断・防衛モード】と【見捨てられたチャイルドモード】の間を揺れ動くようになった。それについてケイトは次のように述べている。「相変わらず私は空っぽのままでしたが，一方で，自分が何か別のことに巻き込まれつつあるようにも感じ始めていました。でも私にはなすすべがありませんでした。もうエネルギーを使い切ってしまっていたのです」。ケイトは空虚感や無価値感からどうしても逃れることができなかった。

> ケイト：薬を飲む直前，夫に会いに彼の職場まで行きました。私はよく彼の職場に行っていました。彼には迷惑だったみたいですけど。とにかくその日，職場に行った私に彼はこう言いました。「もう僕たちは終わったんだよ」。それで私は自分が一人ぼっちだと，これまでにないぐらい強くそう感じました。そしてこんなふうに一人ぼっちでいるよりは死んだほうがましだと思ったのです。もうこれ以上傷つきたくない。だったら死ぬしかない。そう思ったのです。それでもう訳が分からなくなって，とにかく薬をいっぱい飲みました。苦しいかもしれないけど，とにかくこれで死ねるんだって。もうこれで終わりにできるんだって。毎日苦痛を感じて生きることを，これで終わりにできるって思ったのです。私はもう耐えられなかったのです。

　苦痛があまりにも強い場合，BPD患者は自殺について思いをめぐらすことで慰めを得ることが少なくない。いつでも自殺できると思うと，少しだけ苦痛から逃れることができるからである。セラピストは，このような慰めを患者から取り上げる必要はない。患者は好きなだけ自殺について考えたり話したりすることができる。ただし実際に自殺を試みる前に，患者はセラピストに助けを求め，自殺や苦痛についての思いを徹底的にセラピストと話し合わなければならない。

【怒れるチャイルドモード】――

BPD患者のほとんどが，自らの【怒れるチャイルドモード】について思い出したり話し合ったりすることが苦手である。そのため【怒れるチャイルドモード】にアクセスするには，イメージ技法を用いることが多い。セラピストはケイトに対し，【怒れるチャイルドモード】をイメージするよう求めた。

> セラピスト：【怒れるチャイルドモード】すなわち［怒れる小さなケイト］をイメージしてみましょう。彼女の様子をうかがうことはできますか？
> ケイト：ええ，できます。
> セラピスト：［怒れる小さなケイト］はどんな様子ですか？
> ケイト：自分の部屋をめちゃくちゃにしています。
> セラピスト：なぜ彼女はそうしているのですか？
> ケイト：ものすごく頭に来ているからです。彼女は皆に対して怒っているのです。
> セラピスト：彼女は特に誰に対して怒っているのですか？
> ケイト：父と兄です。
> セラピスト：今，［怒れる小さなケイト］になって，お父さんとお兄さんがすぐそこにいるつもりで，彼らに向かって自分の怒りを伝えることはできますか？　［小さなケイト］がなぜそれほど怒っているのか，お二人にはっきりと伝えるのです。
> ケイト：いいえ，それはできません。

　ケイトが怒りの表出をしなかったのは，【懲罰的ペアレントモード】のせいである。上の対話でセラピストに怒りを伝えるよう求められた瞬間，【怒れるチャイルドモード】は【懲罰的ペアレントモード】に切り替わってしまった。

【懲罰的ペアレントモード】——

　このモードは，両親の懲罰的な面を患者が同一化し，それが患者に内在化されたものである。したがって患者は自分自身に向けて懲罰的に振る舞う。以下の対話（上の対話の続きである）でヤング博士は，【懲罰的ペアレントモード】を父親からのメッセージと関連づけるようケイトを手助けした。

> セラピスト：なぜお二人に怒りを伝えることができないのですか？
> ケイト：私にはその権利がありません。
> セラピスト：お父さんかお兄さんが，あなたにそう言っているのですね。どちらのほうですか？　お父さん？　それともお兄さん？
> ケイト：父です。（泣き出す）
> セラピスト：ここにお父さんがいるとします。あなたに怒る権利がないということを，直接お父さんの口から言ってもらいましょう。私に聞こえるように言ってもらってください。
> ケイト：父はただ，こう言うだけです。「兄さんは病気なんだぞ。お前はそれを知っているくせに兄さんを挑発して，怒らせてばかりじゃないか。お前こそ自分の部屋に戻って，一人でおとなしくしていろ！」

　【懲罰的ペアレントモード】にあるケイトは，怒りを表出する権利を持っていない。ケイトは時折「自分はダメ人間だ」と自らを罵るが，それがこの【懲罰的ペアレントモード】の基本的なメッセージである。

9-2 BPD 患者の治療

9-2-1 治療原則

　メンタルヘルスの専門家は，BPDの治療に対してネガティブな見通しを持ちがちで，BPD患者について軽蔑的な話し方をする傾向がある。多くの専門家が，BPD患者を，操作的で利己的であるとみなしている。しかしこのようなネガティブな見解こそが治療にとって有害である。このような見解を持った途端，セラピストは患者の内なる非機能的なスキーマモードを強化してしまう。このような場合セラピストは【懲罰的ペアレントモード】に入ることが多い。セラピストは【懲罰的な親】として患者に怒りを示し，患者を非難し，拒絶する。そのことが患者に大きな打撃を与えることは言うまでもない。セラピストは本来，患者の内なる【ヘルシーアダルトモード】を形成し，【見捨てられたチャイルドモード】を癒す役割を果すべきである。しかしこのような状態になってしまったセラピストは，患者を癒すどころか，患者にとって最もたちの悪い【懲罰的ペアレントモード】を強化するだけなのである。

　BPD患者の治療は，セラピストにとっても強烈な体験となるので，セラピスト自身のスキーマが誘発されることが少なくない。本章の最後に，BPDの治療の際，セラピストが自らのスキーマをどう扱えばよいか，ということについて論じる。

【脆弱なチャイルドモード】としてのBPD患者——

　我々の見解では，BPD患者を【脆弱なチャイルドモード】としてとらえることが治療上最も建設的である。彼女たちは外見は大人でも，心理的には親を追い求める【見捨てられたチャイルドモード】である。彼女たちは親を切望しているからこそ不適応的な行動を取るのであり，決して利己的なのではない。単に欲求が満たされていないのであり，強欲なわけではないのである。小さな子どもは皆，世話したり保護したりしてくれる人がそばにいないと混乱する。BPD患者もそれと同じである。多くのBPD患者は孤独で，幼少期に虐待を受けている。幼少期，自分を守ったり安心させたりしてくれるような人が誰もいなかった，という患者も少なくない。そのような患者には，【ヘルシーアダルトモード】のお手本となる大人が存在していなかった。したがって患者には【ヘルシーアダルトモード】が内在化されておらず，そのため孤独を感じると，患者は即座にパニックに陥ってしまう。

　セラピストがBPD患者の治療で混乱を来した場合，患者の内なる子どもをイメージすることが，患者をよりよく理解し，援助する助けになることに我々は気づいた。このような戦略は，目の前の患者が怒っていたり，遮断されていたり，懲罰的であったりしても，患者の心の奥底には【見捨てられたチャイルドモード】が存在することをセラピストに思い起こさせ，その結果，セラピストが患者に対してネガティブな言動を取るのを阻止してくれる。

セラピストの権利と BPD 患者の権利のバランスを取る――

　BPD 患者の多くは，セラピストが患者に提供できる以上のものを求めてくる。セラピストはその全てに応える必要はない。セラピストにも権利がある。たとえばセラピストは私的な生活を保持し，敬意をもって扱われる権利を持っている。患者がそのような権利を侵害するときには，患者に対して限界設定を行う権利も持っている。しかしながら，患者が権利を侵害してきたときにセラピストが直接的に怒りを示すのは得策ではない。BPD 患者はセラピストを苦しめようとしてセラピストの権利を侵害するのではなく，自らの欲求が満たされぬ苦しみからそのようなことをするのである。

　患者とセラピストの間にあるのは「治療関係」という関係性である。そして両者はそれぞれの欲求と権利を有し，そのどちらもが正当である。ただし BPD 患者の欲求と権利は，非常に幼い子どものようである。患者は親を求めている。しかしセラピストが提供できるのは「治療的再養育法」だけであり，患者の欲求を十分に満たすことはできない。これは致し方ないことである。BPD 患者が多くを求めすぎ，セラピストが少ししか提供できない，ということではない。BPD 患者が真に必要とする「再養育」を，治療だけで満たすことは不可能である。したがって治療関係には必然的に葛藤が伴う。セラピストが満たすことのできる以上の欲求を患者が抱いているという事実そのものが葛藤的なのである。患者がセラピストに欲求不満を感じるのは当然である。患者の中には，治療的な制約を設けるセラピストを，冷淡で，思いやりがなく，不公平で，利己的で，残酷だとみなす人もいるかもしれない。

　BPD 患者の多くが，治療のある時点で「セラピストと生活を共にする」という幻想を抱く。セラピストが彼女たちを養女にするとか，結婚するとか，同居するといった幻想である。これらの幻想はほとんどの場合，性的なものではない。患者が望むのは性的パートナーではなく，つねにそばにいてくれる親のような存在である。BPD 患者は，出会う人全てに親の役割を求める。セラピストも例外ではない。彼女たちはセラピストに親代わりになってもらいたがっている。セラピストが親以外の役割を取ろうとすると，患者のモードが急に切り替わり，怒ったり，引きこもったり，去っていったりする。我々は，セラピストが親の役割をある程度引き受けることが望ましいと考えている。少なくとも治療的にはそのように努力する必要がある。セラピストは，患者の権利や欲求とセラピスト自身の権利や欲求のバランスを取りながら，一方で，患者の親として機能するための方法を探していく。セラピストは一定の制約の中で，親のような役割を取るのである。ただしセラピストは，セラピスト自身の私的な生活を守り，燃え尽きないよう注意しなければならない。

BPD 患者に対する「治療的再養育法」――

　治療における BPD 患者が示す進歩は，さまざまな意味で子どもの発達と似ている。患者は治療を通じて心理学的な成長を遂げる。治療開始時，心理学的には患者はまだ

ほんの小さな子どもである。セラピストによる「治療的再養育法」を通じて患者は徐々に発達し、最終的には健康な大人（ヘルシーアダルト）にまで成長する。だからこそ BPD 患者に対して根本的な治療を行おうとすると、どうしても時間がかかるのである。BPD を十分に扱うには長期間、少なくとも 2 年間、たいていはそれ以上の期間を要する。無期限に治療を受け続ける患者も多い。彼女たちは、BPD そのものがどんなに改善していても、環境が許す限り治療から離れない。患者が治療を終結にするのは、パートナーと健康的で安定した関係を築けるようになってから、ということが多い。ただし終結後も、患者にとってセラピストは親のような存在でありつづける。終結後、患者がふたたびセラピストに連絡を取ることも少なくない。

　BPD 患者の治療にあたるセラピストは、フラストレーションを溜めることが多い。上述のように、セラピストがどれだけ与えようと、患者はそれには満足できないからである。患者の要求があまりにも多かったり、患者の態度があまりにも敵対的であると、セラピストはついつい対抗したり引き下がったりしたくなる。しかしそのようなセラピストの反応は悪循環を形成し、ひいては治療を駄目にしてしまうことになる。前述したとおり、セラピストにこの種のフラストレーションが溜まってきた場合、大人の外見をした患者の中核に存在する【見捨てられたチャイルドモード】を見据えることで、セラピストは患者に再び共感できるようになるだろう。

　治療が効果的であるためには、セラピストと患者は互いに敬意を示し、誠実でなければならない。治療を首尾よく進めるために、セラピストは心からの関心を患者に寄せる必要がある。もしそうでなければ患者はすぐにそれを見抜き、行動化に出るか治療を中断してしまうだろう。セラピストは、セラピストの役割を演じている俳優ではなく、患者にとってリアルな一人の人間である。BPD 患者は鋭い直観力を持っていることが多く、セラピスト側のどんな不誠実も結局は見抜かれてしまう。

9-2-2　全般的な治療目標
モード——

　モードという点で言えば、BPD 患者に対する全般的な治療目標は、**患者がセラピストをモデルにして、患者自身の中に【ヘルシーアダルトモード】を統合的に内在化する**ことである。具体的には以下のことを必要とする。

1. 【見捨てられたチャイルドモード】に共感し、保護する。
2. 【見捨てられたチャイルドモード】が他者と愛し合えるよう手助けする。
3. 【懲罰的ペアレントモード】と闘い、消滅させる。
4. 【怒れる・衝動的チャイルドモード】に制約を設け、感情や欲求を適切に表現できるよう手助けする。
5. 患者に安心感をもたらし、【遮断・防衛モード】が徐々に【ヘルシーアダルトモード】に置き換わるようにしていく。

患者の今現在のモードをモニターする——

これが治療の核心であると言ってもよい。セラピストは，セッション中の患者のモードをリアルタイムでモニターし続ける。そしてその時々の患者のモードに合った戦略をその都度用いる。たとえば患者が【懲罰的ペアレントモード】にあるとき，セラピストは【懲罰的ペアレントモード】に対応するための戦略に即座に切り替える。患者が【遮断・防衛モード】に入ると，セラピストはそれに合わせた戦略に切り替える（各モードに対応するための戦略については後述する）。セラピストはその時々の患者のモードを同定し，各モードに対して適切に対応しなければならない。患者のモードをモニターし，患者のモードに合った対応をすることで，セラピストは「良い親」として機能する。セラピストによるそのような「治療的再養育」が【ヘルシーアダルトモード】として患者の中に徐々に内在化されていく。

9-2-3　治療の概要

ここではまず BPD 患者に対するスキーマ療法の概要を，治療の時間的経過に沿って大雑把に紹介する。我々は患者にも同じように説明している。次項（9-2-4）において，治療の各段階について詳細に説明する。

子どもの発達段階をモデルにして，我々はスキーマ療法を3つの段階に分けている。その3つとは，1）絆の形成と感情調節の段階，2）スキーマモードの変容の段階，3）自律の段階，である。

第1段階：絆の形成と感情調節の段階――

セラピストはまず患者との絆を形成する必要がある。そのような絆が形成されると，患者はセラピストを「安全基地」として感じられるようになり，患者が【遮断・防衛モード】に入るのを防げるようになる。そのための最初のステップは，安全で情緒的なアタッチメントをセラピストと患者間に形成することである。この時点からセラピストの「治療的再養育法」は開始される。セラピストは安全で情緒的な「抱え環境」を提供することで（Winnicott, 1965），【見捨てられたチャイルドモード】の再養育にとりかかる。セラピストは患者に対し，そのとき感じていることやそのとき抱えている問題をありのまま話すように求める。そして患者ができる限り【見捨てられたチャイルドモード】に留まっていられるよう働きかける。その理由の一つは，患者が【見捨てられたチャイルドモード】にあることでセラピストは患者に共感し，暖かい気持ちを抱けるからである。それが患者との絆の形成に大いに役立つ。いったん絆が形成されれば，その後患者が別のモードに入って，怒り出したり懲罰的になったとしても，セラピストはそれに耐え，養育的に振る舞うことができるだろう。患者を【見捨てられたチャイルドモード】に留めることは，患者自身がセラピストに対して絆を感じられるようになるためにも役立つ。ここでしっかりとした絆ができれば，それは治療の中断を防ぎ，より問題をはらんだ他のモードにセラピストが向き合うための力を与えてくれる。

【見捨てられたチャイルドモード】との絆を形成するためには，セラピストはまず【遮断・防衛モード】を乗り越えなければならない。これは非常に困難な課題である。というのも，【遮断・防衛モード】は人を信用しないモードだからである。オランダで行われた，BPD の外来治療におけるスキーマ療法と精神分析療法を比較検討した予備研究によると，ほとんどのスキーマ療法家が患者の【遮断・防衛モード】を克服し，【見捨てられたチャイルドモード】の再養育に取りかかれるようになるまでに，1 年もの期間を費やしているということである。

　セラピストは，セッション中に自らの欲求や感情を表出するよう患者を励ます。沈思黙考的な雰囲気は BPD 患者には望ましくない。というのも，BPD 患者はセラピストの沈黙や思考を，「ケアやサポートの不足」として受け止めやすいからである。BPD 患者の場合，セラピストが積極的に働きかけることで良好な治療同盟が形成されることが多い。セラピストは患者が自らの欲求や感情を表出しやすいように，開かれた質問を患者に投げかける。それはたとえば，「他にはどのような考えがありますか？」「それについて話すとき，どんな気持ちがしますか？」「あなたはその出来事の最中，本当はどうしたかったのですか？」「本当は何と言いたかったのですか」といった質問である。セラピストは患者の話を理解しつづけ，患者の感情を，それがどんなものであれ正当なものとして受け入れる。患者との間に絆が形成されはじめたら，セラピストは特に怒りの感情を表出するよう患者に働きかける。患者が怒りを表出することに対し（もちろん妥当な範囲内で），批判的な反応を示すことのないようセラピストは注意しなければならない。セラピストがここで目指しているのは，患者の内なる子どもの部分に働きかけることのできる環境を作ることである。つまり，安全で，滋養的で，自分を守り，自分を許し，感情表出を励ましてくれるような環境である。

　ケイトがそうであったように，多くの BPD 患者は自然に生じる欲求や感情を抑え，セラピストの前で礼儀正しく「よい患者」として振る舞う。というのも，患者はそうすることをセラピストに求められていると思い込んでいるからである。しかしセラピストはそのようなことを望んだりはしない。セラピストが望んでいるのは，患者が感じたことや欲することをありのままセラピストに伝えてくれることである。そして自分らしく振る舞ってくれることである。セラピストはこの事実を患者に信じてもらえるよう努める。これは，患者が親から決して得ることのできなかったメッセージである。このようにスキーマ療法家は，患者がはまり込んでいる服従と遮断の悪循環から患者を救い出そうとする。

　セラピストは感情や欲求を表出するよう患者を励ますが，それらの感情や欲求は通常【見捨てられたチャイルドモード】から生じる。【見捨てられたチャイルドモード】に留まり，再養育が行われると，次第に患者の生活は安定し，他のモードに切り替わる頻度が減るようになる。たとえば，患者が【見捨てられたチャイルドモード】でありのまま

の感情や欲求を表出できるようになると,【怒れる・衝動的チャイルドモード】を使って感情をぶつけたり欲求を満足させたりする必要がなくなる。【遮断・防衛モード】を使って感情を遮断する必要もなくなる。【懲罰的ペアレントモード】も必要がなくなってくるだろう。というのも,セラピストが患者を受容する過程を通じて,患者の内なる「懲罰的な親」が「自己表現を許す親」に置き換わるからである。このように「治療的再養育法」によって患者が自らの欲求や感情を表出できるようになると,患者の非機能的なモードが軽減される。

セラピストは患者に対し,「見捨てられ」による心の痛みを緩和するための対処スキルを教える。セラピストは治療のできるだけ早い時期に,感情を調整したり安定させたりするための対処スキルを患者に教えるとよいだろう。患者の症状が深刻であればあるほど(特に自殺行動および自殺関連行動),セラピストはこのようなスキルを早めに導入する必要がある。Linehan(1993)が弁証法的行動療法(DBT)を通じて開発したさまざまなスキル(例:「マインフルネス瞑想」「苦痛に耐えること」)が,患者の破壊的行動を軽減するのに役立つだろう。

しかしながら大多数のBPD患者は,セラピストを,そしてセラピストとの絆を信頼できるようにならないと,認知的技法や行動的技法を受け入れることができない。セラピストがあまりにも早い時期にこれらの技法を提示してしまうと,ほとんど効果が得られない。治療の初期段階における患者の主要な関心事は,セラピストと患者との間の絆であり,それがあるかどうかを確かめることである。患者はそのことで頭がいっぱいなので,技法に目を向けることができない。なかには治療初期にそれらの技法を使えるようになる患者もいるが,多くの患者はそれらの技法を冷たく機械的なものとみなして拒否する。そのような患者はセラピストに技法を提示されると,見捨てられたように感じ,「先生は私を気にかけてくれていない。私は先生にとってどうでもいい人間なのでしょう」などと言ってくる。治療関係が安定し,患者がセラピストや絆に対して信頼感を抱けるようになれば,セラピストと患者は治療目標に向けて徐々に技法を使えるようになるだろう。

認知的技法を早くに提示することには,また別の危険性がある。それは認知的技法が患者の【遮断・防衛モード】を強化してしまう,という危険である。多くの認知的技法は感情を遮断するための機能を有している。したがって認知的技法をあまりにも早い時期に患者に教えることは,患者の【遮断・防衛モード】を強めてしまうのである。そしてこれは決して望ましいことではない。治療で必要なのは,セッション中に患者の全てのモードを顕在化させ,対応することだからである。認知的技法によって患者が自らの【見捨てられたチャイルドモード】【怒れる・衝動的チャイルドモード】【懲罰的ペアレントモード】を抑えてしまったら,治療が進展することはまずないだろう。

治療早期でも技法を導入するほうが良い判断された場合,我々は通常,気分を調整し

たり自己鎮静化につながるような技法を患者に教える。それはたとえば安全な場所のイメージ，自己催眠，リラクセーション，自動思考のセルフモニタリング，フラッシュカード，移行対象，といったものである。セラピストはまた，スキーマについて患者に教育し，第3章で提示した認知的技法を用いてスキーマに対応することを始める。患者は教育の一環として，"Reinventing Your Life"（Young & Klosko, 1993）を読むように勧められる。これらの技法を通じて，スキーマによる過剰反応が減り，自尊心が少しずつ高まっていく。

　セラピストと患者は，「セラピストをどれぐらい利用できるか」について話し合いをする。その際の判断の根拠となるのは，患者の重症度とセラピストの権利である。限界設定は治療の初期段階で重要な作業である。その目的は安全性の確保である。セラピストは患者や患者の周囲の人びとの安全を確実にする必要がある。安全性が確保された後，「セラピストをどれぐらい利用できるか」ということについて，患者の欲求とセラピスト個人の権利とのバランスが良くなるよう話し合いが行われる。セラピストはその際，後で不快に感じたり後悔したりしそうなことについて決して同意してはならない。

　たとえば患者がセラピストに対して「毎晩，私の留守番電話にメッセージを残して欲しい」と依頼し，セラピストが「それぐらいならたいしたことではない」と考え，患者の要求に応じたとする。しかしたとえそのときにはそう考えたとしても，毎晩，一日も欠かさずにメッセージを残すことは実際にはそれなりに大変なことである。いつの日かセラピストはそのような要求をしてきた患者をうとましく思うようになるかもしれない。そのような可能性があるのであれば，やはりセラピストは患者の要求に応じるべきではないだろう。ただし何を不快に感じるかというのは個人差が大きいので，限界設定のあり方はセラピストや患者個人によって異なる。

　セラピストは患者の危機に対応し，自己破壊的な行動に対しても限界設定をする。BPD患者における危機とは，通常，自殺，自傷，薬物乱用といった自己破壊的な行動に関連している。セラピストは治療的再養育法，心理教育，限界設定，資源の活用といったことを行う。また危機状態に陥ったら前述した感情調整スキルを実施するよう患者に求める。

　危機状態にあるBPD患者にとって，セラピストこそが第1の資源である。多くの患者が「自分には価値がない」「自分は駄目人間だ」「自分は愛されていない」「自分はひどい扱いを受けている」「自分は見捨てられている」といった感覚にさいなまれることによって危機状態に陥る。セラピストが患者の感情を受け入れ，思いやりを持って患者に対応することで，患者は危機を乗り越えられるようになる。【懲罰的ペアレントモード】とは対照的に，セラピストが患者を心から思いやり，敬意をもって接してくれていると患者が実感できるようになると，自己破壊的な行動は減る。言い換えると，セラピストが患者を心から思いやっているにも関わらず患者がそれを実感できなければ，ストレス

フルな出来事が起きるたびに患者は自己破壊的な行動を取るだろう。

　セラピストはまた，コミュニティにおける資源（例：AA などの 12 ステップグループ，性的虐待の被害者のためのグループ，自殺防止ホットライン）を活用するよう患者を励ます。

　セラピストは，患者の幼少期についての体験的技法を開始する。治療が始まり患者がある程度安定してきたら，セラピストはまず，患者の幼少期の体験のなかでも外傷体験（トラウマ）に直接関連しない記憶について，イメージ技法を導入する（外傷体験にまつわる記憶を扱うのはもっと後になってからである）。体験的技法で最初に行われるのはイメージ技法と対話技法である。セラピストは患者に対し，それぞれのモードをイメージし，各モードに名前をつけ，それらのモードと対話をするよう求める。イメージのなかでそれぞれのモードは一人のキャラクターとなり，モード同士で話をする。セラピストも【ヘルシーアダルトモード】としてイメージ技法に参加し，他のモードに患者の感情や欲求を伝えたり，モード同士の話し合いを促進したりする。

第２段階：スキーマモードの変容の段階──

　セラピストは「治療的再養育法」を通じて，【ヘルシーアダルトモード】のモデルを患者に示す。【ヘルシーアダルトモード】は，【見捨てられたチャイルドモード】を保護し，気分を安定させる。【ヘルシーアダルトモード】はまた，【遮断・防衛モード】を克服し，【懲罰的ペアレントモード】に打ち勝つ。そのような過程を通じて患者は徐々に【ヘルシーアダルトモード】を内在化させていく。これがスキーマ療法のエッセンスである。先に述べたオランダの予備研究によれば，多くのスキーマ療法家は第１段階（絆の形成）の後，治療２年目のかなりの時間を【懲罰的ペアレントモード】と闘うために費やしていた。いったん【懲罰的ペアレントモード】に打ち勝つことができれば，その後の変化はかなり速いものとなる。

第３段階：自律の段階──

　この段階では，**セラピストは適切なパートナー選びについて患者に助言し，治療での変化を治療外の対人関係に般化するよう患者を手助けする**。セラピストと患者は治療が進めば進むほど，治療外の対人関係に治療の焦点を移していく。もし治療開始時に患者が破滅的な対人関係に巻き込まれているようであったら，セラピストはその関係を変化させるか，もしくはその関係から離れるための助言を早めに行う。しかし「治療的再養育法」を通じてセラピストと患者との間にしっかりとした絆が形成されるまでは，患者はこの種の助言に従えないことが多い。患者は破滅的な関係を手放すことができないし，「見捨てられ感情」に耐えられないのである。

　いったんセラピストとの絆が形成され，セラピストが「安全基地」となると，そしてモードワークによって自尊心が生まれ，感情調節ができるようになると，患者は破滅的な関係を手放し，より健康的な対人関係を築けるようになる。セラピストは，患者がよ

りよいパートナーを選び，対人関係において建設的に言動できるよう手助けする。患者は適切に感情表出したり自分の欲求を伝えたりすることができるようになる。

　セラピストはまた，自分が本来どのような人間で，何を望んでいるのか，ということに従って患者が日常生活を送ったり，重要な意思決定をしたりできるよう援助する。患者が安定するにつれて，そして【遮断・防衛モード】【怒れる・衝動的チャイルドモード】【懲罰的ペアレントモード】といった非機能的モードにあまり時間を費やさなくなると，患者は自己実現に向けて動き出せるようになる。セラピストは，患者が人生の目標を定め，日々の満足感の資源を見つけられるよう手助けする。患者は自らの好みや傾向に従って，職業を選択したり，自分の容姿をととのえたり，何らかの下位文化に属したり，余暇活動を行ったりできるようになる。

　最後にセラピストは，セッションの頻度を徐々に落とし，患者が治療から少しずつ離れられるようにしていく。セラピストと患者は治療の終結について話し合う。セラピストは，患者自身が終結に向けて動いていけるよう手助けする。ただし患者がセラピストの助けを必要とする場合，いつでもそれを提供できるよう，セラピストは「安全基地」として存在しつづける。

9-2-4　BPD 患者に対する治療の詳細

　本項では BPD 患者に対する治療について，特に各モードに対する治療的戦略を中心に，さらに詳しく述べていく。

治療的再養育法を通じて絆を形成する――

　これまでに述べてきた通り，治療の初期段階において最も重要な目標は，「治療的再養育法」を通じて患者との絆を形成することである。セラピストと患者は，患者の現在の関心事や問題について話し合う。セラピストは患者に対し，安全，安定，共感，受容といった感覚を提供する。セラピストは，それまでの治療経験を話すよう患者に求め，さらにセラピストにどのようなことを望むか，患者に話してもらう。セラピストは患者の話を注意深く聞き，オープンで受容的な雰囲気を作り出すよう努める。

　セラピストはあらゆる方法を使って再養育と絆の強化を図る。その際トーン（声の調子，話し方）を工夫することが大いに役に立つ。セラピストは冷静沈着なトーンではなく，できるだけ暖かく共感的なトーンを保つよう心がける。セラピスト自身の感情表出が豊かであることも絆の強化にとって有効である。BPD 患者を相手にする場合，セラピストは第三者的な専門家の役割を演じるより，「リアルな人物」としてそこに存在することのほうが望ましい。セラピストは自然に応答し，自らの感情を表出し，（もし患者の助けになりそうであるならば）積極的に自己開示する。「患者の話を聞きたい」「患者が何を感じているか理解したい」「患者を手助けしたい」というセラピストの思いを率直に伝えることが，絆の強化に役立つ。セラピストが患者を大切に思い大切に扱うこ

とが，絆の形成と強化には不可欠なのである。

　セラピストはまた，セラピストに対する患者の感情や欲求を自由に話してよいことを患者に伝え，それらの感情や欲求の表出を促す。セラピストは直接的で率直かつ誠実に振る舞うよう努め，患者にも同様の振る舞いを求めていく。

セラピストが大まかな治療目標を提示する──

　セラピストは治療開始時に，大まかな治療目標を提示する。その言い方や内容は個々の患者によって工夫する。たとえば次のような言い方ができるだろう。「私はまずこの治療の場を，あなたにとって安全な場にしたいと思っています」「私はあなたのためにここにいようと思います。そうすればあなたはもう一人ぼっちではありませんね」「あなたがご自身の感情や欲求をもっと実感できるようになるために，手助けしたいと考えています」「あなたがもっと自分らしくいられるよう，お手伝いしたいと思います」「私はあなたが自分自身を罰さなくて済むよう手助けしたいと考えています」「あなたが自分の感情をより建設的に扱えるようになるよう，お手伝いしたいと考えています」「治療外の人間関係がもっとうまくいくよう，私はあなたを手助けしていきたいと考えています」

　セラピストは，患者がそれまでに述べたことを考慮し，個々の患者に合わせて目標を提示する。セラピストは，治療が現在患者の抱える問題をどのように扱い，何をどう目指していくかということについて説明する。患者がセラピストの考える治療目標とは異なる目標を述べた場合（例：破滅的な関係を維持する），セラピストはその目標に同意はしないが，患者との絆が強固なものになるまでは，患者の述べる目標に異を唱えるようなことはしない。患者の述べた目標がいかに自滅的であるかを，「誘導的発見法」を通じて患者自身が気づけるようにセラピストが手助けするのは，治療がもっと進んでからのことである。

生育歴を調べる──

　セラピストは幼少期の体験について患者に尋ねる。その際特に家族や友人との関わりに注目する。セラピストは患者の生育歴を聴取するが，あまり形式的な聞き方にならないよう注意する。セラピストは先述したBPDの4つの環境的要因のうち，患者の生育家庭がそのどれに該当するかを同定する。1）安全性の欠如した不安定な家庭環境。2）情緒的な剥奪が行われる家庭環境。3）懲罰的で拒絶的な家庭環境。4）服従を強いる家庭環境。そして患者にとって重要な主題やそのきっかけを患者と共に同定していく。

種々のアセスメントツールを検討する──

　セラピストと患者は以下のアセスメントツールに記入していく（これらのツールについては第2章を参照されたい）。

　1．生活歴アセスメント票

2. Youngペアレント養育目録
3. Youngスキーマ質問票

　それぞれのツールは大変有用ではあるが，セラピストが最優先すべきは再養育的な治療関係を確立することである。したがって患者がツールへの記入を拒む場合，セラピストはそれ以上強制することはしない。患者があまりにも弱っている場合は，セラピストが代わりに記入するほうが望ましい。ツールに記入するという作業は，苦痛を伴う記憶や感情を誘発するので，多かれ少なかれ患者にとってストレスとなる。質問紙への記入という作業があまりにも機械的であると感じるBPD患者もいる。このような患者に対してもツールを強制することはせず，後に患者が自らの感情やモードをもっとうまく扱えるようになってから，再度記入を依頼してみるとよいだろう。

　上の3つのツールのうち，BPD患者の治療にとって最も有用なのは，一般に「Youngペアレント養育目録」である。これは，患者が両親のことをさまざまな角度から評価するためのツールである。患者はホームワークでツールに記入し，次のセッションに持参する。セラピストと患者はこのツールを基点にして，患者のスキーマやモードの幼少期における起源について話し合うことができる。本尺度は得点をつけることが目的ではない。セラピストは高得点の項目を患者に示し，その項目についてさらに詳しく患者の話を聞いていく。患者はそのような話し合いを通じて，自らの問題の起源について理解しはじめ，両親をより客観的かつ現実的な視点から捉えられるようになる。

　診断のために最も役立つのはYoungスキーマ質問票である。ほとんどのBPD患者はほぼ全ての早期不適応的スキーマを有しており，しかもYoungスキーマ質問票に記入する作業によって混乱を示す。そこで我々はBPDと確定できていない患者に本質問票を実施し，このような特徴を患者が示すかどうかによって診断を確定する。逆にBPDの診断がすでに確定している場合，Youngスキーマ質問票はさほど有用ではない。

　セラピストは個々の患者に合わせて各ツールの各項目について話し合う。そのときのセラピストの態度が患者の態度に大きく影響する。たとえばセラピストが機械的なやり方でツールを扱えば，患者はツールそのものに対して拒否的になるだろう。セラピストが患者に暖かく接するための一助としてツールを扱えば，患者もツールを快く受け入れるだろう。

モードについて教育する——

　セラピストはスキーマモードについて患者に説明する。セラピストが個々の患者に合わせた説明をうまくおこなえば，ほとんどのBPD患者はすぐに理解し，モードの概念に基づいて自らのことを考えられるようになる。以下の対話では，ヤング博士がモードについてケイトに説明している（なおコンサルテーション・セッションのため，ヤング博士の説明はかなり簡略化されている）。

セラピスト：あなたがどんな問題を抱えているのか，それを明らかにしていきましょう。まず私がいくつか提示しますので，あなたはそれが自分にあてはまるかどうか私に教えてください。あてはまる場合，私はそれをここに書き出していきますが，よければあなた自身も書いてみてください。今から私がお話しするのは【モード】というものです。私たちは自分の中にさまざまなモードを持っています。あるときはあるモードが優勢で，他のモードはそうではありません。しかし何かきっかけがあると，今度は別のモードに急に切り替わり，それまで優勢だったモードがおとなしくなったり消えてしまったりします。

　まず1つ目のモードは【見捨てられたチャイルドモード】と呼ばれるものです。【見捨てられたチャイルドモード】は，孤独で，途方に暮れている子どもです。一人ぼっちで，誰にも気にかけてもらえない，そういう子どもなのです。あなたにもそういう面がありますか？

ケイト：ええ（泣く）。私はいつもそんな感じです。

セラピスト：あなたの中にいつも【見捨てられたチャイルドモード】が存在するということですか？

ケイト：ええ，いつもそれが存在します。

セラピスト：では次のモードに移ります。それは【懲罰的ペアレントモード】と呼ばれるものです。これは，あなた自身を責め，攻撃し，罰しようとする存在です。「私は悪い人間だ」「私は駄目な人間だ」と自分自身を責めるのです。あなたにもそういう面がありますか？

ケイト：（泣きながらうなずく）

セラピスト：どんなときに，この【懲罰的ペアレントモード】が現れますか？　そのとき何が起きているのでしょう？　これが現れるとあなたはどんなふうに感じるのでしょう？

ケイト：ただひたすら，「私は悪い。私は駄目だ。私は汚れている」，そんなふうに感じてしまうのです。

セラピスト：【懲罰的ペアレントモード】が現れて「私は悪い。私は駄目だ。私は汚れている」と感じると，あなたはどうしますか？　何か気を紛らわせるようなことをしたりしますか？

ケイト：ええ，ほとんどそればっかりです。何とか自分の気を紛らわそうとするのです。

セラピスト：3つ目のモードは【遮断・防衛モード】と呼ばれるものです。これは，まさにつらいことから自分の気を紛らわそうとするモードです。感情を遮断し，つらいことから眼を背け，お酒を飲んだり，他のさまざまなことで気を紛らわそうと……。

ケイト：（さえぎって）他の誰かになってしまうことも？

セラピスト：そうです。他の誰かになって気を紛らわそうとするのです。

セラピスト：では最後のモードです。このモードは【怒れるチャイルドモード】と呼ばれています。その子どもは自分がひどい扱いを受けていることにひどく怒っています。誰も自分を大事にしてくれないことに怒っているのです……。（説明を続ける）

　上の対話で，セラピストがモードをあたかも独立した一人の人物であるかのように語っていることに注目していただきたい。このような説明は，患者が自らのモードに距離を置いて観察できるようになるために有用である。ただし我々は，モードが実際に独立した人格を表す概念であるとは考えていない。

　ケイトがBPDの4つの主要なモードを容易に自分に関連づけられたことにも，注目されたい。しかしながら，モードの概念を拒否するBPD患者も存在する。その場合，セラピストは押し付けるようなことはしない。むしろモードの概念を取り下げ，「あなたの中の悲しい面」「あなたの中の怒っている面」「あなたの中の自己批判的な面」「あなたの中の麻痺している面」というように別の表現を使う。重要なのは自分の中にさまざまな側面があることを患者自身が知ることである。その際，患者の好む表現を使えばよいのであり，我々が提唱した名称にこだわる必要は全くない。

セラピストはまた，"Reinventing Your Life"の当該箇所を読むことを患者に勧める。この本はモードについて直接的には言及していないが，「虐待スキーマ」「見捨てられスキーマ」「情緒的剥奪スキーマ」「服従スキーマ」について，それらのスキーマが活性化されるとどのように感じるか，そしてそれらに対する服従，回避，過剰補償というコーピングスタイルについて述べられている。ただしセラピストは患者が当該箇所を一気に読み進めないよう注意する必要がある。たいていは1度に1章というぐあいに，少しずつ読み進めてもらうとよいだろう。というのもBPD患者の場合，"Reinventing Your Life"の至るところに自分自身を見つけてしまい，それだけで打ちのめされてしまう恐れがあるからである。

以上をまとめると，BPD患者の治療に必要なのは，刻一刻と切り替わる患者のモードをモニターし，その時々のモードに合わせて適切な戦略を用いることである。このようなモードワークを通じて，セラピストは患者にとって「良い親」として機能する。モードワークの目的は，患者がセラピストをモデルとして，自らの内に【ヘルシーアダルトモード】を形成することである。その際，【見捨てられたチャイルドモード】をなぐさめ，【遮断・防衛モード】に安心して退場してもらい，【懲罰的ペアレントモード】に打ち勝ち，そして感情や欲求を適切なやり方で表出するよう【怒れるチャイルドモード】を導くことも重要である。

【見捨てられたチャイルドモード】へのアプローチ──

【見捨てられたチャイルドモード】は，患者の内なる傷ついた子どもである。このモードの幼少期における起源は，家族からの虐待や見捨てられ，情緒的剥奪，服従させられること，厳しく罰せられること，などであると我々は仮定している。セラピストはこれらとは反対のことを，治療的制約の範囲内で患者に対して行おうと試みる。すなわちセラピストは患者との関係おいて，安全で，安心でき，滋養的で，率直な自己表現を推奨し，寛容な存在であろうと努める。

●治療関係

【見捨てられたチャイルドモード】の治療では，セラピストと患者の治療関係そのものが中心となる。「治療的再養育法」を通じて，セラピストは幼少期に受けた患者の傷を少しでも癒そうとする。セラピストは，患者のために「抱え環境」（Winnicott, 1965）を形成し，そのような環境のなかで成長していけるよう患者を援助する。セラピストはまた，自らが「安全基地」となり，患者がその基地を基点に，自己同一性感覚を育てたり自己受容したりできるよう手助けする。セラピストが患者の中の「見捨てられた子ども」の部分に共感することによって，患者自身が【見捨てられたチャイルドモード】に入り込み，そこに留まれるようになる。そうすればセラピストは，親が子どもを慈しみ育てるように，患者に対して「治療的再養育法」を適用することができるだろう。

セラピストによる「治療的再養育法」は，適度に制約のある治療関係のなかで行われ

る必要がある。我々がここで「治療的」とか「制約のある」といった言葉をあえて用いるのは，セラピストが患者にあまりにも巻き込まれてしまったり，「本当の親」になろうとしてしまったりする危険性を強調したいためである。セラピストはあくまでも適度に制約のある治療関係の中に留まり，それ以上の個人的な関係を患者との間に持ったりはしない。たとえばセラピストはオフィスの外で患者と会うようなことはしないし，患者の親友や保護者になろうとはしない。患者の身体に触れることもなければ，治療関係以外の関係を持とうとはしない。そして患者の依存傾向を強化しないよう努める。ただしおそらく我々スキーマ療法家は，他のアプローチのセラピストに比べれば，一歩踏み込んだ治療関係を形成しているように思われる。

　スキーマ療法家はあくまでも治療的制約の範囲内で，幼少期において満たされなかった患者の感情的欲求（例：安心すること，世話されること，滋養されること，自律すること，自己表現，適度な制約の設定）を少しでも満たすよう試みる。たとえば【見捨てられたチャイルドモード】にある患者は，ひどく脆弱で傷つきやすい。そのような状態にある患者に対し，セラピストは次のように言うことができる。「私はあなたのためにここにいるのですよ」「私はあなたのことを心から気にかけています」「私はあなたを見捨てたりはしません」「私はあなたを虐待したり利用したりはしません」「私はあなたを拒絶しません」。セラピストがこれらのメッセージを発することによって，患者は安定した養育基盤としてセラピストを信頼できるようになる。

　セラピストは患者の自信を強化するために直接的なほめ言葉を使うことがあるが，特に患者が【見捨てられたチャイルドモード】にあるときは，できる限り率直かつ誠実に患者をほめるよう心がけるとよい。BPD患者は自らの長所に気づいていない場合が多く，それをセラピストに指摘してもらうのは患者にとって大変ポジティブな体験となる。それはたとえば，「あなたはとても寛大だ」「あなたはとても愛情深い」「あなたはとても感性が豊かだ」「あなたはとても創造的だ」「あなたはとても共感的だ」「あなたはとても情熱的だ」「あなたはとても誠実だ」といった言葉である。BPD患者が自分の価値を自発的に認めるようになることはまずない。セラピストにほめられたとき，たいていの患者は「自分はそんなふうにほめてもらう価値がない」と言って，セラピストのほめ言葉を否定する。これはほめられたときに，【見捨てられたチャイルドモード】から【懲罰的ペアレントモード】に，患者のモードが切り替わるからである。【懲罰的ペアレントモード】は相手のほめ言葉を否定する。しかしいくら【懲罰的ペアレントモード】がほめ言葉を受け入れなくても，【見捨てられたチャイルドモード】はセラピストのほめ言葉を聞き，ずっと覚えている。ほめられたときには即座にそれを否定しても，数カ月後にその話を患者自身が持ち出すことは珍しいことではない。

　セラピストは患者と双方向的なやりとりをし，積極的に自己開示する。そのような治療関係を通じて，セラピストは，他者の権利をどのように尊重するか，どのように自己

表現すればよいか,どのように他者と愛し合うことができるか,自らの欲求をどのように相手に伝えるか,自分らしくあるためにはどうすればよいか,といったことのモデルを患者に示す。患者に対するセラピストの思いを積極的に伝えていくことは,BPD患者の治療においては非常に役に立つ。我々が言いたいのは,セラピストの私生活を事細かに患者に伝えるべきだ,ということではない。また深いレベルでの自己開示が必要だということでもない。セラピストの自己開示は,どんなささやかなものでも大いに役立つ。それはたとえば,路上での見知らぬ人とのやりとりや,買い物をしたときの店員とのやりとりといったことである。セラピストはまた,セラピスト自身の脆弱な側面を患者に伝えることもできる。セラピストのそのような自己開示は,患者にとって,自分の脆弱さや感情を認め,他者とそれらを共有するモデルとして機能する。

●体験的技法

セラピストはイメージワークを通じて,【見捨てられたチャイルドモード】を育み,共感し,守る。患者はそのようなセラピストの振る舞いを自らの【ヘルシーアダルトモード】として徐々に内在化し,患者自身の【ヘルシーアダルトモード】が【見捨てられたチャイルドモード】を癒せるようになる。

セラピストはイメージ技法を通じて,患者が幼少期のつらかった体験を乗り越えられるよう手助けする。セラピストは患者のイメージに入り込み,患者の内なる【チャイルドモード】を再養育する。もし治療がそれなりに進展し,セラピストと患者の絆がしっかりと形成され,患者が代償不全に陥る恐れが少なければ,セラピストはイメージ技法を通じて,虐待やネグレクト(育児放棄)といった外傷体験を扱う。その際やはりセラピストは患者のイメージに入り込み,あらゆる手を使って子ども(患者)を守る。それはたとえば,その状況から子どもを逃したり,虐待者と対決したり,子どもと虐待者との間に立ちはだかったり,子ども自身がその状況に立ち向かえるよう勇気づけたり,といったことである。そのうち患者はこのような【ヘルシーアダルトモード】の役割を,イメージワークの中で自ら演じられるようになるだろう。

体験的技法は,患者が現在抱える問題に対しても適用することができる。患者は体験的技法を通じて,恐怖や動揺を引き起こす状況に何とか対処できるようになっていく。その際患者はまず目を閉じて,自分に恐怖や動揺をもたらす場面をイメージする。あるいはそのような場面をロールプレイによって再現してもよいかもしれない。患者は次にセラピストの演じる【ヘルシーアダルトモード】に対し,その時々に活性化しているモードになって対応する。もしくは複数のモードがどのように葛藤しているかをロールプレイで演じてもよいかもしれない。いずれにせよ患者は【ヘルシーアダルトモード】との対話を通じて,現在抱える問題状況に対する適応的な反応の仕方を身につけることができる。

●認知的技法

認知的技法としてセラピストは，人間の正常な欲求とはどのようなものか，患者に対して教育する。セラピストはまず，子どもの欲求の発達的意義について患者に教えると良いだろう。というのも，多くのBPD患者は，子どもの欲求が正常なものであるということを知らないで育ってきているからである。患者は欲求そのものが「悪」であると信じている。安全であること，愛されること，ほめられること，受け入れられることを子どもが欲するのはごく正常なことであるのだが，患者はそのことを知らないのである。子どもの欲求の発達的意義について述べてある"Reinventing Your Life"の前半部分を読んできてもらうことも，役に立つかもしれない。

BPD患者にとって認知的技法は，動揺したときにセラピストにつながっている感覚を得るのに役立つ。たとえばあるBPD患者は，パニック発作を起こして苦しんでいるときにフラッシュカードを読んだら，セラピストのことを思い出すことができて助けになった，ということを話してくれた。患者の中には，動揺すると心の中でセラピストと対話をするという人もいる。あるいはそのようなセラピストとの対話を紙に書き出すという人もいる。

● 行動的技法

セラピストは，患者が自己主張スキルを習得するのを手助けする。その際，セッションではイメージ技法やロールプレイを通じて，セッション外ではホームワーク課題を通じて，患者に練習してもらうと良いだろう。その目的は，より生産的なやり方で自らの感情に対処できるようになること，そして適切なやり方で他者と親密な関係を築けるようになることである。

BPD患者に必要な認知的スキルおよび行動的スキルの詳細については，本章でさらに後述する。

● 【見捨てられたチャイルドモード】を扱う際のリスク

まず挙げられるのは，患者が【見捨てられたチャイルドモード】自体に圧倒されてしまうというリスクである。もし患者が【見捨てられたチャイルドモード】に入ったままその日のセッションが終わってしまったら，その後患者はひどく動揺するか抑うつ的になるかしてしまうだろう。BPDの場合，何に機能できて何に機能できないかは患者によって実にさまざまである。患者によってできることとできないことが非常に異なるのである。したがってセラピストは患者を注意深く観察し，どのようなことであればその患者が機能したり対処したりできるかを把握しておく必要がある。そうすればセッション中に【見捨てられたチャイルドモード】に入っても，それに圧倒されたままセッションを終えずに済むだろう。また患者を【見捨てられたチャイルドモード】に誘導するときは，一気ではなく少しずつのほうが望ましい。最初は少しだけ【見捨てられたチャイルドモード】に入ってもらい，少しだけそのモードを体験してもらう。患者が大丈夫そうであれば，モードに入る時間やそのときに体験する感情を，少しずつ増やしていく。

第2のリスクは，セラピストの言動が患者の【見捨てられたチャイルドモード】を遮断する方向に機能してしまうことである。たとえば【見捨てられたチャイルドモード】に入っている患者が何らかの問題を解決しようとしているとき，患者がセラピストの言動を「感情的になってはならない。客観的かつ合理的に言動しなさい」と解釈して，即座に【遮断・防衛モード】に切り替わってしまう場合がある。あるいは，セラピストが患者における大人の面だけを尊重し，子どもの面を扱わなければ，患者は【見捨てられたチャイルドモード】がセラピストに望まれていないと感じ取って，【遮断・防衛モード】に切り替わってしまうだろう。そもそも多くのBPD患者は，対人関係において【見捨てられたチャイルドモード】を含む【脆弱なチャイルドモード】を受け入れてもらえない，という体験を人生のなかで積み重ねてきているのである。

　第3のリスクは，患者の「子どもっぽい」振る舞いにセラピストがいらいらし，【見捨てられたチャイルドモード】にある患者の問題解決を十分に手助けできなくなってしまうことである。【見捨てられたチャイルドモード】にある患者は，セラピストの苛立ちや怒りを見逃さない。セラピストがいらいらし始めたのを察知した患者は，即座に【見捨てられたチャイルドモード】から抜け出してしまうだろう。そして【懲罰的ペアレントモード】に入って，セラピストを怒らせた自分自身を罰しようとする。セラピストは患者への共感性を維持するために，患者の上に小さな子どもを重ね合わせてイメージすると良いだろう。そうすれば患者の発達段階を正確に理解し（BPD患者は，年齢は大人でも精神的には子どもの発達段階に留まっている），患者に無理な要求をせずに済む。

【遮断・防衛モード】へのアプローチ——

　【遮断・防衛モード】は，患者自身の感情と欲求を遮断するモードである。その目的は，苦痛を感じないようにすること，そして相手をなだめたり相手に譲歩したりすることによって自分が危害を受けるのを防ぐことである。【遮断・防衛モード】にある患者は，「抜け殻」のようであり，自動的かつ機械的に相手の要求に応えようとする。セラピスト（もしくは他の誰か）の前で脆弱な自分をさらけ出すのは危険であると感じると，患者は即座に【遮断・防衛モード】に入る。【遮断・防衛モード】は【見捨てられたチャイルドモード】を保護するためのモードなのである。

●治療関係

　セラピストは，セラピストの前で脆弱な面をさらけ出しても安全であることを患者に納得させる必要がある。セラピストが十分に患者を守ることができれば，【遮断・防衛モード】の出番はなくなる。たとえ感情がたかぶって一時的にそれに圧倒されても，その後それが無事に鎮まることを体験できれば，【遮断・防衛モード】があわてて出てくる必要がないことを患者は知るだろう。また，セラピストに対してあらゆる感情（セラピストに対する怒りを含む）をさらけ出しても安全であることを患者が理解できれば（ただし一定の制約は必要である），やはり【遮断・防衛モード】は必要でなくなる。場合

によってセラピストは，患者と接触する頻度を上げてもよい。そうすることで患者は再養育されている実感をより強く持てるようになるだろう。

● 【遮断・防衛モード】を乗り越える

　【遮断・防衛モード】を克服するにはいくつかのステップがある。セラピストは患者自身が自らの【遮断・防衛モード】を同定できるよう手助けし，どのようなときにこのモードが誘発されるか，そのきっかけを探していく。次に，この【遮断・防衛モード】が患者の生育歴のなかでどのように形成されたのか，そしてこのモードが患者の適応にどのように役立っていたか，ということについて分析する。セラピストは，日常生活において【遮断・防衛モード】が誘発される際のきっかけや，誘発された後の結果を観察するよう患者に求める。セラピストと患者は，患者が第三者的な「大人」として自らを遮断することの利益と不利益について話し合う。セラピストにとって重要なのは，患者が【遮断・防衛モード】の不利益を認め，それを克服することに同意してもらうことである。そしてセッション中は【遮断・防衛モード】に入ることなく，それ以外のモードに留まるよう患者に約束してもらうことである。というのも，患者が【遮断・防衛モード】にある限り，治療が進展しないからである。セラピストは【ヘルシーアダルトモード】として，患者の【遮断・防衛モード】に交渉したり対抗したりする。これらのステップが全てうまくいけば，セラピストと患者は【遮断・防衛モード】を乗り越えることができる。そして【遮断・防衛モード】を乗り越えることができた患者だけが，次のイメージワークに進むことができる。

　以下にケイトの事例を示す。ヤング博士は，ケイトが【遮断・防衛モード】に入ってしまったことを指摘し，そのきっかけを同定するよう求めた。そして【見捨てられたチャイルドモード】をイメージするようケイトを誘導していった。

　　セラピスト：では目を閉じましょう。（しばらく待つ）【見捨てられたチャイルドモード】についてお話したことがありましたね。あなたの中には，愛されたいと願っている［小さなケイト］がいます。彼女をイメージしてみましょう。（間を置く）どうでしょうか，［小さなケイト］がイメージできますか？
　　ケイト：ええ，私は小さな私が写っている写真を持っていて，今それを見ています。
　　セラピスト：写真の中の［小さなケイト］はどんな様子ですか？　彼女はどんなことを感じているのでしょうか？
　　ケイト：彼女は4歳で，とても幸せです。
　　セラピスト：彼女は幸せなのですね。ところで，幸せでないときの［小さなケイト］をイメージすることはできますか？　彼女は一人ぼっちで悲しんでいます。一人で家にいて，誰も彼女のことを気にかけてくれません。お父さんは自分の世界に閉じこもっています。どうでしょう？　そういうケイトをイメージできますか？
　　ケイト：ええ，たぶん。……でも，どうかしら？　よくわかりません。
　　セラピスト：本当はそういうケイトをイメージできるのに，あなたはそうするのが怖いのではないでしょうか。悲しんでいる［小さなケイト］を見たくないのではないでしょうか。
　　ケイト：ええ，そうです。私はそういう自分を見たくないのです。でもそれだけじゃありません。私

はそういったことをもう忘れてしまいました。だから思い出せないのです。
セラピスト：それこそが【遮断・防衛モード】です。あなたは今【遮断・防衛モード】に入って，つらい感情から自分を守ろうとしています。【遮断・防衛モード】はあなたにこうささやきます。「ケイト，そんなことを考えなくていいのよ。悲しんでいる［小さなケイト］をわざわざ見る必要はないの。もうすでにあなたは十分傷ついているのだから」。どうでしょう？　あなたの中にそういうモードがありますか？
ケイト：（泣いてうなずく）

　セラピストは，【遮断・防衛モード】を一つのキャラクターとしてケイトにイメージさせ，セラピストが自らそれに話しかける。セラピストは【遮断・防衛モード】に退場するように求め，かわりに【脆弱なチャイルドモード】や他のモードと対話をしたいのだということを伝える。セラピストは「共感的直面化」を通じて【遮断・防衛モード】に接する。

セラピスト：あなたの中にある【遮断・防衛モード】にあなた自身が話しかけることはできますか？　あなたには【遮断・防衛モード】に退場してもらって，あなたの中の別の面を見つめる必要があるのです。それを【遮断・防衛モード】に伝えられますか？
ケイト：いいえ，できません。自分の中を見つめるということが，私には本当に難しいのです。そんなことしたらつらくてたまりません。それに私は本当に思い出せないのです。何か思い出そうとすればするほど，それが思い出せないんです。
セラピスト：あなたのなかで，子どもの部分と第三者的な大人の部分とが闘っているのですね。自分の内面を見つめることを恐れている「第三者的な大人の部分」をイメージしてみましょう。それは「ケイト，昔のことはもう忘れたわ。あなたがこういうことをわざわざ感じる必要はないのよ」とあなたにささやいているはずです。……イメージできますか？
ケイト：ええ，できます。
セラピスト：では，彼女に聞いてみていただけますか。「どうして昔のことを私に見せようとしないの？　どうしてこんなふうに私を混乱させるの？」って。……彼女は何と言っていますか？
ケイト：私が思うに，彼女は私のことを守ろうとしてくれているのではないでしょうか。
セラピスト：私に彼女と直接話をさせてください。「［第三者のケイト］，つらかった昔のことを思い出したら，何が起きるというのでしょう？　一体あなたは何を恐れているのですか？」
ケイト：「そんなことしたら，私はひどく怒り狂って，何をしでかすかわからないわ」
セラピスト：「［第三者のケイト］，あなたが恐れているのは，怒りの感情をコントロールできなくなったり，怒りのあまり誰かを傷つけたりすることなのですか？」
ケイト：「ええ，そうです」
セラピスト：「あなたは，怒り狂った［小さなケイト］をイメージすること自体を恐れているのですね」

　セラピストとケイトは最終的に，【遮断・防衛モード】に退場してもらい，【怒れるチャイルドモード】に接近することができた。

●体験的技法
　【遮断・防衛モード】を克服することで，セラピストと患者はイメージワークに着手することができるが，逆に【遮断・防衛モード】を克服するためにイメージワークを活用することもできる。実際に，モードを用いたイメージワークこそBPD患者が【遮断・防衛モード】から抜け出すための最善の手法であることを我々は見出している。目を閉

じて,【脆弱なチャイルドモード】をイメージするよう求められた患者はしばしば,【遮断・防衛モード】の奥に潜む自らの脆弱な感情にすぐにアクセスできるようになる。

イメージワークについては他のモードについて論じる際に詳述する。

●認知的技法

【遮断・防衛モード】について患者に心理教育することは非常に有用である。セラピストはその際,感情を体験したり他者と関わったりすることの利点を強調する。【遮断・防衛モード】で生きるということは,感情的には死んでいるに等しい。自らの感情をしっかりと体験し,他者との関わりを求める人だけが,感情的に満たされた生活を送ることができる。

このような心理教育は重要だが,【遮断・防衛モード】の克服と認知的技法には本来的に矛盾がある。というのも,合理性と客観性を強調する認知的技法は,【遮断・防衛モード】を強化しかねないからである。したがってセラピストは【遮断・防衛モード】に焦点を当てる際,認知的技法を活用しすぎないように注意する必要がある。患者が自らの【遮断・防衛モード】を克服する必要があることを心理教育によって知的に理解したら,セラピストはすみやかに体験的技法に移るのがよいだろう。

●生物学的アプローチ

患者が【遮断・防衛モード】を乗り越えたがゆえに,強烈な感情に圧倒されてしまう場合がある。そのような場合セラピストは,患者を精神薬理学の専門家に紹介し,薬物療法が必要かどうかの判断を仰ぐとよい。薬物療法は,【遮断・防衛モード】から他のモードに切り替わることに対する患者の耐性をつけるのに役立つ。抗不安薬や抗うつ薬は,患者が感情に圧倒されるのをある程度防いでくれる。患者が【遮断・防衛モード】に留まる限り治療が進展しないことは,先にも述べたとおりである。したがって患者が【遮断・防衛モード】から抜け出し,他のモードに入れるよう薬物を用いることは理に適っている。

●行動的技法

【遮断・防衛モード】にある人は,心を閉ざし,他者から距離を置こうとする。セラピストは行動的技法を通じて,患者が少しずつ他者に対して心を開いていけるよう手助けする。患者は適切な重要他者に対して,【遮断・防衛モード】ではなく【見捨てられたチャイルドモード】や【ヘルシーアダルトモード】としてやりとりができるよう練習を重ねる。

患者はまず,セッションでセラピストとロールプレイを通じて練習し,次にそれをホームワークとして実生活において練習する。たとえば「ある話題について親友と話す際,自分の感情をもっと出せるようになる」ということが目標である場合,患者はまずセッション中にセラピストとロールプレイを実施して,自らの感情を表出する練習を行う。次にホームワークの課題として,次のセッションまでにその友人に会って,実際に

感情を表出してみることが求められる。

　行動的技法の一環として，患者は自分に合った自助グループ（例：AAなど）に参加することもできる。グループへの参加を通じて，患者は徐々に【遮断・防衛モード】から抜け出し，【見捨てられたチャイルドモード】に入れるようになる。そして最終的には自らを【ヘルシーアダルトモード】に切り替えられるようになる。

　セラピストにとって重要なのは，患者の【遮断・防衛モード】に粘り強く焦点を当てつづけるということである。第8章にそのようなセラピストのあり方が具体的に紹介されているので参照されたい（ヤング博士のコンサルテーション・セッション）。

● 【遮断・防衛モード】を扱う際のリスク

　第1に挙げられるのは，セラピストが患者の【遮断・防衛モード】を【ヘルシーアダルトモード】と取り違えてしまうことである。セラピストは患者がよくやっていると信じているが，【遮断・防衛モード】にあるからこそ患者は従順な「良い子」のように見えるだけである。そのような患者は単に感情を遮断し，セラピストの言いなりになり，受動的に振る舞っているだけである。患者が【遮断・防衛モード】にあるかどうかを見極めるための指針は，感情の有無である。「今，何を感じていますか？」とセラピストが尋ねると，【遮断・防衛モード】にある患者は「いいえ，特に何も感じていません」と答えるだろう。「今，何をしたいですか？」と尋ねると，「いいえ，特に何もしたくありません」と答えるだろう。「私（セラピスト）のことをどのように思いますか？」と尋ねると，「いいえ，特に思うことはありません」と答えるだろう。他のモードにある患者には何らかの感情が生じているが，【遮断・防衛モード】にある患者は感情を体験することができないからである。

　第2のリスクは，【遮断・防衛モード】の根底にある別のモードにアクセスすることなく，セラピストが問題解決を急ぎすぎることである。BPD患者に対する治療において時期尚早に問題解決に着手してしまう，という「罠」にはまるセラピストは少なくない。治療の初期段階において，患者のほうはさほど問題解決を望んでいない。患者がまず望むのは，セラピストによって暖かく保護されることである。セラピストはまず問題を解決しようとするのではなく，【遮断・防衛モード】の根底にある【見捨てられたチャイルドモード】や【怒れるチャイルドモード】に焦点を当て，十分に共感していく必要がある。

　第3のリスクは，セラピストに対する患者の怒りを見逃してしまうことである。【遮断・防衛モード】にある患者は，セラピストに対する怒りを自ら封印してしまう。セラピストはこの【遮断・防衛モード】を乗り越えて，怒りを表出するよう患者に働きかけなければならない。さもないと，患者の中に怒りが蓄積され，最終的には行動化（例：自傷行為，無謀な運転，薬物乱用，衝動的で危険な性行為）や突然の治療中断が引き起こされるだろう。

【懲罰的ペアレントモード】へのアプローチ──

　【懲罰的ペアレントモード】は，幼少期に患者を拒絶したり無価値化したりした親（もしくは重要他者）が同一化，内在化されたものである。【懲罰的ペアレントモード】は，患者が何をしてもそれを「悪」として断罪する。感情や欲求を率直に表すことに対しては特に厳しい。治療目標は，【懲罰的ペアレントモード】と闘い，このモードを追い払うことである。他のモードと異なり，【懲罰的ペアレントモード】には何のメリットもない。したがってセラピストは【ヘルシーアダルトモード】として，【懲罰的ペアレントモード】とはとにかく闘う。患者はセラピストのあり方を同一化，内在化し，今度は患者自身が【ヘルシーアダルトモード】となって，内なる【懲罰的ペアレントモード】と闘えるようになる。

●治療関係

　セラピストは【懲罰的ペアレントモード】と正反対の存在として患者に接する必要がある。すなわちセラピストは患者を受け入れ，許す。そのようなセラピストのあり方自体が，【懲罰的ペアレントモード】が過ちであることの証明になる。【懲罰的ペアレントモード】は患者を批判したり非難したりするが，セラピストは決してそのようなことはせず，患者が自らの感情や欲求を率直に表現することを受け入れ，たとえ「間違い」を犯してもそれを許容する。たとえ間違いを犯しても，患者は「よい人間」なのである。

　患者の自罰的な側面を【懲罰的ペアレントモード】とみなすことによって，患者は懲罰的な親（や他の人物）を同一化，内在化してきた過程に気づけるようになる。その結果患者は内なる自罰的な側面を外在化し，それを自我違和的に感じられるようになる。セラピストは【懲罰的ペアレントモード】と闘うために患者と同盟を組み，患者が【懲罰的ペアレントモード】を追い出せるよう援助する。

　患者と共に【懲罰的ペアレントモード】と闘うにあたって，セラピストは「共感的直面化」の姿勢を示し続ける。セラピストは【懲罰的ペアレントモード】と闘うよう患者を励ます際，それがどれほど困難なことであるか，セラピスト自身がきちんと理解していることを患者に伝える。ともすれば【懲罰的ペアレントモード】と闘うよう患者を励ますこと自体，【懲罰的ペアレントモード】と同一視されてしまう恐れがある。患者は，セラピストも親と同じように自分に無理な要求をする存在であるとみなしてしまうのである。患者に十分な共感を示すことで，セラピストはそのような誤解を防ぐことができる。

●体験的技法

　セラピストはイメージワークを導入し，患者がイメージの中で【懲罰的ペアレントモード】と闘えるよう手助けする。セラピストはまず，そのモードのもととなっている人物（親，もしくはそれ以外の重要他者）を患者に同定してもらう。それ以降，セラピストは【懲罰的ペアレントモード】といった一般的な名称は用いず，個別的な名前（例：「すごく厳しかったあなたのお父さん」）でこのモードを呼ぶ。患者の【懲罰的ペアレン

トモード】は，一人の親が内在化されていることが多いが，ときには両親など複数の人物が合わさっている場合もある。いずれにせよそのような存在を個別的にラベル付けすることは，患者が【懲罰的ペアレントモード】を外在化する大きな助けとなる。【懲罰的ペアレントモード】の声は，一見患者の内なる声であるように思えるが，実はそうではない。それは患者に懲罰的に接した親の声である。患者がこのように認識できるようになれば，【懲罰的ペアレントモード】に距離を置けるようになり，それと闘うことが可能になる。

以下に，ケイトとヤング博士とのやりとりを示す。この部分では，ケイトは【怒れるチャイルドモード】から【懲罰的ペアレントモード】へと切り替わっている。【懲罰的ペアレントモード】は，ケイトが腹を立てていることに対して罰を加えようとする。そのような【懲罰的ペアレントモード】の起源が父親にあることをケイトは同定することができた。

セラピスト：では［怒ったケイト］になってみましょう。お父さんにこう言い返してください。「なんでお父さんはお兄ちゃんばかりに目を向けるの？　私だってそうしてもらいたいのに」
ケイト：（イメージ上の父親に向かって）「なんでお父さんはお兄ちゃんばかりに目を向けるの？　私だってそうしてもらいたいのに。お父さんが私に八つ当たりしたり，私を殴ったり怒鳴ったりするのには，もううんざりだわ！」
セラピスト：（ケイトを導く）「そんなの不公平だ」
ケイト：（繰り返して）「そんなの不公平だ」
セラピスト：（誘導を続ける）「だから私は自分の部屋をめちゃくちゃにしたくなる。それぐらい私はお父さんに腹を立てているのよ」
ケイト：「私はただお父さんに死んでもらいと思っているのよ」
セラピスト：いいでしょう，ケイト。とてもよくできたと思います。お父さんに怒りを伝えた結果，今どのように感じていますか？　ホッとしましたか？　それとも罪悪感を感じますか？
ケイト：（泣く）罪悪感です。
セラピスト：では今度は，罪悪感を感じている部分になってみることはできますか？　あなたに罪悪感を抱かせるのは，お父さんでしょうか？
ケイト：（うなずく）
セラピスト：では，お父さんになってみましょう。
ケイト：（父親として）「私に死んでもらいたいだと？　そんなふうに思ったり父親に怒りを感じたりするお前は，なんて悪い人間なんだ。誰がお前の面倒を見ていると思っているんだ」

セラピストはイメージワークを続け，ケイトが［懲罰的な父親］と闘うよう誘導していった。

セラピスト：私をあなたのイメージの中に入れていただけますか？　あなたをかばうため，お父さんと少し話をさせてもらいたいのです。お父さんとあなたがいるところに，私が入り込んだ場面を思い浮かべることはできますか？
ケイト：（うなずく）
セラピスト：では，あなたの［懲罰的なお父さん］に話しかけてみます。「あなたに怒りを感じているケイトが悪いのではありません。父親が娘に与えるべき愛情や世話を，あなたはケイトに与えていません。あなたの妻も同様です。母親としての愛情をケイトに注いでいません。ケイトが怒り，

あなた方を嫌うのも当然です。ケイトに好かれ愛されるために，あなたは父親として何かしましたか？　何もしていないじゃないですか。あなたのしていることといったら，彼女に腹を立て，彼女を責めることだけです。彼女のお兄さんが彼女を殴ったときでさえ，あなたは彼女のほうを非難しました。それでも彼女があなたを愛し，幸せな気持ちでいることを望むのですか？　それは不公平なのではないでしょうか」……私のこの発言に対してどのように感じますか？
ケイト：罪悪感です。
セラピスト：罰を与えられて当然だと思うのですね？
ケイト：今は違います。でも先生と離れたら，私はまた殴られるのです。
セラピスト：誰があなたを殴るのですか？
ケイト：兄です。(泣く)

　上のやりとりで，ケイトはイメージと現実の区別がつかなくなってしまっている。ある種のイメージはフラッシュバックの性質を帯びており，ケイトはセラピストと離れた後，兄に殴られるに違いないと本気で思い始めている。つまり現実と過去の区別があいまいになり，彼女は【見捨てられたチャイルドモード】に入りかけていた。そこでセラピストはこれがただのイメージであることをケイトが認識できるよう働きかけることにした。

セラピスト：でも今は，あなたの生活の中にお兄さんはいませんよね？　そうではありませんか？
ケイト：(うなずく)
セラピスト：「お兄さんに殴られる」というのは，イメージの中のことですね。イメージの中で何が起きているのでしょうか？　イメージするだけで，お兄さんに今にも殴られそうな気がするのでしょうか？
ケイト：(うなずく) ええ。だから私は自分を守らなくちゃいけないんです。
セラピスト：ではそのイメージの中で，お兄さんから自分を守るため，何ができるか考えてみましょう。あなた自身を守る壁のようなものを思い浮かべることはできますか？

　上の対話におけるケイトの反応は，BPD 患者のモードがいかに素早く切り替わるかを示している。ケイトは【怒れるチャイルドモード】から，まさにそのモードを罰するために【懲罰的ペアレントモード】に切り替わり，さらに兄に報復されることを恐れる【見捨てられたチャイルドモード】に切り替わっている。これは単なるイメージ上での切り替わりではなく，患者自身の体験のあり様自体の変化が含まれる。BPD 患者はこのように急速にモードを切り替えながら生きているのである。
　上の対話はまた，【懲罰的ペアレントモード】に対する治療的戦略を具体的に示している。患者が【懲罰的ペアレントモード】に切り替わったら，セラピストは即座にそれに気づき，それが誰を内在化したものであるかを患者に同定してもらう（ケイトの場合は父親であった）。次にセラピストは患者にその親のモードを演じてもらう。それは患者自身の声ではなく，患者が親に浴びせられた声である。このような外在化によって，セラピストは患者と共に【懲罰的ペアレントモード】と闘うことができる。
　多くのBPD患者は，セラピストという仲介役がいて初めて，【懲罰的ペアレントモ

ード】と闘うことができるようになる。治療の初期段階では特に，患者は【懲罰的ペアレントモード】に対して怯えており，イメージの中で【懲罰的ペアレントモード】に反撃することができない。治療が進むにつれて，【懲罰的ペアレントモード】に対抗するセラピストの声が患者に内在化され，患者の内なる【ヘルシーアダルトモード】が強化されると，患者は自ら【懲罰的ペアレントモード】と闘うことができるようになる。治療開始当初，患者は【懲罰的ペアレントモード】とセラピストの闘いの傍観者にすぎない。セラピストは，患者を圧倒しすぎないよう気をつけながら，あらゆる手段を使って【懲罰的ペアレントモード】に対抗し，その闘い方を患者に示す。最終的な目標は【懲罰的ペアレントモード】を消去することである。それが統合を目標とする他のモードに対する治療目標との大きな違いである。

　【懲罰的ペアレントモード】に焦点を当ててイメージワークを行う場合，セラピストは患者が**自分**の内面の一部を【懲罰的ペアレントモード】としてしまわないよう注意する。【懲罰的ペアレントモード】は患者の内面ではなく，患者の親が具現化されたものとして扱われるべきである。患者が自らを【懲罰的ペアレントモード】としてしまうと，セラピストの【懲罰的ペアレントモード】に対する攻撃が，あたかも患者自身を攻撃しているかのように患者が受け止めてしまう恐れが生じる。【懲罰的ペアレントモード】を患者ではなく親の声であると同定することで，セラピストは患者ではない第三者と闘うことができるのである。【懲罰的ペアレントモード】の声が親の声であるとの合意ができれば，セラピストは患者ではなく患者の親とやりとりができるようになる。【懲罰的ペアレントモード】との対話において，セラピストはまず【怒れるチャイルドモード】の思いを言語化する。最終的には，【懲罰的ペアレントモード】のせいで表現されることのできなかった患者の全ての思いや感情を，セラピストは【懲罰的ペアレントモード】に投げかける。

　セラピストは【懲罰的ペアレントモード】と議論したり防御的に振る舞ったりはせず，あくまでも【懲罰的ペアレントモード】と闘い，その姿を患者に見せる。患者はセラピストのそのようなあり方をモデルとし，【懲罰的ペアレントモード】に対して単に自分を守ろうとするのではなく，徹底的に闘おうとする姿勢を身につける。患者は自らの権利と価値を守るために，今さらわざわざ【懲罰的ペアレントモード】に話しかける必要はない。患者はただ「私はあなたにそんなふうに言われる筋合いはない」と告げればよいだけである。それでもなお【懲罰的ペアレントモード】が患者の権利を侵害するのであれば，患者はそれに対してしかるべき措置を取ればよい。

　他の体験的技法も【懲罰的ペアレントモード】に対して活用することができる。たとえばゲシュタルト療法の「エンプティ・チェア」は大変有用な技法である。セラピストは【ヘルシーアダルトモード】と【懲罰的ペアレントモード】との間で対話をするよう患者に求め，モードが切り替わるときには座る椅子も替えてもらう。その際患者自身が

双方のモードを演じ、セラピストは「エンプティ・チェア」を誘導する役割に徹するのが望ましい。つまりセラピストと患者がやりとりをするのではなく、患者の内なる葛藤が「エンプティ・チェア」を通じて明確化されるようにするのである。自分に対して懲罰的に振る舞った人に対して手紙を書くという方法も有用である。患者はホームワークの課題として手紙を書き、それを次のセッションに持参する。そしてセッション中にその手紙を読み上げる。

●認知的技法

人が感情や欲求を抱くのはごく正常なことであることを、セラピストは患者に教育する。BPD患者の多くが自らの「情緒的剥奪スキーマ」と「服従スキーマ」のせいで、自分が欲求や感情を抱いたり表出したりすることが間違ったことであると思い込んでおり、そのような行為は罰を与えられて当然であると信じている。セラピストはさらに、自分に罰を与えることは、自己改善の手段として適切ではないことを患者に教える。セラピストは「罰に価値がある」という考えに与しない。日常生活上で何らかの間違いをおかしたとき、人はそのことで自分を責めるよりは、間違いを理解したり許したりするほうがよい。そして間違いを自己成長の機会として受け止めるほうがよい。セラピストはそのような建設的な対応を患者に教える。間違いを犯したら、そのことをありのままに認め、反省するべき点は反省し、つぐなうべき点は相手につぐないをし、間違いによる教訓を将来に活かせばよいのである。そして患者にとって何よりも大切なのは、間違いを犯した自分自身を許すことである。このようにすれば、患者は自らを罰することなく間違いに対して責任を取れるようになる。

多くのBPD患者は間違いを親から非難されつづけている。そのような非難こそが「間違い」で、親からの非難を患者の問題ではなく親の問題に再帰属するよう、セラピストは患者に働きかける。以下はケイトとヤング博士の対話である。ケイトの母親は、ケイトが「落ち込みやすく気分が変わりやすい」ことをひどく嫌っていたという。

セラピスト：お母さんは、あなたが落ち込んだり、あなたの気分が変わりやすかったりすることをひどく嫌っていたという話でした。あなたは今でもお母さんの言い分が正しいと信じていますか？
ケイト：ええ。でも私は好きで落ち込んでいたのではありません。いつだって理由があって落ち込んでいたんです。それは私自身のせいではありません。時間がかかりましたが、今になってやっとそのことがわかってきました。落ち込みやすかったり、気分が変わりやすかったりしたのは私のせいではなかったのです。
セラピスト：しかしあなたはごく最近まで、家族にひどく扱われるのは自分に非があるからだと信じていましたね。家族に責められたことを、その通りだと信じていた。
ケイト：ええ、今でもそのように思ってしまいます。
セラピスト：でもあなたは、そう信じてしまわないように努力している。
ケイト：ええ、そうです。
セラピスト：あなたは闘っているのですね。
ケイト：ええ、そうです。私は闘っています。

【懲罰的ペアレントモード】に打ち勝つまでに1年以上の時間を要する患者も少なくない。ケイトの場合もそうであった。しかし時間がかかってもこれはBPD患者の治療にとって必要なステップである。患者が親からひどい扱いを受けていたことを患者自身が認識できるよう，セラピストは手を尽くす必要がある。患者がひどい扱いを受けたのは，患者が「悪い子」だったからではなく，親自身の問題や，家族が機能不全に陥っていたせいである。患者がそのことを納得できるまで，セラピストと患者は話し合いを続ける。このような再帰属ができてはじめて，患者は「自分に価値がない」という無価値感を克服できるようになる。患者は実際には「良い子」であり，ひどい扱いを受ける理由は何一つなかったのである。ひどい扱いを受けるに値する子どもなど，この世に誰一人として存在するはずがない。

　なぜ親は患者をひどい目に遭わせたのであろうか？　セラピストと患者はそのことについて話し合ってもよい。親は何らかの重大な心理的問題を抱えており，そのせいで患者だけでなく全員の子どもを虐待したのかもしれない。親がもともと自尊心の問題を抱えている場合，出来のよい患者に嫉妬したために，患者をひどく扱ったのかもしれない。親と患者があまりにも性格が異なるため，親が患者のことを理解できず，そのせいで患者のことをまともに扱えなかったのかもしれない。どのような理由であれ，ひどい目に遭わされた理由がわかると，患者の自尊心は回復する。たとえ親からひどい扱いを受けたとしても，自分が愛され，大切に扱われるべき存在であることを，患者自身が理解できるようになる。

　ただしこのような再帰属の作業において，患者はジレンマに突き当たる。親に怒りを感じ，親を非難するということは，心理的にも現実的にも親を喪失することにつながる。だからこそ重要になってくるのがセラピストによる「治療的再養育法」である。セラピストが「治療的再養育法」を通じて，たとえ制約があるにせよ患者にとって「代理親」のような役割を果すことができれば，患者は親に怒りをぶつけたり親を非難したりできるようになる。セラピストとの関係性が患者にとって「安全基地」になることで，患者は実人生における非機能的な親をあきらめ，そのような親から離れ，立ち向かうことができるのである。

　一般的に，特に治療の初期段階においては，BPD患者が原家族と同居したり頻繁に連絡を取ったりするようなことは控えたほうがよい。家族は，セラピストと患者がこれから克服しようとしているスキーマやモードを強化してしまう存在だからである。治療開始時に患者が家族と同居していたり，いまだに家族にひどい扱いを受けていたりする場合，できるだけ早くそのような家族のもとを離れるよう，セラピストは患者を援助するべきである。

　セラピストが【懲罰的ペアレントモード】とやり合うための他の方法としては，患者のポジティブな資質を強化するということが挙げられる。患者にどのようなポジティブ

な資質があるか，セラピストと患者はリストを作り，定期的に追加したり見直したりする。患者はホームワークの課題として，自分にどのようなポジティブな資質があるか情報を集めたり（例：友だちに尋ねる），ネガティブな予測に対抗するために行動実験を設定したりする（例：ある重要他者に自らの欲求や感情を率直に打ち明け，何が起こるか観察する）。それらの作業を通じて集められた患者のポジティブな資質を，患者はフラッシュカードに記載して，それを持ち歩くこともできる。

　認知的技法は反復することが極めて重要である。たとえば患者が【懲罰的ペアレントモード】に反論するのであれば，その文言を繰り返し考えたり書き出したりする必要がある。【懲罰的ペアレントモード】は長い時間をかけて患者の中に内在化されたモードである。患者は【懲罰的ペアレントモード】が活性化されるたびに自分を守るためにそれと闘い，少しずつ【懲罰的ペアレントモード】を弱体化していく必要がある。決してあきらめずに闘いを続けることで，【懲罰的ペアレントモード】を根負けさせるのである。

　もし最終的にセラピストと患者が，親のポジティブな資質を認められるようになれば，それが最も理想的である。どんな親でも患者にいくばくかの愛情や承認を示していたはずであり，セラピストは可能であればそのことを患者が認識できるよう手助けする。ただしそのようなポジティブな資質が，親が患者に対して行ったひどい扱いを正当化するわけではないことを，セラピストは患者にはっきりと伝える必要がある。

● 行動的技法

　BPD患者は，親が自分を扱ったのと同じやり方で，他者が自分を扱うだろうと信じている（これは「罰スキーマ」に関わる信念である）。患者は，この世のほとんど全ての人が自分にとって【懲罰的なペアレントモード】であるか，何かあればすぐに【懲罰的なペアレントモード】に切り替わる存在であると信じている。セラピストはそこで，患者の信念を検証するために行動実験を設定する。実験の目的は，患者が自らの欲求や感情を表出したからといって，相手が健康な人であれば，患者を報復したり拒絶したりするようなことはない，ということを明らかにすることである。患者はたとえば，仕事の愚痴を聞いてくれるよう，パートナーや親友に頼んでみることができる。そのためのロールプレイをセラピストと患者はセッション中に行い，本番に備えることもできる。愚痴を聞いてもらう相手を慎重に選びさえすれば，患者は相手からポジティブに反応してもらうことができ，患者の挑戦は報われるだろう。

● 【懲罰的ペアレントモード】を扱う際のリスク

　まず考えられるのは，患者が【懲罰的ペアレントモード】と闘っているうちに，【懲罰的ペアレントモード】の方が反撃に出て，患者を罰してくるというリスクである。特にセッションの後，患者が【懲罰的ペアレントモード】に自動的に切り替わり，自傷行為や拒食といった自罰的行為に出る危険性がある。セラピストはこの種の危険性があることを常に認識し，患者の様子をよくみて，問題を事前に防ぐ必要がある。セラピスト

は，自分を罰することのないよう患者に指示し，自罰的行動をしたくなったときの対処法（例：フラッシュカードの活用，マインドフルネス瞑想）を提示する。

　第2のリスクとしては，セラピストが【懲罰的ペアレントモード】に対する患者の恐怖心を低く見積もりすぎたり，行動実験の際に患者を十分に守れなかったりすることである。多くの場合，患者にとって【懲罰的ペアレントモード】とは，患者を虐待する存在である。そのため【懲罰的ペアレントモード】に対抗する際，患者は多大な保護を必要とする。セラピストは患者が【懲罰的ペアレントモード】と闘っていけるよう患者をしっかりと守り，イメージワークの中で【懲罰的ペアレントモード】が患者を罰することのないよう，十分に気を配る必要がある。

　第3のリスクとしては，【懲罰的ペアレントモード】と闘おうとするセラピスト自身の態度が中途半端にすぎる，ということが挙げられる。【懲罰的ペアレントモード】に対してセラピストが受容的に振る舞ったり，理性的で落ち着いた態度を示したりすることは，望ましいことではない。セラピストはより積極的に【懲罰的ペアレントモード】と闘ってみせる必要がある。セラピストは【懲罰的ペアレントモード】に向かって，「あなたは間違っている」ときっぱりと言い，「あなたは患者を批判するべきではない。私はもうこれ以上，あなたが患者を非難するのを黙って聞くつもりはない。私はあなたが患者を苦しめるのを絶対に許さない」と断言しなければならない。【懲罰的ペアレントモード】は，善意も共感もない人物であるとみなすべきである。そのような人物に対し，セラピストから共感的に関わったり譲歩したりしてはならない。そのような関わり方は，【懲罰的ペアレントモード】を助長するだけである。セラピストは【懲罰的ペアレントモード】に対して，あくまでもきっぱりと立ち向かい，反撃に徹するべきなのである。

　体験的技法におけるリスクとしては，最終的には患者自身が【懲罰的ペアレントモード】と闘わなくてはならないのに，そのための働きかけが十分でない，ということである。セラピストが【懲罰的ペアレントモード】と闘う目的は，最終的に患者自身が一人で【懲罰的ペアレントモード】と闘えるようになることである。セラピストはイメージワークから徐々に身を引き，患者が一人で【懲罰的ペアレントモード】に立ち向かえるよう，働きかけていく必要がある。

　最後のリスクは，【懲罰的ペアレントモード】に立ち向かうことについて患者が罪悪感を抱いてしまう，ということである。患者にとって必要なのは，まず現実をありのままにみつめ，【懲罰的ペアレントモード】と闘うことである。もし必要であれば，闘った後に患者は親を許すこともできる。セラピストは何とかしてそのことを患者に理解してもらう必要がある。

【怒れるチャイルドモード】へのアプローチ──

　【怒れるチャイルドモード】は，欲求が満たされないことや，ひどい扱いを受けることに対する患者の怒りを表している。【怒れるチャイルドモード】のもとにあるのは，「虐

待スキーマ」「見捨てられスキーマ」「情緒的剥奪スキーマ」「服従スキーマ」「罰スキーマ」である。通常，子どもの怒りは正当なものとみなされるが，大人になっても同じように怒りを表出することは自滅的な振る舞いであるといえる。BPD患者の激しい怒りは他者を圧倒し，他者から患者を遠ざけ，患者の感情欲求は結局満たされずに終わってしまう。セラピストは，患者の感情欲求そのものは正当なものであると認めるが，自滅的な怒りの表出については制約を設ける。それが「治療的再養育法」である。セラピストは，怒りの表現の仕方や感情欲求を満たす別のやり方について患者に教える。

●治療関係

BPD患者が【怒れるチャイルドモード】に切り替わり，セラピストに対して激しい怒りを示したとき，セラピストはどのように対応すればよいのだろうか？ セラピストへの怒りはBPD患者に共通してみられ，それはセラピストにとって最もフラストレーションの溜まる現象でもある。セラピストはしばしば，患者の欲求を満たそうとして疲れ果ててしまう。患者が「先生は私のことをちっとも気にかけてくれない。先生なんか大嫌い！」と言って背を向ければ，それに対してセラピストが怒りを覚え，「報われない」と感じるのもごく自然なことである。中にはセラピストに対して虐待的ともいえる振る舞いを示すBPD患者もいる。患者は極度に操作的に振る舞い，自分が望むものをすべて与えるようセラピストに強要する。その結果セラピストは怒りを抱き，患者に報復したくなってしまう。しかし患者がこのように振る舞うのはセラピストを傷つけるためではない。彼女たちは絶望の淵から何とか逃れようとして，このように行動化するのである。セラピストがBPD患者に怒りを覚えるとき，まずはセラピスト自身のスキーマに目を向けてみると良いだろう。患者の振る舞いによって，セラピストの中のどのスキーマが活性化されたのだろうか？ 治療を良い方向に進めるために，セラピストは自らのスキーマにどのように対応すればよいだろうか？ セラピスト自身のスキーマについては，後で改めて述べる。

患者が激怒し，虐待的に振る舞う場合の次のステップは，「限界設定」である。患者が健康的な単なる怒りの発散を超えて，セラピストに対して虐待的になる境界線がある。それはたとえば，セラピストをおとしめるような名前で呼んだり，セラピストを個人攻撃したり，セラピストを罵ったり，セラピストが話すのを遮って大声で叫んだり，セラピストを身体的に抑え込もうとしたり，セラピストやセラピストの所有物に危害を加えようとしたり，といったことである。このような場合，患者は境界線を越えている。

セラピストはこのような患者の振る舞いを容認せず，たとえば次のように患者に告げる。「このように振る舞うのを今すぐにやめてください。あなたは私に対して怒鳴るべきではありません。怒りを感じるのは構いませんが，私に怒鳴るのは良くない振る舞いです」。それでも患者の行動がおさまらない場合，セラピストは患者が次にとるべき行動を指示する。「一度この部屋から出て，待合室に行ってください。落ち着くまで，待

合室で静かに座っていてください。落ち着いたら，またこの部屋に戻ってきましょう。そしてあなたの怒りについて，怒鳴ったりすることなしに，静かに一緒に話し合うのです」。このような対応を通じて，セラピストは2つのメッセージを患者に伝える。1つは，セラピストは患者の怒りに関心があるということ，もう1つは，患者は適切な制約の範囲内で怒りを表出しなければならないということである。限界設定については後述する。

　実際には，セラピストに対して虐待的ともいえるほどの怒りを示す患者はそれほど多くはない。BPD患者の多くは，極めて激しい怒りをセラピストに感じたとしても，それをそのまま行動化することはない。患者が【怒れるチャイルドモード】にあっても虐待的な振る舞いまでは示さない場合，セラピストは次の4つのステップに沿って対応すればよいだろう。それは，1）表出，2）共感，3）現実検討，4）リハーサル，である。以下，それぞれについて簡単に説明する。

　1）表出：セラピストはまず，患者が十分に怒りを表出できるよう手助けする。怒りを表出することによって患者はある程度落ち着きを取り戻し，次のステップに進むことができる。セラピストは患者に対し，「あなたはなぜ私に怒っているのでしょうか？　もう少し詳しく教えてください」と依頼する。セラピストからすれば患者の怒りは過剰に強すぎるものかもしれない。しかしここではまず患者の話をしっかりと傾聴することに徹するべきである。もしこの時点でセラピストが十分に共感を示せば，患者の怒りは大幅に緩和されるかもしれない。この段階での目標は，共感ではなくあくまでも患者自身による怒りの表出である。セラピストは滋養的な態度で共感を示すのではなく，中立的で落ち着いた声の調子で，「あなたは他にどんなことで私に腹を立てているのですか？」といったシンプルな質問を繰り返すのがよい。

　2）共感：セラピストは次に，怒りの背景にある患者のスキーマに共感を示す。表面的には「怒り」であっても，その奥底には「見捨てられスキーマ」「情緒的剥奪スキーマ」「虐待スキーマ」といったスキーマがあるはずである。【怒れるチャイルドモード】は，あくまでも【脆弱なチャイルドモード】の一種である。つまり患者の中の脆弱な子どもの部分が，欲求が満たされないときに怒りとなって表れるのである。

　セラピストはたとえば次のように患者に言う。「あなたが今，私に腹を立てていることはわかります。でも心の奥底では，本当は傷ついているのではないでしょうか。私があなたのことを気にかけていないと感じ，それで傷ついているのではないでしょうか。そしてあなたは，私があなたを見捨てることを恐れているのではありませんか」。セラピストは患者の有するスキーマを提示し，患者の怒りにそのスキーマをラベリングする。

　ここでの共感の目標は，患者のモードを【怒れるチャイルドモード】から【見捨てられチャイルドモード】に切り替えることである。そうすればセラピストは【見捨てられチャイルドモード】を再養育することで，患者の怒りの根源そのものを癒すことができる。

3）現実検討：第3のステップでは，怒りの原因と怒りの強度を患者自身が現実検討するのを手助けする。患者の怒りは現実的に正当であると認められるか？ あるいは誤解に基づいたものなのか？ 怒りの程度はその状況に対して妥当であるといえるか？ 第1のステップで自らの怒りについて十分に話し，第2のステップでセラピストに理解されていると感じられていれば，ほとんどの患者はこの現実検討の作業をこころよく行うことができる。

患者からの非難が現実的な事象に基づくのであれば，セラピストはそれがどのようなものであれ，防衛的にも懲罰的にもならずに受け止める必要がある。現実検討と防衛的になることは全く異なることである。患者の言っていることに真実が含まれているのであれば，セラピストはその点については患者の言い分を認め，率直に謝罪する。セラピストは「あなたのおっしゃる通りです」と言って，「すみませんでした」と患者に謝る。

謝罪すべき点があればこのように謝った後，セラピストは自己開示を用いて，患者の過剰な怒りの表出について直面化を図る。たとえばセラピストは次のように言うことができる。「『先生は私のことをちっとも気にかけてくれていない』とあなたはおっしゃいましたが，そんなことはありません。私は私なりにあなたのことを気にかけているつもりです。でもそれがあなたに伝わっていなかったのだ，ということがわかりました」。セラピストはまた，怒りをぶつけられたときの自分の思いを患者に率直に伝える。「あんなふうに怒鳴られると，私はあなたが何を言いたいのか，それを理解しようとすることができなくなってしまいます。それどころか『お願いだから怒鳴るのを止めて欲しい』ということで頭がいっぱいになってしまうのです」

4）リハーサル：以上に述べた3つのステップを通じて，患者の怒りが大幅に軽減されたら，セラピストは最後の第4のステップに移る。それは適切な自己主張ができるよう患者を導き，患者にリハーサルしてもらうことである。セラピストはたとえば次のように言うことができる。「もしあなたがもう一度，私に怒りを示すとしたら，今度はどのような伝え方ができるでしょうか。できれば私があまり防衛的にならずに済むようなやり方で，怒りを伝えてくださるといいのですが」。必要であればセラピストはそのモデルを示してみせることもできる。その後患者自身がリハーサルを通じて練習するのである。セラピストはこのような過程を通じて，患者が適度に主張的なやり方で怒りを表現することができるよう手助けする。

●体験的技法

患者は体験的技法を通じて，幼少期，思春期，もしくは成人した後に，彼女たちにひどい扱いをした重要他者に対する怒りを表出する。セラピストはその際，患者の望む方法で怒りを表出できるよう手助けする。場合によっては自分を傷つけた人物をイメージの中で患者が攻撃するようなこともある。（ただし現実場面において相手に暴力を振るうような患者には，このようなイメージワークはさせない。暴力行為の履歴のある患者

に，暴力的なイメージを持つことを勧めてはならない。）

　実際にはBPD患者のほとんどが暴力行為の履歴を持たず，逆に暴力を受けたことのある人ばかりである。BPD患者には他者を傷つけるのではなく，他者から傷つけられてきた人が多いのである。イメージ技法を通じて怒りを表出することは，そのような患者にとって大きな助けとなる。患者はたとえば，幼少期に自分を虐待した人物に対して，自分が反撃する場面をイメージすることができる。それによって，患者の無力感は軽減し，自信を持てるようになる。怒りの表出は，患者の感情を解放し，患者が落ち着いて物事を考えるための一助となる。具体的には患者はセラピストとロールプレイを行って，怒りを発散することができる。あるいは，それまでの人生で自分を傷つけた人に宛てた手紙を書くこともできる（たいていの場合，手紙を実際に投函することはない）。もしくは枕やクッション，またはやわらかい素材を用いた家具を叩くことで，身体的に怒りを発散することもできる。

　最後に患者は現実生活において，より健康度の高いやり方で自らの怒りを発散するよう実践を重ねていく。患者はまずセッション中にロールプレイやイメージリハーサルをセラピストと共に行い，次にそれを治療外の場面で実践する。またモードワークを通じて【怒れるチャイルドモード】と【ヘルシーアダルトモード】との対話を行い，両者の妥協点を探ることもできる。単に怒りをぶつけるのではなく，適度におだやかな方法で怒りや欲求を主張することが，妥協点としては適切である。たとえばボーイフレンドに対して怒鳴るのではなく，自分がなぜ怒っているのかを落ち着いて話すのである。

●認知的技法

　先述したとおり，人間の感情について教育することはBPD患者の治療において非常に重要である。その際セラピストは，怒りの価値を患者にしっかりと教える必要がある。BPD患者は全ての怒りが「悪」であると信じていることが多い。セラピストは全ての怒りが「悪」ではないことを，そして，怒りを感じ，それを適切に表現することはむしろ正常で健康的なことであることを患者に伝える。BPD患者の場合も同様である。患者の問題は怒りを感じることではなく，その表出方法にある。患者は，建設的かつ効果的に怒りを表現することを学ぶ必要がある。受動的な態度から一気に攻撃的な態度に切り替わるのではなく，そのどちらでもない中間的なやり方で自己主張するためのスキルを学ぶのである。

　セラピストは，患者が他者の言動を現実的に認識できるよう，現実検討のスキルを教える。患者は自らの「白か黒か思考」を自覚できるようになり，過剰で衝動的な感情反応を自分で緩和できるようになる。フラッシュカードが患者のセルフコントロールを保つために役立つだろう。患者は怒りを感じたら，何か行動を起こす前にいったんその場を離れ，フラッシュカードを読む。そして相手を非難したり引きこもったりするではなく，自らの怒りをどのように表現するか，まず考えるのである。

たとえばドミニクという患者は，ボーイフレンドのアランに頻繁に電話をかけていたが，アランがすぐに電話をかけなおさないと，ドミニクはいつも逆上していた。セラピストとドミニクは，以下のようなフラッシュカードを作成した。

> 私は今とても怒っています。アランに電話したのに，彼がすぐにかけなおさないからです。私は彼を必要としているのに，彼は私のそばにいません。だから私は気が動転しています。「電話をかけなおしてくれないということは，彼が私のことを気にかけてくれていないのだろう」と思ってしまいます。「彼が私と別れるつもりだったらどうしよう」とも思ってしまいます。そうなることが怖いのです。だから彼が出てくれるまで，何度も何度も電話をかけたくなってしまいます。そして彼に文句を言いたくなってしまうのです。
>
> でも私はわかっています。私が今こういうふうになっているのは，「見捨てられスキーマ」の仕業だということを。「彼が私と別れるつもりだったらどうしよう」と思うのは，私の「見捨てられスキーマ」のせいなのです。そしてこのスキーマは間違っています。その証拠は，私はこれまでに何百万回も「彼が私と別れるつもりだったらどうしよう」と思ったことがありますが，実際にアランと私は別れていないからです。何度も電話をかけたり文句を言ったりするかわりに，私は彼を気づかい，信じることにします。今，彼には私に電話をかけられない何らかの事情があるのでしょう。そして電話ができる状況になったら，すぐにそうしてくれるでしょう。私はそれを信じます。そして彼が電話をしてきてくれたら，穏やかで愛情のこもった対応をしようと思います。

　他者の言動に対して別の解釈をしてみるよう患者を促すことも役に立つ。たとえば上記のドミニクが，ボーイフレンドのアランがすぐに電話をかけなおさないことについて，どのような解釈が可能かリストを作るとしたら，以下のようなことが挙げられるかもしれない。「彼は仕事で忙しい」「彼は今人ごみの中にいて，私に電話をかけられるような状況でない」「彼は私に電話をかけなおすタイミングを待っている」

●行動的技法

　患者は怒りのマネジメントのやり方と自己主張スキルを習得し，実践する。その際，イメージ技法とロールプレイを用いることができる。患者はセッション中にも，そしてホームワークの課題としても，これらのスキルを練習することができる。

　【怒れるチャイルドモード】に対する認知的技法と行動的技法については次項で詳述する。

●【怒れるチャイルドモード】を扱う際のリスク

　患者が【怒れるチャイルドモード】にある際のリスクは総じて，セラピストが治療的な態度を保てなくなってしまう，というものである。第1のリスクとしては，先述したとおり，セラピストが過度に防衛的になり，患者の怒りの現実的な側面までをも否定してしまうということが挙げられる。それを防ぐために，セラピストは自らのスキーマに対応できるようにしておく必要がある。患者の【怒れるチャイルドモード】によって自らのスキーマが誘発されても，それに適応的に対処し，患者に対する治療的態度を保てるようにするのである。

　それよりもっと重大なリスクは，セラピストが患者に反撃してしまうことである。患

者の怒りに対してセラピストが攻撃という形で反応すると，今度はそれが患者の内なる【懲罰的ペアレントモード】を活性化する。その結果，セラピストと【懲罰的ペアレントモード】が一緒になって患者を攻撃することになってしまう。

　別のリスクとしては，セラピストが心理的に引きこもってしまうということがある。BPD患者が【怒れるチャイルドモード】に入ると，セラピストは自らの感情を遮断し，【遮断・防衛モード】に退却してしまうことがある。セラピストのこのような反応は，「私はあなたの怒りの感情を受容できない」というメッセージとなり，患者を傷つける。セラピストが【遮断・防衛モード】に入って引きこもることは，患者との情緒的接触を断ち切るということである。したがってこのようなセラピストの反応は，患者の「見捨てられスキーマ」を活性化してしまう。

　あるいはまた，セラピストが患者の怒りを過剰に受け入れてしまう，というリスクもある。そのようなセラピストは，患者が虐待に近い振る舞いに出ているというのに，それをそのまま許してしまう。そのようなセラピストの反応は，患者の【怒れるチャイルドモード】を不健康な方向に強化する。これはセラピストが，患者が不適応的なやり方で怒りを表出するのを許し，限界設定をしそこなった結果である。セラピストが現実検討や限界設定をきちんと行わなければ，自分の怒りは全て正当化されるものであると患者が誤解する恐れが生じる。

　別のリスクとしては，セラピストに腹を立てた患者が，セッションの終了直後から【懲罰的ペアレントモード】に切り替わってしまうということがある。このことを防ぐために必要なのは，怒りを感じ，表出すること自体が「悪」ではないということを患者に伝えることである。セラピストは患者を助けたいと心から願っており，たとえ自分に怒りが向けられたとしても，患者がセッション後に自分を罰するようなことはしてほしくないと考えている。そのことをセラピストは患者に伝える必要がある。「私に腹を立てたこと自体，悪いことではありません。私はそのことであなたが自分自身を罰したりしないよう願っています。もしあなたの中の【懲罰的ペアレントモード】があなたを罰しようとしたら，あなたは全力でそれを止めなければなりません。万が一それを止められそうになければ，必ず私に連絡してください。今日のセッションで起きたことのために，私はあなたに傷ついてほしくないのです」。

　患者が怒りに駆られて治療を中断してしまうことも，【怒れるチャイルドモード】のリスクである。しかし実際には，患者が適切な範囲内で怒りを十分に表出し，セラピストがそれに共感を示すことで，ほとんどの患者は治療を中断したりはしない。どんなに怒っていても，自分の怒りが認められ受容されれば，患者は治療に留まることができる。

9-2-5 【怒れるチャイルドモード】および【見捨てられたチャイルドモード】を助ける

患者が【怒れるチャイルドモード】か【見捨てられたチャイルドモード】にあるとき，または【懲罰的ペアレントモード】に痛めつけられているとき，その患者には何らかの手助けが必要である。本項では，患者が自らを助けるために役立つ認知的技法および行動的技法を紹介する。これらの技法は治療のどの段階で紹介してもよいのだが，我々は通常，治療のできるだけ早い段階でこれらの技法を患者に習得してもらうようにしている。

マインドフルネス瞑想──

　マインドフルネス瞑想とは，患者が自らの感情を調節し，穏やかな状態に自分を導くための瞑想法の一種である（Linehan, 1993）。瞑想中，患者は自らの感情を遮断することもなければ，感情に圧倒されてしまうこともない。患者はただひたすら自分の感情のあり様を観察するだけで，感情に駆られて行動したりもしない。患者はその時々の内なる感覚に注意を向け，「今・ここ」に意識を集中する。患者は，自分が落ち着きを取り戻し，合理的に状況を認識できるようになるまで，ただひたすら瞑想しつづけるよう指示される。マインドフルネス瞑想はこのように，衝動的に行動するのではなく，物事に対してじっくりと構えることのできるよう患者を導いていく技法である。

　患者はたとえば，自己沈静化の技法としてマインドフルネス瞑想を用いることができる。怒りを誘発するような状況に遭遇したとき，患者はまずその状況に対してじっくりと構えられるよう，瞑想を実践してみる。患者は「今・ここ」に注意を向け，いっときの感情に駆られて行動するのではなく，その時々の自らの感情や思考をありのままに観察する。患者は自らの怒りを，「今こそマインドフルネス瞑想を実践すべきときだ」という一種の警告として捉えるとよいだろう。

心地よくなれる活動をする──

　セラピストは患者に，自分ができるだけ心地よくなれる活動をして，【見捨てられたチャイルドモード】を育てるよう勧める。どのような活動が心地よいかどうかは，患者によって異なる。たとえば，ジャグジー風呂に入る，自分のために小さなプレゼントを買う，誰かからメッセージをもらう，愛する人を抱きしめる，といったことである。このような活動は，患者の情緒的な被剥奪感や無価値感を和らげる。セラピストはホームワークの課題としてこのような活動を実施してくるよう患者に依頼するとよいだろう。

認知的対処技法──

●フラッシュカード

　BPD 患者にとってフラッシュカードは最も有用な認知的対処法である。患者はカードを持ち歩き，【怒れるチャイルドモード】が活性化されたときはいつでもカードを読む。カードはセラピストと一緒にセッション中に作成する。記入するのはセラピストでも患者でもよい。カードはさまざまな状況に対してそれぞれ別のものを作成する。たとえば，「怒りを感じたとき」「友人に対してがっかりしたとき」「上司に怒られたとき」「パート

ナーが一人になりたいと言い出したとき」といった具合である。フラッシュカードは【怒れるチャイルドモード】だけでなく，BPDに特有の4つのモード全てに対して作成することができる。

　フラッシュカードの雛型については，図3.1に示した。以下に示すのは，セラピストが休暇で不在になることに対して，雛型を使って作成したフラッシュカードの例である。ただしセラピストはこの雛型にとらわれる必要はなく，個々の患者に合わせて作成するのがよい。

　　　私は今とても怖いし，怒りを感じています。なぜならセラピストが休暇を取って，セッションがお休みになってしまったからです。私は今，自分を切りつけるか身体に火を押し付けるかしてみたい気分です。でも私はこういう感情が【見捨てられたチャイルドモード】から来ることを知っています。そしてこのモードが私にあるのは，親がアルコール依存症で，小さい頃，ずっと一人ぼっちにされていたからだ，ということも知っています。私はいったん【見捨てられたチャイルドモード】に入ると，ものごとを極端に考えてしまいます。「相手が私のことを気にかけていない」「相手は絶対に私のもとに戻ってこない」と決め付けてしまうのです。
　　　今も同じです。「セラピストは戻ってこない」「セラピストはもう二度と私に会いたくないと思っている」「セラピストはこのまま死んでしまうのではないか」と私は思ってしまいます。でも実際にはセラピストは戻ってきます。死んだりはしません。そしてたぶん私に会いたいと思ってくれています。それが健康的な見方というものです。この見方を支持する証拠もあります。それは，これまでセラピストは休暇を取っても必ず戻ってきた，いつも変わらずに元気そうだ，いつも私を気にかけてくれている，という事実です。
　　　だから私は今，自分を傷つけたくなっているけれども，そのかわりに何か自分にとって良いことをしたほうがいいのです。副セラピスト（backup therapist）訳注に電話をしてもいいし，私を好いてくれている誰かと一緒に過ごしてもいいし，何か楽しいことを見つけてそれをしてもいいでしょう。それはたとえば，散歩をしたり，友人に電話をしたり，音楽を聞いたり，ゲームをしたり，といったことです。私はまた，セラピストの声が吹き込まれているリラクセーション用のテープを聞いて自分の心を鎮めることもできます。

　フラッシュカードの内容をセラピストがテープに録音することも有用である。そうすれば患者はセラピストの声を自宅で聞くことができる。フラッシュカードは持ち運びしやすいように作成することが必要である。そうすれば，患者はカードを持ち歩き，必要に応じていつでもどこでも取り出してそれを読むことができる。実際に多くの患者が，カードを持ち運ぶことが，あたかもセラピストと共にいるかのような感覚を与えてくれると述べている。

● スキーマ日記

　スキーマ日記（図3.2を参照）はフラッシュカードより高度な技法である。というのもスキーマ日記の場合，患者は怒りを感じたとき，その場で対処法を考え出す必要があるからである。患者が怒りを自覚したものの，それにどう対処したらよいか迷うようなときは，スキーマ日記を作成するとよいだろう。スキーマ日記は認知療法で用いられる

訳注：担当セラピストが休暇などで不在のとき，代わりに対応するセラピスト。

非機能的思考記録表とよく似ている（Young et al., 2001. p.279）。スキーマ日記に記入していくことで，患者は問題についてじっくりと考え，健康的な反応を生み出していくことができる。つまりスキーマ日記は【ヘルシーアダルトモード】の機能を持つのである。患者は治療の後半においては，フラッシュカードよりもスキーマ日記をより多く使えるようになるとよいだろう。

● 自己主張訓練

BPD患者が，適切に感情を表現したり欲求を満たすことができるようになるために，自己主張訓練を実施することも有用である。多くの患者は，特に怒りの表出の仕方を身につける必要がある。というのも彼女たちは，過剰に受け身的であるか，もしくは過剰に攻撃的であるかのどちらかであることが多いからである。患者は，自己主張訓練と共に，怒りのマネジメントについても学ぶとよい。怒りのマネジメントとは，爆発的な怒りが起きそうになったときにセルフコントロールすることである。怒りを適切に表現するための自己主張訓練では，セラピストと共にロールプレイをすることが非常に役に立つ。その際，患者が怒りを感じるさまざまな生活場面を設定して，それぞれロールプレイを行うのがよい。ロールプレイにおいては通常，患者は自分自身を演じ，セラピストが相手役を演じる。患者が健康的な怒りの表出法を見つけたら，それに十分慣れて，日常生活でも実行できると患者が自信を持てるようになるまで，何度もリハーサルを繰り返す。

ただしセラピストは行動的技法を行う前に，患者が自らの怒りを十分に感じ，怒りについてセラピストに語り，怒りに関わる幼少期の体験について思いをめぐらせる時間を取る必要がある。BPD患者にとって必要なのは，行動的技法によって怒りをマネジメントする前に，怒りを十分に感じ，それを表現することである。そのような過程がなければ，自己主張訓練の効果はさほど期待できないだろう。

9-2-6 限界設定

ガイドライン──

以下に示すガイドラインに基づき，セラピストは限界設定を行うとよい。

1. 患者の安全とセラピストの人間としての権利に基づき，限界設定は行われる。 スキーマ療法家は，「患者の安全は守られるだろうか？」「たとえ今それに同意したとしても，自分自身（セラピスト自身）が後になってそれについて怒りを感じないだろうか？」という2つの問いに基づき，限界設定を行う。（その際，第三者の安全も考慮に入れる必要があるのはもちろんのことである。ただしBPD患者の治療の場合，まずは患者自身の安全を第一に考えるべきである。）

なかでも最優先されるべきなのは患者の安全である。セラピストは患者の安全を守

るためであれば，自分自身の怒りは二の次にして，できることは何でもするべきである。患者が実際に危険な状態にある場合（そしてセラピストがすでにあらゆる手を尽くしている場合），患者の安全を何としてでも守るため，セラピストが一歩踏み込んだ対応をしなければならない場合もある（例：警察に通報し，警官が患者の家に到着するまで，電話で患者を話し続ける）。

しかし患者が危険な状態にないにもかかわらず，セラピストに何かを要求し，もしその要求に応じたらセラピスト自身がそのことに怒りを感じてしまうであろうという場合，セラピストはそれに応じてはならない。セラピストは，後に述べるようなセラピストなりのやり方で，患者の要求を断るべきである。

2．セラピストが何らかの継続的な対応を患者に約束する場合，それは必ず「期間限定」にするべきである。たとえばセラピストが「患者から届いたEメールは必ず読む」ということをある患者と約束し，その患者から毎日長文のメールが送られてきたとする。セラピストは最初，約束を守ろうとして毎日患者からの長文メールを読み続ける。しかし3週間後にそれにこらえきれなくなり，「クライアントからのメールを読むのは私の治療方針に反するので，今後私にメールを送るのはやめてください」とおもむろに告げるのは，最も望ましくない対応である。

ただし患者が危機状態にある場合，セラピストは危機が解消されるまでの間に限って，毎日患者の安全確認を行うことはある。たとえばセラピストは次のように患者に伝えることができる。「あなたは今，危機的状態にあります。この1週間に限って，私は毎日あなたに電話します。そしてあなたが無事であることを確認しようと思います」

限界設定はあらかじめセラピスト側で行い，さらに設定した限界をセラピストが守りきることが重要である。状況が混乱してから限界を設定しようとするより，あらかじめどのような混乱状況が起こりうるかを予測し，それに備えて限界を設定しておくほうが望ましい。

3．セラピストは，セラピストらしいやり方で限界設定を行う。患者は，形式的な理由よりもセラピスト自身の理由を述べられるほうが，限界設定について納得しやすいようである。たとえば「我々のセンターでは，患者さんの自殺行為を禁じています」と言われるより，「私は自分が安心したいからこそ，あなたの安全を確かめたいのです」と言われるほうが，患者は納得する。セラピストは患者に対する自分の言動について，その意図や感情をできる限り率直に自己開示する。その際，懲罰的で厳格な印象を患者に与えないよう注意する。セラピストが大義名分を掲げず，セラピスト個人の理由によって限界を設定するほうが，患者はそれを受け入れ遵守しようとする。このような観察結果は，我々の「治療的再養育法」の考え方とも合致すると思われる。

4．規則については，患者がそれを初めて破ったときに詳しく説明する。患者の機能レベルがあまりにも低すぎたり，患者が入院中であったりする場合を除き，セラピスト

はあらかじめ規則について事細かに患者に説明するようなことはしない。また詳細な契約書を作成したりもしない（ただし特殊なケースを除く）。そのような規則や契約書はBPD患者に対する「治療的再養育法」において，あまりにも杓子定規で冷たい印象を与えてしまうからである。スキーマ療法家は，最初に大雑把に説明してあった規則を患者が初めて破ったとき，それについて詳しく説明し，そのときは患者の責任は問わない。セラピストが患者の責任を問うのは，詳しく説明されたのにも関わらず，その次に患者が再び規則を破ったときである。このような我々のやり方については，後述する。

　規則について説明する際，セラピストはその理論的根拠をきちんと説明すると共に，患者が規則を守ることの難しさに対する共感的理解を示す。特にBPD患者の場合，患者が規則を破る原因とそれに関連するモードについて話し合うとよい。

　5．患者が限界を超えた場合の取り決めも別に設定する。セラピストは，あらかじめ設定した限界を患者が超えた場合の取り決めも，さらにあらかじめ設定しておくとよい。たとえば，患者がセラピストと約束した回数よりも多く電話をかけてきたら，その後一定の期間は電話がかかってきてもセラピストはそれに応じないとか，患者の怒りの表出の仕方があまりにも不適切な場合（例：セラピストに向かって泣き叫ぶ），セラピストは部屋を出るか，もしくはそれ以降のセッションの時間を短縮するとかいった取り決めができる。また，患者が過度に自滅的な行動をとったら（例：薬物乱用），治療のレベルを上げるなどして患者の安全を確実に守るような取り決めをあらかじめしておくこともできる。

　セラピストが動揺していることを患者が知ること自体が，行動化に対する大きな抑止力となる。その場合，「あなたがしていることに対して，私は動揺しています」「あなたがそうすることで，私は怒りを感じてしまいます」とセラピストが伝えるだけで十分である。セラピストはまた，患者の行動化がどのような結果をもたらすか，患者に伝えることもできる。たとえば患者がセラピストに電話をかけ「自殺したい」と言うことがあまりにも頻繁にある場合，次のように伝えると良いかもしれない。「このような電話が続くようであれば，私たちは，あなたが自殺したくなったときの別の手立てを考える必要がありますね。たとえば救急治療室に入っていただくとか，そういったことです」

　我々はBPD患者の治療では，治療が進展するに従って限界のレベルを上げていくことが多い。治療開始時から厳密に限界設定するのでなく，治療関係が強まるのに応じて，限界を厳密なものにしていくのである。一般的には，セラピストとのアタッチメントが強まるほど，患者は取り決めを主体的に守ろうとするようになる。

　患者が2度目に限界を超えたとき，セラピストは断固としてそれを承認しない意志を示し，次回限界を超えたときにどうなるのかを患者に説明する。このときの取り決めは，当初の取り決めよりさらに厳密なものにするべきである。ただしこのとき患者がすでに深刻な状態にあるのであれば，セラピストは直ちに患者の安全を守るための対応を取ら

なければならない（例：緊急入院させる）。患者の安全が確保されてから，セラピストは，なぜ患者が限界を超えたのか，スキーマやモードの観点からその原因を検討する。

　それでもなお患者が限界を超えてしまった場合は（つまり3度目に限界を超えたとき），すでに設定されている取り決めに従って，一定期間の治療の休止や，一時的に別のセラピストに担当を替えるなど，さらに厳密な措置を取る。4度目に限界を超えたときは，セラピストは治療そのものが続けられなくなることを患者に告げ，別のセラピストを紹介することになる。

限界設定する領域――

　BPD患者の場合，次に挙げる4つの領域について特に限界設定が必要である。本項では，上で紹介したガイドラインをその4領域にどのように適用するか，さらに具体的に紹介する。

●治療外でのセラピストとの接触

　限界設定する領域の1つ目は，治療外での患者とセラピストの接触についてである。BPD患者を相手にする場合，セラピストは治療外の時間を患者の対応に充てなければならないときもある。しかしそれはどの程度までが望ましく，どの程度以上だと望ましくないのであろうか？　我々はこの問題をどこまでガイドラインとして明確化できるのだろうか？

　我々はまずこのように考える。セラピストは，患者の安全をいったん確保した後は，セラピスト自身が後に不快に感じてしまいそうな取り決めには一切同意するべきではない。言い換えると，セラピスト自身が快く同意できるような取り決めが望ましい。つまり治療外の接触は，セラピストが怒りを感じない程度のものに留める必要があるということになる。患者のほうは愛情に飢えているので，セラピストの再養育に制限を設けてもらいたいとは考えていない。したがって重要なのは，「どの程度であれば，自分はこの患者に対して怒りを抱かずに対応できるだろうか？」とセラピストが自問することである。そのためにはセラピストは自分自身のことをよく知っておく必要がある。というのも，セッション外の接触についての限界は，セラピスト自身の個人的条件にも影響されるからである。たとえばあるセラピストは，患者が混乱したり動揺したりしたときは，いつでもセラピストの留守番電話にメッセージを残してよいとの取り決めを患者と交すかもしれない。このセラピストは，特定の患者が長いメッセージを頻繁に残すようなことをしなければ，このような取り決めに対して特にストレスを感じるようなことはない。しかし別のセラピストは，このような取り決めをすること自体に不安を覚えるかもしれない。その場合そのセラピストは，このような取り決めを最初からしないほうが良いだろう。

　いずれにせよセラピストはセッション外の接触について，自分がそれを無期限に与えることができると自信をもって言い切れなければ，それに同意するべきではない（あ

る状況に限られた，あるいはある一定期間に限られたものであればその限りではない)。たとえば患者が毎晩電話をかけてくることをセラピストがいったん認めたら，後になって「毎晩電話をかけてこられるのは手に余るので，やっぱりそれはやめて欲しい」などと言い出すのは決して望ましいことではない。もしセラピストが患者の状態を常に知っておきたいと思うのであれば，一日や一週間のなかで時間を定め，その時間に必ず連絡するよう患者に依頼するとよいだろう。

　患者が最初に取り決めを超えたときには，セラピストは必ずそのことを患者と話し合うべきである。その際，「職業上のルールだから」というよりも「セラピスト個人の気持ち」を伝えるとよい。たとえば取り決めた回数以上に患者が電話をしてきたとき，セラピストは次のように患者に伝えることができる（ただし，このようなことは電話ではなく，次の対面セッションで患者に伝えるとよいだろう）。

　「1週間に1度，10分間の電話セッションを行うことについては，私は喜んで同意しました。そのほうが私も安心できるし，そのようにしてあなたと連絡を取りたいと思います。でも，今週は3回，あなたから電話がありました。それだと私は喜んであなたと話をする気持ちにはなれなくなってしまいます。1週間に3度の電話セッションは，私には手に余ると感じてしまいますし，そのようなことが続くこと，私はあなたのことを負担に感じてしまいそうだからです」

　患者が限界を超えたことが治療にどのような影響をおよぼすか，セラピストは「共感的直面化」を通じて患者に伝える。たとえば患者が1週間に3回，危機ではない状況（例：ボーイフレンドがデートに遅れている）でセラピストに電話をかけてきたとする。セラピストは緊急時のみ電話をするよう患者に伝えるが，その際，そうせざるを得なかった患者に対し，まずは共感を示す。「この1週間，私は3度，あなたからの電話を受けました。あなたにとって，今にも危機的な状況になりそうだったから，そのとき私に電話をしたのでしょう。そして実際，その状況があなたを動揺させるようなものであったのだということも私は理解しています」

　セラピストはそのうえで，患者の行動の問題点を「セラピスト個人の気持ち」として伝える。

　「私はもちろんあなたのことを気にかけていますが，1週間に3回もの電話を受けると，ストレスを感じてしまいます。もし今後も頻繁に電話がかかってくるようであれば，私はそれには応じないことにするでしょう（限界設定を示す）。そして緊急時には救急治療室に行くなど，別の対処法を取っていただくことにするつもりです。ただし私自身はそのようなことにはしたくないと思っています。あなたが本当に危機的な状況にあるときこそ，私はあなたのそばにいたいのです。このような私の気持ちをわかっていただけますか？」

　たいていのBPD患者には共感する力があり，セラピストが真摯に自分の気持ちを語

れば，それを理解することができる。セラピストはさらに，問題行動の代替案を患者が見つけられるよう手助けする。「あなたが危機的な状況になりそうだと感じたとき，一体どうすればよいか，何か対処法を探してみましょう。たとえばあなたは私の留守番電話にメッセージを残すことができます。危機ホットラインに電話をすることもできますね」

　自己主張訓練や限界設定の他に，セラピストは怒りそのものについて患者に心理教育を行う。怒りを表出せずに溜めていった結果，患者はあるとき【怒れるチャイルドモード】に切り替わり，怒りを爆発させる。そのことを患者自身が理解する必要がある。セラピストはさらに，怒りが溜まって爆発する前に，自らの怒りについて適切に語ることで，【怒れるチャイルドモード】に切り替わるパターンを克服できることを，患者に伝える。

●自殺行動もしくは自殺関連行動をおこしたときにセラピストと接触する

　セラピストは，セラピストに連絡を取ることなく自殺企図を行わないよう，最初に患者に求める。このような同意を得ることは治療開始の条件でもある。患者に自殺念慮があったり，過去に自殺企図をしたことがある場合，セラピストは必ずこの条件を提示する。患者が継続的なセッションを望むのであれば，必ずこの条件に同意する必要がある。BPD患者はセッション中，自殺念慮についていくらでも口にすることができるが，実際に自殺行動を取ることは許されない。患者は行動する前に必ずセラピストに話すべきであり，それによってセラピストは患者の行動を未然に防ぐ機会をもつことができる。

　BPD患者はときに自己制御が全くきかなくなり自殺行動に走ることがある。また「いざとなったら自殺できる」というのは，患者にとって一種のコーピングでもある。したがって「自殺企図をしない」という約束事をはじめから患者に求めてもあまり意味がないことが，経験上我々にもわかってきた。そこで我々は患者に対する要求を「自殺企図をしない」から「自殺企図をする前に，必ずセラピストに連絡を取ってそのことについて話し合う」というものに変更した。このような約束事であれば，患者は「セラピストに気遣われている」と感じられ，同意しやすいようである。

　セラピストは緊急時の連絡用として，自宅の電話番号か個人の呼び出し番号を患者に教える。BPD患者を扱うセラピストは，「治療的再養育法」の一環として，進んでこのようにするべきだと我々は考えている。つまりセラピストは緊急時にはできるだけ患者の連絡を直接受けられるよう待機するべきである。どうしても不可能である場合を除き，「代理」（例：同僚，セラピストとは別の担当医）が緊急時の連絡を受けるようなことは望ましくない。ただしセラピストの自宅の番号もしくは呼び出し番号は，生命の危機に関わる重大な事態のためだけのものであり，そうではないときにその番号に電話があった場合，限界設定を行うことをセラピストは患者に説明する。

●自殺行動および自殺関連行動に関するルールについて

　治療を継続するために，患者は自殺を試みる前にセラピストに連絡を取るだけでなく，

自殺行動および自殺関連行動についてセラピストが設定したルールを守ることにも同意する必要がある。これらのルールの内容は次項（9-2-7）で紹介する。我々がまず強調したいのは，自殺行動に関してはあらかじめルールを定め，患者は必ずそのルールを守ることに同意しなければならない，ということである。ルールを決めるのは患者ではなくセラピストである。セラピストは患者の安全を守るためのルール作りにおいて責任を有している。

　患者が最初に自殺念慮を告げたとき，セラピストは限界設定を行う。患者がルールを拒否した場合，セラピストは現在の危機に対処したうえで，治療が続けられなくなることも視野に入れる必要がある。このようなことをセラピストは前もって患者に示し，患者がルールを守れるよう導く。それにもかかわらず依然としてルールを拒否する患者に対し，セラピストはたとえば次のように言うことができる。「私はあなたの権利を尊重しますが，あなたも私の権利を尊重しなければなりません。あなたと私は治療者と患者という関係です。ですから私はあなたと一緒に暮らして四六時中あなたを見守り続けることができません。それなのにあなたは，自殺したくなったときに私が守ってほしいと思っているルールを守れないとおっしゃいます。それは私にとってあまりにも不安なことですので，このままだと私はあなたと一緒に治療を進めることができなくなってしまいます」

●衝動的な自己破壊行動を制限する

　BPD患者はときに，耐えがたい感情に圧倒され，それから解放されるために衝動的な自己破壊行動（例：自傷行為，薬物乱用）を取るときがある。患者はそのような行動が，耐えがたい感情から逃れるための唯一の手段であると信じている。すでに述べたとおり，対処スキルの習得を通じて，患者はそのような苦痛に耐えられるようになっていくが，特に治療の初期段階では，どうしてもスキルを使いこなせない場合がある。「治療的再養育法」を通じてセラピストと患者の絆が確かなものになるまでは，患者の自己破壊行動を全て止めさせるのはおそらく不可能であろう。セラピストは自己破壊行動についても制限を設けるが，治療の初期段階では，患者がそのような行動を取ることにセラピストが耐えなければならないときもある。しかしながら治療開始の6カ月後ぐらいまでには，このような行動を取らなくなる患者がほとんどである。

　いったんセラピストとBPD患者との絆が形成され，患者がセラピストを「安全基地」と見なせるようになると，そしてセラピストや他者に対する怒りをセッション中に表出できるようになると，長期的な関係の喪失といった重大な出来事があった場合を除き，患者の自己破壊的行動の頻度は著しく減少する。

　自己破壊行動は患者が【怒れる・衝動的チャイルドモード】にあるときに最も多くみられるが，BPDと関連の深い4つのスキーマモードのいずれにおいても自己破壊行動は発生する。患者が【怒れる・衝動的チャイルドモード】にあるときの自己破壊行動は，

患者が誰かに怒りを感じており,しかもそれを表出できないことと関連している。つまり自己破壊行動とは患者の怒りの最終的な表出手段である。自己破壊行動を生み出す他のモードとは,【見捨てられたチャイルドモード】【懲罰的ペアレントモード】【遮断・防衛モード】である。たとえば【見捨てられたチャイルドモード】にある患者は,感情的な痛みから気をそらすために身体的な痛みを利用しようとして,自傷行為を行うかもしれない。【懲罰的ペアレントモード】にある患者は,自分を罰しようとして自己破壊的な行為に出るのかもしれない。【遮断・防衛モード】にある患者は,生きている実感を持ちたいがゆえに自分を傷つけるのかもしれない。セラピストは患者の自己破壊行動を引き起こしているモードを同定したうえで,それに合わせた制限を設ける必要がある。

　ただしセラピストは,患者の破壊行動が別の第三者に向かう場合,絶対にそれを容認してはならない。患者が第三者に危害を与える恐れがあることをセラピストが知った場合,セラピストは必ず限界設定を行う。患者が第三者に対して危害を加えた場合,もしくは危害を加えようとしている場合,セラピストは事の重大さを判断し,それに合った措置を取る(例:危険にさらされている人物に警告をする,警察に連絡する)。セラピストは患者に対し次のように伝えておく必要がある。「あなたが誰かを傷つけようとしていることを私が知った場合,私は必ずそれをやめさせるために介入します。あなたが誰かに危害を加えるのを,私が黙って見逃すようなことは決してありません」

●キャンセルについての取り決め

　セラピストは,BPD患者がセッションを頻繁にキャンセルすることを認めない。BPD患者のキャンセルは【遮断・防衛モード】の表れであることが多い。たとえば患者がセッション中に何らかのストレスを感じ,【見捨てられたチャイルドモード】もしくは【怒れるチャイルドモード】に入ったとする。患者は次のセッションでそのようなことが再現されるのを恐れて,セッションを休むことがある。あるいはセラピストに怒りを感じている患者の場合,自分がセッション中に【怒れるチャイルドモード】に切り替わることを恐れてセッションを休むこともあるだろう。しかしこのような理由でのキャンセルが続くと,治療が全く進展しなくなってしまう。むしろセッション中にこれらのモードが活性化したときこそ,治療が進展するチャンスである。したがって患者はどのような状態であろうと定期的にセッションに来なければならない。キャンセルは非常事態(例:病気,親しい人の葬儀,都市機能が停止するほどの吹雪)に限るということに,患者はあらかじめ同意する必要がある。

　患者がセッションをキャンセルした場合,セラピストと患者はそれ以上のキャンセルがあった場合の取り決めを行う。たとえばセラピストは次のように患者に伝える。「もし次にあなたがセッションをキャンセルしたら,私は1週間,セッション外での電話連絡を受け付けないことにします」「もし次のセッションもキャンセルになった場合,その後1週間,私はあなたとの治療そのものをお休みすることにします」「もし次の予約

にあなたが来なかったら，その次のセッションの時間を丸々使って，キャンセルの理由をあなたにお話していただくことにします」

セラピストがキャンセルについて制約を設ける場合，それが懲罰的でなく養育的に機能するよう注意しなければならない。「私がこのような制約を設けるのは，あなたを罰するためではありません。あなたを『駄目な人間だ』と思っているからでもありません。あなたが私に怒りを感じているときこそ，治療のチャンスだからです。だからこそ私はこのように提案しているのです。あなたがセッションに来てくれなければ，私はあなたを助けることができません。私が制約を設けるのは，『ここに来たくない』と思うときこそあなたに来てほしいからなのです」

BPD患者が【見捨てられたチャイルドモード】にあるとき，このようなキャンセルの問題は通常生じない。このような患者は分離不安を抱いているので，むしろ頻繁にセラピストと連絡を取ろうとする。【見捨てられたチャイルドモード】はセラピストに依存しており，セラピストに導かれることを望んでいる。したがってキャンセルの取り決めについても同意を得やすい。キャンセルの問題が生じやすいのは他の3つのモード，すなわち【遮断・防衛モード】【懲罰的ペアレントモード】【怒れる・衝動的チャイルドモード】である。キャンセルの問題を完全に解決するには，セラピストは，患者がこれらのモードにあるときに適切に対応できるようになる必要がある。

患者がたとえば【遮断・防衛モード】といったモードに切り替わっており，キャンセルについての取り決めができないようであれば，セラピストは患者の内なる【ヘルシーアダルトモード】に話しかけ，【遮断・防衛モード】と交渉するよう依頼することができる。患者が【怒れるチャイルドモード】にあるのであれば，怒りを表現するよう促し，患者に共感を示しつつ，患者の【ヘルシーアダルトモード】に働きかけて現実検討を行う。そして患者自身が【怒れるチャイルドモード】と【ヘルシーアダルトモード】の両方を演じて，キャンセルの取り決めについて話し合ってもらう。

セラピストが適切に限界設定できるかどうかは，「治療的再養育法」を通じてセラピストと患者の絆がどれだけ形成されているかにかかっている。2人の間にしっかりとした絆ができていればいるほど，患者はさまざまなルールを主体的に守ろうとするだろう。BPD患者の場合，たとえルールの意味を完全に理解できなくても，セラピストの気持ちを思いやってルールに従うことも少なくない。

9-2-7 自殺の危機に対処する

セラピストはBPD患者の自殺行動や自殺関連行動に対して，段階的に対応する必要がある。

患者と接触する頻度を増やす——

BPD患者に自殺の危険がある場合，まずセラピストは患者と接する頻度を増やすよ

うにする。セラピストと接することは，患者の自殺念慮に対する解毒剤として非常に効果的である。危機が収束するまで，セラピストが１日数分患者と連絡を取るようにすれば，それで十分な場合も少なくない。これで患者の自殺念慮が収まれば，セラピストはそれ以上の対応をする必要はない。

　セラピストは患者の自殺念慮を生じさせているモードを同定し，そのモードに合った対応をする。たとえばもしそれが【見捨てられたチャイルドモード】であれば，セラピストは患者が感情を表出するのを手助けし，患者に共感し，現実検討を行う。もし【懲罰的ペアレントモード】であれば，セラピストはそのモードから患者を守り，モードと闘う。【懲罰的ペアレントモード】が活性化すると，患者はそれによる苦痛を解消するため自殺関連行動を取ることがある。その場合，セラピストは限界設定を行う必要がある。

自殺の危険度をその都度査定する――

　患者が自殺の危機にあるとき，セラピストは患者と話をするたびにその危険性の度合いを評価する。たとえばセラピストは「次のセッションまでに，あなたが自分自身を傷つけようとする可能性は，どれぐらいありますか？」と尋ね，「高い」「中程度」「低い」といった尺度を示し，尺度に沿って回答するよう患者に求める。「危険度が高い」という回答であれば，セラピストは次のステップに進む。それは重要他者に連絡を取ることの許可を患者から得ることである。

重要他者との連絡の許可を得る――

　セラピストは次のように言う。

　「私たちには選択の余地がほとんどありません。というのも，今，あなたが自殺をする危険性がとても高まっているからです。あなたは直ちに病院に行くか，もしくは危機が過ぎ去るまでずっとあなたと一緒にいてくれる人を探すかしなければなりません。家族や友だちの中で，今あなたに付き添ってくれそうなのはどなたでしょうか？　もしあなたが入院したくなければ，その方に私から話をさせてもらう必要があります。次のセッションまであなたを放っておくわけにはいかないからです」（注：患者の生育環境がスキーマ形成の大きな要因である場合，原家族に付き添いを依頼するのは望ましくない。原家族は他に誰にも頼めないときの最後の手段とするべきである。）

他のセラピストのコンサルテーションを受ける――

　セラピストは他のセラピストにコンサルテーションを依頼する。コンサルテーションは，患者の自殺行動に関するセラピストの苦痛を軽減し，セラピストの対応を万全なものにするのに大いに役立つ。コンサルテーションを受け持つセラピストは，患者の副セラピストとなり，患者が担当セラピストと連絡が取れない場合や，患者と担当セラピストとの間に解決できない葛藤が生じた場合は，副セラピストが対応する。BPD患者を扱うセラピストたちは，必要に応じて互いにコンサルテーションを実施し，副セラピストを務めるようにするとよいだろう。

薬物療法を併用する——
　セラピストが精神科医でない場合，セラピストは精神科医のコンサルテーションを受ける必要がある。精神科医は薬物療法や入院の必要性について検討し，必要な対応を取ることができる。BPD患者の多くは，向精神薬による治療によく反応する。向精神薬は，患者の恐怖や苦痛を軽減し，機能レベルを上げるのに役立つ。

他の治療法を追加することを検討する——
　セラピストは，他の治療法を追加する必要性があるかどうかを検討する。他の治療法とはたとえば，デイホスピタル，グループ療法，緊急時の電話相談，家族による性暴力の被害者支援グループ，AAなどの12ステップグループなどである。

必要であれば任意入院を設定する——
　自殺の危機の程度と頻度を考慮して，入院が最適であると判断される場合がある。自殺念慮が非常に高かったり，自殺念慮や自殺行動に多大な時間を使っている場合，セラピストは次のように言って患者に入院を勧める。「あなたは今，日常的に死ぬか生きるかといった状況にあり，それはとても危険なことです。あなたの安全を守るためには，病院に入る必要があるでしょう」
　自殺の危機が高いにも関わらず患者が入院を拒否する場合は，セラピストは患者の安全を守るために相応の措置を取る。その際たとえ患者が拒否しても警察に連絡するべき場合もあるだろう。セラピストは，「あなたに入院する意思がないのであれば，私は何らかの手を打って，あなたを入院させる措置を取ることになります。その場合，私はあなたの担当セラピストでいられなくなります。つまりあなたが退院しても，私はあなたの治療を再開することができません。よろしいですね」と患者に伝える。入院を拒否した患者に，選択の余地を与えるのである。「あなたが自主的に入院してくれるのであれば，私はあなたの担当セラピストでいつづけられます。あなたが退院したときには，ここで一緒に治療を再開しましょう。しかしあなたが入院しないというのであれば，何らかの強制的な手段を取ることになります。繰り返しになりますが，その場合，私はあなたの担当セラピストでいることができなくなります」

9-2-8　幼少期の外傷体験を乗り越える

　治療の最終段階では，体験的技法を用いて，患者の幼少期の外傷体験の克服を目指す。これは簡単な作業ではない。セラピストは，患者がイメージ上で幼少期の外傷的な記憶（例：見捨てられ，虐待）を想起し，再体験するのを導いていく。
　外傷体験に対するイメージワークは，次の条件が満たされるまでは決して行ってはならない。第1の条件は，イメージワークに耐えられる程度に患者の状態が安定し，機能レベルが上がっていることである。さもないと患者はイメージワークに圧倒されたり，場合によっては自殺の危機が生じたりする恐れがある。患者がイメージワークに耐えら

れる状態であるかどうかは，セラピストと患者が一緒に検討する。第2の条件は，イメージワークに入る前に，患者の外傷体験についての話し合いが十分に行われていることである。言い換えると，認知的技法を十分行った後に体験的技法を実施するべきであるということになる。第3の条件は，外傷体験に対してイメージワークを行うセラピストは，そのための十分な訓練を受けている必要があるということである。

　外傷体験は恐怖，無力感，驚愕といった強烈な感情によって特徴づけられる（DSM-IV; American Psychiatric Association, 1994）。外傷体験の記憶は激しい感情を伴っており，それは通常人が耐えられる感情のレベルを凌駕している。人生の早期，すなわち幼少期において繰り返し外傷体験（種々の虐待やネグレクト）を受けた患者の場合，そのことが患者の人生に与える打撃の程度は計り知れない。

　セラピストは，患者が外傷体験に関わる感情的な痛みに耐えられるよう，治療関係を通じて患者を手助けする。セラピストの手助けがあれば，患者は一人で苦痛に耐えずに済む。ここでもやはりポイントになるのは，セラピストと患者の絆の強さである。患者は外傷体験のせいで，「自分には価値がない」「自分は無力だ」「自分は孤独だ」と信じてきたが，セラピストとの関係を通じて，そのような信念が軽減されていく。そしてたとえ過去に外傷体験があったとしても，「自分にも価値がある」「自分は守られている」「自分は他者とつながっている」と思えるようになっていく。

理論的根拠を提示する──

　被虐待経験の記憶を想起することには多大な痛みを伴うため，治療でそのような記憶をあえて想起してもらう場合，その理論的根拠を患者に示し，患者が納得することが重要である。理論的根拠を説明することなしに，被虐待経験をイメージ上で再体験させることは治療的援助とはならず，むしろ患者にさらなる外傷体験を与えてしまい，傷口を広げてしまうおそれがある。

　セラピストは「共感的直面化」を通じて，理論的根拠を示す。セラピストは，幼少期の被虐待経験を想起する患者の苦痛に共感し，本当は想起などしたくないという患者の気持ちに理解を示す。しかし一方で，被虐待経験の記憶を回避すればするほど，その記憶が患者の生活を支配してしまうという現実を患者に示す。患者が記憶を切り離し続ける限り，それは症状や自滅的行動といった形で患者の生活を圧倒しつづける。逆に被虐待経験の記憶をきちんと処理できれば，患者の生活はそれに影響されなくなっていく。患者が被虐待経験をしっかりと思い出し，他の記憶に統合できるようになれば，最終的にはさまざまな症状から解放される。

　治療では患者に被虐待経験を再体験してもらうことになるが，セラピストはその目的を患者にはっきりと伝える。患者はまず，何の遮断もせずに外傷体験を想起し，それに伴う感情も体験する。次にセラピストと患者はイメージの中で，虐待をする人物に対して反撃する。そのような体験を通じて，ひどい扱いを自分にしてくる人に対して，自分

から反撃できるという自信をつけていく。また治療的再体験によって，外傷体験の持つ意味が変わり，その影響力が軽減する。外傷体験の中から何か「良い」ことを見出すことができれば，それだけで患者は外傷体験を克服できたと感じられる。

　イメージワークの間，セラピストは必ず患者と共にいる。そのことをはっきりと患者に伝えるべきである。「イメージワークの間，私はずっとあなたのそばにいます。どんなにつらい感情に襲われても，私はあなたを助けます」。イメージワークの目的は，虐待の記憶に患者が巻き込まれずにすむようになることである。

イメージワークを通じて外傷体験を扱う――

　患者が理論的根拠を理解し受け入れたら，セラピストはイメージワークを始める準備にとりかかる。セラピストはまず，これから何が起きるかを患者に説明し，患者のコントロール感を高める。

　「あなたには，目を閉じて，小さい頃に受けた虐待（もしくは見捨てられ）のことを思い出していただきます。何らかの記憶のイメージが浮かんだら，それについてできるだけ詳しくお話しください。あたかも今，目の前でそれが起きているかのように，現在時制で話すのです。あまりにも怖くて，そのイメージから抜け出したくなることがあるかもしれません。そのときは私が，何とかそのイメージの中にあなたが留まれるよう手助けします。しかし，イメージワーク自体をやめたくなったら，いつでもやめられます。そのときは手を挙げて私に合図してください。そしていったんイメージから抜け出しましょう。あなたがイメージの世界から現実にうまく戻れるよう，私がお手伝いします。そしてイメージの中で何が起きたのか，一緒に話し合いましょう。この話し合いも，あなたが必要だと思う分，時間をかけることができます」

　セラピストはこのような説明の後，患者からの質問に答える。

　セッションで外傷体験の記憶を扱う際，セラピストはまずごく短時間のイメージ練習を実施し，その後2，3週間，間隔をあける。この2，3週間の間に，セラピストと患者は，これから行うイメージワークについて徹底的に話し合う。ここでのイメージワークは段階的曝露であり，フラッディングではない。患者が外傷体験の最も悲惨な箇所を思い出すのに抵抗を感じることは珍しくない。セラピストは，恐怖を伴うイメージを少しずつ体験できるよう患者を手助けする。

　患者がイメージを描写しはじめたら，セラピストは静かにそれを傾聴する。セラピストが患者に声をかけるのは，患者が行き詰ったときだけである。患者が外傷体験をイメージしつづけられることがわかったら，セラピストはより活発に患者に働きかけていく。たとえばセラピストは，患者がイメージを遮断しそうな気配を察したら，それを阻止し，イメージが途絶えることのないよう手助けする。セラピストは，患者がありありと外傷体験を想起し，イメージに伴う感情が患者の中に喚起されるよう働きかける。セラピストは患者にさまざまな質問を投げかけ，患者が長い時間イメージの中に留まっていられ

るよう誘導する。「あなたは今，何が見えますか？」「あなたは今，何が聞こえますか？」「あなたは今，何を触っていますか？」「それはどんな味ですか？」「それはどんなにおいですか？」「今，身体はどんな感じですか？」「今，どんなことが頭に浮かんでいますか？」「今，どんな気分ですか？」「あなたは今，頭に浮かんだことや感じたことを，すべて私に話してくれていますか？」

　患者が途切れ途切れにしか外傷体験を想起できない場合も少なくない。そのような患者は，記憶を断片的にしかイメージできなかったり，自らの記憶を統合できなかったりする。特に幼少期の被虐待経験は，想起すること自体が患者に多大な苦痛をもたらす。そのせいで患者のイメージは停止し，患者はそれ以上語れなくなってしまう。そして感情に圧倒される。ここまでくると患者はイメージワークをやめるために，手を挙げてもうこれ以上イメージを続けられないという合図をセラピストに送るか，首を横に振るかするだろう。セラピストはそのような患者に対し，個々の断片的なイメージを患者の「物語（ナラティブ）」として統合していけるよう手助けする。ここでの目標は記憶を統合し，断片的な記憶をできるだけ少なくすることである。ただしその際，セラピストは，何らかの記憶を患者に暗示したり，「偽りの記憶」を植えつけたりしないよう，細心の注意を払う必要がある（この問題に関しては体験的技法について述べた第4章でも論じた）。

　セラピストは，幼少期にはなしえなかったことをイメージを通じてチャレンジするよう患者を励ます（例：虐待をしてくる人物に反撃する）。セラピストはまた，患者のイメージに入り込み，患者を援護する。虐待者に反撃することは，外傷体験に対するイメージワークの中でも特に重要な作業であると我々は考えている。患者がイメージの中で虐待者に反撃し，患者の内なる【懲罰的ペアレントモード】に反撃できて初めて，患者は被虐待経験から回復することができる。その際セラピストは，患者が自分で選んだやり方で虐待者に反撃することを勧める。ただしこれには1つだけ重大な例外がある。すなわち暴力歴のある患者の場合，セラピストは暴力による反撃のイメージを患者が膨らませることのないよう注意しなければならない。

　イメージワークが終わったら，セラピストは何らかの形で患者をリラクセーションへと導く。通常，患者がそれまでに習得した自己沈静スキルを用いて（例：マインドフルネス瞑想，漸進的筋弛緩法，安全な場所のイメージ，ポジティブな自己陳述）患者が落ち着きを取り戻すのを待ち，その状態を維持する。その後セラピストは，オフィス内を見渡してもらったり，世間話をしたり，水をひとくち飲んでもらったりして，患者に覚醒してもらう。

　患者がいったん落ち着きを取り戻したら，セラピストと患者は，今行ったばかりのイメージワークについて時間をかけて話し合う。セラピストはまず，イメージワークに対する感想を患者に十分に語ってもらう。そして患者がイメージワークをやり遂げる力を持っていることに対し敬意を示す。セラピストは，セッション中にこのような話し合い

のできる時間を確保し（通常 20 分程度），患者が動揺したままセッションを終えることのないよう十分に注意するべきである。場合によっては，患者にしばらく待合室で過ごしてもらったり，その日のうちに患者と連絡を取り，様子を確認したりすることが必要なこともあるだろう。

他者との親密さや患者自身の個性化を促進する——
　セラピストは治療が進むにつれ，患者が治療関係を般化し，治療外で適切な対人関係を形成することを目指す。セラピストは，患者がパートナーや友人を主体的に選び，彼／彼女らと親密で安定した関係をむすべるよう手助けする。
　患者の中にはこのようなプロセスを拒む人がいる。その場合セラピストは「共感的直面化」を用いて，他者と親密な関係を結ぶことへの恐れに共感的理解を示しながらも，そのような関係を形成するにはリスクが不可欠であること，今はセラピストと共にそのリスクを計画的に扱うことができることを患者に説明する。それでも患者が回避しようとするときは，モードワークを行うとよい。患者の中の何が他者との親密さに抵抗しているか，セラピストはその部分をモードとして外在化し，そのモードと対話を行う。しがみつき，引きこもり，激しい怒りといった患者の自滅的な言動に対しても，モードワークが役立つだろう。
　セラピストは最後に，患者が「本来の自分自身」を見つけられるよう，すなわち患者の個性化を援助する。患者はそのような過程を通じて，自分を抑えて他者のために行動するのではなく，自分自身の欲求や感情に基づいて自分らしく行動することを学んでいく。ヤング博士とケイトとの面接では，次のようなやりとりがあった。

ケイト：こんな私でも，何かについて確信したり，何かを強く感じたりすることができるようになりました。でも残念なことに，次の瞬間にはそれが消えてなくなってしまうのです。おかしな話ですが，2, 3 カ月前，私は自分の好きな色が何色かわかって，とても驚いたことがありました（笑う）。私にも好きな色があったのです。これは私にとってとても大事なことのように思いました。
セラピスト：その色が好きなあなたが「本物のあなた」なのですね。
ケイト：ええ，そうです（泣き出す）。27 歳の本当の私です。私自身がその色が好きなんです。誰かに命じられたわけでもなく，好きな人が好きだから私も好きになろうとするのでもなく，この私が好きな色なんです。私にとってその色が心地いいんです。嬉しいことに素直にそう思えました。（微笑む）
セラピスト：それはとても素敵なことですね。そうすることであなたは「本当の自分」を少しずつ取り戻すことができるのです。他の人の要求に合わせようとするのではなく，自分自身の欲求を大事にすることができるのです。
ケイト：そうですね。
セラピスト：やっとそうすることができるようになったのですね。それはとても素晴らしいことです。
ケイト：そうですね。おかしなことかもしれませんが，それ以来，私はその色を見かけると，それを抱きしめたくなるのです。自分自身が好きであるかどうかが大事だ，ということがわかったからです。でも今はまだ，自分が好きだとわかっているものがほんの少ししかありません。だからこそ私はその色を抱きしめたくなるんだろうと思います。

治療の最終段階では，セラピストはセッションの頻度を徐々に落とし，患者が治療から独立できるよう少しずつ導いていく。ただし先述したように，たとえ治療がうまくいっても治療を完全に終結にするBPD患者は少ない。多くのBPD患者は，頻度の差こそあれ，長きにわたってセラピストと連絡を取り続ける。患者の中でセラピストはどこか親のような存在であり続けるのである。

9-2-9 セラピスト側の留意点

BPD患者のモードは常に切り替わるため，彼女たちは安定したセラピストのイメージをもつことができない。セラピストのイメージは患者のその時々のモードによって切り替わってしまう。【見捨てられたチャイルドモード】にある患者にとって，セラピストは突然姿を消す養育者である。もしくは患者を巻き込んだり，飲み込んだりする養育者である。【怒れるチャイルドモード】にある患者にとって，セラピストは患者の価値を引き下げたり，患者を虐待したりする存在である。【懲罰的ペアレントモード】にある患者にとって，セラピストは患者に敵意を向け，患者を批判する存在である。【遮断・防衛モード】にある患者にとって，セラピストは何のつながりもない遠い存在である。このように，患者におけるセラピストのイメージは，その時々のモードによってめまぐるしく変化する。このような患者の変化はセラピストを混乱させる。セラピストは，患者のその時々のモードの直接的な表出対象となるからである。その際，さまざまな逆転移反応（例：罪の意識，患者を救出したいとの幻想，患者に復讐したいとの願望，治療関係を超えることへの誘惑，強い無力感）がセラピストの中に強烈に引き起こされることもあるだろう。

以下，BPD患者を扱うセラピストが最も陥りやすい落とし穴について簡単に説明する。それぞれの落とし穴は，セラピスト自身のスキーマとコーピングスタイルにも関係している。

セラピスト自身の「服従スキーマ」——

「服従スキーマ」を持ち，「スキーマへの服従」もしくは「スキーマの回避」というコーピングスタイルを有するセラピストは，患者に対して過剰に受身的になる危険がある。そのようなセラピストは直面化を回避し，適切な制約を設けることができない。これはセラピストにとっても患者にとっても望ましくない。セラピストは自分が受身一方であることに次第に怒りを感じるようになるだろうし，患者は制約がないことに不安を抱き，衝動的もしくは自己破壊的な行動を取るようになる可能性が高い。

したがって「服従スキーマ」を持つセラピストは，自分の受身的な傾向をよく自覚し，必要に応じて「共感的直面化」を行い，患者に対して適切な制約を設定するよう努力する必要がある。

セラピストの「自己犠牲スキーマ」——

「自己犠牲スキーマ」を持つセラピスト（ちなみにほとんど全てのセラピストが、このスキーマを有しているようである）にとっての落とし穴は、患者からのセッション外での接触の要求に過剰に応じてしまい、後になって患者に怒りを感じる、というものである。セラピストの自己犠牲的反応の奥底にはさらに、「情緒的剥奪スキーマ」が存在していることが多い。セラピストは、自分が幼少期に与えられたかったと願っているものを、患者に与えようとする。しかしセラピストは、患者の要求に応えてばかりいることに負担を感じ、ついには怒りを覚えるようになる。そして最終的にセラピストは患者から心理的に引きこもるか、患者を罰するかするようになってしまう。

「自己犠牲スキーマ」を持つセラピストはこのような事態を防ぐため、あらかじめ自分自身のセラピストとしての限界を自覚し、患者にどんなに要求されても、自らの限界を固守する必要がある。

セラピストの「欠陥スキーマ」「厳密な基準スキーマ」「失敗スキーマ」──

これらのスキーマを持つセラピストは、BPD患者がなかなか回復しなかったり、再発してしまったり、セラピストを批判したりしたときに、過度に不適応的な感情を抱きやすい。これらのスキーマを持つセラピストは、たとえどんなにセラピストが最善を尽くしても、あるいはたとえどんなに治療環境が良好でも、BPD患者との治療はうまくいかないこともあれば再発するようなこともあることを自覚し、何らかの葛藤が生じてセラピストが失望させられることも少なくない、ということを肝に銘じておくと良いだろう。このようなセラピストはできるだけ同僚のコンサルテーションを求めたり上級者からスーパーヴィジョンを受けたりして、治療に対して現実的な見通しを持てるよう努める必要がある。

セラピストの「スキーマへの過剰補償」──

3つのコーピングスタイルの中でも「スキーマへの過剰補償」は特に危険であり、場合によっては治療関係を破壊する恐れがあるので、注意が必要である。自らのスキーマを過剰に補償しようとする傾向をもつセラピストは、患者に怒りをぶつけたり、患者を非難したり罰したりすることがある。このようなセラピストは患者を援助するどころか傷つけてしまいかねない。もしセラピストが「スキーマへの過剰補償」という傾向を有するのであれば、セラピストはそれを自覚し、とにかくしっかりとしたスーパーヴィジョンを頻繁に受ける必要がある。

セラピストの「スキーマの回避」──

「スキーマの回避」というコーピングスタイルを持つセラピストは、患者が自らの欲求や感情を表出しようとするとき、思わずそれを妨げようとする傾向を有する。このようなセラピストは、患者の感情表出に戸惑い、その戸惑いをもろに顔に出したり、患者から距離を取ろうとしたりしてしまう。BPD患者は敏感なので、セラピストのそのような反応をすぐに察知し、それが自分に対する拒絶や批判であると解釈する。セラピス

トの中には，BPD患者の感情表出に遭遇したくないあまりに，治療の終結（実際には
それは「終結」ではなく「中断」である）を自ら申し出る人もいる。

　このような傾向を持つセラピストがBPD患者にうまく対応できるようになるために
は，患者の感情と自分自身の感情にいかに耐えることができるか，そのことを習得する
必要がある。

セラピストの「感情抑制スキーマ」──

　「感情抑制スキーマ」を持つセラピストは，BPD患者に対し，よそよそしく，厳格
で，人間味がないという印象を与える可能性があるが，もし本当にそうなった場合のダ
メージは大きい。セラピストの過剰な感情抑制は，それ自体がBPD患者を傷つける大
きな要因となる。したがって強固な「感情抑制スキーマ」を持つセラピストは，そもそ
もBPD患者を担当するべきではないだろう。なぜならBPD患者が必要としているのは，
セラピストによる感情のこもった「治療的再養育」そのものであるからである。感情抑
制的な対応しかできないセラピストは，BPD患者の欲求を受け入れたり満たしたりす
ることが，そもそもできないのである。

　「感情抑制スキーマ」を持つセラピストがBPD患者の治療をするのであれば，その
前にセラピスト自身が治療を受け，自らのスキーマを修復する必要がある。

9-3　結論

　BPD患者の治療は通常長期間にわたる。患者が治療を通じて個性化を実現し，他者
と親密な関係を形成できるようになるまで，2〜3年，もしくはそれ以上の期間を必要
とする。そのような長い期間を通じて，患者は徐々に回復していく。

　しかし我々は，BPD患者に対してスキーマ療法を適用することについて，かなりの
希望と期待を抱いている。たとえさまざまな困難があっても，多くのBPD患者がスキ
ーマ療法を継続し，最終的には著しい進歩を遂げることを我々は経験してきた。なかで
も特に重要なのは「治療的再養育法」とモードワークである。セラピストはそれらの作
業を通じて粘り強く治療を進めていく必要がある。

10

自己愛性パーソナリティ障害の
スキーマ療法

　我々の経験で治療が最も難しいのは境界性パーソナリティ障害（BPD）と自己愛性パーソナリティ障害である。ただし両者はセラピストの前では対照的なあり様を示す。BPD患者は，愛に飢えており非常に傷つきやすいが，自己愛性パーソナリティ障害患者はそうではない。したがって両者に対する治療の進め方も対照的である。いずれにせよ我々は，BPD患者と同様，自己愛性パーソナリティ障害患者に対する治療においても，モードに基づくアプローチを用いる。我々が開発したモードの概念は，これらの患者の治療において非常に有用である。セラピストはモードに基づくアプローチを通じて，患者の中の【ヘルシーアダルトモード】と治療同盟を形成する。さらにセラピストはモードに基づくアプローチを通じて，患者の中の不適応的な部分（例：孤立傾向，自己破壊的傾向，他者を傷つける傾向）に対応していく。

10-1　自己愛性パーソナリティ障害患者に特徴的なスキーマモード

　我々は，自己愛性パーソナリティ障害患者を特徴づける3つのモードを同定した（セラピストはその3つに加えて，患者の内なる【ヘルシーアダルトモード】の強化に努める）。

1. 【寂しいチャイルドモード】(Lonely Child Mode)
2. 【自己誇大モード】(Self-Aggrandizer Mode)
3. 【遮断・自己沈静化モード】(Detached Self-Soother Mode)

　全ての自己愛性パーソナリティ障害患者がこれらの3つのモードを全て有するわけではなく，別のモードを示す患者もいる。しかしこれまでのところ，この3つが自己愛性パーソナリティ障害患者に最もよく見られるモードである。ただしこれらの3つのモードについて述べるとき，我々はモードを単体で扱うのではなく，自己愛を構成するスキーマとコーピングスタイルに関連づけるようにしている。

　我々の経験によれば，自己愛性パーソナリティ障害患者は，誰かを心から愛したり，誰かに心から愛されたりしたことがない（唯一の例外は，患者に子どもがいる場合であ

る。自己愛性パーソナリティ障害患者のなかには，自分の子どもには心からの愛情を注ぐ人もときには存在する）。自己愛の中核にあるスキーマは「情緒的剥奪スキーマ」と「欠陥スキーマ」である。これらは【寂しいチャイルドモード】に関連する。「情緒的剥奪スキーマ」と「欠陥スキーマ」を過剰補償するために発達したスキーマが「権利要求スキーマ」である。このスキーマは【自己誇大モード】に関連する。自己愛性パーソナリティ障害患者は真の愛情を経験することができず，その結果，「情緒的剥奪スキーマ」や「欠陥スキーマ」が持続されているものと考えられる。治療を受けるか，もしくは患者を癒してくれるような対人関係を持たない限り，患者は自分が愛し愛される存在でないことを，自らの行動を通じて確証しつづけるだろう。

「情緒的剥奪スキーマ」を持つがゆえに【寂しいチャイルドモード】に切り替わった患者は，「スキーマへの過剰補償」というコーピングスタイルを取ることが多い。そしてスキーマに過剰補償しているうちに，患者は自分に多大な権利があると感じるようになる。彼／彼女らは，身近な人たちに対して要求ばかりするが，自分からは与えようとしない。彼／彼女らは，自分が情緒的に剥奪されることを予期しているので，その前に自分の欲求を何とかして満足させようと躍起になる。「情緒的スキーマ」はまた，自己愛性パーソナリティ障害患者の「自分は無視されている」「自分は誤解されている」といった歪曲的思考の要因でもある。

「欠陥スキーマ」と自己愛性パーソナリティ障害は不可分の関係にある。ほとんどの自己愛性パーソナリティ障害患者は，自らを「欠陥のある存在」であると感じている。そのために患者は自分を閉ざし，他者が自分に近づかないようにする。患者は他者と親密になることについてアンビバレントな思いを抱いている。彼／彼女らは他者と親密になることを一方で切望しつつ，一方でそのような関係を居心地悪く感じ，自分と親しくなろうとする相手を遠ざけようとする（これは「情緒的剥奪スキーマ」と「欠陥スキーマ」の葛藤かもしれない。情緒的に剥奪されているという思いは，患者を他者に近づける。しかし自分に欠陥があるという思いは，患者を他者から遠ざける）。自己愛性パーソナリティ障害患者は，自らの欠点を人前でさらすことは屈辱的であり，もしそのようなことがあれば他者から拒絶されるに違いないと信じている。患者は他者からの要求に応えることができないと，それまでの尊大なあり方から一転して，劣等感や恥辱感にさいなまれるようになる。自己愛性パーソナリティ障害はしばしばそのような「失敗」が原因で，抑うつ状態や他のⅠ軸障害の症状（例：不安障害，身体表現性障害）を示す。またそのような「失敗」によって，彼／彼女らは，それを過剰補償するためにさらなる努力をするようになる。

実際には，個々の患者に合わせてモードの呼び方を調整したり変えたりすることが多い。たとえば我々は【寂しいチャイルドモード】を［拒絶されたチャイルドモード］［無視されたチャイルドモード］［駄目なチャイルドモード］と呼んだり，【自己誇大モード】

を[競争者][批評家]と呼んだり、【遮断・自己沈静化モード】を[興奮した麻薬中毒者][空想家]と呼んだりすることがある。患者のモードにぴったりくるのであれば、どのような呼び方でもよい。

10-1-1 他のスキーマ

「情緒的剥奪スキーマ」「欠陥スキーマ」「権利要求スキーマ」が、自己愛性パーソナリティ障害患者に最もよくみられるスキーマであるが、患者は他にも以下のスキーマを持っていることが少なくない。

「不信／虐待スキーマ」
「社会的孤立／疎外スキーマ」
「失敗スキーマ」
「自制と自律の欠如スキーマ」
「服従スキーマ」
「評価と承認の希求スキーマ」
「厳密な基準／過度の批判スキーマ」
「罰スキーマ」

自己愛性パーソナリティ障害患者は「スキーマへの過剰補償」および「スキーマの回避」というコーピングスタイルを用いることが多いので、患者自身は自らのスキーマにほとんど気づいていないことが多い。

10-1-2 【寂しいチャイルドモード】

【寂しいチャイルドモード】は【脆弱なチャイルドモード】の一種である。自己愛性パーソナリティ障害患者のほとんどは、価値のない存在として扱われないようにするために、親に対して自分を誇大に見せようとし、寂しい思いを心の奥に封じ込める。患者自身が自らの寂しい思いに気づいていないことも多い。幼少期に中核的感情欲求が満たされなかった患者は、寂しさよりむしろ空虚感や孤独感を抱いていることが多い。セラピストは患者の【寂しいチャイルドモード】との絆をしっかりと作るよう心がける。

【寂しいチャイルドモード】にある自己愛性パーソナリティ障害患者は、自分が愛に値しないと感じている。すなわち自分は他者から愛されていないし、これからも愛されることはないだろうと感じている。多くの自己愛性パーソナリティ障害患者は、自分が自らの能力をはるかに超えた水準を何とかして保っていると思っている。患者はまた、自分が周囲をだましているかのような感覚や、自分がとてつもなく幸運であるかのような感覚を抱いたりもする。しかし彼／彼女らは一方で、他者からの期待に自分が応えられないだろうとひそかに感じており、表面的に取り繕うのに精一杯であったりもする。ただしそのような「取り繕い」がいつまでももたないだろうというふうにも思っている。患者は他者から承認されたり価値を認められたりするために過剰補償しているが、内心

では，それがいつ崩壊してもおかしくないと感じている。

　このような患者にとって，「自分は特別である」と思うことと「自分は平均的である」と思うことは正反対の感情をもたらす。「平均的である」というのは，自己愛性パーソナリティ障害患者の感情をかき乱す。なぜならそう思うことで，患者の自己イメージが２つに引き裂かれるからである。皆から注目され賞賛されなければ，自分は「無」であると患者は信じている。つまりそれは「自分は『特別』か『無』かのどちらかである」という考え方であり，患者にとってその中間はないに等しい。これは患者が幼少期に「条件付き承認」を受けてきた結果である。患者は幼少期，何かにおいて平均的であった場合，無視されたり，承認されなかったりしたのであろう。そのような体験を通じて，患者は「もし自分が特別でなかったら，誰も自分のことを愛してくれないだろう。自分のことを気にかけてくれないだろう。自分は一人ぼっちのままだろう」と信じるようになったのである。

　他者から承認されなかったり特別な立場を失ったりしたときに，自己愛性パーソナリティ障害患者の中の【寂しいチャイルドモード】が惹起される。それはたとえば，仕事上の失敗，解雇，離婚（もしくはパートナーとの離別），競争に負けること，他人の成功，他人が自分よりも賞賛されること，尊敬する人から批判されること，病気になって働けなくなること，といったことである。このようなとき，患者は駆け込むようにして【寂しいチャイルドモード】に入るが，その直後に今度は逃げ出するようにして他のモード（【自己誇大モード】【遮断・自己沈静化モード】）に入り込む。ほとんどの自己愛性パーソナリティ障害患者は，短い時間しか【寂しいチャイルドモード】に留まろうとしない。なぜなら【寂しいチャイルドモード】にあること自体，患者に心の痛みをもたらすからである。【寂しいチャイルドモード】にある患者は，悲しい，愛されない，恥かしいといった感情を抱き，たいていの場合，自己嫌悪にさいなまれる。自己愛性パーソナリティ障害患者はこれまでの人生で，幾度となく【寂しいチャイルドモード】にあったはずである。しかし患者はそのような体験を明確に思い出すことができない。患者はそもそもそのような体験を思い出すこと自体を拒否する。彼／彼女らは，【寂しいチャイルドモード】の傷ついた感情を体験することを，何としてでも避けようとする。

10-1-3 【自己誇大モード】

　【自己誇大モード】は，患者が「情緒的剥奪スキーマ」と「欠陥スキーマ」に過剰補償しているときに出現する。自己愛性パーソナリティ障害患者がこのモードにあるとき，彼／彼女らの振る舞いは，特権的で，競争的で，他罰的で，威圧的である。そしてがむしゃらに地位を求める。自己愛性パーソナリティ障害患者は，何もなければ自動的に【自己誇大モード】に入る。周りに他人がいるときはとりわけそうである。患者は【自己誇大モード】で過ごす時間が最も長い。次に長いのが【遮断・自己沈静化モード】で過ご

す時間である。これは主に患者が一人で過ごしているときである。最も短いのが【寂しいチャイルドモード】である。彼／彼女らはめったに【寂しいチャイルドモード】に入ろうとはしない。

　【寂しいチャイルドモード】が自らを欠陥人間だと感じれば感じるほど、【自己誇大モード】はそれを補償するために、自分を優れた人間であるかのように見せようとする。【自己誇大モード】にある患者は、他者から賞賛されることを求め、他者に対してひどく批判的である。患者は、相手を見下すようなトーンで話したり、自分を軽視する（と患者が認知した）相手に反撃したり、上から物を見るような態度を示したりすることによって、いちいち相手と競おうとする。そして自分の権利を声高に主張する。とにかく患者の振る舞いは競争的である。しかしその根底にあるのは、自分が劣っており、侮辱されているという思いである。そこで患者は、自らの傷つき感情を自覚したり、他者との会話の中で思わず自らの弱みを明かしてしまったようなときは、その後極力他者を避けようとする（本章で後に示すカールの事例がその好例である）。

　自己愛性パーソナリティ障害患者の示す自己中心性、他者の欲求や権利への関心の低さ、そして「自分は特別である」という感覚はすべて、患者の持つ「権利要求スキーマ」によるものである。患者は【自己誇大モード】にあるとき、他者に対して心ない振る舞いをする。彼／彼女らは、他者への影響を考えることなしに、自分のしたいことをし、欲しいものを手に入れようとする。患者の振る舞いは「自分さえよければよい」といった感じであり、他者が何を欲しているかとか他者がどう感じているかということへの共感性はきわめて乏しい。患者はまた、他者を操作することで自らの欲求を叶えようとする。患者は、自分が特別扱いされることを望み、他の人びとに適用されている規則を自分だけは守らなくてもよいと考えている。

　先にも述べたとおり、セラピストはこの【自己誇大モード】を、個々の患者にとってぴったりくるような呼び方に変えるとよい（例：［権利を求めるモード］［地位を追い求める人］）。その際、患者のコーピングスタイルの特徴を参考にすると良いだろう。

　我々の経験では、自己愛性パーソナリティ障害患者が【自己誇大モード】にあるときによく示すコーピングは次の通りである。

　　攻撃する／敵意を向ける
　　優位に立とうとする／過剰に自己主張する
　　承認を欲する／地位を求める
　　操作する／奪い取る

　自己愛性パーソナリティ障害患者のコーピングは極端なことが多い。ただし自己愛は多様な形を通じて表出されることを忘れてはならない。すべての自己愛性パーソナリティ障害患者のコーピングスタイルが極端であるとはいえない。自己愛は一種のスペク

トラムであり，無害なものから有害なものまで幅広く想定する必要がある。つまり極端な場合，自己愛は「反社会性人格」といった形で現れ，もう一方の極端な場合，患者は自己陶酔的な面を持ちながらも他者への共感や暖かさを大いに保っているかもしれない（「悪意ある」自己愛についてはKernberg（1984）を参照されたい）。同様に，治療に訪れる自己愛性パーソナリティ障害患者もさまざまである。ただし我々は，患者の心の奥底に必ず【脆弱なチャイルドモード】がひそんでいると考えている。

　自分の欲求が満たされなかったり，自分の努力に対してけちをつけられたりしたとき，自己愛性パーソナリティ障害患者は「攻撃する／敵意を向ける」といったコーピングを通じて，怒りにまかせて相手を罵倒する。患者は「攻撃は最大の防御である」と信じており，相手に脅かされたと感じた途端，攻撃に転ずる。場合によっては患者が相手に暴力を振るう場合もある。この「攻撃する／敵意を向ける」というコーピングの機能は，自らの感情的欲求を満たすよう他者に強制することであり（「情緒的剥奪スキーマ」への対抗），自分が優秀であるとの虚勢を保つことである（「欠陥スキーマ」への対抗）。

　自己愛性パーソナリティ障害患者はまた，「優位に立とうとする／過剰に自己主張する」というコーピングを使って，状況をコントロールするために他者を威圧することがある。そのようなときの患者の振る舞いは，まるで独裁者のようである。患者は身体的にも心理的にも相手の優位に立ち，相手に脅威を与えようとする。患者はいつでも自分が「一番」「特別」「別格」であることを求め，そうあることによって自らの感情的欲求を満たしたり，優位を保とうとしたりする。自己愛性パーソナリティ障害患者がこのような振る舞いを示すときは，たいてい彼／彼女らの心の奥底にあるスキーマが誘発されている（「情緒的剥奪スキーマ」か「欠陥スキーマ」であることが多い）。

　「承認を欲する／地位を求める」というコーピングは，他者から承認されたいとの強烈な欲求に基づく。このコーピングは，最も多くの自己愛性パーソナリティ障害患者に共通してみられる。患者は外からみてわかる「成功の証」を過度に重視する。それはたとえば社会的地位，業績，容姿，資産といったものである。患者がこのコーピングを使うのは，「欠陥スキーマ」が誘発され，それによる心の痛みに対応するためである。つまり「自分は劣っている」と感じると，それを補うために「自分は優れている」ことを証明しようとする。【自己誇大モード】にある自己愛性パーソナリティ障害患者は，他者（患者にとって身近な人を含む）の成功をうらやむ。患者は常に他者の業績をぶちこわしたり消去したりする機会を狙っている。

　患者はさらに「操作する／奪い取る」というコーピングを通じて，自己満足のために他者を利用しようとする。このコーピングを用いるときの患者は冷酷である。彼／彼女らは自分の欲するものを手に入れるためであれば，他者を犠牲にすることを厭わない。【自己誇大モード】にあるときの患者は他者に対してほとんど共感しない。患者は他者を「個別の人権を有する存在」というよりは「自らの満足のために利用すべき対象」で

あるとみなしている。彼女・彼女らは，自らの「情緒的剥奪スキーマ」による心の痛みを克服するために，自分にはそのぐらいの権利が与えられていると信じている（「権利要求スキーマ」「厳密な基準スキーマ」「評価と承認の希求スキーマ」といったスキーマは，他のスキーマへの過剰補償によって形成されたスキーマであると考えられる）。

　なかには表面化しない自己愛性パーソナリティ障害もある。そのような患者も自己愛性パーソナリティ障害患者に特徴的な3つのモードを有している。しかしそのような患者は現実世界ではなく空想の世界で【自己誇大モード】に入るので，他者にはわかりづらい。James Thurber の "The Secret Life of Walter Mitty"（邦題『虹を掴む男』）のまさに題名の役であるウォルター・ミティは，空想の世界の中だけで「自分は特別な存在だ」といった思いをめぐらせていたため，彼のそのような傾向は周りの人には一切わからなかった。このような「隠れ自己愛性パーソナリティ障害患者」は，現実の世界では控えめに，場合によっては他者本位に動く。しかし彼／彼女らは自らの空想の中では，自分こそがこの上なく優れた人間であるとの幻想を抱いているのである。このような「隠れ自己愛性パーソナリティ障害患者」は，一見【自己誇大モード】にあるようには見えなくても，実際には他の自己愛性パーソナリティ障害患者と似たようなパーソナリティ特性を有している場合が多い。

10-1-4 【遮断・自己沈静化モード】

　ほとんどの場合，自己愛性パーソナリティ障害患者は他者といるときは【自己誇大モード】にあるが，患者は一人になると他者から賞賛を得たいという欲望が消え，【遮断・自己沈静化モード】に切り替わる。【遮断・自己沈静化モード】にある患者は，自らの感情をなだめたり感情から気を逸らしたりするような活動を行う。自己愛性パーソナリティ障害患者の感情をたかぶらせる他者の存在がないと，患者はまず【寂しいチャイルドモード】に切り替わり，空虚感や退屈，抑うつ感などを抱き始める。自分を承認してくれる外的資源がないと，患者の内なる【寂しいチャイルドモード】が活性化されるからである。そこで患者は【遮断・自己沈静化モード】を使って，【寂しいチャイルドモード】がもたらす心の痛みを避けようとする。

　【遮断・自己沈静化モード】はさまざまな形態をとるが，それらはすべて「スキーマの回避」というコーピングスタイルの表れである。患者はさまざまな行為を通じて，自己刺激を試みる。それらは嗜癖行為であるか衝動的行為であるかのどちらかである。具体的には，仕事に没頭する，ギャンブル，株式投資，カーレースやロッククライミングのような危険を伴うスポーツ，無軌道な性行為，ポルノやサイバーセックスへの没頭，コカインなどのドラッグなどが挙げられる。これらの行為はすべて，患者に刺激と興奮を与えてくれる。

　【遮断・自己沈静化モード】が，自己刺激というよりはむしろ自己沈静化の方向に表

れる場合もある。具体的には，コンピュータゲームをする，過食をする，テレビを観る，空想にふける，などである。患者はこれらの行為に没頭することによって，「情緒的剥奪スキーマ」や「欠陥スキーマ」がもたらす，そして【寂しいチャイルドモード】がもたらす心の痛みをまぎらわそうとする。これらの行為はすべて，患者が空虚感や無価値感を抱かないようにしてくれる。

10-2　自己愛性パーソナリティ障害患者の診断基準（DSM-IV）

DSM-IV の自己愛性パーソナリティ障害の診断基準を以下に示す。この診断基準は上に挙げた3つのモードのうち特に【自己誇大モード】に焦点を当てていることに注目されたい。

- 自己の重要性に関する誇大な感覚を持つ（例えば，業績や才能を誇張する，十分な業績がないにも関わらず優れていると認められることを期待する）。
- 限りない成功，権力，才気，美しさ，あるいは理想的な愛の空想にとらわれている。
- 自分が「特別」であり，独特であり，他の特別なまたは地位の高い人たちに（または施設で）しか理解されない，または関係があるべきだ，と信じている。
- 過剰な賞賛を求める。
- 特権意識，つまり，特別有利な取り計らい，または自分の期待に自動的に従うことを理由なく期待する。
- 対人関係で相手を不当に利用する，つまり，自分自身の目的を達成するために他人を利用する。
- 共感の欠如：他人の気持ちおよび要求を認識しようとしない，またはそれに気づこうとしない。
- しばしば他人に嫉妬する，または他人に嫉妬していると思い込む。
- 尊大で傲慢な行動，または態度。

我々は，DSM-IV における自己愛性パーソナリティ障害の診断基準に批判的な立場を取っている。なぜなら DSM-IV は患者の表面的な補償行動だけに焦点を当てており，患者の抱える中核的な問題（と我々が信じているもの）を考慮していないからである。DSM-IV が焦点を当てているのは【自己誇大モード】だけである。そのせいで多くの臨床家が自己愛性パーソナリティ障害患者に対して深いレベルで共感的に理解できず，表面的な理解に基づいた非共感的な見方に留まってしまっている。DSM-IV における自己愛性パーソナリティ障害の診断基準は効果的な治療を生み出さない，というのが我々の結論である（これは他の多くのⅡ軸診断にも当てはまる結論でもある）。DSM-IV の診断基準は【自己誇大モード】に基づくコーピングしか説明しえず，この診断基準を用いた臨床家は，自己愛性パーソナリティ障害患者の抱える根本的な問題やスキーマを理解することはできない。患者が根底に抱える問題やスキーマを理解しなければ，Ⅱ軸障害に対する治療を効果的に行い，しかもその効果を持続させることはできない，というのが我々の信念である。

10-3　自己愛性パーソナリティ障害 対 "純粋な「権利要求スキーマ」"

　自己愛性パーソナリティ障害と "純粋な「権利要求スキーマ」" を見分けることは重要である。背景に「情緒的剥奪スキーマ」および「欠陥スキーマ」がない場合、我々はそれを "純粋な「権利要求スキーマ」" であるとみなす。

　「権利要求スキーマ」には2つの形成過程がある。子どもがただひたすら甘やかされて育った場合に形成されるのが "純粋な「権利要求スキーマ」" である。このような子どもの親は、適切な制約を設けず、他者の感情や権利を尊重することを子どもに教えなかった。"純粋な「権利要求スキーマ」" の持ち主はしたがって、情緒的に剥奪されたことも他者から拒絶されたこともない。彼／彼女らの持つ「権利要求スキーマ」は過剰補償によるものではない。

　一方、「情緒的剥奪スキーマ」や「欠陥スキーマ」に対する過剰補償の結果、「権利要求スキーマ」が形成されることもある。甘やかされて育ったせいで "純粋な「権利要求スキーマ」" が形成された患者と異なり、過剰補償としての「権利要求スキーマ」を持つに至った患者は非常に脆弱である。このような患者は、自分の要求する権利が他者から無視されたり軽視されたりするものであることを、どこかで知っている。患者の過剰補償としての「権利要求スキーマ」は容易に崩壊する可能性があり、もしそんなことになってしまったら、患者は権利を要求するどころか、自らの脆弱さを曝さざるをえなくなってしまう。

　「権利要求スキーマ」を有する自己愛性パーソナリティ障害患者は、"純粋な「権利要求スキーマ」" の持ち主と同様、表面的には権利を要求し、他人を見下すような態度を取る。しかし "純粋な「権利要求スキーマ」" の持ち主の心の奥底には【寂しいチャイルドモード】は存在せず、いかなる悲しみも喪失感も脆さも欠陥感覚もない。"純粋な「権利要求スキーマ」" の中核にあるのは、単に衝動的で自制心のないチャイルドモードである。表面的には "純粋な「権利要求スキーマ」" の持ち主と「権利要求スキーマ」を有する自己愛性パーソナリティ障害患者の振る舞いはとてもよく似ているが、両者の内面的な世界は非常に対照的である。

　ただし実際に我々が臨床現場で出会う自己愛性パーソナリティ障害患者は、両方の「権利要求スキーマ」("純粋な「権利要求スキーマ」" および過剰補償としての「権利要求スキーマ」) を示すことが多い。患者の「権利要求スキーマ」の一部は学習によるものであり、また別の一部は過剰補償によるものである。つまり患者は甘やかされて育てられた結果として "純粋な「権利要求スキーマ」" を持つようになり、さらに何らかの形で形成された「情緒的剥奪スキーマ」や「欠陥スキーマ」を過剰補償するために、もう一方の「権利要求スキーマ」を持つようになったのである。このような患者にとって必要なのは、限界設定とモードワークの両方である。ただし患者が治療を求めるのは、後

者の「権利要求スキーマ」がもたらす心の痛みのためである。そのような患者はそれまでの過剰補償が立ち行かなくなり，落ち込んで治療に訪れることが多い。その場合まず必要なのはモードワークであり，限界設定はさほど重要でないことが多い。

　自己愛の専門家が自己愛性パーソナリティ障害患者について書く場合，患者を"純粋な「権利要求スキーマ」"の持ち主ではなく，過剰補償によって「権利要求スキーマ」を持つに至った脆弱な存在として扱うことが一般的である。我々もそのような立場を取る。本章では，過剰補償によって「権利要求スキーマ」を持つに至った脆弱な自己愛性パーソナリティ障害患者に焦点を当てる。したがって本章で紹介するモードワークは"純粋な「権利要求スキーマ」"の持ち主には適応とならない。というのも，本章で紹介するモードワークは，「権利要求スキーマ」の背景にある，さらなる中核的で不適応的なモードに焦点を当てたものだからである。"純粋な「権利要求スキーマ」"に対しては，セラピストは適切な制約を設け，互恵主義についてしっかりと心理教育をすればそれで十分であると我々は考えている（その場合モードワークを通じて，【甘やかされたチャイルドモード】と【ヘルシーアダルトモード】との対話技法を実施するのがよいだろう）。

10-4　幼少期における自己愛の起源

　患者の幼少期における自己愛性パーソナリティ障害の起源は，次の4点であると我々は考えている。

1. 孤独と寂しさ
2. 制約が与えられなかったこと
3. 利用されたり操作されたりしたこと
4. 条件つきの承認

10-4-1　孤独と寂しさ

　多くの自己愛性パーソナリティ障害患者は，愛されたという体験を持たず，孤独な幼少期を送っている。患者のほとんどは情緒的に剥奪されていたと言ってよい。患者の母親（もしくは他の主要な養育者）は患者に目を向けていたかもしれないが，身体的な愛情表現や共感，情動調律に不足していた。患者は真に愛されたという体験を持たず，情緒的なアタッチメントを与えられなかった。加えて，多くの患者は友人や仲間から拒絶されたり孤立したりした体験をもつ。このような体験をした人は，「情緒的剥奪スキーマ」「欠陥スキーマ」「社会的孤立スキーマ」を持つようになり，ひいてはそれが自己愛性パーソナリティ障害につながった可能性がある。しかし多くの自己愛性パーソナリティ障害患者は，自らの内なるスキーマに気づいていない（もしくはうすぼんやりと感じているだけである）。

10-4-2 制約が与えられなかったこと

　ほとんどの自己愛性パーソナリティ障害患者は，幼少期に十分な制約を設定されず，常に甘やかされていた。といっても患者は情緒的に甘やかされていたのではなく，物質的に甘やかされていただけである。患者はまた，他者の感情にお構いなしに，傍若無人に振る舞うことを許されていた。他の子どもをいじめたり，"かんしゃくもち"として振る舞ったりすることも大目に見られていた。患者の親は自らの自己愛を満足させることを優先し，患者にとって必要なしつけをしてこなかった（例：家事の手伝い，門限を守ること）。そのような過程を経て，「愛されている」という思いの代わりに「自分は特別である」という思いが患者の中に形成されていった。幼少期に患者が得たものはそのような思いだけだったのである。このような患者が有するのは「情緒的剝奪スキーマ」や「自制と自律の欠如スキーマ」といったスキーマである。

10-4-3 利用されたり操作されたりしたこと

　多くの自己愛性パーソナリティ障害患者は，幼少期にどちらかの親に利用されたり操作的に扱われたりした体験をもつ。たとえば親は，配偶者の代用として患者を性的に扱ったかもしれない。あるいは業績，成功，地位，承認を得たいという親自身の欲求を満たすため，身代わりとして子どもを利用したかもしれない。つまり親が自らのスキーマを過剰補償するために子どもを利用したということになる。そのような親は性的な欲求や情緒的な欲求が満たされていなかったり（そのような親は「情緒的剝奪スキーマ」を有している），「自分はちゃんとしていない」との思いにさいなまれていたりする（そのような親は「欠陥スキーマ」を有している）。

　ただし患者自身は幼少期，自分が親に利用されていたことに気づいていない。患者は治療開始時にこのように言うことさえある。「私の子ども時代は申し分ありません。私は素晴らしい両親に育てられたんです」。そのような患者は幼少期に問題があったことを認識していない。しかし患者の幼少期をセラピストが詳細に調べていくと，両親は患者の欲求を満たそうとしたのではなく，親自身の欲求を満たすために患者を利用していたことが次第に明らかになっていく。親自身が自己愛性パーソナリティ障害患者である場合も少なくない。

　このような患者は幼少期，自分を取り巻く状況に対して混乱していたことが多い。患者は幼少期，両親から注目され，ほめられたり褒美を与えられたりしていた。それは患者にとって心地よい体験である。患者は「自分は親から愛されている」と感じる。しかし両親は本当の意味で患者を慈しみ育てるということをしない。両親は患者に触れず，患者にキスしたり患者を抱きしめたりすることもしない。ましてや患者を丸ごと理解したり受け入れたりすることもない。親は，患者の真の姿を見ようとも理解しようともしない。患者は次第に，自分が親にほめられはするが本当には愛してもらっていないと感

じるようになる。患者は，自分が与えられた基準を達成したときだけ親に注目してもらえる存在であることを自覚するようになる。このような患者には，「不信／虐待スキーマ」「服従スキーマ」が形成されることが多い。患者は親の欲求を満たすための道具であるかのように，利用されたり支配されたりしていたのである。

10-4-4　条件つきの承認

多くの患者が幼少期に受けたのは，純粋で無私の愛情ではなく，条件つきの承認である。（ただし患者の受けた愛情が「本物」であったかどうかを見極めるのは極めて難しい。患者自身が「自分は愛されていた」と感じている場合は特にそうである。ある患者は親の愛を次のように表現した。「ええ，もちろん父は私のことを愛していました。まるで狼が子羊を可愛がるように」。）患者は子どもの頃，親に課された高い基準を達成できたときだけ，「自分は特別な存在だ」と思うことができた。それ以外のときは，患者は親から無視されたり軽視されたりしていた。そのような親は，本当の幸せや親密さを犠牲にしてでも，表面的な成功を追い求めようとする。患者はそのような親の承認を得るため完璧であろうとするが，その一方で，親からの非難やさらなる要求をかわすために必死になる。患者は安定した自尊心を抱くことができない。というのも患者の自尊心は常に他者からの評価によって影響を受けるからである。つまり他者に評価されれば患者の自尊心は一時的に高まる。評価されなければ患者は「自分は価値のない存在だ」と感じる。このような患者には，「欠陥スキーマ」「厳密な基準スキーマ」「評価と承認の希求スキーマ」が形成されることが多い。

10-4-5　典型的な生育歴

以下に自己愛性パーソナリティ障害患者の典型的な生育歴を紹介する（ただしこれはある種の典型ではあるが，全ての自己愛性パーソナリティ障害患者に共通するものではないことに留意されたい）。患者は片方の親に溺愛されて育つ。親は患者を特別扱いし，一切の制約を設けない。その「片方の親」とは母親であることが多い（父親の場合もある）。このような母親は患者を徹底的に甘やかすが，そのとき重視されるのは患者ではなく母親自身の欲求である。母親は子どもを通じて，自らの欲求（例：地位を得たい，承認されたい）を満たそうとする。母親は子どもを理想化し，子どもに対して高い基準を設ける。子どもを思い通りにするために，母親は子どもを操作し，支配しようとする。このような母親は子どもの欲求や感情に対する共感能力に欠け，身体的な接触を子どもと持とうとしない（他者の前で子どもへの愛情を見せつけたいとき，もしくは**母親自身が**そうしたいと思ったときだけ，子どもと身体的に接触する）。片方の親がこのように振る舞う場合，もう片方の親はそれとは正反対の振る舞いを示すことが多い。すなわち患者に対して冷ややかで，受身的で，距離を置き，批判的で，場合によっては虐待的ですら

ある。こちらは父親であることが多い。つまり患者は幼少期において相反するメッセージを同時に受け取っていたことになる。一方の親は過度に患者に注目し，もう一方の親は患者を無視したり軽視したりしていたのである。

自己愛性パーソナリティ障害患者の中には，幼少期に何らかの資質に恵まれていたという人が多い。たとえば患者は幼少期，利発であったり，容姿が優れていたり，運動神経がよかったり，芸術的才能に恵まれていたりしていた。患者の親（どちらか一方の親，もしくは両親共に）は，そのような資質を通じて人びとから賞賛を得ることを患者に強要する。患者の業績や容姿が優れており，それによって親自身が満足した場合だけ，親は患者に注意を向け，盛大に褒め上げる。しかしそうでないときは，親は患者に関心を示さない。親は患者を軽視するか無視するかのどちらかである。患者は自らの資質を磨き，両親から評価されるために必死になる。なぜならもしそのような努力をやめてしまったら，親の関心を急激に失うか，親からこっぴどく批判されることを患者は知っており，そのような事態に陥ることを恐れているからである。患者は自分の得意分野においては「特別な存在」である。しかしそれ以外の分野では「価値のない存在」として扱われる。

中には「特別な家庭」に育った自己愛性パーソナリティ障害患者もいるだろう。それはたとえば，きわめて裕福な家庭であったり，両親のうちのどちらかが有名人であったり，もしくは両親のうちのどちらかが成功を極めていたり，あるいは育った家庭の社会的地位が高かったり，といったことである。そのような家庭に育った患者は，「私は特別な存在だ。なぜなら私の家族が特別だからだ」と思うようになる。しかしそれは外の世界においてのことである。患者は家の中では特別な存在ではない。患者は家族の中では無視されたり拒絶されたりする。「特別に優れていなければ，賞賛や評価を受けることはできない」ということを患者は家庭の中で学んでいく。平均的な子どもは存在しないのと同然である。このような患者は，家庭の外では特別扱いされ，家庭の中では軽視されるという，極端な環境のなかで育ったのである。

自己愛性パーソナリティ障害の他の起源としては，社会的な拒絶や孤立が挙げられる。このような患者は家庭の中では愛され，認められていたのかもしれない。しかし外の世界で仲間にいじめられたり，何らかの重要な点で「自分は皆と違うんだ」と思い込むようになったりしたことが，自己愛性パーソナリティ障害を形成した。そのような患者はおそらく異性を惹きつける魅力に欠けていたり，運動神経が鈍かったり，周囲に比べて家が貧しかったりしたのだろう。そのような患者は，思春期には主要なグループに入れず，そのグループの「取り巻き」となることが多い。

10-5 親密な関係における自己愛性パーソナリティ障害患者の特徴

自己愛性パーソナリティ障害患者に対する治療におけるセラピストの最終目標は，患

者が自らの中核的感情欲求を満たすことができるよう（治療内でも治療外でも），患者を手助けすることである。モード用語に言い換えると，セラピストが目指すのは患者の内なる【寂しいチャイルドモード】を救うことである。セラピストは自らがモデルとなって，患者の【ヘルシーアダルトモード】が【寂しいチャイルドモード】の存在に気づき，育てていけるよう，そして最終的にはそれらのモードが統合されるよう導いていく。【寂しいチャイルドモード】は患者自身によって愛され，育まれる必要がある。そのような過程を通じて，【遮断・自己沈静化モード】と【自己誇大モード】が徐々に消滅していくことも目標の一つである。セラピストはこれらの目標を達成するために，患者が親しい人との関係においてどのように振る舞い，それが患者とそのパートナーの欲求を満たすことをどのように妨げているか，注意深く探索する。つまり日常生活における親密な関係のあり様が，自己愛性パーソナリティ障害患者に対する治療の中心となる。

以下に，親密な関係における自己愛性パーソナリティ障害患者の特徴をいくつか挙げる。患者はこれらの特徴のいくつか，もしくは全てを持っていることが多い。

10-5-1　愛情を受けとめられない

自己愛性パーソナリティ障害患者は「本当の愛情」というものを知らない。したがって他者からそれ（愛情）を差し出されても，それをそのまま受けとめることができない。他者が患者に共感的で温かな態度を示しても，患者はそれを受け入れることができない。患者が受け入れることができるのは他者からの注目や承認や賞賛であって，愛情ではない。この「愛情を受けとめられない」という特徴が，患者の「情緒的剥奪スキーマ」や「欠陥スキーマ」をさらに持続させてしまう。

10-5-2　承認されようとしつづける

恋愛関係や夫婦関係においてさえ，自己愛性パーソナリティ障害患者は愛情の代わりに相手からの賞賛を得ようとする。患者がそうするのは，ひとえに患者が不幸せだからである。患者は親密な対人関係においてでさえ愛情欲求が満たされたことがないため，そもそも相手に愛情を求めようとせず，その代わりに，承認されることをひたすら求めつづける。

自己愛性パーソナリティ障害患者が選ぶパートナーには，感情的に冷淡で愛情の薄い人が多い。患者は情緒的に自分を剥奪した両親と似たような人をパートナーに選び，その結果患者のスキーマがさらに持続してしまう。患者は愛されていない状態にむしろ心地よさを感じ，相手からの情緒的剥奪にすすんで耐えようとする（ただし患者自身は自分がそうしていることに気づいていない）。患者の中には，全てを許し，全てを与えてくれるパートナーを選ぶ人もいる。このような患者はパートナーから受け取る一方で，自分からパートナーに与え返すことをしない。パートナーが「ノー」と言わなければ，

患者は際限なくパートナーに要求しつづける。患者はそのようなやり方を通じて，相手からの承認を得ようとしつづける。

10-5-3　共感性の欠如

　自己愛性パーソナリティ障害患者には，他者に対する共感性に欠ける人が多い。特に近しい関係にある人に対して，患者は共感を抱くことができない。それはひとえに患者が幼少期において他者から共感された経験を持たないためである。患者は重要他者に対して自分がどのように共感したらよいのか，そしてどのようにその共感を示したらよいのか，そのやり方がわからない。

　興味深いことに，このような患者が【寂しいチャイルドモード】にあるときは，他者に対して共感的になれることが多い。逆に他の２つのモード（【自己誇大モード】【遮断・自己沈静化モード】）にあるときは，共感から最も程遠い状態になる。ほとんどの自己愛性パーソナリティ障害患者は共感能力を持っていないわけではない。しかし「スキーマへの過剰補償」もしくは「スキーマの回避」といったコーピングスタイルを用いて【自己誇大モード】【遮断・自己沈静化モード】が姿を現した途端，患者は他者に対する共感能力を発揮できなくなってしまう。たとえばある自己愛性パーソナリティ障害患者は一児の父親である。彼は親から愛されない子どもの映画を観て，非常に心を動かされ，涙さえ流した。しかしその彼が，自分の子どもに対しては共感ができず，映画の中の子どもと同じような目に遭わせてしまう。おそらくこの父親は，映画を観ているときは【寂しいチャイルドモード】に入っており，だからこそ映画の中の子どもに共感できたのであろう。しかし自分の子どもと一緒にいるときには【自己誇大モード】に切り替わってしまい，そのせいで子どもに共感できなかったのであろう。彼がそのときどのモードであるかによって，他者に共感できるかできないかが決定されるのである。

10-5-4　他者へのねたみ

　自己愛性パーソナリティ障害患者は，何らかの点で自分より勝っていると感じる他者に対して，ことごとくねたみを感じる。患者は，他者が賞賛されるのを見聞きすると，そのぶん自分の価値がおとしめられたような気持ちになってしまう。患者はそもそも，自分はもっと他者から注目されたり賞賛されたりするべきであると思っている。そこで他者が注目されたり賞賛されたりすると，傷つき，他者をねたむのである。患者は【寂しいチャイルドモード】に切り替わり，騙されたような感覚や心細い感覚，情緒的に剥奪されたような感覚，そして他者へのうらやましさで心がいっぱいになる。患者はこのようなとき抑うつ的になる場合もあるが，たいていは気を取り直して，他者の注目を再び自分に集めようとする。すなわち【自己誇大モード】に切り替わる。

10-5-5　愛する人に対する理想化と価値の引き下げ

　自己愛性パーソナリティ障害患者は特に恋愛関係の初期段階において，相手を理想化する傾向がある。これは患者の「欠陥スキーマ」への過剰補償である。「理想の相手」から愛と承認が得られれば，自分自身の価値が上がったかのように感じることができるからである。この段階では，患者はパートナーからの批判や拒絶のサインに対してひどく敏感である。患者はパートナーとの関係に没頭し，パートナーに注目されるために何でもしようとする。

　患者は，自分自身の価値を上げてくれるような「見てくれのよい」相手をパートナーに選ぶ。上記のとおり，関係の初期段階では患者はパートナーを理想化し，賞賛する。しかし時がたつにつれて，患者はパートナーのちょっとした欠点がことごとく気になるようになり，今度はパートナーの価値を引き下げるようになる。そして常にパートナーの価値を引き下げるような言動ばかり取るようになる。患者のこのようなパターンには，いくつかの理由がある。その1つが「スキーマの持続」である。パートナーの欠点は患者自身の欠陥スキーマを誘発するので，パートナーの欠点を見るにつけて，患者は「自分に欠陥がある」と感じてしまう。このような感覚を回避するために，患者はパートナーをけなし，価値の切り下げを行うことで自分が優位に立ち，自尊心を保とうとする。パートナーを自分の劣位に置くことで，患者は気分の悪化をとりあえず防ぐことができる。価値を切り下げる2つめの理由は，パートナーとの関係性を患者自身が支配できるというものである。パートナーの価値を切り下げることで，パートナーは自信を失う。その結果パートナーが患者を捨てて，誰か別の人を探す可能性が低くなる。患者はパートナーのちょっとした欠点を目にする度に，批判したり馬鹿にしたりする。患者の中にはサディスティックな態度を取ったり，パートナーに屈辱を与えるような振る舞いを示したりするような人もいるだろう。患者がこのように振る舞い続ければ，パートナーはいつか本当に傷つき，力尽きてしまう。こうなるとパートナーはもはや患者にとって役に立たない存在である。なぜならそのようなパートナーは，患者にとって「賞賛の源」として機能しないからである。

　そのような患者をパートナーが懸命に喜ばせようとすることがあるが，そのような戦略は裏目に出ることがほとんどである。パートナーが患者を喜ばせようとすればするほど，患者はパートナーの価値を切り下げる。パートナーが患者に譲歩したり共感したり謝ったりすればするほど，患者はパートナーの価値を切り下げようとする。実際のところ自己愛性パーソナリティ障害患者が尊敬するのは，患者に立ち向かい，患者と闘おうとするような人物だけである。したがってパートナーが患者と闘おうとすればするほど，患者はパートナーの価値を認め，パートナーから承認を得ることに価値を置くようになるだろう。

10-5-6　自分の権利ばかりを要求する

　自己愛性パーソナリティ障害患者の「権利要求スキーマ」は通常，幼少期にどちらか一方の親によって過度に甘やかされたことによって形成されている。これも患者の承認欲求の起源の一つである。患者はこのように考える。「パートナーから特別扱いされれば，そのぶん自分には価値があるといえる。つまり特別扱いされればされるほど，自分は価値のある存在だということになる」。そこで患者はあらゆる側面で自分の価値を認め，特別扱いするようパートナーに要求する。患者は物事やパートナーの言動が思い通りにならないと機嫌を損ね，（幼少期に親が自分にしてくれたように）さらに何らかの対応をするようパートナーに要求する。

10-5-7　他者から承認されないと【遮断・自己沈静化モード】に入る

　患者はパートナーの価値を切り下げるうちに，次第にパートナーと距離を置き，一人で閉じこもって自己沈静化行動を取るようになる。パートナーが患者の【自己誇大モード】に寄与する存在でなくなったとき，患者はパートナーから離れ，【遮断・自己沈静化モード】に切り替わる。患者は【寂しいチャイルドモード】による心の痛みを避けるため，嗜癖行為や強迫的な行動に耽り始める。そしてますますパートナーから距離を取ろうとする。

10-6　自己愛のアセスメント

　自己愛をアセスメントするにはいくつかのやり方がある。1）セッション中の患者の言動を観察する。2）主訴と現病歴を聴取する。3）イメージ技法を通じて患者の反応を観察し，さらに幼少期の体験を聴取する（Youngペアレント養育目録の実施を含む）。4）Youngスキーマ質問票を患者に実施してもらう。

10-6-1　セッション中の患者の言動を観察する

　患者に自己愛の傾向があるかどうかを治療の初期段階で見極めるには，どのような徴候に注目すればよいだろうか？　最もわかりやすい徴候は，自らの権利を要求する患者の言動である。たとえば患者は土壇場でセッションをキャンセルしたり，セッションに遅れて現れたりするかもしれない（しかも，遅れたのにもかかわらず，1回分のセッションの時間を取るよう要求するかもしれない）。患者の中には，セラピストの資格や学歴について事細かに尋ねてくる人もいる。これはセラピストが「自分にふさわしいセラピスト」であるかどうか，判断するためである。自分の業績や才能をひけらかし，セラピストにアピールしようとする患者もいる。自分からの電話にはすぐにかけ直すよう，セラピストに求める患者もいる。不合理な治療のスケジュールを求めてくる患者もいる。セラピストのオフィスの有り様（立地，建物，家具）について文句を言う患者もい

る。特別な治療を要求する患者もいる。セラピストを「完璧な存在」とみなす患者もいる（その場合，後にセラピストの価値を切り下げるようになる）。セラピストの話をさえぎったり，セラピストの話を聞こうとしない患者もいる。セラピストのちょっとした言い間違えをその都度指摘したり修正しようとしたりする患者もいる。セラピストが設定する治療的制約に従おうとしない患者もいる。

　他者を非難する傾向も，自己愛の徴候の一つである。自己愛傾向をもつ患者は，自分の抱える問題について，自分に責任があるのではなく，他人のせいであると考え，他人を非難することが多い。治療が進むにつれて，セラピストも患者の他者非難の対象者となる。

　他者への共感に欠けていることも，自己愛の徴候である。自己愛傾向をもつ患者は，とりわけ重要他者（セラピストを含む）に対する共感性に欠けていることが多い。

10-6-2　主訴と現病歴を聴取する

　主訴や現病歴について話を聞くうちに，患者の自己愛傾向が明確になる場合がある。自己愛性パーソナリティ障害患者が治療を訪れる大きなきっかけの一つに，患者の自己中心的な言動のせいで重要他者（恋人，配偶者，親友，子ども，兄弟姉妹，上司，同僚など）から拒絶されるか報復されるかして，私的生活もしくは職業生活が危機に陥っている，ということが挙げられる（このような患者はいったん危機が過ぎ去ると，即座に治療を中断してしまう可能性が高い）。

　他者に強制されて治療を受ける自己愛性パーソナリティ障害患者も少なくない。パートナー（配偶者，恋人）や他の家族員から「治療を受けなければ関係を終わりにする」と告げられて，やむなく治療に訪れる患者もいるだろう。「治療を受けるか，仕事を辞めるか，そのどちらかにしてほしい」と上司に言われて，治療に来る患者もいるだろう。あるいは飲酒運転といった違法行為をきっかけに司法機関から治療を命じられた患者もいるだろう。このような患者にとって治療を受けることは本意ではなく，患者は自分には何の問題もないと信じている。患者は，変わらなくてはならないのは自分ではなく他者であると信じている。

　自己愛性パーソナリティ障害患者が治療に訪れるもう一つの理由は，空虚感である。患者は外見上は成功しているかもしれないが，実際には生きる意味がわからず，空虚感でいっぱいである。それは【寂しいチャイルドモード】が満たされていないからである。このような患者は一見すべてを手に入れているように見えながら，真に親密な対人関係を持っておらず，また率直に自己表現するような機会もない。

　　　我々は「虚ろな人びと」である
　　　つまり我々は剥製のようなものである

> 我々は互いに寄りかかっているけれど
> その寄りかかっている我々の頭に詰まっているのは
> 何と藁なのだという！
> 我々は互いに囁きあうことがあるけれど
> その我々の声は小さく乾ききっており
> 何の意味も成さない
> それは枯れ草を吹き抜ける風のようであり
> 穴倉で割れ硝子を飛び越える細ったネズミの脚のようなものである
>
> （T.S. Elliot,『虚ろな人びと』(The Hollow Men)）

　私的生活もしくは職業生活で何かうまくいかないことがあって治療を受けに来る自己愛性パーソナリティ障害患者もいる。それまで患者が「スキーマへの過剰補償」として頑張っていたことがうまくいかなくなると，これまで背後に潜んでいた失望感や恥辱感といった感覚が強まる。患者が治療に訪れるのは，「スキーマへの過剰補償」を取り戻すためである。そこでセラピストが過剰補償を修正しようとすると，患者は苛立ちを示す。（これは治療上実に重要なポイントである。我々は，セラピストが患者の自己愛傾向に対する過剰補償を認めたり支持したりするべきではないと考える。セラピストが同盟するべきは【寂しいチャイルドモード】や【ヘルシーアダルトモード】であり，過剰補償と関連性の高い【自己誇大モード】ではない。）

　【遮断・自己沈静化モード】に関わる問題を訴えて治療にやってくる自己愛性パーソナリティ障害患者もいる。彼／彼女らは，ギャンブル依存，薬物乱用，（後で本人が後悔するような）性的逸脱行為，他の衝動的もしくは強迫的な自己破壊的行為に苦しんでいる。

　なかには，結婚生活に関わる問題を抱えて治療に訪れる自己愛性パーソナリティ障害患者もいる。たとえばそれは，配偶者と別れて，今つきあっている不倫相手と一緒になるかどうか決めるために，セラピストに相談するといったことである。

10-6-3　イメージ技法を通じて患者の反応を観察し，さらに幼少期の体験を聴取する

　自己愛性パーソナリティ障害患者はふつう，自らの幼少期における重要なテーマについて語るよう求められても，それに応じることができない（患者が語れるのは「完璧な」子ども時代の話だけである）。患者は幼少期のポジティブな記憶については進んで語ろうとする。それは患者が嘘をついているのではなく，幼少期のネガティブな記憶を想起できないからである。このような患者は，苦痛を伴う幼少期の体験を，イメージ技法を通じて想起することに抵抗を示す。彼／彼女らは，自分が【寂しいチャイルドモード】に切り替わって脆弱な存在になってしまうことを拒否する。

　それでも患者の中には，治療の早い段階で，イメージ技法を通じて【寂しいチャイル

ドモード】に入れるようになる人もいる。そのような患者の予後は良好である。患者は，幼少期の苦痛に満ちた記憶について語り，イメージ技法を通じてそれらの記憶を再体験するようになる。幼少期の記憶をそのように再生できるようになると，患者の内なる【ヘルシーアダルトモード】が育ち，自らの体験した寂しさや恥辱感をそのまま感じ，表現することができるようになる。

10-6-4　Young スキーマ質問票（と他の質問紙）を患者に実施してもらう

　我々は，Young スキーマ質問票に対する自己愛性パーソナリティ障害患者の回答に，ある一定のパターンがあることを見出した。自己愛性パーソナリティ障害患者の場合，「権利要求スキーマ」「厳密な基準スキーマ」「自制と自律の欠如スキーマ」に高得点を示し，他のスキーマはすべて低得点であることが多い。このようなプロフィールは，まさに自己愛性パーソナリティ障害患者の「スキーマへの過剰補償」と「スキーマの回避」の表れである。患者は自らの内なるスキーマ，特に「情緒的剥奪スキーマ」と「欠陥スキーマ」の存在に気づいていない。

　興味深いことに，自己愛性パーソナリティ障害患者は自らのスキーマには気づいていなくても，Young ペアレント養育目録においてはネガティブな回答をすることがある。自分が幼少期，親に傷つけられた体験を，このような質問紙（自分ではなく親についての質問紙）に対してであれば認めることができるのである。また「スキーマへの過剰補償」傾向の高い自己愛性パーソナリティ障害患者は，Young 過剰補償目録に対して高い得点を示すであろう。

10-7　事例提示

10-7-1　現在の問題

　カールという 37 歳の男性患者には自己愛性パーソナリティ障害の診断がついていた。カールはリアという 36 歳の女性スキーマ療法家の治療を受けていた。リアはカールの治療を約 1 年間実施した時点で，ヤング博士のコンサルテーション・セッションを受けた。リアはカールとの治療に行き詰まりを感じており，自らコンサルテーション・セッションを求めた。本節で紹介するのは，このコンサルテーション・セッションにおける数々の対話である。

　セッションの冒頭では，リアとヤング博士がカールについての話し合いを行った（それより後の対話はすべて，ヤング博士とカールとのものである）。リアは，カールが初めて治療を受けにきたときの様子を語り，さらに彼との治療がどのようなことになっているか，ヤング博士に説明した。

　リア：カールは私に対して非常に挑戦的でした。2，3 回セッションを実施した後も，私は彼が治療

を継続するとは思えませんでした。彼は私というセラピストを「試しに使ってみる」という感じだったのです。

　カールは簡単に私を怒らせることができました。彼は決して私を名前で呼ぼうとしませんでした。彼は私を無視し，挨拶さえしようとしませんでした。彼は自分のジャケットをわざと床に落とし，椅子にドカンと座りました。そしてこう言いました。「さてあなたは，今日はどんな気の効いたせりふで，この私に感銘を与えてくれるのです？　すでにその練習はお済みですか，先生？　あなたは何とかして自分が利口な人間であることを，私に証明したがっているようですね」。彼の使う言葉は慇懃無礼で，しかも難解だったので，私はすぐに理解できませんでした。でもとにかく意図的に私を挑発しようとしていることは明らかでした。

　私はそれをゲームのように感じました。彼と私との間でゲームが始まってしまったんです。

ヤング博士：あなたはゲームが始まったように感じた。つまりカールがあなたを挑発し，あなたを打ちのめそうとしたように思ったのですね。そのときあなたにはどのような感情が生じたのでしょうか？

リア：怒りです。私は怒っていました。彼の挑発に乗ってしまったのです。おそらく私自身のスキーマも活性化されてしまったのでしょう。私は，彼とゲームをして，自分こそ彼を打ちのめしたいと思ってしまったのです。

　上のリアの反応は，自己愛性パーソナリティ障害患者に対するセラピストの典型的な反応といってよい。しかしながら，セラピストは間違っても患者と競ったり患者より優位に立とうとしたりするべきではない。そのようなセラピストの言動は患者の自己愛を強化するだけであり，結果的に患者はセラピストを見限ることになるだろう。

　ヤング博士はリアとしばらく話し合った後，カールとの話し合いを始めた。次の対話では，治療を受けるに至った理由をカールが話している。彼は結婚生活および職業生活において深刻な問題を抱えていた。

カール：私はロサンジェルス育ちの37歳です。結婚していて，子どもが2人います。そして現在，失業中です。

セラピスト（ヤング博士）：ということは，あなたは今，求職活動をしているのですか？　それともしばらくのんびりしようというのでしょうか？

カール：今はのんびりしていますが，もうそろそろ次の仕事を探そうとも考えています。ちょうど最近，自分に何ができるか，考え始めたところなんです。

セラピスト：なるほど，わかりました。ところであなたの奥さんのお名前は？

カール：ダニエルです。結婚して9年になります。

セラピスト：そうですか。ではおうかがいします。今現在，あなたが治療に通う目的はなんですか？　あなたは何を目指してスキーマ療法を受けに来ているのでしょうか？

カール：そうですね，今現在ということであれば，私が困っているのは，自分が物事をきちんと統御できていない，ということになりましょうか。それは「衝動コントロールの問題」と言い換えることもできます。もっと具体的にお伝えするならば，私の生活は今，昼夜逆転しています。つまり夜は起きっ放しで，昼間はずっと寝ているのです。しかしそんな生活は私の望むところではありません。こんな生活をしていたら，私の人生はめちゃくちゃになってしまいます。そこで私はこのような生活パターンの改善を試みました。でも今のところはかばかしい改善は得られていません。

セラピスト：「衝動コントロールの問題」の他に，この治療における目標が何かありますか？

カール：そうですね，実際的な問題としては，自分が一人前の人間として仕事をしていくために何が必要か，考える必要があります。特に他の人たちとうまくやっていくにはどうしたらいいか，少し

考えてみる必要があるのです。
セラピスト：ということは，あなたは他の人たちとうまくやっていくことについて，何か問題を抱えているのですか？　それは具体的にはどのようなことでしょうか？
カール：確かに私は少しばかり個性的で，普通の人とは違う人物かもしれません。人びとの中には私のことを，異端者とか，変わり者とか，不適応者とか，自己中心的で理屈っぽい人間とか思う人もいるようです（笑う）。
セラピスト：あなたが他の人と少し違っているとして，それは他の人より優れているということでしょうか？　それとも劣っているということでしょうか？　もしくは確かに変わってはいるけれども，他の人たちとは同等の立場にある，どういことでしょうか？
カール：うーん，とにかく自分は他の人とは違うんです。でも大体の場合は，他の人より優れているのだと思います。ときどき，劣っている場合もありますが。
セラピスト：リアとのセッションであなたは他に，ご自分の「意志の弱さ」を問題に挙げていたようですね。それは今でもやはり困った問題なのですか？　もし問題だとしたら，それはどんなふうに問題なのでしょう？
カール：その当時，日常生活のちょっとしたことをやり遂げるのが，私にはとても困難でした。たとえばセラピストに電話をかけて，予約を取るといったことが，なかなかできませんでした。私は本当は2年前には，自分に治療が必要だということがわかっていました。でも実際に予約の電話を入れるまでに，半年もかかってしまったのです。
セラピスト：意志が弱かったから？
カール：そうです。
セラピスト：今でもそのような傾向がありますか？　あるとしたらその意志の弱さを引き起こしているのは何でしょうか？
カール：さあ，よくわかりません。気力が低下したり，抑うつ状態になると，そんな感じになるのかもしれません。

　カールの声のトーンやセラピストに対する態度はいささか横柄であった。カールは，あたかも自分とヤング博士が対等の立場であるかのような話し方をした。それは助けを求める患者の態度とは程遠いものであった。おそらく上の対話において彼は【遮断モード】にあったのであろう。そして上の話から，彼が【自己誇大モード】で他者と接するらしいということが推測される。横柄な口調と態度は，自己愛傾向の徴候である。
　カールは複数の主訴を挙げた。1つは，衝動コントロールの欠如である。これはおそらく「自制と自律の欠如スキーマ」によるものであろう。【自己誇大モード】とも関係しているかもしれない。とにかく彼は自らの行動に制約を設けることができない。2つめの主訴は，対人関係において「他者と違っていること」である。対人関係の問題は多くの自己愛性パーソナリティ障害患者が抱える共通の問題である。患者の中にはこの問題を認識すらしていない人も多いが，カールは少なくとも自分が他者と異なっていることに気づいていた。3つめの「意志の弱さ」は，抑うつの問題と絡んでいる。自己愛性パーソナリティ障害患者は，心地よい刺激や他者からの賞賛がないと抑うつ状態に陥りやすい。ただし現時点でカールにはそのような自覚がない。セラピスト（ヤング博士）は後に，カールの内なる【寂しいチャイルドモード】にアクセスすることによって，この抑うつの問題にとりかかることになるだろう。
　次の対話では，カールは，対人関係がうまくいかなくなる理由について述べている。

他者がなぜカールに対してうんざりするようになるのか，彼はヤング博士に説明した。その過程を通じて，彼は自らの行動についての洞察を少しずつ深めている。

セラピスト：あなたが思うに，人びとはなぜあなたにうんざりするようになるのでしょう？
カール：うーん，あくまで推測にすぎませんが，私が誰かと話すとき，必ず「私は……」「私が……」という言い方をするからではないでしょうか。（笑う）
セラピスト：あなたが自分のことばかり考える人間であるという印象を，相手に与えるということですか？
カール：ええ，そうだと思います。
セラピスト：もしそうだとしたら，それはなぜだと思いますか？　なぜあなたは人と話すとき，自分のことばかりになってしまうのでしょう？
カール：うーん，そうですね……母親のことをここで話したほうがよいのでしょうね？　それが先生のお望みでしょう？（皮肉な笑みを浮かべる）
セラピスト：（ほほ笑み返す）いいえ，私があなたから聞きたいのは過去の話ではなく，あなた自身の実感です。人と話していて自分のことばかりを話してしまうとき，あなたの心の中では何が起きているのでしょうか？　特にあなたが「私は……」「私が……」という言い方をして相手をうんざりさせてしまうようなとき，あなたはどんなことを感じているのでしょう？
カール：ああ，なるほど，そういうことですか。よくわからないとしか言いようがありませんね。ただし，いわゆる「マインドフル」な状態ではないことは確かです。「マインドフル」とは一体何か，理屈でしか私にはわかりませんが。でもとにかく「マインドフル」であることが私にとって難しいのは確かだと思います。人といるときどうしても私は，「私は……」「私が……」と言って自分のことばかりを話してしまいがちです。そうしないと私は恥かしさや恐れのようなものを感じてしまうからです。

　カールは対人場面において自分が自己中心的な話し方をすることに気づく力を持っている。ただし彼がそのようなことに気づけるのは，【遮断モード】にあるときだけである。ヤング博士とのセッションにおいてカールは【遮断モード】にあるので，上のように話すことができた。ただしこのセッションにおけるセラピストの目的は，彼を【遮断モード】から脱出させることである。カールは実際の対人場面では【自己誇大モード】にあることが多いだろう。いったん【自己誇大モード】に入ってしまうと，彼は自分が自己中心的に振る舞っていることにもはや気づくことができない。

　カールは自らの【自己誇大モード】の下に潜んでいる「恥かしさ」という感覚に気づいている。これは望ましい予後の徴候である。しかしカールは一方で，自分が自己中心的に振る舞うことをさほど気にしていないようでもある。そのような振る舞いが他者をうんざりさせたとしても，カール自身はそのことを問題だと思っていないようである。これは自己愛性パーソナリティ障害の典型的な特徴である。自己愛性パーソナリティ障害患者は自らの自己中心性について多少の気づきを示しつつも，患者自身はそのことに悩んでいない。患者一流の「無関心さ」のために，患者は自分が他者から嫌われても，さほど傷つくことがない。

　次の対話では，カールは妻に対する自分の気持ちを述べた。我々はすでに，パートナーの価値の引き下げを行うことが自己愛性パーソナリティ障害患者の特徴の一つである

と述べたが，カールの発言はまさにそれに該当する。

> セラピスト：奥さんについてはどうでしょうか。あなたはご自分の奥さんのことをどのように思っているのですか？（問診票を指差しながら）あなたはこの用紙に「妻を下取りに出したい」とお書きになっています。
> カール：本当にそう思っています。
> セラピスト：ということは，あなたは奥さんとの関係に対して何らかのネガティブな感情を抱いているということになりますか？　たとえば失望感とか……。
> カール：ええ，まあ。ただし今，彼女は少しマシな状態です。私たちの関係も前よりは幾分マシだと言えましょう。この件についてはその時々で私自身の気持ちが変わります。
> セラピスト：どのようなときに奥さんに失望するのですか？
> カール：それはいろいろです。妻には誠実で正直であってほしいのにそうでないとか，自己認識が甘かったり，知的能力が不足していたりとか，そういったことです。

　カールの口からは，妻への批判が次から次へとこぼれ出るようであった。これは夫婦関係においてカールの自己愛が十分に癒されていないということである。
　次の対話でカールは，妻も自己中心的であると述べている。カールは妻のことを中傷しつつも，妻の抱える問題について多少の洞察を示している。

> セラピスト：奥さんに対してどのように接していますか？
> カール：そうですね，過去にはとても冷たくしたり，距離を置いたりしたこともあります。でも彼女は時に，それさえ気づかないのです。というのも，妻はある意味で私以上に自己中心的だからです。彼女は何か問題を抱えていると，世界との接触をほとんど断ってしまい，自分の問題に没頭してしまいます。私は自分の感情にアクセスするのがあまりうまくありませんが，彼女もやはりそういうことが苦手なのだと思います。
> セラピスト：あなたは最初，奥さんのどのようなところに惹かれたのですか？
> カール：妻には自分と似たようなところがあるとはじめから感じていました。私と同じような問題を抱えているような気がしたのです。

　カールは自分と似たような相手を結婚相手に選ぶことで，彼自身の「情緒的剥奪スキーマ」をかえって強化してしまったようである。これは自己愛性パーソナリティ障害患者によくみられる現象である。

10-8　自己愛の治療

10-8-1　主要な治療目標

　自己愛性パーソナリティ障害に対する主要な治療目標は，セラピストがモデルとなって，患者の内なる【ヘルシーアダルトモード】を育み，強化することである。そしてその【ヘルシーアダルトモード】が【寂しいチャイルドモード】を再養育し，【自己誇大モード】と【遮断・自己沈静化モード】と闘い，それらを克服することである。また，「スキーマへの過剰補償」と「スキーマの回避」というコーピングスタイルをできるだけ弱め，患者の持つ脆弱性をあえて増すことも重要な治療目標である。

さらに具体的に言うと，自己愛性パーソナリティ障害に対する治療目標は，患者の内なる【ヘルシーアダルトモード】に対して次のことができるように援助するということである。

1. 【寂しいチャイルドモード】に共感し，理解を示す。患者はその結果，他者に対して共感し，理解を示せるようになる。
2. 【自己誇大モード】に対して「共感的直面化」を行う。患者はその結果，他者からの承認を執拗に求めることはしなくなり，他者と互恵的な関係を持てるようになる。同時に【寂しいチャイルドモード】は他者からの愛情を受け入れられるようになる。
3. 【遮断・自己沈静化モード】が不適応的行動や回避行動をやめられるよう手助けする。患者はその結果，真の愛情関係を他者とむすび，率直に自分を表現し，ありのままの感情にアクセスできるようになる。

　セラピストは，患者が本当の意味で親密な対人関係を築けるよう援助する。患者ははじめセラピストと，次いで現実社会における重要他者と親密な関係を持てるようになるだろう。【寂しいチャイルドモード】が他者からの愛情や思いやりを素直に受け入れられるようになると，患者はむやみに他者からの賞賛を求めたり，愛情に対して無感覚を装ったりする必要もなくなってくる。他者の価値を引き下げるような，そして自己中心的な振る舞いを示すことも減少する。【自己誇大モード】と【遮断・自己沈静化モード】は徐々に弱まり，消えていくだろう。

　つまり自己愛性パーソナリティ障害患者に対する治療において最も重要なのは，親密な対人関係を築くことである。それにはセラピストとの治療関係と，外の世界での重要他者との人間関係の2つが含まれる。そのために最も重視されるのが，境界性パーソナリティ障害の治療と同様，モードワークである。

　次に，自己愛性パーソナリティ障害に対する治療の概略を示す。以下に示す流れは，実際の治療における流れと同じである。

10-8-2　患者の苦痛を通じて治療を成立させる

　自己愛性パーソナリティ障害患者に対する治療では，セラピストは患者ができるだけ自らの苦痛を感じ続けられるよう工夫を重ねる。というのも，自己愛性パーソナリティ障害患者は苦痛がなくなると，すぐに治療をやめてしまうからである。患者が自らの空虚感，欠落感，寂しさをしっかりと感じ取ることができればできるほど，患者は治療の中に踏み止まることができる。セラピストはそのような患者の苦痛をいわば利用して，自己愛性パーソナリティ障害患者との治療を成立させる。感情的な苦痛があるからこそ，患者は自分自身が変わる必要があると考え，治療に対するモチベーションが高まる。セラピストはまた，自己愛によるネガティブな結果に注目するよう患者を促す。それはたとえば愛する人から拒絶されることや，職業生活でのつまずきなどである。

多くの自己愛性パーソナリティ障害患者は，根底にある「情緒的剥奪スキーマ」や「欠陥スキーマ」がもたらす感情的苦痛に焦点を当てるために治療に来るのではない。患者が治療に求めるのは，他者からの承認を取り戻したり，【自己誇大モード】や【遮断・自己沈静化モード】によって生じた不都合な結果を修復したりすることである。患者は【自己誇大モード】や【遮断・自己沈静化モード】を軽減するためではなく，むしろそれらを強化するために治療に訪れる。セラピストがそれらのモードの強化に役立たないと患者がひとたび感じたら，それに対して怒りを感じ，即座に治療を中断してしまうような場合もあるだろう。しかしながら，もしセラピストが，自らの感情的な苦痛に患者自身が気づけるよう導き，自己愛傾向を変えなければ人生でさまざまな損をすることが不可避であることを患者自身が自覚できるよう手助けできれば，患者は治療に踏み止まろうとするだろう。セラピストとの感情的な結びつきと，他者から報復されることへの恐怖心が，治療に対する患者のモチベーションに大きく寄与する。セラピストが患者を【寂しいチャイルドモード】に留め，再養育できるようになると，たとえ他のモードにあるときは「治療を受けたくない」と考えたとしても，患者は治療を中断しようとはしなくなる。

10-8-3 【寂しいチャイルドモード】との絆を形成する

　自己愛性パーソナリティ障害患者との治療においてセラピストが目指すのは，たとえ患者が完璧で特別な存在でなくてもセラピストは患者を気遣い，患者を価値ある存在として認め，同様に，たとえセラピストが完璧で特別な存在でなくても患者はセラピストを気遣い，セラピストを価値ある存在として認めるような関係性を形成することである。セラピストは患者の内なる【寂しいチャイルドモード】と絆を結ぶ。セラピストは患者が自らの脆弱な面をさらすことを受け入れ，「無条件の積極的関心」（Rogers, 1951）を示す。

　自己愛性パーソナリティ障害患者は，自分が他者と親密な関係を築くことについて問題を抱えていることに気づいていない場合が多い。患者はこれまで本当の意味での親密な対人関係を経験したことがない。患者はセラピストとの治療関係を通じて，他者と情緒的な交わりを持つことが自分にとっていかに困難であるか自覚するようになる。セラピストは，患者が【寂しいチャイルドモード】に長く留まっていられるよう，そして患者の基本的な感情欲求が満たされるよう，治療を通じて手助けしていく。患者ははじめ，【自己誇大モード】でありつづけようとするが，セラピストはあくまでも【寂しいチャイルドモード】にある患者を援助する存在である。患者は【寂しいチャイルドモード】にあるとき，必ず心の痛みを感じる。セラピストは患者が，他のモードに逃げ込むことなく，そのような痛みに耐えられるよう手助けする。セラピストは患者の【寂しいチャイルドモード】を育むことで，スキーマの修復を試みる。そのような「治療的再養育法」

を通じて，患者の「情緒的剥奪スキーマ」や「欠陥スキーマ」は徐々に修復されていく（他のスキーマも同様である）。

　セラピストは，患者の価値を引き下げることなしに，承認を求める患者の行動に向き合う。その際セラピストは，「私が気にかけているのはあなた自身の存在であり，あなたの業績や見た目ではない」といったメッセージを患者に送り続ける。セラピストは同様に，患者の価値を引き下げることなしに，権利を要求する患者の行動に向き合う。セラピストは適切な制約を設けるが，その際「互恵的関係」ということを強調するとよい。セラピストは次のようなメッセージを患者に送り続ける。「私はあなたのことを大切に思っている。しかし私は同時に，私自身や他の人びとのことも大切に思いたい。私たちは皆等しく大切な存在である」

　自己愛性パーソナリティ障害患者はセラピストに対し，不適切な怒りを示すときがある。セラピストはそのような場合「共感的直面化」を行う。すなわちセラピストはまず患者の発言に対して共感的理解を示し，そのうえで，患者の歪曲された見方（例：「セラピストは利己的だ」「セラピストは情緒的に自分を剥奪しようとしている」「セラピストは自分の価値を引き下げようとしている」「セラピストは自分を支配しようとしている」）の修正を試みる。セラピストに対する患者の批判が的確な場合もあるかもしれない。それでもその批判の仕方が相手を侮辱し，傷つけるようなものであれば，セラピストはやはり「共感的直面化」を通じて，たとえ的確な批判であっても他者の価値を引き下げるやり方は望ましくないことを患者に伝える。セラピストはつねに「たとえ不完全であっても，私たちは皆大切にされるべき存在である」というメッセージを患者に送る。セラピストは，価値を引き下げるような患者の言動によって自分がどのように感じたかを患者に伝え，そのような言動が治療外の対人関係にどのような影響を与えているかを患者と共に検討する。セラピストはまたモードの概念を患者に教え，患者が自らの言動をモードの概念によって理解し，問題を乗り越えていくことを援助する。

10-8-4　患者の侮辱的で挑戦的な言動に対応する

　自己愛性パーソナリティ障害患者は遅かれ早かれ，治療外の第三者に対するのと同様に，セラピストを侮辱したり挑発したりするような，すなわちセラピストの価値を引き下げるような言動を示し始める。その際セラピストは毅然とした態度でそのような患者の言動に対応する必要がある。さもないと，セラピストに対する患者の敬意はたちまち失われてしまうだろう。

　セラピストにとって，とりわけ「自己犠牲スキーマ」や「服従スキーマ」を持つセラピストにとって，そのような患者に対応することは非常に困難である。そして我々の経験では，実際にこれらのスキーマを有するセラピストは非常に多い。これらのスキーマを持つセラピストにとって，自己愛的な人に対して自己主張するというのはとてつもな

く難しい課題である。もし目の前の自己愛性パーソナリティ障害患者がセラピストの親と似たような言動でも示そうものなら（例：セラピストに要求ばかりする，セラピストに対して批判的に振る舞う，セラピストを支配しようとする），セラピストは治療に最善を尽くすことができなくなるどころか，幼少期のコーピングスタイルに戻って，不適応的な言動を示してしまうかもしれない（例：理不尽な要求に応じつづける，患者のわがままな言動を耐え忍ぶ）。

　セラピストは，自己愛性パーソナリティ障害患者の治療の際，セラピスト自身のスキーマが活性化されることを警戒する必要がある。セラピスト自身のスキーマが活性化されると，それは患者に報復したり患者と競ったりするような反治療的な反応に結びつきかねない。そのようなことになってしまったら，治療は進展するどころかえって患者を傷つけることになってしまうであろう。「自己犠牲スキーマ」や「服従スキーマ」を有するセラピストの多くは，冷たく支配的で要求がましい親に育てられている。自己愛性パーソナリティ障害患者はそのようなセラピストに対し，セラピストの親とそっくりな言動を示し，セラピストを傷つける。セラピストはそのような患者に対し，到底「治療的再養育」など行うことができなくなってしまう。そして幼少期に親に対して行ったのと同じようなコーピングを実施して何とかその場をしのごうとする。

　重要なのは，セラピストが「共感的直面化」を患者に対して実践しつづけることである。セラピストは次のようなメッセージを患者に送るとよいだろう。

　「あなたは私を傷つけようとしているのではないのでしょう。それは私にもわかっています。でもこんなふうに言われてしまうと，どうしても私は，あなたが私を傷つけようとしているのではないかと感じてしまうのです」

　「私にはわかっています。あなた自身が混乱し，私の助けを必要としていることを。でもあのような言い方をされてしまうと，私はあなたに距離を置きたくなってしまいます」

　「そんなふうに言われてしまうと，私はあなたに侮辱されているように感じ，あなたから遠ざかりたくなってしまいます。もしそうなったら，私はあなたの要求に応じることができなくなってしまいます」

　「たとえあなたが誰かと親しくなりたいと思ったとしても，ああいう言い方をされてしまうと，相手はあなたと親しくなりたいとはとても思えないでしょう」

　セラピストは患者の振る舞いに共感的理解を示しつつも，他者の価値を引き下げるようなそのような振る舞いが，結局は対人関係において（セラピストとの治療関係においても，治療外の対人関係においても）患者自身の首を絞めることになることを指摘する。

　次に示す対話でヤング博士は，カールが自らの【自己誇大モード】および【遮断・自己沈静化モード】に直面するよう導いていった。焦点を当てたのは妻であるダニエルとの関係である。ヤング博士は，カールがいかに妻の価値を引き下げるような言動を示し

たか，カールと共に話し合っていった。

　　セラピスト：出会った頃のダニエルはどんな感じだったのですか？　彼女は美しかったですか？　あなたにとって理想的な女性だったのですか？
　　カール：確かに彼女は美しかったです。ただ忘れてはならないのは，私はそのとき立ち上がれないぐらい酔っ払っていた，ということです。そういえば彼女も同じように酔っ払っていました（笑う）。酔っ払ってフラフラになっていないと，私は誰かと恋に落ちることができないのです。これは冗談ですけど（笑う）。……とにかくそのときの彼女の体型は抜群で，髪の色も美しかった。
　　セラピスト：ということは，ダニエルは客観的には完璧だった。
　　カール：（ムッとした様子で）客観的な基準なんてありませんよ。言葉では言い表せない基準が自分の中にあって彼女がそれに合致した，ということなんです。その基準がどこから来たかなんてことはわかりませんけど。
　　セラピスト：とにかくあなたは直観的に彼女を気に入った……。
　　カール：（セラピストの話を遮るように）そうじゃなくて，何かがピンと来たのです。それにダニエルが私を気に入ったようでしたし，私はそれに応じた，ということなんです。たまたまそういう流れになった，ということなのです。
　　セラピスト：（一呼吸置く）カール，ちょっといいですか。私の発言があなたの感覚とちょっとでもずれていると，あなたはそれに反応して，違う言い方をしようとします。それ自体が悪いことではないのですが，あなたの言い方はまるで私に挑みかかっているかのように私には感じられます。私たちは今ここで論争をしているのでしょうか？　私の言うことを理解してくれますか？　「確かにそうかもしれない。でもちょっと違うんです」と言ってくれればいいものを，私はあなたに「いや，全く違いますね」と言われ続けているように感じてしまうのです。
　　カール：（ムッとしたように）私には「ちょっとずれている」という程度には思えませんね。というか私にとって「ちょっとずれている」というのは「大幅にずれている」のと同じなんです。こういうふうに感じる私は，よほど神経質なんでしょうかね？

　カールがどんなに挑発的な態度を取っても，セラピストはおだやかに対応しつづける。カールがセラピストの発言をどんなに否定しても，セラピストは共感的にそれを受け止める。セラピストは彼に怒ったり彼を罰したりすることなく，ひたすら「共感的直面化」を続ける。セラピストは，カールの言動がセラピストや他者との関係にどのような影響を及ぼしうるか，繰り返し指摘する。このような関係性の問題を，セラピストは患者に共感を示しつつも客観的な視点からのフィードバックと心理教育を提供することを通じて，患者と共に乗り越えていこうとする。

　　セラピスト：あなたが今私に対してしたような話し方を，他の人にもするのであれば，その人はどのように感じるでしょうか？
　　カール：さあ，わかりませんね。（笑う）
　　セラピスト：ちょっと想像してみてください。あなたはご自分のことを「繊細である」とおっしゃっていましたよね。もしご自分の発言をことごとく否定されたり訂正されたりしたら，あなたはどんなふうに感じ……。
　　カール：（セラピストの話を遮るように）そんなこと知りませんよ。私は普通に繊細な人間であるだけです。とにかく私が先生の発言を一々訂正したことで，先生は私にいらだっている……そういうことでしょう？
　　セラピスト：私はいらだっているのではなく，困惑しているのです。それに私だけではなく，自分の発言を一々訂正されたら，誰でも困惑するのではないかと思いますよ。私は心理学者ですから，そ

ういうあなたの言動を理解しようとすることができます。あなたが他人の発言に対して完璧主義的になってしまい，それらを一つひとつ訂正しないと気がすまないということもわかります。「あなたにとって決定的に重要なのは，全てを正しい状態にしておくことなんですね」と言ってあげることもできます。
カール：（セラピストの話を遮るように）実際，私にとってはそれが重要なんです。人と会話するとき，全てを正しくすることが絶対に必要なんです。
セラピスト：なるほど。しかし心理学者ではない人があなたと会話をして，自分の発言をあなたに一つひとつ訂正されたとしたら，その人はあなたに批判されたり馬鹿にされたりしたと受け止めることでしょう。あなたが求めるレベルの高い会話は自分にはできないと思ってしまうでしょう。
カール：……確かに一々余計なことを私に言われたら，会話を続けようとは思わないかもしれませんね。
セラピスト：そうでしょうね。そしてもう一つ重要なのは，自分の発言をあなたに一々訂正された相手の人はおそらく傷つくだろう，ということです。しかし私から見ると，そういう相手の反応にあなたが配慮しているようには思えないのです。

　この後カールは，自分が他者を傷つけているかもしれないという話題から，セラピストの注意をそらそうとした。彼はあくまでも知的なレベルで話を続けようとし，自分の言動がさほどのものではないと主張して自己正当化を試みた。しかしセラピストは彼のそのような試みに乗せられることはなかった。セラピストはおだやかな態度を保ちながらも，他者を傷つけうるカールの言動に話の焦点を当て続けた。次に示す対話では，自らの行動についてカールが多少の洞察を示し始めている。

カール：先生のご指摘は，私にとって確かに役に立つように思えます。人との会話をまるでゲームのようにしてしまうところが，私にはあるのですね。……たぶん「ゲーム」という表現がふさわしいのでしょう。そして何もかも知的なレベルで処理してしまおうとする傾向が私にあるというお話でした。もしそうだとしたら，私が誰かと会話をしても，それはとても浅いレベルのものになってしまうでしょうね。
セラピスト：何のためにあなたはそのようにするのでしょうか？　私が思うに，おそらくそれは会話から感情を切り離すためでしょう。知的な言葉をたくさん用いることによって，私の感情やあなたの感情が会話から切り離されていくのです。まるで難しい言葉で埋め尽くされているけれども，何の実感もこめられていない書物のようなものです。
カール：なるほど，おっしゃるとおりだと思います。確かにそれが私のパターンです。確かに私は言葉を費やすことで自分や相手の感情を遮断しているように思います。

　このようにしてカールはついにセラピストの指摘を受け入れた。すなわち，知性化し他人を批判することで彼は自らの感情を避けているのである。これは大きな進歩である。しかし彼はすぐにセラピストをあざけるようなモードに戻ってしまった。ヤング博士はカールの現在のセラピストであるリアのことを話題にした。

セラピスト：リアはあなたとの対話がまるで「どちらが優位であるかを争うためのダンス」みたいだと言っていました。まさにそれこそがあなたの抱えるテーマなのではないですか。
カール：（あざけるように笑う）そうでしょうかね。よくわかりません。先生はそれが私のテーマだと考えるのですね。まあ確かに言い得て妙だとも思えなくもないですが。

セラピスト：実際にそう言ったのは私ではなくリアですが，それは今の私たちの会話にも当てはまるような気がします。私たちは土俵に上がって，どちらがより賢いか，どちらがより正しいか，知的に闘っているのです。
カール：(挑発するように) まあ，そうかもしれませんね。でも先生にはとっくにご承知のことだと思いますが，ダンスは1人では踊れませんよね？
セラピスト：(意外そうに) あなたは私があなたとの会話を楽しんでいると思っているのですか？

　この種の行きつ戻りつする対話は，自己愛性パーソナリティ障害患者との治療には付き物である。患者はセラピストに議論をふっかけ，セラピストの価値を引き下げようとする。セラピストはそのような患者の言動が対人関係（セラピストとの関係，治療外での重要他者との関係）にどのような影響を及ぼすか，その都度指摘する。
　そのようなやりとりを通じてセラピスト（ヤング博士）とカールとのセッションは徐々に進展した。カールは次第にセラピストの発言の真意を理解するようになった。依然として彼の中にはセラピストに対して挑戦的に振る舞う部分（【自己誇大モード】【分離・自己沈静化モード】）が残っており，それらのモードは自分の弱さやセラピストの言い分を認めることに抵抗するが，一方でセラピストの発言に耳を傾け，自分の言動を正しく理解しようとする部分が芽生えてきた。それが【ヘルシーアダルトモード】である。セラピストが目指すのは，この【ヘルシーアダルトモード】をカール自身が育てていけるよう，カールを手助けすることである。

10-8-5　セラピスト自身の権利を患者に伝える

　セラピストは，患者がセラピストの価値を引き下げるような言動を示したときは，患者に対してその都度適切に主張する必要がある。セラピストは適度な制約を設けるが，それは親が子どもに対してするのと同じである。普通の親は，外の世界でやってはいけないこと（例：誰かをいじめる，相手を侮辱する）を家の中でもしてはいけないと，子どもに教えるだろう。それと同様に，外の世界で許されないようなことは治療の中でも許されないことをセラピストは患者に伝える。患者がそのような許されざる言動を取るたびに，セラピストはそれに対して限界設定を行う。
　以下に，自己愛性パーソナリティ障害患者に対して限界設定を行う際のガイドラインを示す。

1．セラピストは患者の自己愛的な物の見方に共感を示しつつ，患者の自己愛的な言動に対しては直面化を行う。 セラピストは，患者が自分の利己的な振る舞いをなぜ「正しいこと」と信じているのか，理解し共感を示す。しかしセラピストは同時に，そのような振る舞いが他者にどのような影響を及ぼしうるか，患者自身が検討できるよう直面化を促す。セラピストは共感と直面化のバランスを取り続ける必要がある。
　もしセラピストが十分な共感を示さなければ，患者は自分が理解されていないと感

じ，傷ついてしまうだろう。そしてセラピストの発言に耳を貸さなくなってしまうだろう。逆にもしセラピストが適切な直面化を行わなければ，患者は自らの権利要求行動がセラピストに容認されていると思い込んでしまうだろう。

2．患者がセラピストの価値を引き下げるような言動を取っても，セラピストは防衛的にも攻撃的にもならない。セラピストは，患者の攻撃に巻き込まれて我を失うようなことがあってはならない。セラピストは患者の個々の発言内容にとらわれず，患者の言動の対人関係的側面に目を向ける必要がある。患者の発言内容にとらわれて議論を始めてしまうのは望ましくない。患者の発言内容に対して即座に防衛的になったり攻撃的になったりするのは，セラピストが患者の仕掛けてきた「ゲーム」に巻き込まれ，ひいては患者にセッションを支配されていることを意味する。セラピストは患者の発言内容ではなくセッションで何が起きているか，そのプロセスに目を向ける必要がある。そのプロセスとはたいてい，患者が自らの感情を回避するために，セラピストの価値を引き下げようとするというものである。そのためにもセラピストは「共感的直面化」を実施しつづけ，患者の言動がどのような影響を及ぼすか，患者自身に検討してもらうよう努めなければならない。

3．セラピストは，セラピスト自身の権利をおだやかに主張する。患者がセラピストの人権を侵害するような言動を示した場合，セラピストは「共感的直面化」を通じて，その事実を患者に指摘する。たとえばセラピストは次のように患者に言うことができる。「あなたは私を傷つけようとしているのではないのでしょう。そしてむしろあなたの方が，セラピストである私に理解されていないと思って傷ついているのでしょう。しかし今のような言い方をされてしまうと，私自身がとても不快に感じてしまうのです」

4．セラピストは，自分が患者にされたくないことを，患者が自分にするのを許さない。患者がどのような圧力を加えてこようともセラピストはそれに屈することなく，セラピスト自身が不快に感じず，公平であると思える適切な制約を設けるべきである。たとえばセラピストは，患者が頻繁に予約を変更したり，セッションの時間をオーバーしたりすることを許容しない。患者が恋人や競争相手の心理学的分析をセラピストに求めることがあるが（それは患者が恋人や競争相手を支配するためである），セラピストはもちろんそのようなことにも応じない。セラピストは治療関係を超えたいかなる要求にも一切応じてはならない。またセラピストが患者に報復してはならないのは言うまでもないことである。

5．セラピストは，治療関係は「支配ー服従」関係ではなく，互恵主義に基づく相互的なものであることを患者に理解してもらう。患者がセラピストに対して権威的に振る舞った場合，セラピストは治療関係が互恵的であるべきことを患者にその都度指摘する。セラピストはたとえば次のように言うことができる。「あなたが今すぐ私の助けを必要としていることはわかります。でもあなたのその言い方は，私をまるで使用人として扱

っているかのように私には感じられます。私はただあなたに命じられている，そんな気がしてしまうのです」「私に対するあなたの態度はあまりにも失礼なのではないでしょうか。私はあなたが苦しんでいるのを知っています。私はあなたを援助するためにあなたと対話をしたいのですが，あなたがそのような態度を取り続けるのであれば，そうすることがとても難しくなってしまいます」

　自己愛性パーソナリティ障害患者は，「お金を支払っているのは私である」ということを主張することが多い。セラピストはそれに対し，「あなたが支払っているのは私の時間に対してであって，私という人間を支配するためではありません」と返すことができる。セラピストと患者はあくまでも平等で対等な関係であるということを，セラピストは繰り返し患者に説明する。患者が治療費を支払うのは，患者がセラピストを支配するためではなく，また患者の要求する全てのことをセラピストが叶えるためでもないのである。

　6．セラピストは患者の中に潜んでいる脆弱性に焦点を当て，脆弱性の徴候が現れるたびにそれを指摘しつづける。セラピストは患者の内なる【寂しいチャイルドモード】に着目し，このモードが少しでも姿を現したら，それに注目するよう患者を促す。怒り，悲しみ，恥かしさといった感情が【寂しいチャイルドモード】のサインであり，そのような感情が少しでも生じたら，患者はそれらの感情を受け入れ，それらの感情のもとにある欲求を満たす必要がある。セラピストは患者ができるだけ長く【寂しいチャイルドモード】に留まっていられるよう患者を励まし，「治療的再養育法」を行う。

　7．セラピストは患者の個々の発言内容に拘泥せず，患者の権利要求的で自己誇大的な，そして回避的な態度の背後に潜む「傷ついた気持ち」に焦点を当てる。セラピストは患者の発言内容にとらわれて患者と議論をしてはならない。セラピストが焦点を当てるべきなのは，患者のそのような振る舞いそのものであり，そのような振る舞いがどのように他者に影響を与えるかということである。セラピストは患者が「傷ついた気持ち」を抱えていることを知っている。患者がセラピストの価値を引き下げるような言動を示すとき，患者は自分と同じような傷つき体験をセラピストに与えようとしていることが多い。患者がセラピストに議論をふっかけるのも，セラピストの欠点をあげつらうためではなく，患者自身の傷ついた気持ちがそうさせている場合が多い。

　セラピストは次のように患者に質問をすることで，患者を責めるような言い方にならないよう配慮する。「今あなたがそのように振る舞ったのは，どうしてですか？」「相手を見下すような言い方をするのは，どうしてですか？」「あなたはなぜ，私にそのことを強制しようとするのですか？」「あなたはどうしてそのことを私と話し合おうとしないのですか？」「なぜあなたは私に怒っているのですか？」

　自己愛性パーソナリティ障害患者の多くは実際に頭がよく，その気になれば簡単にセラピストを言い負かすことができる。議論をすれば患者が勝つことも多いだろう。しか

したとえ議論で勝っても，そのときの患者の振る舞いが，セラピストの価値を引き下げるようなものであったり思いやりの欠けたものであったりすれば，やはりそれは問題である。問題は議論の「内容」ではなく，議論の「やり方」にある。セラピストはそのような「やり方」に焦点を当てることで，患者との無用な議論を回避することができる。

8．**自己愛性パーソナリティ障害に共通するパターンがその患者にみられた場合，セラピストはそれを指摘する**。自己愛性パーソナリティ障害に共通するパターンには以下の3種類が挙げられる。a）相手を見下す，相手の優位に立とうとする，競争的な態度を取る。b）常に相手を評価したり批判したりし，ポジティブもしくはネガティブな判断を下す。c）地位を求める，容姿や業績といった外的な要素を重視する（愛情や満足感といった内的な体験を軽視する）。

セラピスト自身が患者に対して批判的にならず，支持的に振る舞えるよう，セラピストはここでもやはり質問を用いながら，患者の自己愛傾向を指摘すると良いだろう。「今，あなたは私を見下すような言い方をしたように思われますが，もしそうだとしたらそれはどうしてなのでしょうか？」「なぜあなたはそれほど強く私に主張するのですか？」「あなたの業績を今ここで私に話すことが，なぜそれほど重要なのでしょうか？」

9．**患者の発言に【自己誇大モード】【遮断・自己沈静化モード】のラベルを付ける**。セラピストがその時々の患者の発言にモードの名前をラベル付けすることで，患者は自分が今どのモードにいるのか，徐々に自覚できるようになる。特に患者が【自己誇大モード】【遮断・自己沈静化モード】にあるとき，セラピストが患者にそれを指摘すると，患者は自分のモードをより感情的に体験できるようになる。

10-8-6　セラピスト自身の脆弱性を示す

脆弱であっても良いのだということをセラピストが患者に伝えるために最も良い方法は，セラピスト自身の脆弱性を示すことである。患者の前で完璧であろうとするのではなく，セラピストは自らの脆弱性をさらし，認める。それが患者にとってはよい**手本**になる。セラピストは自分が傷ついたと感じたら率直にそのことを患者に伝え，自分がミスをしたと思ったらあっさりとそれを認め，謝罪する。それは親しい対人関係における自然な振る舞い方を患者に示すようなものである。セラピストは自分が完璧でないことを隠そうとしない。その結果，患者はセラピストを「駄目な人間である」と考えてしまうかもしれない。それでもなおセラピストが適切なやり方で自らの脆弱性を呈示することは重要である。ただし我々は，セラピストが個人的な打ち明け話をすることで，自らの脆弱性を開示することを勧めるわけではない。我々が推奨するのは，患者との治療過程において生じたセラピストの思いを，患者に対して率直に開示することである。セラピストが脆弱性を自己開示するのは，治療開始直後ではなく，治療がある程度進んでからのほうが望ましい。セラピストがあまりにも時期尚早に自らの脆弱性を呈示してしま

うと，患者は「このセラピストは自分のような難しい事例を扱うには，人間として弱すぎるのではないか」と誤解してしまう恐れがあるからである。患者にとって，セラピストはあくまでも「強靭な人」であるべきである。セラピストは患者の前に「強靭な人」として現れ，まず患者に対して限界設定を行うなどしておく必要がある。その上で必要に応じて自らの脆弱性を開示する。つまりセラピストは，自分の中に強靭さと脆弱性の両方があることを患者にしっかりと伝えていく。

　次に示す対話に先立って，セラピストは自らの脆弱性を開示し，カールが同じようにしても（カール自身の脆弱性を提示しても）よいのだということを伝えようとした。セラピストはその際，カールの「競争好き」（いわゆる「ゲーム」）が，実は「自分はちゃんとしていないのではないか」という彼の思いに起因するのではないか，ということを示唆した。しかし彼はそのような指摘にあまりピンと来ないようであった。というのも，彼は【寂しいチャイルドモード】が姿を現すと，すぐにそれに過剰補償するために【自己誇大モード】に切り替わってしまうからである。

　セラピスト：カール，この「ゲーム」をすることで，あなたは一体どうしたいのですか？　あなたは何のために，私や他の誰かとこのようなゲームをするのでしょうか？
　カール：(ムッとした様子で)特に理由なんてありません。自然にしているとこうなってしまうのです。
　セラピスト：もう少し，何か深い理由や目的があるように思えるのですが。
　カール：一般的にはどうなんですかね？　私の場合，「さあ，これはゲームだ」と思うとき，その目的はゲームをすることなんです。そんなに深い理由はないんです。……それにしても先生から見ると，私は先生に対してそれほどゲームを挑んでいるように見えるのですね？　それはどうしてなんだろう？……（黙り込む）……だとしたら，私は先生との会話の内容から逃げようとしているのかもしれません。ゲームをすることで，先生との会話を自分が支配しようとしているのかもしれません。……自分でもよくわかりませんが，先生と会話を続けることで自分が不快な気持ちになりそうで，それを避けるためにゲームをしようとするのかもしれません。
　セラピスト：なるほど。そのような気持ちであれば私にもよくわかります。自分が不快に感じるのを避けたいという思いがあなたにあるのですね？　もしここであなたがあえてゲームを始めないことしたら，一体どういうことになるでしょうか？　私もあなたも自分の感情に素直に耳を傾けるのです。私のことをどのように感じたか，あなたは私に伝えます。あなたを私はどのように感じたか，私もあなたに伝えます。私たちは自分の感情を率直に伝え合うのです。
　カール：それは私にとってあまりにも難しすぎます。

　上の対話を見ると，カールが治療に対する自らの動機づけを正確に把握できていることがわかる。カールはこの時点ではまだ，セラピストとの対話の中で自分の感情に焦点を当てることを避けたがっていた。つまりカールはセラピストと親密に接したり【寂しいチャイルドモード】に入ったりすることを避けるために，【自己誇大モード】や【遮断・自己沈静化モード】に逃げ込んでしまうのである。このような回避や過剰補償のせいで，カールの内なる【寂しいチャイルドモード】は放置されつづけてしまう。しかし上の対話をきっかけに，カールはセラピストの価値を引き下げるような言動を示さなくなった。そしてその結果，彼はその後自らの【寂しいチャイルドモード】に少しずつ近づくこと

ができるようになった。

10-8-7 【寂しいチャイルドモード】という概念を導入する

　セラピストはより直接的にカールに対して【寂しいチャイルドモード】を扱うことにした。次に示す対話でセラピストは，このコンサルテーション・セッションがビデオテープに録画されていることに言及し，それについてどう感じるかカールに尋ねたところ，彼はいかなる脆弱性も感じないと答えた。それに対してセラピスト自身は脆弱性を感じていることをセラピストはカールに伝えた。

セラピスト：今ここで私とセッションを行っていること，そしてそれが録画されていることについてどう感じますか？　頭の中の考えではなく，感情的にどうなのか，ということを教えてください。
カール：録画されていることについては，全然気になりません。
セラピスト：あなたの感情は何の反応も示さないのですか？
カール：（しばらく沈黙する）先生の感情は何か反応を示しているのですか？
セラピスト：もちろんです。なにしろこのセッションは録画されていて，後で他の人たちに観られることがわかっているから……。
カール：（さえぎって）だって先生は私と違って著名な人なんでしょう？　私は名もない単なる一人の患者です。このセッションをちゃんと行わなければならないのは，私ではなくて先生です（くすくす笑う）。このセッションでの私の言動が評価されることないでしょうが，先生の言動は他の専門家から評価されるのでしょう？　つまり録画されているというこの状況は，私ではなく先生に関することなのです。
セラピスト：理屈で言えばその通りなのですが，あなたのおっしゃることを私はどうしてもそのまま受け止めることができません。こういう状況にいる人なら誰でも，何らかの感情が浮かぶものだと思うからです。
カール：（イライラした様子で）だったら先生の感情を話してくれればいいじゃないですか！
セラピスト：ええ，それをさきほどあなたに伝えようとしたのです。私は何か落ち着かない気持ちになっています。というのも私自身，このセッションをちゃんとやらなければならないと思っていますし，他の人たちも何らかの期待を持ってこのセッションを観るだろうからです。だからもしこのセッションで何かミスを犯してしまったら，私は気が動転してしまうかもしれませんし，ひどく落ち込んでしまうかもしれません。
カール：（さえぎるように）だから言ったじゃないですか。ミスを犯すのは先生のほうであって，私ではないのです。私は単なる患者なのですから。私はここで何を言っても何をしてもどうってことないのです。（勝ち誇ったように笑う）
セラピスト：私はあなたが間違っていると言いたいのではありません。ただ，この状況に対して本当に何も感じることがないのか，それが腑に落ちません。多くの人たちがこのセッションを観るのですよ。それが全く気にならないなどということが，ありうるのでしょうか？
カール：ありえますよ。でも先生にはそのことが理解できないのではないですか。なぜなら先生は今，人から観られることに対して自意識過剰になっているからです。
セラピスト：でも確かあなたは以前，自分を恥かしいと思うことがあるとおっしゃっていました。
カール：ええ，そうです。でも今はそういう気持ちではない，ということです。

　カールは【自己誇大モード】にあり，セラピストをあげつらうのに手一杯である。彼は自分の内なる【脆弱なチャイルドモード】に気づいていない。セラピストはそのことをカールに指摘してみたが，時期尚早だったようである。

セラピストは，カールの中に【寂しいチャイルドモード】が存在すること，それが脆弱性，怯えた感じ，「ちゃんとしていない」感じ，喪失感などを彼自身にもたらすことを，少しずつ示唆していくことにした。セラピストはそのようにしてカールの脆弱性を顕わにする一方で，【自己誇大モード】と【遮断・自己沈静化モード】についても指摘することにした。

　次に示す対話でヤング博士は，カールとリア（カールの担当セラピスト）との関係性について言及してみた。カールがリアに対して何らかの脆弱性を感じているか，もしくは何らかの感情的なつながりを感じているか，それを確かめるためである。しかしカールはまたもや，自らの脆弱性や感情を認めることはなかった。

セラピスト：今日のこのセッションと比べて，リアとのセッションではあなたはどのように感じることが多いですか？　彼女とのセッションで生じる感情は，今日と同じですか？　それとも違いますか？
カール：私はリア先生とのセッションでは何でも学び，身につけようと思っています。今日のこのセッションでは，リア先生から学んだことを発揮しようとしています。
セラピスト：私が聞きたかったのはそういうことではなく，リアとのセッションでは，あなたにどのような感情が生じるか，ということです。普段のセッションでリアと会って話をしているとき，あなたの心に浮かぶのはどのような気持ちですか？
カール：私は常に冷静に振る舞おうとしています。そして自分の中に生じる感情を意識して，それを感じようとしています。
セラピスト：しかしあなたは実際には，自分の感情に巻き込まれたくないと思っているのではないですか？
カール：必ずしもそうではないです。私だって時には自分の感情に巻き込まれることがありますし，むしろそのような体験を望ましいとも思っています。
セラピスト：でもあなたは常に冷静に振る舞おうとしているのでしょう？
カール：正確に言うと「振る舞おうとしている」わけではないのです。冷静な状態が私にとっては普通なのです。冷静な私が，一番私らしい私なのです。
セラピスト：冷静なのが一番あなたらしいのですか？
カール：ええ，そうです。
セラピスト：我々のもう一つの仮説も検討してみましょう。あなたが冷静であろうとするのは，別の感情を感じることを避けるためである，という仮説です。なぜならあなたはそのような感情を感じたくないからです。
カール：先生は，私がいつから冷静であったのか，ご存知ないようですね。私は37歳になってから急に冷静な人間になったのではありませんよ。
セラピスト：だとしたら，いつからあなたは冷静な人間だったのですか？　何歳のときから，あなたは冷静な人間になり始めたのでしょう？
カール：4歳か，それよりもっと早くです。そして成長に従ってますます冷静になっていったんです。それはもう間違いありません。

　カールは，自分が冷静であろうとしていること，それが彼の普通の状態であること，そしてそのような態度がごく幼い頃に形成されたことをセラピストに認めた。セラピストは今や，カールの【寂しいチャイルドモード】にアクセスする道を見つけつつある。セラピストは，カールの冷静さの奥に何が潜んでいるのか，それを探索するところまで

ようやく行き着くことができた。カールはなぜ4歳のときから冷静になろうとしたのだろうか？　それ以前のカールには，どのような感情が主に生じていたのであろうか？

ヤング博士とカールは，4歳以降常にそうであったという彼のあり方を［冷静なカール］と呼ぶことで合意した。このモードは実際，【自己誇大モード】と【遮断・自己沈静化モード】とが組み合わさったものであると思われる。

10-8-8　イメージ技法を通じて幼少期におけるモードの起源を探求する

患者がひとたび自らのモードを認めたら，セラピストが次にすべきなのは，幼少期におけるそのモードの起源を探索することである。これは特に【寂しいチャイルドモード】に関して重要な作業である。そのときに最も有用なのはイメージ技法である。しかし多くの患者はイメージ技法に抵抗を示す。したがってセラピストはまず，患者のそのような抵抗を取り除かなければならない。

次に示す対話では，セラピストは［冷静なカール］の幼少期における起源を探索しようとしている。セラピストはイメージ技法を行うことをカールに提案した。しかしカールはさまざまな難癖をつけてそれに抵抗している。

セラピスト：イメージワークをやってみることにしませんか？　あなたが［冷静なカール］になる前，つまり4歳になる前ぐらいに，あなたがどのような気持ちでいたのか，目を閉じてイメージしてみるのです。
カール：試してみるのはいいですが，何と言っても3歳ぐらいの記憶ですから，ちゃんと思い出せるか難しいように思います。（笑う）
セラピスト：いいでしょう。とにかく試してみるのです。あなたが最も幼いときの記憶を思い浮かべてみましょう。
カール：それはまるで長年雨ざらしになって，水や泥なんかがたくさん詰まった井戸の底にたどり着こうとするようなものではないですか。井戸の底に何があるかなんて，すぐに見ることはできませんよ。水や泥なんかをかき出さなければならないのですから。すごく大変だと思います。
セラピスト：おっしゃる意味はわかります。最初のイメージが出てくるまで，少し時間がかかるかもしれませんね。それでも試してみましょう。（しばらく待つ）……さあ目を閉じて，［小さなカール］をイメージしてみます。そして何が見えるかを話してください。イメージワークが終わるまで，目はずっと閉じたままです。そして出てくるイメージをただそのまま見続けます。分析したり，コメントしたりはしません。ただひたすらイメージを見ます。頭の中に流れる映像をそのまま見続けるのです。
カール：でも私は普段，イメージというものを見ないのですが……。
セラピスト：それでも目を開けないで，つむったままにしてください。そして幼い頃のカールを思い浮かべてみましょう。……何が見えますか？
カール：何も。イメージらしきものは何も浮かんできません。
セラピスト：イメージではないとしたら，何が浮かんできたのでしょうか？
カール：なんか「印象」みたいなものです。
セラピスト：なるほど。それはどんな印象ですか？
カール：私は目を閉じて，浮かんできたものは何でも捉えようとしてみました。でもそれはとても捉え難くて，実際にイメージとして見るところまでいきませんでした。
セラピスト：わかりました。だいぶいい線まできましたね。あなたはよく頑張りましたよ。

カールの抵抗はまだ続いている。しかし少なくとも彼はイメージワークを試した。カールが自分自身の幼少期の姿をイメージできないと言うので，ヤング博士は代わりにカールが幼かったときの母親の姿をイメージしてみるよう提案した（より取り組みやすい課題を提案することは，患者がイメージ技法に抵抗する際に有効な戦略である）。

セラピスト：ではあなたが幼かったときのお母さんの姿をイメージするのはどうでしょうか。そのほうがイメージしやすそうですか？
カール：ええ。
セラピスト：お母さんはどのような表情をしているのでしょうか？　幼いあなたはお母さんの表情を見て，どんなふうに感じますか？
カール：そうですね……すごく悲しい感じがします。なぜなら私は母をとても愛しているからです。私はずっと母のそばで母のことを想っていたいのです。
セラピスト：お母さんはあなたにそうさせてくれるのですか？
カール：（長い間沈黙した後）いいえ。
セラピスト：お母さんはあなたに対してどのように接したのですか？
カール：正確にはどんなだったか，なかなか思い出すことができません。でも母は石のようでした。母は石のように固まっていて，動かないのです。
セラピスト：そのイメージの中で，お母さんに話しかけてください。幼いあなたは，本当はお母さんにどうしてもらいたかったのでしょうか？　それを今，声に出して言ってみてください。
カール：（【チャイルドモード】に切り替わって）「お母さん，僕を抱きしめ，僕を愛して。いつでも僕のことを見ていて。そしてずっと僕のそばにいて。絶対に僕を見捨てないで」
セラピスト：お母さんはどうしますか？　お母さんはあなたを抱きしめてくれるのでしょうか？　それともなかなかそうしてくれないのでしょうか？
カール：母は石なのです。私のイメージの中で，母は固まって動きません。
セラピスト：そうですか。では今度はお母さんを見て，お母さんが何を思っているか，想像してみることはできますか？　お母さんの心の中に入ってみることはできそうですか？
カール：（長い間沈黙した後）私が思うに，母の心の中は悲しみでいっぱいだったのでしょう。
セラピスト：そのようなお母さんに対して，もしあなたが「僕のそばにいてほしい。僕を抱きしめてほしい。僕を愛してほしい」と言ったとしたら，お母さんはそれをどのように受け止めるのですか？
カール：私が何を言っているか，母に聞こえているとは思います。でもそれ以前に，彼女は自分自身の悲しみで心と頭がいっぱいなのです。
セラピスト：なるほど。お母さんは自分自身の思いでいっぱいで，あなたどころではないのですね。
カール：そうです。
セラピスト：だとしたら，お母さんはあなたにどう答えるのでしょうか？
カール：母は私に答えたくもないのだと思います。私がもしそんなことを言ったら，母はそれを邪魔に思い，私に怒ったでしょう。
セラピスト：もし実際にお母さんに怒られたら，あなたはどんなふうに感じるのでしょうか？
カール：ひどくおびえてしまうと思います。

この時点でヤング博士とカールは，初めてカールの【寂しいチャイルドモード】にアクセスすることができた。カールの母親は感情のない石のような存在で，幼いカールは母親の愛情を欲しつつ，それを得ることができなかった。

セラピストはそれまでずっと，この瞬間のためにカールと対話してきたと言ってもよいだろう。カール自身が自らの内なる【寂しいチャイルドモード】を認め，それに切り

替わる瞬間をセラピストはずっと探ってきた。セラピストはこの時点でようやく,【遮断・自己沈静化モード】と【自己誇大モード】を飛び越えて【寂しいチャイルドモード】にアクセスし,【寂しいチャイルドモード】そのものとの絆を形成することに着手できたのである。ここまで来れば,セラピストは【寂しいチャイルドモード】に対して「治療的再養育法」を行い,スキーマを修復していくことが可能になる。

10-8-9　モードワークを行う

　セラピストは,患者が自分のモードに名前をつけ,モード間で対話をするよう手助けする（つまりモードワークを行う）。以下に示す対話で,セラピストは2つのモードを同定した。1つは［幼いカール］,もう1つは［冷静なカール］である。［幼いカール］は【寂しいチャイルドモード】である。［冷静なカール］は【遮断・自己沈静化モード】と【自己誇大モード】が組み合わさったものである。セラピストはまず,カールが［幼いカール］となって,［幼いカール］の感情を体験できるよう手助けした。

　セラピスト：あなたを2人のカールに分けましょう。1つが［幼いカール］です。これはお母さんの愛情を欲している文字通り「幼い」あなたです。そしてもう1つが［冷静なカール］です。こちらはもうお分かりですね。
　カール：ええ,分かります。
　セラピスト：あなたには2人のカールが認識できますね？
　カール：（うなずく）ええ,大丈夫です。
　セラピスト：2人のカールについてそれぞれ私に教えてください。彼らはどのように見えますか？　彼らはどのように感じていますか？　2人はどのように違っていますか？
　カール：ええと,母親の愛情を欲しているほうのカールはとても悲しそうです。（しばらく沈黙する）あまりにも悲しいので,悲しみそのものを自分から切り離そうとしています。（笑う）
　セラピスト：なるほど。その［幼いカール］は,悲しみで麻痺してしまっているのですね。［幼いカール］はベッドにもぐりこんで一日中寝ていたいような感じなのでしょうか？　悲しみで身動きが取れなくなってしまっているのでしょうか？
　カール：（しばらく考える）いいえ,違います。……いや,ほとんどそんな感じなのかもしれません。
　セラピスト：ほとんどそんな感じ？
　カール：たぶん。……いや,かなり。

　ここでセラピストは,カールの【寂しいチャイルドモード】の悲しみを抑うつ症状に関連づけた。
　いったん【脆弱なチャイルドモード】と【遮断・自己沈静化モード】および【自己誇大モード】をカール自身が認め,受け入れられるようになれば,セラピストはそれらのモードの根底にあるスキーマを探求することができる。セラピストは,どのようなスキーマが彼の【寂しいチャイルドモード】を生み出しているのか,それを探るための質問を始めた。カールが母親を「石のようである」と描写したことから,彼に「情緒的剥奪スキーマ」があることは確実である。セラピストは,それに加えて「欠陥スキーマ」がカールにあるかどうかを探ろうとした。

セラピスト：その［幼いカール］は，ただ単に悲しくて寂しいだけですか？ それとも「愛されない」と感じたり，不安だったり，「拒絶された」と思ったりしているのでしょうか？
カール：彼は不安なんだと思います。……（しばらく沈黙する）……いや，「拒絶された」と思っているみたいです。たぶんそうです。
セラピスト：［幼いカール］は，どうしてお母さんに拒絶されるのでしょう？ 彼には何か思い当たるふしがありますか？
カール：いいえ，彼はただ単に混乱しています。
セラピスト：「自分のここが悪いからお母さんに拒絶されるんだ」とは思っていないのですか？
カール：ええ，そういうふうには思っていません。
セラピスト：だったらどういうふうに思っているのでしょう？
カール：彼は理解できないだけなんです。
セラピスト：理解できない。
カール：ええ，なぜお母さんから拒絶されるのか，理解できないのです。
セラピスト：彼はお母さんから拒絶される理由がわからないだけなのですね。
カール：ええそうです。なぜ拒絶されているのか，どうにもわからないのです。
セラピスト：彼は寂しいのですか？ それとも別の何か，たとえば孤立感などがありますか？
カール：彼はひたすら寂しがっています。お母さんが恋しいのです。

　カールの中に「情緒的剥奪スキーマ」があることは間違いない。しかし「欠陥スキーマ」はないようである。彼はひたすら寂しく感じており，自分に人間として何らかの欠陥があるとは思っていない。
　ここでセラピスト（ヤング博士）はカール自身のモードを用いて，スキーマモードについて心理教育を行うことにした。

セラピスト：あなたのお話を聞いていてわかったのは，あなたが2つのスキーマモードを持っているということです。1つは［幼いカール］，すなわち寂しくて傷つきやすい子どものモードです。あなたは3歳のとき，お母さんと一緒にいて，ひどく悲しく寂しい思いをしました。欲していた愛情を与えてもらえませんでした。そこで［幼いカール］が作られたのです。
　もう1つは例の［冷静なカール］です。これは【遮断・自己沈静化モード】と【自己誇大モード】が組み合わさったものと考えることができます。［幼いカール］というモードは，あなたに苦痛をもたらします。その苦痛を過剰補償したり苦痛から逃れたりするために形成されたのが［冷静なカール］なのです。
カール：（同意したように）確かに私の中の［冷静なカール］は，人と親密になることに興味がないようです。全く興味がないと言ってもいいかもしれません。

　セラピスト（ヤング博士）は他のスキーマについても検討しはじめた。セラピストは質問紙へのカールの回答を参照しながら，彼に「不信／虐待スキーマ」があるかどうかを探った。セラピストは，自分をひどく扱う存在として他者を捉えているかどうか，カールに尋ねた。

セラピスト：以前あなたが記入したこれらの質問紙を見ると，「他人は自分に悪意を持っている」といった思いが［冷静なカール］の中にありそうな気がするのですが，いかがでしょうか？ それは

単に他者があなたを愛してくれないというものではなく，他者があなたに対して否定的であるといった思いです。たとえば他者があなたを低く見ようとしているとか，あなたの欠点を暴こうとしているとか，ひどい目に遭わせようとしているとか，出し抜こうとしているとか，そういうことです。

カール：私が思うに［冷静なカール］は自分が生き延びるために形成されたのではないでしょうか。他者についてはどちらかというと「自分と競う存在」として捉えているように思います。

セラピスト：他者を「自分と競う存在」と捉えることが，［冷静なカール］に価値観や目的を与えてくれた，ということですか？

カール：ええ，そうです。

セラピスト：［冷静なカール］にとっては他者と競うことそれ自体が重要であるのですね。

カール：そうです。しかも彼が他者と競うのは，「ゲーム」においてだけではありません。「ゲーム」で人と競うのは当たり前のことかもしれませんが，先生もお気づきのとおり，［冷静なカール］は普通の対人関係でも相手と競おうとします。それどころか，見知らぬ人とも競おうとしてしまう傾向があります。

セラピスト：それは，［冷静なカール］が人との関わりを何でも「ゲーム」にしてしまうからですか？ それとも彼は「自分から先に相手を叩きのめさなければ，自分は相手に叩きのめされるだろう」といった思いをどこかで抱いているのでしょうか？

カール：（きっぱりと言う）いいえ，そういう思いはないです。他人をそのようには捉えていないと思います。

セラピスト：他人が自分に危害を加える存在であるとは捉えていないのですね？

カール：ええ，そういう捉え方はしていないと思います。

　カールは他者を虐待的な存在とは捉えていないと答えた。カールが他者と「ゲーム」をしようとするのは，勝って満足感を得たいからである。カールの中核的なスキーマは「不信／虐待スキーマ」ではなく「情緒的剥奪スキーマ」であることが，これでほぼ確定した。彼は他者からの虐待や屈辱から自分を守ろうとしているのではなく，情緒的剥奪による空虚感を埋めるために他者にゲームを仕掛ける。

セラピスト：ゲームをすることが［冷静なカール］の目的なのですね。
カール：そうです。彼はゲームをするときには生きる意味を感じられるのです。
セラピスト：しかしそのせいで，彼は他者とのつながりを持つことができないのですね。

　このようにしてセラピストは，カールが自らの中核的なスキーマやそれに関わるモードを理解するのを手助けした。

10-8-10　モードの適応的な側面を検討する

　セラピストは［冷静なカール］にカール自身がアクセスするのを手助けし，［冷静なカール］の機能を探ろうとした。実際［冷静なカール］は，カールの悲しみをそらすのに役立っていた。

カール：9歳のときの［冷静なカール］であれば，イメージすることができそうです。
セラピスト：ではそうしてみてください。……9歳の［冷静なカール］はどんな様子ですか？
カール：彼にはほとんど感情がありません。彼はずっと前に自分が悲しい思いをしたことを知っていますし，思い出そうとすれば思い出すこともできますが，そうしたくないのです。

セラピスト：彼は自分が悲しい思いをしそうなことは，考えるのも嫌なのでしょうか？
カール：そもそも彼にはそういうことを考える習慣がありません。というより，考えないことが習慣になっているのかもしれません。
セラピスト：［冷静なカール］はどうやって自分の気を紛らわせていたのでしょうか？
カール：漫画を読んだり，チェスをしたり，テレビを観たり……。（しばらく黙る）彼は自分の気を紛らわせるために，特別なことをする必要はなかったんだと思います。いつでもどこでも気を紛らわせることができていましたから。
セラピスト：それは一人でいるときだけ？　それとも他人と一緒のときも，そうできたのでしょうか？
カール：一人のときも，他人と一緒のときもです。
セラピスト：気を紛らわせた結果，［冷静なカール］はどうなるのですか？　少しはホッとするのでしょうか？　あるいはむしろ不快になるのでしょうか？
カール：どうにもなりません。彼はただ単に感情を感じずに冷静でいるだけです。

　カールは（石のような）母親による悲しみから自分を守るため，彼自身も石のようになってしまうのである。
　セラピストは，カールがさらに［冷静なカール］の感情を理解するよう彼を導いた。［冷静なカール］は最初，セラピストを批判することによって自らの感情に距離を置こうとした。これは「スキーマの回避」であり，カールの主たるコーピングスタイルである。ヤング博士が［冷静なカール］に感情を尋ねたところ，［冷静なカール］はイライラした様子を見せ始めた。

セラピスト：［冷静なカール］に私から話しかけてみてもいいですか？
カール：ええ，どうぞ。
セラピスト：「あなたはここで，漫画を読んだり，チェスをしたり，テレビを観たりしていますが，そういうときどんなことを感じているのですか？」
カール：（沈黙する）
セラピスト：「あなたは漫画やチェスやテレビを心から楽しんでいるのですか？」
カール：（イライラした声のトーンで）「質問の意味がよくわかりません」
セラピスト：わかりました。言い換えましょう。「漫画やチェスやテレビによって，あなたの気分が良くはなっていないようですが，それはどうしてでしょうか？　普通，好きなことをしたら気分が良くなるのではないかと思うのですが」
カール：「私は好きだからそれらのことをしているだけです。それで十分ではないですか」
セラピスト：［冷静なカール］は私と議論でもしようというのでしょうか？　彼がイライラし始めているように思うのですが。
カール：（イライラした様子で）［冷静なカール］は単に先生のおっしゃる意味がわからないのだと思います。
セラピスト：でも彼の言い方には，何か怒りのようなものが含まれているように私には感じられました。単に冷静なのではなく，何か……。
カール：（さえぎって）先生が尋ねているのは，［冷静なカール］に何か感情があるかどうかということですか？
セラピスト：ええ，そうです。悲しみではなく，怒りのような感情がありそうに……。
カール：（さえぎって）そのような質問をすること自体が［冷静なカール］を怒らせるようです。
セラピスト：やはりそうですか。それで彼は怒っているのですね。
カール：彼は自分の言動や思考や感情について尋ねられるのが好きではありません。ですからそうい

うことについて訊かれると，怒ってしまうのです。
セラピスト：なるほど，わかりました。ところであなた自身はどうですか？　私は［冷静なカール］を怒らせてしまいましたが，あなた自身にもそのような傾向がありますか？　特に人と関わることについて，どのような思いがあるのでしょうか？
カール：うーん。（沈黙する）私も人と関わること自体があまり好きではありません。
セラピスト：なぜなら？
カール：（長い間沈黙してから）……それが自分でもよくわからないのです。
セラピスト：あなたにとって他者とはどういう存在なのですか？　頭の悪い人たち？　自己中心的な人たち？
カール：いや，頭の悪い人もいれば，そうでない人もいます。ただし私ほど利口な人間はそうそういないとも思っています。
セラピスト：あなたは自分が他の人よりも利口だと思うと，気分が良くなるのですか？
カール：（きっぱりと）ええ，もちろんです。
セラピスト：それはどうしてでしょうか？
カール：私が一番でないといけないからです。私は誰にも負けてはならないのです。
セラピスト：あなたはどうして誰にも負けてはならないのでしょうか？
カール：（イライラし始める）先生はまたそうやって，私を怒らせようとするのですね。
セラピスト：なぜあなたは今，私に対して怒っているのですか？
カール：そういう質問をするからです。
セラピスト：このような質問についてあなたは考えたくないのですね？
カール：ええ，考えたくありません。

　セラピストは，カール自身が［冷静なカール］のことをより深く理解できるよう手助けしている。なぜ［冷静なカール］は他者のことを好きでないのだろうか？　なぜ［冷静なカール］は自分の抱える問題について考えたくないのだろうか？　なぜ［冷静なカール］は自分の言動や思考や感情について考えるのを好まないのだろうか？　なぜ［冷静なカール］は自分が一番でないといけないのだろうか？　セラピストの狙いは，これらの問いについて考えることを通じて，長い目で見ると［冷静なカール］の存在が自分の人生にネガティブな影響をもたらすことを，カール自身が理解することである。
　カール自身が［冷静なカール］の回避的機能と過剰補償的機能の両方について述べていることに注目されたい。前述したとおり，［冷静なカール］は【遮断・自己沈静化モード】と【自己誇大モード】が組み合わさったものであり，彼（［冷静なカール］）は一人で二役を担っている。すなわち［冷静なカール］はネガティブな感情を回避すると同時に，自分を他者よりも優れた存在であるとみなしている。
　興味深いことに，セラピストが［冷静なカール］を同定し，カール自身が［冷静なカール］を明確にイメージできるようになった時点で，セラピストに対するカールの振る舞いが変化した。［冷静なカール］をイメージすることで，カールは【自己誇大モード】と【遮断・自己沈静化モード】から脱出し，セラピストとの「どちらが優位に立つかのゲーム」に本気になれなくなってしまったのである。確かに上の対話におけるカールの発言は挑戦的ではあるが，その声のトーンは前に比べて勢いがなく，気乗りのしない様子であった。モードとして明確に同定され，セラピストに話しかけられたことで，［冷静なカール］

はもはや自分の優位性をセラピストに誇示する必要も，セラピストからことさらに距離を置く必要もなくなったからである．

10-8-11　モード同士を対話させる

　患者がひとたび自分のモードを同定し，各モードの感情を理解できるようになると，セラピストは患者がそれらのモード間で対話できるよう導くことができる．セラピストは対話を通じてスキーマと折り合いをつけるやり方を患者に教える．その際中心的な役割を果すのが【ヘルシーアダルトモード】である．【ヘルシーアダルトモード】は他の各モードと直接対話し，交渉することができる．【ヘルシーアダルトモード】は【遮断・自己沈静化モード】【自己誇大モード】に代わって【寂しいチャイルドモード】を守り，【寂しいチャイルドモード】の欲求を満たすことができる．

　次に示す対話でセラピストは，イメージの中で［冷静なカール］が［幼いカール］（【寂しいチャイルドモード】）と対話を行うようカールを手助けしている．そのためにセラピストは彼の妻であるダニエルの話を持ち出した．というのも，ダニエルの自己没入的態度はカールの母親に非常によく似ており，カールの「情緒的剥奪スキーマ」を維持する大きな要因になっていると思われたからである．セラピストは，［幼いカール］（【寂しいチャイルドモード】）とダニエルの情緒的結びつきを強化しようと考えた．その目的は，［幼いカール］がダニエルに対する自らの感情を認め，表出するのを手助けするために，［冷静なカール］に身を引いてもらうことである．

　カール：［幼いカール］は母親を恋しがっているのだと思います．彼の母親はいつも悲しんでいて，暗い人でした．それでもやっぱり彼は母親が恋しいのです．
　セラピスト：彼が欲しているのはお母さんだけですか？　それとも「お母さんのような人」も含まれるのでしょうか？
　カール：含まれるのだと思います．母親がどんなに悲しそうだったのか，彼はよく覚えています．
　セラピスト：そこで彼は，お母さんのように悲しそうで弱々しい人を欲するようになったのですね．
　カール：ええ，そうです．
　セラピスト：ダニエルはどうなのでしょう？　［幼いカール］はダニエルのことを……．
　カール：（さえぎって）彼女は悲しそうで弱々しい人です．
　セラピスト：まさにそういう人を［幼いカール］は欲していた？
　カール：（悲しそうに）その通りです．

　セラピストは，［幼いカール］と［冷静なカール］とが対話をするよう導いていく．

　セラピスト：［幼いカール］にこう言ってもらいましょう．「僕はダニエルともっと仲良くしたい」．［冷静なカール］はそれに対して何て答えるでしょう？
　カール：（しばらく沈黙する）……［冷静なカール］は単に「ＯＫ」と言うのではないでしょうか．
　セラピスト：本当にそうでしょうか？　［冷静なカール］にとって，［幼いカール］がダニエルと仲良くすることが，本当に「オーケー」なのでしょうか？　［冷静なカール］の中に，［幼いカール］と

10 自己愛性パーソナリティ障害のスキーマ療法

ダニエルが仲良くするのを邪魔したい気持ちがあるのではないかと思いますが？ その点について［冷静なカール］にもう一度尋ねてみてください。
カール：確かにそうかもしれません。［冷静なカール］にはそういう気持ちがありそうです。なぜなら［幼いカール］とダニエルが仲良くすることで，［冷静なカール］の存在が脅かされてしまうからです。
セラピスト：そうしたらあなたは［冷静なカール］になって［幼いカール］に話しかけてみましょう。あなたの中には 2 人のカールがいます。そしてあなたはそのどちらをも存在させたいと思っている。［冷静なカール］にあなたが振り回されるのではなく，あなたが［冷静なカール］を存在させてあげるのです。
カール：（［冷静なカール］として［幼いカール］に話しかける）「君がダニエルと仲良くしたいのはわかる。でも私にも私の人生というのがあるんだ。私はそれをあきらめたくない」
セラピスト：「私の人生」とは何か，具体的に話してあげてください。
カール：「私はずっとチェスとかそういったものに，自分の気持ちを向け続けてきたんだ。そういうことに脳を使って，自分がうんざりしたり退屈したりするのを防いできたんだ。［幼いカール］，君だってうんざりしたり退屈したりするのは好きではないだろう？」
セラピスト：［幼いカール］は何と答えますか？
カール：（［幼いカール］になって）「うん，まあ，それはそうだけど」
セラピスト：［冷静なカール］が［幼いカール］をやり込めているように聞こえますが。
カール：（笑う）
セラピスト：［幼いカール］をもうちょっと強くしてあげましょう。［冷静なカール］に言い返せるぐらい［幼いカール］を成長させるのです。
カール：わかりました。（［幼いカール］として，それまでよりもしっかりとした口調で）「ねえ［冷静なカール］，僕をやり込めようとばかりせずに，ちょっと僕の話を聞いてよ」

　［冷静なカール］は［幼いカール］よりずっと強い。そこでセラピストは［幼いカール］と同盟を結ぶことで［幼いカール］に力を与え，両者が公平に対話できるようにした。
　セラピストによって力を与えられた［幼いカール］は，［冷静なカール］と対話を続ける。セラピストに導かれながら，カールは［幼いカール］と［冷静なカール］の両方を演じた。

カール：（［冷静なカール］として［幼いカール］に語りかける）「わかった，わかった。君は正しいよ。確かに家族は大事で，ダニエルは大切な存在だ。でもそのために私は全てをあきらめなければならないのかい？ 何かを自分のために取っておくことはできないのかい？」
セラピスト：いいですね，その調子です。［幼いカール］に具体例を教えてあげましょう。［冷静なカール］はいったい何を自分のために取っておきたいのでしょうか？
カール：（［冷静なカール］として）「私は自分のためだけにクッキーやチョコレートやピザを取っておきたいんだ。それに夜通しコンピュータでチェスのゲームをやりたいんだ」
セラピスト：夜通しではなく，2 時間だったらどうですか？
カール：「それじゃ全然足りない！」
セラピスト：だったらもう少し頑張って交渉してみましょう。
カール：［幼いカール］に交渉するのですか？
セラピスト：そうです。
カール：（［冷静なカール］として）「確かに家族は重要だ。でも私が欲しているのはそういうことではないんだ」（怒ったように）「私は君に放っておいてほしいんだ。君が私を一人にしておいてくれればこそ，私は家族の面倒をみることができるんだよ」
セラピスト：それに対して［幼いカール］は何と答えますか？
カール：（［幼いカール］として，とても悲しげに）「あなたは本当に僕たち家族の面倒をみてくれるの？ あなたにそんなことができるの？ もしあなたが本当に僕たちの面倒をみてくれるのであれ

461

ば，そしてもしあなたが本当にあなた自身の面倒をみることができるのであれば，僕はあなたを放っておいてあげるよ」

　上の対話で［幼いカール］は，【寂しいチャイルドモード】だけでなく【ヘルシーアダルトモード】の役割も担っていることに注目していただきたい。［幼いカール］はセラピストを手本にして，［冷静なカール］に対して「共感的直面化」を行っている。すなわちダニエルと［幼いカール］の２人が，［冷静なカール］から面倒をみてもらえていないと思って，寂しく感じているということを，［幼いカール］は［冷静なカール］に伝えたのである。

10-8-12 【寂しいチャイルドモード】を重要他者につなげる

　セラピストは，イメージの中で【寂しいチャイルドモード】が重要他者とつながることができるよう患者を手助けする。［幼いカール］（カールの内なる【寂しいチャイルドモード】）はダニエルに対して愛を告白し，ダニエルと愛し合うことを願っている。［冷静なカール］がそのような［幼いカール］の願望を許すことができるよう，セラピストは働きかけた。実際これは［冷静なカール］の本心でもある。［冷静なカール］も心の奥底では，誰かとゲームをしてそれに勝つより，本当は誰かと愛し愛されたいと願っている。（我々の理論では，不適応的なコーピングモード（カールの場合は【遮断・自己沈静化モード】や【自己誇大モード】）も結局は愛を欲していると想定している。それらの不適応的なモードは，患者を傷つけるためではなく患者を守るために存在している。それらの不適応的なモードは，ひとたび【脆弱なチャイルドモード】の安全を確認すると，【脆弱なチャイルドモード】が表面化することを認められるようになる。）

セラピスト：［冷静なカール］にしばらく退場してもらって，［幼いカール］とダニエルの２人だけにしてみましょうか。目を閉じて，［幼いカール］とダニエルが２人でいる場面をイメージしてください。何が起きるでしょうか？
カール：（しばらく**沈黙する**）出来事を話すのですか？
セラピスト：そうです。イメージの中で何が起きていますか？　２人は何をしていますか？　［幼いカール］はどんな感じですか？　［幼いカール］は３歳よりもう少し成長しているとみなしてイメージしてみましょう。
カール：わかりました。
セラピスト：何が見えますか？　２人は何をしていますか？
カール：［幼いカール］はダニエルの膝に這い上がります。
セラピスト：彼はダニエルに触れていますか？　ダニエルに抱きついていますか？
カール：ええ，ダニエルが彼を抱きしめています。
セラピスト：それはどんな感じですか？
カール：いい感じです。とてもいい感じです。彼はダニエルの目を見つめ，ダニエルの顔を見つめ……。
セラピスト：彼がそうしたいからですか？

カール：そうです。

　それまでは気づいていなかったが，カールは実はダニエルにもっと近づきたかった。上の対話においてカールはそれをようやくイメージできた。ダニエルと触れ合うことによってカールの内なる【脆弱なチャイルドモード】の中核的感情欲求はようやく満たされた。セラピストは［冷静なカール］をイメージの中に呼び戻すことにした。

セラピスト：では［冷静なカール］を再びイメージに登場させましょう。［幼いカール］とダニエルを見ていて，［冷静なカール］がどう感じたか，尋ねてみるのです。
カール：［冷静なカール］はようやく理解できたそうです。（笑う）
セラピスト：（笑う）［冷静なカール］は何と言っているのですか？
カール：（［冷静なカール］として）「良かった，良かった。君たちはとても良かったよ」
セラピスト：（［冷静なカール］の役を引き継いで）「さて私は引っ込んで一人でチェスの続きでもやろうかな。それとも一人でテレビでも観ようかな」
カール：いいえ，彼はそうしません。ここでもっとダニエルと仲良くします。

10-8-13　治療内の変化を治療外の変化につなげる

　治療の最終段階では，患者が治療関係やイメージ技法から学んだことを，治療外の重要他者との関係に般化できるよう，セラピストは患者を手助けする。セラピストはそのためにまず，今よりももっと親密になりたい重要他者を患者に1人選んでもらう。そしてその重要他者との関わりにおいて【寂しいチャイルドモード】を登場させ，【寂しいチャイルドモード】と重要他者との間で本当の愛情をやりとりするよう患者を励ます。

　次の対話でセラピストは，モードワークで学んだことを治療外の生活にどのように般化できるか，カールと共に検討している。

セラピスト：この治療で学んだことを，あなたの中の［カール］たちは，今後どのように活かすことができるでしょうか？
カール：ええと，まず［幼いカール］にはこのまま登場しつづけてもらって，彼の思いを聞くことが必要だと思います。それから［冷静なカール］にも目を向け，彼の思いにも気を配る必要があります。ただし，私の感覚では，［幼いカール］と［冷静なカール］はあまりにも違いすぎます。2人が一緒にいるというのは無理な気がします。もし［幼いカール］がここにいることができるのであれば，［冷静なカール］は無理してここにいなくてもよいのかもしれません。
セラピスト：［幼いカール］がここにいつづけられれば，［冷静なカール］は自然に身を引くことができるということですか？
カール：そう思います。
セラピスト：たぶんそのことに関係していると思いますが，あなたの話し方が，今日のこのセッションのはじめの頃と比べて，だいぶ変わったように感じます。今のあなたは，自分の感情を認め，自分の弱さを受け入れているように思われます。セッション開始時，私の言葉遣いのささいな点にひっかかって，私に議論をふっかけようとしたあなたは，今はもうここにはいないようです。
カール：それをしていたのは［冷静なカール］ですから。
セラピスト：そうですね。あなたのおっしゃるとおりだと思います。今のあなたの中に［冷静なカール］が占める割合がずっと低くなったのですね。［幼いカール］の登場が，彼を変えたのですね。
カール：そうみたいです。［幼いカール］と対話したり，自分の本当の感情に触れたりすることを，

私は今まで全くしていませんでした。必要ないと思っていたんです。でも今の私はわかっています。それらは私にとってとても大事なことなんです。[幼いカール]にはずっとここにいてもらう必要があります。[幼いカール]が何を感じ，何を思うか，私はそれに耳を傾ける必要があります。

患者がいったん【寂しいチャイルドモード】の出現を許し，【寂しいチャイルドモード】が重要他者と関わることを認めるようになると，それ以外のモードは退却しはじめる。それらのモードは【寂しいチャイルドモード】を守るために存在していたのだが，その必要がなくなったからである。もちろんそれらのモードも時と場合に応じて姿を現す場合があるが，【寂しいチャイルドモード】が出現し，他者と関われば関わるほど，そのぶん他のモードは姿を現さなくなるだろう。

治療内の変化を治療外に般化させるために，カップルセラピーを実施することが非常に役立つことを，我々は見出している。もしカップルセラピーを行うのであれば，治療がこの段階まで進んでからのほうがより効果的である。加えて，この段階で患者が重要他者（家族，パートナー，友人）との関係に取り組む際，我々はホームワークの課題として認知的技法や行動的技法を提案することが多い。

10-8-14 認知的技法や行動的技法を導入する

本章で紹介したカールの事例では触れていないが，スキーマ療法では通常，治療の初期段階でセラピストは認知的技法および行動的技法を導入する。認知的技法と行動的技法はともに，自己愛性パーソナリティ障害の治療において，アセスメントのフェーズでも変化のフェーズでも患者の助けになる。なかでもホームワークの課題として認知的技法や行動的技法を患者に実施してもらうことは，それまで患者のスキーマを持続するのに一役買っている「スキーマの回避」や「スキーマへの過剰補償」を克服するためには不可欠である。もし患者が日常生活のなかで自己誇大的な，もしくは権利要求的な振る舞いばかりしているのであれば，患者の「情緒的剥奪スキーマ」や「欠陥スキーマ」は十分に修復されないであろう。

自分が動揺したときの自動思考を書き留めることによって，患者は自らの認知的歪曲を同定し，それを修正することができるようになる。以下に示すのは，自己愛性パーソナリティ障害患者に共通してみられる認知的歪曲のリストである。

1. **黒か白か思考**。自己愛性パーソナリティ障害患者が特に【自己誇大モード】にあるとき，この「黒か白か思考」を示しやすい。セラピストは，患者自身がそのような極端な思考を認知療法のツールを用いて修正するのを手助けする。それはたとえば「自分は皆の注目の的になるような特別な存在でなければならない。もしそうでなければ自分は全く価値のない，他人から無視される存在である」といった思考である。セラピストは患者に対し，黒と白以外にさまざまな濃淡のある「灰色」という色彩があることを伝

え，自分の極端な反応を調整するやり方を教える。その際，【自己誇大モード】と【寂しいチャイルドモード】（もしくは【ヘルシーアダルトモード】）との対話技法が役に立つ。

　２．**他者に「自分の価値を引き下げられた」「何かを奪われた」と思いやすい。**自己愛性パーソナリティ障害患者は，他者，とりわけ重要他者に対して，「自分の価値を引き下げられた」「何かを奪われた」と歪曲して考えやすい。そのようなときセラピストは患者と共に「現実検討」を行ったうえで，対人関係における互恵性の原理について患者に心理教育をするとよい。すなわち，患者は自分が他者に与えられないことを，他者に与えてもらうのを期待することはできない。他者に勝つことより他者と平等な関係を築くことのほうが重要であることを，セラピストは患者に伝える。

　３．**完全主義。**セラピストは自他に対する完全主義的要求を現実的な水準に引き下げるよう患者を手助けする。治療関係を通じて，患者は「人は完璧な存在ではない」「誰でも欠点がある」といったことを理解できるようになる。患者の内なる完全主義的な思考は【要求的ペアレントモード】の声である。【要求的ペアレントモード】は決して満足することのない親の声である。セラピストはそのことを患者に伝え，完全主義的な思考が生じたときに患者自身がそれを【要求的ペアレントモード】の声であると同定できるよう手助けする。

　４．**内的な充足感より自己愛的な満足感を過度に重視する。**自己愛性パーソナリティ障害患者は，愛情や自己表現に比べ，社会的成功，地位，他者からの承認といったことを過度に重視する傾向がある。そのような傾向の利益と不利益を患者自身が検討するようセラピストは患者を手助けする。患者はまた，他者に共感したり，互恵的な対人関係を大事にしたりするよりも，他者に対して要求的な考え方をしたり要求的に振る舞ったりする傾向がある。セラピストはそのような思考や振る舞いの利益と不利益も患者自身に検討してもらう。その際，種々のスキーマと【ヘルシーアダルトモード】との間で対話技法を実施するとよいだろう。

　自己愛的な言動のもたらすネガティブな影響と，「他者を愛し，他者に親切にすること」のポジティブな影響を，日常生活において患者が常に意識できるよう，セラピストと患者はフラッシュカードを作成するとよい。親しい人との関係において自己愛的に振る舞うこと，そして互恵的に振る舞うことの影響を行動実験によって確認してみるのも有効である。その際セラピストは，患者が行動実験の計画を立て，実験を遂行するのを援助する。セラピストはこれらの技法を通じて，自己愛を一時的に満足させるための言動ではなく，他者と長期的につながっていけるような言動を取ることの重要性を患者が認識できるよう手助けする。

　自己愛性パーソナリティ障害患者は満足するということを知らない。「下向き矢印法」(Burns, 1980) は，そのような患者の背景にある信念を明らかにするのに役立つ技法である。セラピストと患者は「もし〜だったら？」という質問を用いて，患者の信念を調

べていく。「もしあなたが十分に美しくないとしたら，どうなるのですか？」「もしあなたの業績が不十分だとしたら，どうなるのですか？」「もしあなたの財産が十分でないとしたら，どうなるのですか？」「もしあなたが十分に成功できていないとしたら，どうなるのですか？」「もしあなたが十分に有名でないとしたら，どうなるのですか？」「もしあなたの地位が十分に満足できるものでないとしたら，どうなるのですか？」「それはあなたにとってどのような意味を持つのですか？」「もしそうだとしたら，実際何が起きるのですか？」「もしそうだとしたら，あなたの人生はどうなるのでしょうか？」。「もし～だったら？」という質問は，患者の【寂しいチャイルドモード】にアクセスする手段でもある。「もし自己愛的傾向なしで生きていくとしたら，自分の人生はどのようになるのだろう？」という問いを熟考していくうちに，患者は自らの「情緒的剥奪スキーマ」や「欠陥スキーマ」に行き着き，自分の中にある【寂しいチャイルドモード】を発見する。

　セッションとセッションの間の日常生活において，患者は認知的技法を通じて学んだことを忘れないようにフラッシュカードを読む。フラッシュカードには，「情緒的剥奪スキーマ」や「欠陥スキーマ」を修復するために，どのような行動を取ることができるかが書かれてある。

　セラピストはホームワークの行動的課題を認知的技法にうまく結びつける必要がある。たとえば「自己沈静化や自己刺激を全く行わずに自宅で一人で過ごす」という行動的課題をホームワークとして設定した場合，その結果を患者の内なる【寂しいチャイルドモード】をよりよく理解するために活用することができる。患者は課題を実行している間に生じた思考や感情を書き留めるか録音するかして，それを次のセッションに持参する。課題を実行している最中に患者に何が起きたのか，セラピストと患者は共に理解する。必要であればセラピストは「治療的再養育法」を行うこともできる。

　患者は，自己破壊的で衝動的な行動や強迫的な行動を止め，本当の感情や他者との親密さを大切にすることができるようになる。患者はまた，社会的状況において【自己誇大モード】に切り替わりたいという誘惑に耐えることを学ぶ。たとえばパーティなどの社交の場において，患者はあえて観察者になってみたり，他者の話の聞き役になってみたりする。そして他者の注意を惹くような言動を取るのを控える。

　自己愛性パーソナリティ障害患者にとって最も重要なのは，他者との親密な関係を継続的に育むことである。患者はホームワークの課題を通じて，他者を慈しんだり他者に共感したりするためのやり方を身につけていく。自分を他者に印象づけるためではなく，他者との親密な関係やそのような関係における感情の質を高めるために時間を使う。そのような親密な関係においては，必要に応じて【寂しいチャイルドモード】が顔を出し，欲求を満足させることができる。患者は自己沈静化のための行動を止め，その代わりに他者と親しんだり愛し合ったりしたらどうなるか，行動実験を行い自分の反応を観察する。

10-9　自己愛の治療においてよく見られる問題

　自己愛性パーソナリティ障害患者に対する治療において，共通して見られる問題がいくつかある。我々は何らかの形でそれらの問題を乗り越える必要があるが，自己愛性パーソナリティ障害患者が呈する問題を甘く見てはならない。というのも，彼／彼女らは他の患者に比べてとりわけ治療を中断しやすい人たちだからである（特に治療の初期段階において）。患者が治療を中断するのはさまざまな理由による。たとえば患者の内なる【自己誇大モード】は，セラピストの提案する治療目標（例：自分だけが特別な存在であろうとするのではなく，互いに配慮しあう関係を他者と形成する）をさっぱり理解できないかもしれない。他者と配慮しあう関係をこれまで全く持ったことがないという患者であればなおさらである。患者の【自己誇大モード】はまた，患者の要求する権利や特別扱いに応じないセラピストに我慢がならないかもしれない。患者の自己愛的な要求の言いなりにならなければ治療を中断すると，セラピストを「脅す」患者もいるかもしれない。しかし患者の要求の言いなりになることは，患者にとってもセラピストにとっても非常に有害である。

　【寂しいチャイルドモード】がもたらす心の痛みを回避するために，治療を中断しようとする患者もいるだろう。そのような患者はセラピストを心から信頼しきれていないために，自分の弱さをセラピストにさらけ出すことができない。もし何らかの危機的状況にあるときに患者が治療を開始したのであれば，危機が去った時点で治療を止めてしまおうとする患者もいるだろう。

　【自己誇大モード】にある患者は，セラピストが「完璧でない」という理由で，治療を拒否するかもしれない（例：セラピストが裕福でない，賢くない，教育が足りない，成功していない，有名でない，など）。このようなことは治療が開始されてある程度時間が経ってから起こることもある。セラピストを理想化していた患者が，何らかのきっかけによってセラピストの価値を引き下げようとするためである。

　これらの問題に対して，我々セラピストはどのようにすればよいのだろうか？　すでに述べたとおり，まず重要なのは，自らの自己愛的な言動が及ぼすネガティブな影響を患者自身に考えてもらうことである。自己愛的な言動を続ける限り，患者は他者との関係や自らの生活において決して満たされることがない。そのことを患者に理解してもらう。もう一つ重要なのは，患者を【寂しいチャイルドモード】にできるだけ留めておくことである。患者が【寂しいチャイルドモード】にあれば，セラピストは「治療的再養育法」を行うことができる。【寂しいチャイルドモード】にある患者は，「治療的再養育法」を通じてセラピストに惹き付けられ，その間は治療から去ろうとはしないだろう。

10-10 要約

　自己愛性パーソナリティ障害患者に対しては，モードに基づくアプローチを用いるのが効果的である。これらの患者は主に次の3つのモードを示すことが多い（それ以外の第4のモードとしては【ヘルシーアダルトモード】が挙げられる）。それは【寂しいチャイルドモード】【自己誇大モード】【遮断・自己沈静化モード】の3つである。自己愛性パーソナリティ障害における中核的なスキーマは，「情緒的剥奪スキーマ」と「欠陥スキーマ」である。これら2つのスキーマへの過剰補償として形成されたのが「権利要求スキーマ」である。「権利要求スキーマ」は【自己誇大モード】の一部でもある。

　自己愛性パーソナリティ障害患者は，他者と共にいるときはたいてい【自己誇大モード】にあり，一人で過ごしているときは【遮断・自己沈静化モード】にある。【遮断・自己沈静化モード】はさまざまな形態をとるが，全て「スキーマの回避」というメカニズムを有する。【遮断・自己沈静化モード】にある患者は，さまざまな自己刺激行動を示す。それはドラマティックな興奮を患者に与える。逆に一人でひたすら自分を沈静化するための活動に没頭する患者もいる。いずれにせよ患者がそのようにするのは，「情緒的剥奪スキーマ」「欠陥スキーマ」といった中核的なスキーマがもたらす苦痛から逃れるためである。

　自己愛性パーソナリティ障害患者の幼少期における環境には，次の4つの特徴が共通してみられる。1）孤独と寂しさ。2）制約が与えられなかったこと。3）利用されたり操作されたりしたこと。4）条件つきの承認。

　親しい人との関係において，自己愛性パーソナリティ障害患者は特徴的な言動を示す。患者は他者の愛情を受けとめられず，対人関係を承認や賞賛の源としてしかとらえることができない。彼／彼女らはとりわけ親しい人に対して共感的に振る舞うことができない。何らかの意味で「自分より上だ」と感じる人に対して，ねたみを感じてしまう。愛情の対象となる人物に対して，最初はむやみに理想化し，時間が経つにつれて，こんどは逆にその人の価値を引き下げるような言動を示すことがしばしばある。親しい相手に対して，権利要求的な振る舞いを示す傾向もある。

　患者の自己愛傾向をアセスメントするために，セラピストは次の手段を用いることができる。1）セッション中の患者の言動を観察する。2）主訴と現病歴を聴取する。3）イメージ技法を通じて患者の反応を観察し，さらに幼少期の体験を聴取する（Youngペアレント養育目録の実施を含む）。4）Youngスキーマ質問票を患者に実施してもらう。

　自己愛性パーソナリティ障害患者に対する治療では，【寂しいチャイルドモード】への「治療的再養育法」とモードワークが中心になる。セラピストは自分がモデルとなり，患者の【ヘルシーアダルトモード】を育て，強化していく。またそのことを通じて，患者自身が【自己誇大モード】と【遮断・自己沈静化モード】を統制できるよう手助けす

る。セラピストは患者の苦痛を引き出し，それをとっかかりに治療を進めていく。そして【寂しいチャイルドモード】への「治療的再養育法」を早速開始する。自己愛性パーソナリティ障害患者との治療で重要なのは，患者の挑戦的な言動やセラピストの価値を引き下げようとする振る舞いに対して「共感的直面化」を通じてしっかりと対応し，セラピスト自身の権利を主張することである。セラピストは患者に対し，自分を完全な存在に見せるのではなく，むしろ自分の弱さを認めてしまったほうがよい。

　セラピストは【寂しいチャイルドモード】という概念を導入する。セラピストはまた，【自己誇大モード】および【遮断・自己沈静化モード】という概念を患者に伝え，患者がこれらのモードにあるとき，そのことを自覚できるようにする。セラピストはイメージ技法を通じて，それらのモードの幼少期における起源を探求する（セラピストはこの段階で，患者から強い抵抗を受ける可能性がある）。セラピストはモードワークを行うが，その際【ヘルシーアダルトモード】が他のモード間の調整役をするとよい。モードワークの目的は以下の通りである。1）【寂しいチャイルドモード】が他者に愛されたり共感されたりできるようになる。さらに【寂しいチャイルドモード】が他者に対して愛情や共感を注ぐことができるようになる。2）患者が自らの【自己誇大モード】を認め，その結果他者からの承認を過剰に求めることをやめ，敬意や互恵性の原理に基づいて他者とつきあえるようになる。3）【遮断・自己沈静化モード】が嗜癖行動や回避行動をしなくて済むようになる。患者は【遮断・自己沈静化モード】に入る代わりに，本当の愛情や自己表現や感情表出を大切にできるようになる。

　治療の最終段階では，患者が治療関係やイメージ技法を通じて学んだことを治療外の重要他者との関係において般化できるよう，セラピストは患者を手助けする。セラピストは，まず誰に対して治療の成果を般化するか，患者自身に選んでもらう。そのような重要他者との関係において【寂しいチャイルドモード】を登場させるよう，セラピストは患者を励ます。というのも【寂しいチャイルドモード】を通じてこそ，患者は重要他者と愛情をやりとりできるからである。

監訳者あとがき

　本書は，Young, J.E., Klosko, J.S., & Weishaar, M.E. 著 "*Schema Therapy: A Practitioner's Guide*"（2003, Guilford Press）の全訳である。序章にもあるとおり，本書は1990年に発行された Young 博士の "*Cognitive Therapy for Personality Disorders: A Schema-Focused Approach*" の大幅な改訂版である。筆者はちょうど1990年頃から認知療法や認知行動療法（以下，CBT）の勉強を始めたのだが，米国で出版された CBT の文献やテキストを見ると，境界性パーソナリティ障害に対する CBT のアプローチとして，この1990年の著書が必ずといってよいほど参考文献として挙げられており，筆者もずっと興味を抱いていた。が，ひとえに筆者の怠慢な性格（本書のスキーマの分類でいうと「自制と自律の欠如スキーマ」「依存スキーマ」に該当すると思われる）のゆえ，「誰か翻訳してくれないかな」と思いつつ，そのまま放置してあった。それがこのたび縁あって本書を翻訳させていただくことになり，苦手な英語と奮闘しつつ読み始めたところ，このスキーマ療法なるものにすっかり魅了されてしまった。それは一言でいうと「CBT もここまで進化したのか！」という驚きと喜びである。
　そこでこの「監訳者あとがき」では本書の内容や構成を簡単に紹介した後，スキーマ療法の魅力について筆者なりにまとめてみようと思う。

本書の内容と構成

　本書は10の章で構成されているが，まず第1章ではスキーマ療法の理論的背景が詳述されている。Young 博士の提唱する「早期不適応的スキーマ」という概念の理論的根拠やその妥当性，1990年の著書のどこがどう改訂されたか，スキーマ療法と他の療法（例：標準的な CBT，精神分析的アプローチ）や他の理論（例：アタッチメント理論）との共通点や相違点などが丁寧に述べられている。そして Young 博士らが同定した18の早期不適応的スキーマ，スキーマ領域，スキーマの作用，コーピングスタイル，スキーマモード，治療の再養育法，共感的直面化といった主要な「スキーマ用語」について解説されている。読者の方々には，ぜひこの第1章をじっくりとお読みいただいたうえで，他の章に進んでいただくのが良いのではないかと思う。
　標準的な CBT と同様，スキーマ療法ではアセスメントと心理教育をしっかり行った後，治療的介入を行うが，第2章はスキーマ療法におけるアセスメントと心理教育について述べられている。第3章から第6章が，スキーマ療法における4大技法ともいえる

認知的技法，体験的技法，行動的技法，対人関係的技法（治療関係の活用）の解説である。スキーマ療法はこの4つのうちのどれかを特に重視するのではなく，この4つをすべてバランスよく統合的に活用するところにその特徴がある。従来のCBTに，さらに体験的技法と治療関係を統合し，発展させているというのが筆者の印象である（従来のCBTが体験的技法や治療関係を軽視しているわけではないが，Young博士はそれを見事に系統立てて理論化している）。その意味では，スキーマ療法を実践するには，まず標準的なCBTを習得する必要があると思われる。事実，Young博士をはじめとする本書の著者はすべて，CBTのスペシャリストである。

第7章では，Young博士が同定した18の「早期不適応的スキーマ」についてその特徴，治療的介入のポイント，トラブルシューティングなどがそれぞれ具体的に述べられている。第1章だけでは個々の早期不適応的スキーマのイメージが具体的につかみづらかった読者は，第1章の次にこの第7章を先に読み，その後第2章以降を読み進めるとよいかもしれない。

ところで第1章によると，1990年度版のスキーマ療法と2003年度版（すなわち本書）のスキーマ療法との最大の相違点は，「スキーマモード」（以下「モード」と表記）という考え方および方法の有無であるという。「モード」とは，著者によれば「その時々にその人の中で活性化されている一連のスキーマおよびスキーマの作用」（第1章，第8章）のことである。スキーマがその人の中にある特性的な特徴であるとすれば，モードとはその時々のその人の一時的な状態を表す。もちろん「一時的」と言っても，それはその人がもともと有しているスキーマに大いに影響されている。しかし複数の早期不適応的スキーマを有する人が，その時にどのスキーマが活性化され，どのスキーマが活性化されないか，それは時と場合によってかなり異なる。「モード」という概念は，「時と場合によってかなり異なる」その人の状態を，特性的なスキーマにも関連させつつできるだけ正確に把握し，かつその時々の状態に合った介入を行おうとするために編み出されたものであると筆者は理解している。そしてこの「モード」の概念が，個々のクライアントを理解したり，その時々でさまざまな状態を示すクライアントに適切な対応をしたりするために，すこぶる役立つのではないかと筆者は考えている。本書の第8章では，この「モード」の概念が詳しく論じられている。特に目の前のクライアントの今現在のモードを同定し，そのモードに合わせてコミュニケーションや介入のあり方を変える「モードワーク」という考え方と手法は，筆者も現在部分的に試しているが，極めて有望な技法であると思われる。

従来のCBTではパーソナリティの問題が潜在するような難しい事例に十分に対応できないというのが，Young博士がスキーマ療法を開発した大きな理由である。しかし1990年度版のスキーマ療法でも対応しきれないさらに難しい事例がある。そのような「困難事例」を扱うために，モードの概念が編み出され，モードワークという技法が発

想されたのだという（「今・ここ」を重視するCBTで扱いきれない問題を，「過去」を含むスキーマの概念で焦点化しようとしたスキーマ療法が，モードワークを用いてふたたび「今・ここ」という視点を重視する，という流れは非常に興味深い。スキーマという「過去」がぶらさがっているのを意識しながら，「今・ここ」のモードを扱うそのやり方は，とても分厚いアプローチであると思う）。第9章，第10章では「困難事例」の代名詞ともいえる境界性パーソナリティ障害，自己愛性パーソナリティ障害がスキーマ療法の視点から概念化され，それらの障害に対するアプローチが，モードワークを中心に詳しく紹介されている。その意味では第9章，第10章を読むことで，読者は本書全体のおさらいをすることができるだろう。筆者は個人的には，自己愛性パーソナリティ障害をテーマとした第10章が非常に勉強になった。自己愛の問題を抱えるクライアントは，かつてより増えている印象がある。しかし境界性パーソナリティ障害に比べて自己愛性パーソナリティ障害に関する研究が乏しいこともあり，またもちろん筆者の力不足もあり，自己愛への臨床的接近の仕方がこれまで試行錯誤的で，いま一つぴんときていなかった。第10章を読むことで，自己愛性パーソナリティ障害を抱えるクライアントの心の痛みがどのようなものなのか，表向きには尊大で要求的な言動の背景にどのような認知や感情が布置されているのか，これまでよりずっと具体的なイメージが持てるようになった。それだけでも筆者は本書を翻訳してよかったと思っている（もちろんそれだけではないのだが）。

■ スキーマ療法の魅力

　スキーマ療法の第1の魅力は，言語的思考と同等，もしくはそれ以上にイメージを重視し，認知行動療法的なアプローチにおけるイメージの扱い方をシステマティックに示してくれていることである。それまでのCBTのテキストでイメージが扱われていなかったわけではないし，イメージの重要性は実際しばしば指摘されているが，それが技法としてうまく定式化されていなかったように思う。スキーマ療法では，いつ，何のために，どのようにしてイメージを扱うか，そのやり方が具体的に示されており，非常に参考になる。

　スキーマ療法の第2の魅力は，スキーマ用語を用いることで，セラピストが個々の事例において「自分たち（セラピストとクライアント）は今，何のために，何をやっているのか」ということを整理しやすくなることである。筆者もそうだが，現場にいる多くの臨床家は，実際には数多くの「困難事例」に遭遇していることだろう。症状に焦点化した従来のCBTのパッケージを適用できない事例の方が，現場ではむしろ多いものと思われる。そのような場合筆者は，「このクライアントにCBTを適用できるか否か」という問いではなく，「どのようにCBTを適用すれば，このクライアントの役に立てるだろうか」という問いを立て，CBTを行っている。そして個々の事例に合わせて，

標準的なCBTをかなり「膨らませて」使っている。その「膨らませた」部分を説明するための概念を筆者はこれまでほとんど持っていなかったのだが，数々のスキーマ用語を手に入れた今，セラピストとしての自分の動きや事例のあり様を以前よりも系統立てて整理したり説明したりできるようになった。それは個々の事例をマネジメントする上で，非常に重要なことだと思う。

　スキーマ療法の第3の魅力は，やはり「モード」という概念だろう。著者が本書で繰り返し述べているとおり，特に境界性パーソナリティ障害（BPD）を有するクライアントは数多くの早期不適応的スキーマを有しており，どのスキーマが活性化されているかによって，そして活性化されているスキーマにどのコーピングスタイルが用いられているかによって，その時々のクライアントの状態が大きく左右されるという解説は，大いに納得できる。確かにBPD傾向を有するクライアントは，来談するたびに異なる様相を示し，その変化があまりにもめまぐるしかったり極端であったりするのに，セラピスト側が戸惑うことが少なくない。そのようなBPDの様相を理解するのに，モードの概念は大変有用である。これはセラピストにとって有用であるだけでなく，クライアントの自己理解にも有用であるという意味である。実際筆者は本書を翻訳中，あるBPDのクライアントに本書の話をし，モードの概念を伝えてみたところ，そのクライアントは大いに納得し，その時々の状況によって自分がさまざまなモードに陥ってしまうこと，それは自分でもコントロールできないことについて語ってくれた。その後，セッションでいささか不穏な状態になっても，それをセラピストにむき出しにするのではなく，「今，自分はどのモードに陥っているのか」ということを自問したりセラピストと一緒に考えたりすることができるようになった。このクライアントには，モードというたった一つの概念を伝えただけである。それでこの変化である。1つの事例を一般化しすぎるのも危険だが，セラピストやクライアントの理解を促進するために「モード」の概念を活用することに筆者は希望を見出している。

　また異なるモード同士に対話をさせる「モードワーク」という技法も非常に興味深い。これは主にゲシュタルト療法のエンプティ・チェアという技法と，スキーマ療法の「モード」の概念を組み合わせることによって考案されたものだが，スキーマ療法における4大技法（認知的，行動的，体験的，対人関係的）の効果を最大限に高めるために，極めて有用な技法であると思われる。たとえば筆者はかねてより認知再構成法という技法において，「もしその状況でそのような自動思考を抱いて苦しんでいるのが，あなたではなくあなたの大事なお友だちだったら，あなたはその友だちに対して，どのように声をかけてあげられますか？」「今タイムマシンに乗って，その状況に戻ったとします。その状況では，当時のあなたがそのような自動思考を抱いて，つらい思いをしています。今のあなたは，その当時のあなたに，何と言ってあげることができそうですか？」といった質問を使って，ロールプレイを行うことがある。その際筆者（セラピスト）が友人

役もしくは「当時のクライアント」役を行い，クライアントが声をかける側の役を行う。このような設定のロールプレイをすることによって，クライアント自身が納得できるような新たな思考が生み出される可能性がぐんと高まる。本書を読んで，このようなロールプレイがかなり「モードワーク」的であり（筆者のやり方だと，クライアントは本書でいうところの【ヘルシーアダルトモード】を演じているということになろう），モードワーク的であるがゆえにさまざまな効果があるのだということが理解できた。

　本書の第4の魅力は，スキーマ療法における数々の概念（すなわち「スキーマ用語」）の使い勝手の良さである。スキーマ用語は，個別の症状だけではなく，自分自身について，そしてこれまでの自らの人生について包括的に理解したり語ったりするために有用なツールであると思われる。第1章で著者が述べているとおり，セラピーに訪れるのは第Ⅰ軸の症状を主訴とするクライアントだけではない。人生で何かがうまくいっていない，自分のことを好きになれない，自信が持てない，自分がどのような人間なのか知りたい，どうしても他者とうまくやっていけない，他者を信じることができない，これからどう生きていけばいいのかわからない……など，個別の症状や問題に還元しきれない「何か」を訴えてセラピストを訪れるクライアントは少なくない。その「何か」とは何か，それを理解し，語り，他者と共有するために，早期不適応的スキーマ，条件的スキーマと無条件的スキーマ，スキーマの作用（「スキーマの持続」や「スキーマの修復」），コーピングスタイル（「スキーマへの服従」「スキーマの回避」「スキーマへの過剰補償」），コーピング反応，スキーマモード……といった数々のスキーマ用語をツールとして組み合わせて用いると，「ああ，なるほど，そういうことなのか」と腑に落ちるような体験がもたらされる。

　そのためにはぜひ読者の方々にはまずご自身の現在およびこれまでのあり様について，スキーマ用語を使って思いをめぐらせていただきたい。筆者は本書の翻訳中，このような内省的な作業をかなり面白がって行っていた（もちろんそれはただ面白いのではなく，痛みを伴う味わい深い面白さである）。本書の読者の大半は，「専門家」と呼ばれる方々であると思う。スキーマ療法を必要とするクライアントの中には，（やや大げさな言い方になってしまうが）セラピスト側が自らの存在を賭けて対峙しなければ対応できないような大きな問題を抱えている人も少なくない。そのような問題やそのような問題を抱えるクライアントに対峙することにより，セラピスト自身が「揺さぶられ」てしまうこともあるだろう（少なくとも筆者にはそのような体験が少なからずある）。そのようなとき，揺さぶられながらもその場に踏みとどまり，治療や援助を続けていくには，セラピストが自分自身をよりよく知り，「今・ここ」における自分の体験がどのようなものであるか理解できるようになっておく必要がある。そのためのツールとしてもスキーマ療法は大いに役立つと思われる。筆者の場合，ここでもモードの概念が役立った。さまざまな様相を示すクライアントに対応するなかで，筆者の中にもさまざまな「自分」が

活性化される。その「自分」が何か，その「自分」はどこから来たのか，本書によって，それらの問いをモードの概念で理解しようという視点を持つことが多少なりともできるようになった。そのぶんほんのわずかだが，セラピストとして成長できたような気がする（と書いている今，筆者の中の【ヘルシーアダルトモード】が「本当にそうかしら？」「"成長"だなんて，そんなおこがましいことを書いちゃっていいの？」という疑問を投げかけてきた）。

　自分の体験に対し，スキーマ用語，すなわちスキーマ療法におけるさまざまな概念を適用するというのはすべて，スキーマ療法の理論に沿ってある種の「仮説」を生成する作業である。豊かに生成された「仮説」はあたかも一つの「物語」のようである。心理療法にとって重要なのは，当事者が自分にぴったりとくる「仮説」すなわち「物語」を見つけることだと筆者は考えている。症状や問題を改善するために治療的介入を行うこと，すなわち「物語の書き換え」ももちろん重要だが，それは今，ここにどのような「物語」が書かれてあるのか，それを理解できない限り不可能である。そして今ここにある自分の中にどのような「物語」が書かれてあるのか，実感を持ってそれを理解できれば，それだけで救われる人もいるだろう。筆者は，スキーマ療法における数々のスキーマ用語が，セラピストがセラピスト自身の物語を理解するために，そしてクライアントがクライアント自身の物語をセラピストと共に理解するために，大いに役立つだろうと信じている。

その他つれづれに

　スキーマ療法における重要な対人関係技法の一つである「治療的再養育法」の原語は，「limited reparenting」である。単語に忠実に訳すと「制限的再養育法」といった語が適切なのかもしれないが，さんざん迷った挙句，あえて本技法のエッセンスを活かすため，「治療的再養育法」という語をあてはめてみた。が，これでよかったのかどうか，今でも迷っている。読者のご批判を仰ぎたい。

　監訳作業をしていて気になった点が2つある。1つは「スキーマとの闘い」があまりにもシンプルに強調されていることである。確かに自らを苦しめる早期不適応的スキーマと闘うことによって，苦しみを解消することも正攻法として重要であると思うが，闘うだけでなく，たとえば「スキーマをなだめる」「スキーマをおだてる」「スキーマにお願いして退場してもらう」といった，少しやわらかなコーピングを使ってもよいのではないだろうか。もう1点は「認知」および「スキーマ」という概念の定義についてである。第1章にあるとおり，著者は「認知」を「意識的な言語的思考」に限定して，そして「スキーマ」を「早期不適的スキーマ」，すなわち「幼少期に形成されたネガティブな内容のスキーマ」に限定して用いると述べている。しかし認知心理学における「認知」には，無意識的で非言語的な思考やイメージも含まれるし，「スキーマ」にはネガティ

ブなものもポジティブなものもニュートラルなものも，つまりすべての認知構造が含まれる（それもあって Aaron Beck は「スキーマ」ではなく「中核信念」という語を用いるようになったと思われる）。筆者は個人的に基礎心理学と臨床心理学のインタフェースに興味を持っている。両者のインタフェースを高めるためには，概念や用語の整合性を図る必要がある。そのような見地から，スキーマ療法の「認知」と「スキーマ」という概念の定義は少々気になるところである。

なお本書にはスキーマ療法で用いるいくつかの質問紙が紹介されているが，残念ながら質問紙そのものは掲載されていない。英語版の質問紙は本書で紹介されている参考文献やウェブサイトをご参照いただけばよいかと思うが，Young スキーマ質問票の短縮版と Young ペアレント養育目録の短縮版は，下記の書物に掲載されているのでご紹介しておく。

Bell, L. (2003). *Managing Intense Emotions and Overcoming Self-Destructive Habits.* Brunner-Routledge.（井沢功一朗・松岡　律訳（2006）自傷行為とつらい感情に悩む人のために．誠信書房．）

また第1章で紹介されているオランダで行われた境界性パーソナリティ障害に対するスキーマ療法の実証的効果研究については，以下の文献をご参照いただきたい。大変に希望の持てる研究結果（エビデンス）が紹介されている。

Giesen-Bloo, J., van Dyck, R., Spinhoven, P., van Tilburg, W., Dicksen, C., van Asselt, T., Kremers, I., Nadort, M., & Arntz, A. (2006). Outpatient Psychotherapy for Borderline Personality Disorder : Randomized Trial of Schema-Focused Therapy vs Transference-Focused Psychotherapy. *Archives of General Psychiatry*, 63, 649-658.

本書は筆者の運営するカウンセリング機関である洗足ストレスコーピングサポートオフィスに勤務している（もしくは勤務していた）スタッフの有志が分担翻訳し，その後筆者が監訳作業を行った。したがって本書の翻訳に関わる責任はすべて筆者にある。「正確な訳」と「日本語としての読みやすさ」との間で迷いながらの監訳作業であった。皆様のご批判を頂戴できると幸いである。

最後に，本書の翻訳を筆者に勧めてくださった東京大学の丹野義彦先生，遅れがちな監訳作業の進行を常に励ましてくださった金剛出版の山内俊介氏にお礼を申し上げたい。「自制と自律の欠如スキーマ」の持ち主である筆者が，何とか監訳作業を終えられたのは，スキーマ療法の魅力と山内氏の励ましのおかげである。ありがとうございました。

2008年7月吉日

伊藤絵美

文 献

Ainsworth, M. D. S. (1968). Object relations, dependency, and attachment: A theoretical review of the infant–mother relationship. *Child Development, 40*, 969–1025.
Ainsworth, M. D. S., & Bowlby, J. (1991). An ethological approach to personality development. *American Psychologist, 46*, 331–341.
Alexander, F. (1956). *Psychoanalysis and psychotherapy: Developments in theory, techniques, and training.* New York: Norton.
Alexander, F., & French, T. M. (1946). *Psychoanalytic therapy: Principles and applications.* New York: Ronald Press.
Alford, B. A., & Beck, A. T. (1997). *The integrative power of cognitive therapy.* New York: Guilford Press.
Alloy, L. B., & Abramson, L. Y. (1979). Judgment of contingency in depressed and nondepressed students. Sadder but wiser? *Journal of Experimental Psychology: General, 108*, 449–485.
American Psychiatric Association. (1994). *Diagnostic and statistical manual of mental disorders* (4th ed.). Washington, DC: Author.
Aunola, K., Stattin, H., & Nurmi, J. E. (2000). *Journal of Adolescence, 23*(2), 205–222.
Barlow, D. H. (1993). *Clinical handbook of psychological disorders.* New York: Guilford Press.
Barlow, D. H. (Ed.). (2001). *Clinical handbook of psychological disorders* (3rd ed.). New York: Guilford Press.
Baron, R. (1988). Negative effects of destructive criticism. Impact on conflict, self-efficacy, and task performance. *Journal of Applied Psychology, 73*, 199–207.
Beck, A. T. (1967). *Depression: Causes and treatment.* Philadelphia: University of Pennsylvania Press.
Beck, A. T. (1976). *Cognitive therapy and the emotional disorders.* New York: International Universities Press.

Beck, A. T. (1996). Beyond belief: A theory of modes, personality, and psychopathology. In P. Salkovskis (Ed.), *Frontiers of cognitive therapy* (pp. 1–25). New York: Guilford Press.

Beck, A. T., Freeman, A., & Associates. (1990). *Cognitive therapy of personality disorders.* New York: Guilford Press.

Beck, A. T., Rush, A. J., Shaw, B. F., & Emery, G. (1979). *Cognitive therapy of depression.* New York: Guilford Press.

Beck, A. T., Steer, R. A., & Brown, G. K. (1996). *Beck Depression Inventory-II.* San Antonio, Texas: The Psychological Corporation.

Beck, A. T., Ward, C. H., Mendelson, M., Mock, J., & Erbaugh, J. (1961). An inventory for measuring depression. *Archives of General Psychiatry, 4,* 561–571.

Beyer, J., & Trice, H. (1984). A field study of the use and perceived use of discipline in controlling worker performance. *Academy of Management Journal, 27,* 743–764.

Borkovec, T. D., Robinson, E., Pruzinsky, T., & DePree, J. A. (1983). Preliminary exploration of worry: Some characteristics and processes. *Behaviour Research and Therapy, 21,* 9–16.

Bowlby, J. (1969). *Attachment and loss: Vol. I. Attachment.* New York: Basic Books.

Bowlby, J. (1973). *Attachment and loss: Vol. II. Separation.* New York: Basic Books.

Bowlby, J. (1980). *Attachment and loss: Vol. III. Loss, sadness, and depression.* New York: Basic Books.

Bowlby, J. (1988). *A secure base: Parent–child attachment and healthy human development.* New York: Basic Books.

Burns, D. D. (1980). *Feeling good.* New York: Morrow.

Carine, B. E. (1997). Assessing personal and interpersonal schemata associated with Axis II Cluster B personality disorders: An integrated perspective. *Dissertations Abstracts International, 58,* 1B.

Carroll, L. (1923). *Alice in wonderland.* New York: J. H. Sears.

Coe, C. L., Glass, J. C., Wiener, S. G., & Levine, S. (1983). Behavioral, but not physiological adaptation to repeated separation in mother and infant primates. *Psychoneuroendocrinology, 8,* 401–409.

Coe, C. L., Mendoza, S. P., Smotherman, W. P., & Levine, S. (1978). Mother–infant attachment in the squirrel monkey: Adrenal responses to separation. *Behavioral Biology, 22,* 256–263.

Coe, C. L., Wiener, S. G., Rosenberg, L. T., & Levine, S. (1985). Endocrine and immune responses to separation and maternal loss in nonhuman primates. In M. Reite & T. Field (Eds.), *The psychobiology of attachment* (pp. 163–199). Orlando, FL: Academic Press.

Coleman, L., Abraham, J., & Jussin, L. (1987). Students' reactions to teachers' evaluations. The unique impact of negative feedback. *Journal of Applied Psychology, 64,* 391–400.

Craske, M. G., Barlow, D. H., & Meadows, E. A. (2000). *Mastery of your anxiety and panic: Therapist guide for anxiety, panic, and agoraphobia (MAP-3).* San Antonio, TX: Graywind/Psychological Corp.

Earley, L., & Cushway, D. (2002). The parentified child. *Clinical Child Psychology and Psychiatry, 7*(2), 163–188.

Eliot, T. S. (1971). *The complete poems and plays: 1909–1950.* New York: Harcourt, Brace, & World.

Elliott, C. H., & Lassen, M. K. (1997). A schema polarity model for case conceptualization, intervention, and research. *Clinical Psychology: Science and Practice, 4,* 12–28.

Erikson, E. H. (1950). *Childhood and society.* New York: Norton.

Erikson, E. H. (1963). *Childhood and society* (2nd ed.). New York: Norton.

Fisher, C. (1989). *Postcards from the edge.* New York: Simon & Schuster.

Frank, J. D., Margolin, J., Nash, H. T., Stone, A. R., Varon, E., & Ascher, E. (1952). Two behavior patterns in therapeutic groups and their apparent motivation. *Human Relations, 5,* 289–317.

Freeman, N. (1999). Constructive thinking and early maladaptive schemas as predictors of interpersonal adjustment and marital satisfaction. *Dissertations Abstracts International, 59,* 9B.

Freud, S. (1963). Introductory lectures on psychoanalysis: Part III. General theory of the neuroses. In J. Strachey (Ed. and Trans.), *The standard edition of the complete psychological works of Sigmund Freud* (Vol. 16, pp. 241–263). London: Hogarth Press. (Original work published 1917)

Gabbard, G. O. (1994). *Psychodynamic psychiatry in clinical practice: The DSM-IV edition.* Washington, DC: American Psychiatric Press.

Greenberg, L., & Paivio, S. (1997). *Working with emotions in psychotherapy.* New York, Guilford Press.

Greenberg, L. S., Rice, L. N., & Elliott, R. (1983). *Facilitating emotional change: The moment-by-moment process.* New York: Guilford Press.

Gunderson, J. G., Zanarini, M. C., & Kisiel, C. L. (1991). Borderline personality disorder: A review of data on DSM-III-R descriptions. *Journal of Personality Disorders, 5,* 340–352.

Herman, J. L., Perry, J. C., & van de Kolk, B. A. (1989). Childhood trauma in borderline personality disorder. *American Journal of Psychiatry, 146,* 490–495.

Horowitz, M. J. (Ed.). (1991). *Person schemas and maladaptive interpersonal patterns.* Chicago: University of Chicago Press.

Horowitz, M. J. (1997). *Formulation as a basis for planning psychotherapy treatment.* Washington, DC: American Psychiatric Press.

Horowitz, M. J., Stinson, C. H., & Milbrath, C. (1996). Role relationship models: A person schematic method for inferring beliefs about identity and social action. In A. Colby, R. Jessor, & R. Schweder (Eds.), *Essays on ethnography and human development* (pp. 253–274). Chicago: University of Chicago Press.

Hyler, S., Rieder, R. O., Spitzer, R. L., & Williams, J. (1987). *Personality Diagnostic Questionnaire—Revised.* New York: New York State Psychiatric Institute.

Kagan, J., Reznick, J. S., & Snidman, N. (1988). Biological bases of childhood shyness. *Science, 240,* 167–171.

Kernberg, O. F. (1984). *Severe personality disorders: Psychotherapeutic strategies.* New Haven: Yale University Press.

Kohlberg, I. (1963). Moral development and identification. In H. Stevenson (Ed.), *Child psychology* (62nd yearbook of the National Society for the Study of Education.) Chicago: University of Chicago Press.

Kohut, H. (1984). *How does analysis cure?* Chicago: University of Chicago Press.

LeDoux, J. (1996). *The emotional brain.* New York: Simon & Schuster.

Lee, C. W., Taylor, G., & Dunn, J. (1999). Factor structures of the Schema Questionnaire in a large clinical sample. *Cognitive Therapy and Research, 23*(4), 421–451.

Linehan, M. M. (1993). *Cognitive-behavioral treatment of borderline personality disorder.* New York: Guilford Press.
Maslach, G., & Jackson, S. E. (1986). *Maslach Burnout Inventory manual.* Palo Alto, CA: Consulting Psychologists Press.
McGinn, L. K., Young, J. E., & Sanderson, W. C. (1995). When and how to do longer term therapy without feeling guilty. *Cognitive and Behavioral Practice, 2,* 187–212.
Miller, A. (1975). *Prisoners of childhood: The drama of the gifted child and the search for the true self.* New York: Basic Books.
Miller, A. (1990). *Thou shalt not be aware: Society's betrayal of the child.* New York: Penguin.
Millon, T. (1981). *Disorders of personality.* New York: Wiley.
Noyes, R. J., Reich, J., Christiansen, J., Suelzer, M., Pfohl, B., & Coryell, W. A. (1990). Outcome of panic disorder. *Archives of General Psychiatry, 47,* 809–818.
Nussbaum, M. C. (1994). *The therapy of desire: Theory and practice in hellenistic ethics.* Princeton, NJ: Princeton University Press.
Orwell, G. (1946). *Animal farm.* New York: Harcourt, Brace.
Patock-Peckham, J. A., Cheong, J., Balhorn, M. E., & Nogoshi, C. T. (2001). A social learning perspective: A model of parenting styles, self-regulation, perceived drinking control, and alcohol use and problems. *Alcoholism: Clinical and Experimental Research, 25*(9), 1284–1292.
Pearlman, L. A., & MacIan, P. S. (1995). Vicarious traumatization: An empirical study of the effects of trauma work on trauma therapists. *Professional Psychology: Research and Practice, 26*(6), 558–565.
Persons, J. B. (1989). *Cognitive therapy in practice: A case formulation approach.* New York: Norton.
Piaget, J. (1962). *Play, dreams, and imitation in childhood.* New York: Norton.
Plath, S.(1966). *The bell jar.* London: Faber and Faber.
Rachlin, H. (1976). *Behavior and learning.* San Francisco: Freeman.
Reich, J. H., & Greene, A. L. (1991). Effect of personality disorders on outcome of treatment. *Journal of Nervous and Mental Disease, 179,* 74–83.
Rittenmeyer, G. J. (1997). The relationship between early maladaptive schemas and job burnout among public school teachers. *Dissertations Abstracts International, 58,* 5A.
Rogers, C. R. (1951). *Client-centered therapy.* Boston: Houghton Mifflin.
Rosenberg, M. (1965). *Society and the adolescent self-image.* Princeton, NJ: Princeton University Press.
Ryle, A. (1991). *Cognitive-analytic therapy: Active participation in change.* New York: Wiley.
Sanderson, W. C., Beck, A. T., & McGinn, L. K. (1994). Cognitive therapy for generalized anxiety disorder: Significance of comorbid personality disorders. *Journal of Cognitive Psychotherapy: An International Quarterly, 8*(1), 13–18.
Schmidt, N. B., Joiner, T. E., Young, J. E., & Telch, M. J. (1995). The Schema Questionnaire: Investigation of psychometric properties and the hierarchical structure of a measure of maladaptive schemata. *Cognitive Therapy and Research, 19*(3), 295–321.
Shane, M., Shane, E., & Gales, M. (1997). *Intimate attachments: Toward a new self psychology.* New York: Guilford Press.
Singer, I. B. (1978). *Shosha.* New York: Farrar, Straus, & Giroux.
Smucker, M. R., & Dancu, C. V. (1999). *Cognitive behavioral treatment for adult survivors of childhood trauma: Imagery rescripting and reprocessing.* Northvale, NJ: Aronson.

Suinn, R. M. (1977). Type A behavior pattern. In R. B. Williams & W. D. Gentry (Eds.), *Behavioral approaches to medical treatment*. Cambridge, MA: Ballinger.

Taylor, S. E., & Brown, J. D. (1994). Positive illusions and well-being revisited: Separating fact from fiction. *Psychological Bulletin, 116,* 1–27.

Terence (1965). *Heauton timoroumenos* [The self-tormentor] (Betty Radice, Trans.). New York: Penguin.

Thompson, L. W., Gallagher, D., & Czirr, R. (1988). Personality disorder and outcome in the treatment of later life depression. *Journal of Geriatric Psychiatry and Neurology, 121,* 133–146.

Tolstoy, L. (1986). The death of Ivan Ilyitch. In C. Neider (Ed.), *Tolstoy: Tales of courage and conflict*. New York: Cooper Square Press.

Turner, S. M. (1987). The effects of personality disorders on the outcome of social anxiety symptom reduction. *Journal of Personality Disorders, 1,* 136–143.

van der Kolk, B. A. (1987). *Psychological trauma*. Washington, DC: American Psychiatric Press.

Wills, R., & Sanders, D. (1997). *Cognitive therapy: Transforming the image*. London: Sage.

Winnicott, D. W. (1965). *The maturational processes and the facilitating environment: Studies in the theory of emotional development*. London: Hogarth Press.

Young, J. E. (1990). *Cognitive therapy for personality disorders*. Sarasota, FL: Professional Resources Press.

Young, J. E. (1993). *The schema diary*. New York: Cognitive Therapy Center of New York.

Young, J. E. (1994). *Young Parenting Inventory*. New York: Cognitive Therapy Center of New York.

Young, J. E. (1995). *Young Compensation Inventory*. New York: Cognitive Therapy Center of New York.

Young, J. E. (1999). *Cognitive therapy for personality disorders: A schema-focused approach* (rev. ed.). Sarasota, FL: Professional Resources Press.

Young, J. E., & Brown, G. (1990). *Young Schema Questionnaire*. New York: Cognitive Therapy Center of New York.

Young, J. E., & Brown, G. (2001). *Young Schema Questionnaire: Special Edition*. New York: Schema Therapy Institute.

Young, J. E., & Gluhoski, V. L. (1996). Schema-focused diagnosis for personality disorders. In F. W. Kaslow (Ed.), *Handbook of relational diagnosis and dysfunctional family patterns* (pp. 300–321). New York: Wiley.

Young, J. E., & Klosko, J. S. (1993). *Reinventing your life: How to break free from negative life patterns*. New York: Dutton.

Young, J. E., & Klosko, J. (1994). *Reinventing your life*. New York: Plume.

Young, J. E., & Rygh, J. (1994). *Young–Rygh Avoidance Inventory*. New York: Cognitive Therapy Center of New York.

Young, J. E., Wattenmaker, D., & Wattenmaker, R. (1996). *Schema therapy flashcard*. New York: Cognitive Therapy Center of New York.

Young, J. E., Weinberger, A. D., & Beck, A. T. (2001). Cognitive therapy for depression. In D. Barlow (Ed.), *Clinical handbook of psychological disorders* (3rd ed., pp. 264–308). New York: Guilford Press.

Zajonc, R. B. (1984). On the primacy of affect. *American Psychologist, 39,* 117–123.

さくいん

英語・数字

18のスキーマ　6, 22, 27, 28, 71, 97
5つのスキーマ領域　6, 27, 28, 82
AA　327
ADHD →注意欠陥／多動性障害
Barlow, D.H.　15
Beck, A.T.　15, 21, 67, 69
Bowlby, J.　74
BPD →境界性パーソナリティ障害
DSM-IV　352, 353, 423
Greenberg, L.S.　80
Horowitz, M.S.　78
LeDoux, J.　43
Linehan, M.M.　366
Piaget, J.　21, 75
SSRI →選択的セロトニン再取り込み阻害薬
Reinventing Your Life　4, 98, 112, 249, 367, 373, 376, 477
Rogers, C.S.　203
Ryle, A.　76
Young, J.E.　15, 21, 98, 112, 249
Young-Rygh 回避目録　101, 113, 184
Young 過剰補償目録　101, 113, 184, 435
Young スキーマ質問票（YSQ）　3, 40, 41, 42, 58, 85, 97, 98, 100, 113, 135, 184, 205, 226, 371, 432, 435, 468, 476
Young ペアレント養育目録（YPI）　85, 97, 99, 100, 113, 135, 371, 432, 435, 468, 476

あ行

アイデンティティ　264
　―拡散　354
アセスメント　84, 101, 134
　―と教育のフェーズ　63, 84, 203
　―ツール　370
アタッチメント　75, 364
　―理論　5, 74
安全基地　74, 364, 373
安全な場所　103, 137-139, 166

アルコール依存症　327
怒り　148, 241, 279, 281, 381, 391
　―のマネジメント　398
怒れる・衝動的チャイルドモード　346-349, 353, 363, 366, 367, 369, 405, 406
怒れるチャイルドモード　59, 61, 151, 188, 276, 312, 313, 318, 321, 327, 336, 340, 343, 348, 349, 351-353, 360, 372, 373, 379, 381, 383-385, 390-397, 403, 405, 406, 413
移行対象　130
依存心　257
依存／無能スキーマ　22, 25, 29, 33, 38, 174, 215, 220, 221, 230, 233, 236, 256-260, 266, 267, 271, 313
Ⅰ軸障害　15, 70, 257, 310
偽りの記憶　159
イメージ　136
　―技法　64, 101, 134, 135, 179, 187, 195
　―における対話技法　146
　―のもつ主題　159
　―リハーサル　262
　―ワーク　136
エクスポージャー→暴露
エンパワメント　243
エンプティ・チェア　124, 337, 386
怯えたチャイルドモード　262

か行

外傷
　―化　25
　―体験　43, 241, 245, 408
　―的な記憶　157
海馬系　44
回避　17, 65, 148, 162, 259
　―性パーソナリティ障害　251
　―サイド　108
感情的―　17
行動的―　17
認知的―　17

開放的 66
解離 57, 59
　—性同一性障害 57
抱え環境 364, 373
家系 298
過剰警戒と抑制 31, 35, 291
過剰補償モード 62, 314-316, 321, 343
仮説 475
価値下げ 120
価値の引き下げ 431
家庭環境 27, 351
カテゴリカルな手法 54
環境的要因 351
患者
　—の安全 398, 401
　—の苦痛 440
感情 43
　—焦点化療法 80
　—体系 80
　—的回避 17
　—的気質 26
　—的欲求 247, 249
　—表出 301
　—抑制スキーマ 32, 36, 38, 150, 175, 186, 215, 231, 277, 297-301, 415
　—抑制タイプ 277
完全主義 465
カント哲学 20
危害や疾病に対する脆弱性スキーマ 171, 174, 230, 313
危機状態 221
気質 26, 53, 109
絆 364, 366
　—の形成と感情調節の段階 364
犠牲化 25
ギブ・アンド・テイクの比率 284
虐待 243, 351
逆転移反応 413
キャンセル 405
共依存 35, 281
境界性パーソナリティ障害 58, 237, 306, 310, 312, 345, 351, 361
　—の診断基準 352, 353
共感 116, 203, 309, 391, 430
　—的現実検討 115, 203, 224
　—的直面化 66, 72, 115, 197, 203, 224, 442, 443
　—の剥奪 28, 29
協同的実証主義 72

強迫性パーソナリティ障害 298, 312
恐怖条件づけ 43
拒絶されたチャイルドモード 233, 252, 313, 417
空虚感 433
グループ療法 301
黒か白か思考 464
ゲシュタルト療法 5, 124, 337
欠陥スキーマ 16, 23, 38, 39, 41, 46, 47, 49, 52, 87, 89, 90, 96, 109, 118-122, 125, 129, 130, 142-145, 147, 150, 153, 162, 171, 176, 177, 181, 182, 185, 198, 205-207, 211, 214, 217-221, 226, 228, 230, 233, 236, 238, 241, 249, 267, 268, 271, 284, 288, 302, 304-306, 309, 313, 316, 317, 330, 332, 345, 346, 355, 414, 417-419, 421, 423-427, 429, 431, 435, 441, 442, 455, 456, 464, 466, 468
欠陥／恥スキーマ 22, 25, 28, 29, 39, 40, 174, 250-253, 313
健康な人 60, 61
賢明な目撃者 243
権利要求スキーマ 34, 40, 109, 199, 208, 213, 218, 231, 285, 302, 313, 314, 316, 417, 418, 420, 422, 424, 425, 432, 435, 468
権利要求／尊大スキーマ 25, 30, 34, 38, 87, 175, 270-273, 288
限界設定 271, 398, 401, 446
現実検討 392
厳密な基準／過度の批判スキーマ 32, 36, 38, 42, 175, 301-305, 418
厳密な基準スキーマ 39, 107, 143, 179, 182, 208, 214-216, 219, 232, 267, 277, 288, 298, 306, 316, 317, 414, 422, 427, 435
抗うつ剤 297
構成主義 116
肯定的態度 203
行動
　—実験 295, 305
　—的技法 376, 464
　—的な回避 17
　—療法 170
　—パターンの変容 161, 170
　—リハーサル 260
声のトーン 306
互恵
　—主義 447
　—性 271
　—的関係 442
心地よくなれる活動 396
心の状態 79

コーピングスタイル 6, 49, 69, 71, 90, 94, 123, 171, 174
コーピング反応 49, 53, 65
コーピングモード
　非機能的― 58, 61
　不適応的― 196, 311, 312, 314, 315, 318, 331, 337, 343
個人スキーマ 78
　―療法 78
　―理論 78
個性化 279, 412
コンサルテーション 183, 407
　―セッション 319, 435
コントロール感覚 158

さ行

再体験 241
再発予防 170
寂しいチャイルドモード 247, 249, 416-420, 422-424, 429, 430, 432-434, 437, 439-441, 448, 450-455, 460, 462-469
幸せなチャイルドモード 61, 62, 294, 296, 312-314, 343
自我違和的 149
自我親和的 149
自己愛 287, 420, 432
　―タイプ 271
自己愛性パーソナリティ障害 253, 271, 310, 312, 351, 416, 424, 435, 464
　隠れ―患者 422
　―患者の診断基準 423
　―の起源 425
自己一致 203
自己開示 225, 226, 228, 253, 341, 370, 375, 449
自己犠牲スキーマ 31, 35, 38-40, 87, 105, 109, 143, 171-173, 175, 181, 182, 190, 191, 208, 214, 216-219, 231, 234, 246, 277, 280-285, 288, 316, 317, 336, 414, 442, 443
自己誇大モード 416, 417, 419-423, 429, 430, 432, 434, 437-441, 443, 446, 449-453, 455, 456, 459, 460, 462, 464-469
自己刺激 422
自己成就予言 267
自己制御（セルフコントロール） 273, 275
自己沈静化 422
自己破壊行動 404
自己主張訓練 398
自殺 352, 359

―関連行動 352, 403
―企図 353, 403
―行動 403
―念慮 403
―の危機 407
―の危険度 407
自制と自律の欠如スキーマ 30, 34, 38, 40, 42, 87, 175, 179, 200, 215, 216, 219, 231, 268, 273-276, 313, 314, 345, 418, 426, 435, 437, 470, 476
自尊的なヘルシーサイド 252
下向き矢印法 465
自動思考 118
失敗したチャイルドモード 269, 270
失敗スキーマ 30, 33, 38, 39, 161, 174, 198, 215, 220, 221, 226, 227, 231, 233, 266-270, 313, 414, 418
嗜癖 274
社会的孤立スキーマ 25, 38, 74, 213, 220, 230, 248, 253-256, 288, 313, 425
社会的孤立／疎外スキーマ 28, 29, 33, 174, 418
遮断・自己沈静化モード 416, 418, 419, 422, 429, 430, 432, 434, 439-441, 443, 449, 450, 452, 453, 455, 456, 459, 460, 462, 468, 469
遮断・防衛モード 59, 62, 88, 108, 155, 157, 167-169, 314, 315, 319-321, 324, 327, 330, 332, 336, 340, 343, 346-354, 357-359, 364-366, 368, 369, 372, 373, 377-381, 395, 405, 406, 413
従順・服従モード 62, 314, 315, 321, 343
修正感情体験 72, 134, 208, 248
重要他者 25, 180, 182, 236, 242, 248, 407
受動攻撃性 316
純粋な権利要求スキーマ 424
純粋タイプ 271
条件付き
　―承認 419
　―の受容 34
条件スキーマ 38, 39
情状酌量 307
状態 53, 58, 69
情緒的剥奪スキーマ 22, 25, 26, 28, 29, 34, 37-39, 50, 52, 59, 61, 71, 87, 90, 96, 99, 105, 141, 143, 144, 147, 153, 172-174, 177, 181, 182, 190, 208, 210, 213-215, 219, 222, 225, 230, 233, 245-249, 268, 271, 281, 283-285, 287, 288, 292, 295, 302, 313, 336, 339, 345, 346, 373, 386, 390, 391, 414, 417-419, 421-426, 429, 435, 439, 441, 442, 455-457, 460, 464, 466, 468
衝動的チャイルドモード 274, 275

衝動的・非自律的チャイルドモード　61, 62, 276, 312-314, 318, 322, 337, 343
承認希求チャイルドモード　290
初期評価　91
自律性　273
　—と行動の損傷　29, 33, 256
自律の段階　364, 368
事例概念化　84, 86, 177, 204
事例定式化　86
心身症　281
心配
　—しているチャイルドモード　295, 296
　—時間　296
　—のマジック　294
親密な対人関係　440
信頼関係　243
スキーマ　6, 20, 22, 67
　感情抑制—　32, 36, 38, 150, 175, 186, 215, 231, 277, 297-301, 415
　危害や疾病に対する脆弱性—　171, 174, 230, 313
　欠陥—　16, 23, 38, 39, 41, 46, 47, 49, 52, 87, 89, 90, 96, 109, 118-122, 125, 129, 130, 142-145, 147, 150, 153, 162, 171, 176, 177, 181, 182, 185, 198, 205-207, 211, 214, 217-221, 226, 228, 230, 233, 236, 238, 241, 249, 267, 268, 271, 284, 288, 302, 304-306, 309, 313, 316, 317, 330, 332, 345, 346, 355, 414, 417-419, 421, 423-427, 429, 431, 435, 441, 442, 455, 456, 464, 466, 468
　欠陥／恥—　22, 25, 28, 29, 39, 40, 174, 250-253, 313
　権利要求—　34, 40, 109, 199, 208, 213, 218, 231, 285, 302, 313, 314, 316, 417, 418, 420, 422, 424, 425, 432, 435, 468
　権利要求／尊大—　25, 30, 34, 38, 87, 175, 270-273, 288
　厳密な基準／過度の批判—　32, 36, 38, 42, 175, 301-305, 418
　厳密な基準—　39, 107, 143, 179, 182, 208, 214-216, 219, 232, 267, 277, 288, 298, 306, 316, 317, 414, 422, 427, 435
　自己犠牲—　31, 35, 38-40, 87, 105, 109, 143, 171-173, 175, 181, 182, 190, 191, 208, 214, 216-219, 231, 234, 246, 277, 280-285, 288, 316, 317, 336, 414, 442, 443
　自制と自律の欠如—　30, 34, 38, 40, 42, 87, 175, 179, 200, 215, 216, 219, 231, 268, 273-276, 313, 314, 345, 418, 426, 435, 437, 470, 476

失敗—　30, 33, 38, 39, 161, 174, 198, 215, 220, 221, 226, 227, 231, 233, 266, 267-270, 313, 414, 418
社会的孤立—　25, 38, 74, 213, 220, 230, 248, 253-256, 288, 313, 425
社会的孤立／疎外—　28, 29, 33, 174, 418
純粋な権利要求—　424
情緒的剥奪—　22, 25, 26, 28, 29, 34, 37-39, 50, 52, 59, 61, 71, 87, 90, 96, 99, 105, 141, 143, 144, 147, 153, 172-174, 177, 181, 182, 190, 208, 210, 213-215, 219, 222, 225, 230, 233, 245-249, 268, 271, 281, 283-285, 287, 288, 292, 295, 302, 313, 336, 339, 345, 346, 373, 386, 390, 391, 414, 417-419, 421-426, 429, 435, 439, 441, 442, 455-457, 460, 464, 466, 468
早期不適応的—　20-25, 27, 29, 38-45, 50, 55-58, 61, 68, 71, 75, 76, 78, 82, 84, 86, 89, 90, 97, 99, 109, 113, 114, 134, 136, 142, 170, 171, 173, 176, 186, 194, 199, 201, 205, 208, 209, 213, 222, 224, 227, 229, 235, 313, 314, 345, 371, 470, 471, 473-475
損害に対する脆弱性—　25
損害や疾病に対する脆弱性—　30, 33, 38, 261-263, 313
罰—　32, 36, 38, 175, 181, 182, 227, 232, 306, 308, 309, 316, 317, 345, 388, 390, 418
否定／悲観—　32, 36, 38, 175, 215, 231, 291-297, 313
評価と承認の希求—　31, 35, 38-40, 175, 220, 284, 286-291, 302, 418, 422, 427
評価の承認の希求—　232
服従—　31, 35, 38-40, 52, 90, 93, 131-133, 141, 143, 147, 150, 171, 175-177, 187, 200, 205-207, 213, 214, 216, 217, 221, 227, 231, 236, 238, 249, 264, 275-282, 288, 313, 314, 316, 345, 346, 373, 386, 390, 413, 414, 418, 427, 442, 443
不信／虐待—　22, 25, 28, 29, 38, 39, 42, 61, 87, 95, 100, 109, 125, 129, 130, 141, 150, 153, 154, 162, 164, 174, 176, 205, 207, 214, 223, 228, 230, 232, 239, 240, 242, 243, 245, 313, 316, 336, 345, 418, 427, 456, 457
巻き込まれ／未発達の自己—　30, 33, 38-40, 174, 181, 231, 263, 264, 313
見捨てられ—　25, 39, 53, 59, 61, 74, 89, 90, 95, 106, 109, 123, 124, 153, 154, 171, 176, 191, 216, 218, 226, 227, 235-239, 245, 248, 284, 313, 345, 346, 355, 373, 390, 391, 394, 395
見捨てられ／不安定—　22, 28, 29, 38, 174, 178,

179, 190, 191, 229, 232
　一の回避　50, 51, 55, 107, 165, 422
　一の起源　24, 71, 247
　一の修復　44, 46, 48
　一の持続　46, 76, 122
　一の妥当性　117
　一への過剰補償　49, 51, 55
　一への服従　50, 55
　一用語　474
　一領域　6, 27
　一サイド　115, 124
　一日記　112, 115, 130, 132, 398
　一フラッシュカード→フラッシュカード
　一ワーク　93
スキーマ療法　4, 15, 19
　標準的な一　310, 311
　一家　209
　一事例概念化フォーム　113
スキーマモデル　5, 54, 68
スキーマモード　6, 56, 57, 58, 69, 311, 345, 353,
　　371, 471
　一の変容の段階　364, 368
ストア学派　20
スピリチュアリティ　4
スーパーバイザー　222
生育歴　370, 427
性格上の問題　16, 18
生活
　一上の問題　17
　一場面　340
　早期の一体験　25
生活歴　94
　一アセスメント票　96
脆弱性　448, 449
脆弱なチャイルドモード　59-61, 78, 80, 108, 147,
　　153-158, 169, 182, 195, 222, 224, 227, 290, 305,
　　312, 313, 317-319, 321, 322, 324, 325, 327, 329,
　　330-333, 335-339, 341, 343, 344, 347, 348, 351,
　　361, 377, 379, 380, 391, 418, 421, 451, 455, 462,
　　463
精神力動的アプローチ　73
性的虐待　351
生物学　44, 45
　一的要因　351
制約　362
　一の欠如　30, 34, 270
セラピスト
　一個人の気持ち　402

　一自身のスキーマ　212, 413, 443
　一自身のコーピングスタイル　212
　一の回避行動　217
　一の権利　362
　一の【非機能的ペアレントモード】　218
セルフコントロール→自己制御
選択の内在化　53
選択的セロトニン再取り込み阻害薬（SSRI）　297
全か無か　303
早期不適応的スキーマ　20-25, 27, 29, 38-45, 50,
　　55-58, 61, 68, 71, 75, 76, 78, 82, 84, 86, 89, 90,
　　97, 99, 109, 113, 114, 134, 136, 142, 170, 171,
　　173, 176, 186, 194, 199, 201, 205, 208, 209, 213,
　　222, 224, 227, 229, 235, 313, 314, 345, 371, 470,
　　471, 473-475
損害に対する脆弱性スキーマ　25
損害や疾病に対する脆弱性スキーマ　30, 33, 38,
　　261-263, 313

た行

大災害　261
体験的技法　64, 71, 134, 333, 375
対象関係論　76
対象恒常性　348
大脳皮質　45
タイプA　302
タイムアウト法　275
対話技法　64, 196
他者への追従　31, 34, 277
多重アセスメント法　85
闘う　49
脱破局視　262
段階
　絆の形成と感情調節の一　364
　自律の一　364, 368
　スキーマモードの変容の一　364, 368
断絶と拒絶　28, 29, 153, 227, 235
チャイルドモード　58, 61, 311-313
　怒れる・衝動的一　346-349, 353, 363, 366, 367,
　　369, 405, 406
　怒れる一　59, 61, 151, 188, 276, 312, 313, 318,
　　321, 327, 336, 340, 343, 348, 349, 351-353, 360,
　　372, 373, 379, 381, 383-385, 390-397, 403, 405,
　　406, 413
　怯えた一　262
　拒絶された一　233, 252, 313, 417
　寂しい一　247, 249, 416-420, 422-424, 429, 430,
　　432-434, 437, 439, 440, 441, 448, 450-455, 460,

462-469
　　幸せな— 61, 62, 294, 296, 312-314, 343
　　失敗した— 269, 270
　　衝動的— 274, 275
　　衝動的・非自律的— 61, 62, 276, 312-314, 318, 322, 337, 343
　　承認希求— 290
　　心配している— 295, 296
　　脆弱な— 59-61, 78, 80, 108, 147, 153-158, 169, 182, 195, 222, 224, 227, 290, 305, 312, 313, 317-319, 321, 322, 324, 325, 327, 329, 330-333, 335-339, 341, 343, 344, 347, 348, 351, 361, 377, 379, 380, 391, 418, 421, 451, 455, 462, 463
　　のびのびとした— 297, 298
　　見捨てられた— 59, 192, 232, 313, 346-350, 352, 353, 355, 359, 361, 363-368, 372-378, 380, 381, 384, 392, 396, 397, 405-407, 413
　　抑制された— 299, 300
注意欠陥／多動性障害（ADHD） 267, 274
中核信念 67
中核的感情欲求 24, 69
中断 467
懲罰的ペアレントモード 59, 62, 276, 306, 311, 316, 317, 336, 340, 343, 346-352, 357, 360, 361, 363, 364, 366-369, 372-374, 377, 382-389, 395, 396, 405-407, 411, 413
直面化 116
治療
　　—関係 18, 71, 109, 180, 207, 223, 237, 241, 248, 362, 377
　　—外の接触 401
　　—的制約 244
　　—の一時中断 197
治療的再養育法 5, 6, 66, 72, 134, 153, 203, 227, 229, 244, 318, 331, 362, 369, 475
ディベート 124
ディメンジョナルな手法 54
手紙を書く 160
適応的な価値 325
手続き的連続モデル 76
転移 205
同一化 25
同化 75
統合的 19, 66
トーン 347, 369
特性 53, 58, 69
トラウマ 22, 28, 158

な行

内在化 25, 236
内的作業モデル 75
内的なスキーマ 54
逃げる 49
Ⅱ軸障害 310
Ⅱ軸診断 59
入院 408
認知 43
　　冷たい— 71
　　—心理学 21, 475
　　—的一貫性 21, 22
　　—的回避 17
　　—的技法 63, 114, 117, 366, 376, 464
　　—的歪曲 46, 464
　　—発達研究 20
　　—モデル 68
　　ホットな— 71
認知行動療法 5, 15
　　伝統的な— 16, 17, 39
　　標準的な— 173, 185
認知分析療法 76
認知療法 21, 118
脳システム 43
のびのびとしたチャイルドモード 297, 298

は行

パーソナリティ 67
パーソナリティ障害 4, 18, 54, 70
　　回避性— 251
　　境界性— 58, 237, 306, 310, 312, 345, 351, 361
　　強迫性— 298, 312
　　自己愛性— 253, 271, 310, 312, 351, 416, 424, 435, 464
　　反社会性— 351
背景にある思い込み 38
曝露 252
　　段階的— 166, 259, 262, 410
罰スキーマ 32, 36, 38, 175, 181, 182, 227, 232, 306, 308, 309, 316, 317, 345, 388, 390, 418
発達過程 69
反社会性パーソナリティ障害 351
反応妨害 258
般化 341
非機能的
　　—思考記録表 398
　　—コーピングモード 58, 61
　　—ペアレントモード 58, 61, 62, 83, 147, 153,

さくいん

158, 169, 196, 218, 219, 311, 316, 318, 337, 343
被虐待経験　409
被虐待体験　241, 243
悲嘆の作業　149
否定／悲観スキーマ　32, 36, 38, 175, 215, 231, 291-297, 313
非特異的要素　203
批判的なスキーマサイド　252
批判的ペアレントモード　316
評価と承認の希求スキーマ　31, 35, 38-40, 175, 220, 232, 284, 286-291, 302, 418, 422, 427
表出　391
標準的なスキーマ療法　310, 311
不安管理技法　260, 262
フェーズ
　アセスメントと教育の―　63, 84, 203
　変化の―　63, 114, 146, 224
服従スキーマ　31, 35, 38-40, 52, 90, 93, 131-133, 141, 143, 147, 150, 171, 175-177, 187, 200, 205-207, 213, 214, 216, 217, 221, 227, 231, 236, 238, 249, 264, 275-282, 288, 313, 314, 316, 345, 346, 373, 386, 390, 413, 414, 418, 427, 442, 443
不信・虐待スキーマ　22, 25, 28, 29, 38, 39, 42, 61, 87, 95, 100, 109, 125, 129, 130, 141, 150, 153, 154, 162, 164, 174, 176, 205, 207, 214, 223, 228, 230, 232, 239, 240, 242, 243, 245, 313, 316, 336, 345, 418, 427, 456, 457
不適応的コーピングスタイル　173
不適応的コーピングモード　196, 311, 312, 314, 315, 318, 331, 337, 343
負の強化　17
不平不満　295, 297
フラッシュカード　64, 115, 128, 130, 187, 196, 275, 396
文化　298
ヘルシーアダルトモード　58, 61, 62, 66, 78, 83, 88, 114, 115, 147, 153, 156, 158, 162, 169, 188, 192, 199, 204, 209, 222, 229, 238, 241, 247, 252, 256, 259, 262, 265, 269, 270, 273, 274, 276, 290, 292, 295, 296, 299-301, 304, 305, 311, 317, 318, 327-329, 331, 336, 337, 339, 340, 342, 343, 346, 347, 351, 359, 361, 363, 364, 368, 373, 375, 378, 380-382, 385, 386, 393, 398, 406, 416, 425, 429, 434, 435, 439, 440, 446, 460, 462, 465, 468, 469, 474, 475
ヘルシーサイド　115, 124, 127, 196
変化のフェーズ　63, 114, 146, 224
扁桃体系　44

弁証法的行動療法　366
ホームワーク　188, 189, 197
他の治療法　408
保護の剥奪　28, 29
ポジティブなスキーマ　23
ボディワーク　167
本来の自分　264
防御的制御プロセス　79

ま行
マインドフルネス瞑想　396
巻き込まれ対象　263, 265
巻き込まれ／未発達の自己スキーマ　30, 33, 38-40, 174, 181, 231, 263, 264, 313
麻痺する　49
マネジドケア　4
見捨てられ体験　351
見捨てられたチャイルドモード　59, 192, 232, 313, 346-350, 352, 353, 355, 359, 361, 363-368, 372-378, 380, 381, 384, 392, 396, 397, 405-407, 413
見捨てられ／不安定スキーマ　22, 28, 29, 38, 174, 178, 179, 190, 191, 229, 232
見捨てられスキーマ　25, 39, 53, 59, 61, 74, 89, 90, 95, 106, 109, 123, 124, 153, 154, 171, 176, 191, 216, 218, 226, 227, 235-239, 245, 248, 284, 313, 345, 346, 355, 373, 390, 391, 394, 395
無条件の積極的関心　441
無条件スキーマ　38, 39
無力感　256
モード　67, 68, 310, 346, 371, 471
　―間の対話　336
　―の起源　325, 453
　―ワーク　73, 310, 318, 471, 473
目標　91
　―志向的活性　76
モチベーション　185
モデリング　53
物語　475
問題　91
　―行動　177

や行
薬物治療　166
薬物療法　297, 408
役割関係モデル　78
誘導的発見法　72
養育

―の剥奪　28, 29
　―スタイル　71
要求がましいペアレントモード　219, 304
要求的ペアレントモード　62, 316, 317, 343, 465
幼少期の体験　25, 121, 139
抑制されたチャイルドモード　299, 300
欲求抑制タイプ　277

ら・わ行

力動的心理療法　5

理想化　431
リハーサル　187, 392
両親像　316
リラックスしたイメージ　166
理論的根拠　146, 165, 409
リンクされたスキーマ　96
レディネス　197
連続的手続きの再定式化図　77
ロールプレイ　152, 187, 398

著者について

Jeffrey E. Young, PhD は，現在コロンビア大学の精神医学部門に所属している。彼はニューヨーク州の認知療法センターを創立し，同センターの所長でもある。また，コネティカット州のスキーマ療法センターの所長も兼任している。Young 博士は世界中のメンタルヘルスの専門家に対して，20 年以上にもわたって認知療法およびスキーマ療法を教えており，彼の際立った教育能力は広く賞賛されている。

Young 博士は，慢性化した治療抵抗性の障害に対する統合的なアプローチであるスキーマ療法を構築した。彼はこれまで認知療法およびスキーマ療法に関する多数の著作を出版している。その中には，以下の 2 冊の代表的著作が含まれる。1 つは，"Cognitive Therapy for Personality Disorders: A Schema-Focused Approach"，もう 1 つは "Reinventing Your Life"（Janet S. Klosko と共著）である。前者はメンタルヘルスの専門家向けのものであり，後者は一般の読者向けのものである。Young 博士はまた，研究補助金を受けたいくつかのスキーマ療法に関する調査班のコンサルタントを務めており，雑誌 "Cognitive Therapy and Research and Cognitive and Behavioral Practice" の編集委員でもある。

Janet S. Klosko, PhD は，ニューヨーク州 Great Neck におけるロングアイランド認知療法センターの所長の一人であり，マンハッタンにあるスキーマ療法センターおよびニューヨーク州ウッドストックにある Woodstock Women's Health における上級サイコロジストでもある。彼女はニューヨーク州立大学から臨床心理学の博士号を授与されており，ブラウン大学医学部にて研修を受けた。ニューヨーク州立大学では，David H. Barlow 博士に師事し，不安障害の研究と治療に従事した。Klosko 博士は米国心理学会から，『科学としての臨床心理学』部門における優秀論文賞を授与されたこともある。彼女は多くの学術論文を発表すると共に，"Cognitive-Behavioral Treatment of Depression"（William Sanderson と共著），"Reinventing Your Life"（Jeffrey E. Young と共著）の 2 冊の著書を出版している。彼女はまた，英文学の修士号も取得している。

Marjorie E. Weishaar, PhD は，ブラウン大学医学部の精神医学および人間行動科学部門における臨床教授であり，精神医学および心理学専攻の研修員や特別研究員に対して認知療法を教えている。同大学は彼女のこのような教育活動に対して，2 つの賞を授与している。Weishaar 博士はペンシルバニア大学を卒業し，ペンシルバニア州立大学にて 3 つの修士号を取得している。彼女は Aaron T. Beck から認知療法の訓練を，Jeffrey E. Young からスキーマ療法の訓練を受けたという経歴を持つ。彼女はまた，認知療法とその創始者について書かれた "Aaron T. Beck" という本の著者であり（本書は最近，中国語に翻訳された），他にも認知療法，特に自殺のリスクへの介入に関する論文や分担執筆を数多く著している。Weishaar 博士は現在，ロードアイランド州 Providence において個人開業にて心理療法を実践している。

監訳者

伊藤絵美（いとう・えみ）
　洗足ストレスコーピング・サポートオフィス所長，臨床心理士，博士（社会学）

　慶応義塾大学文学部人間関係学科心理学専攻卒業，同大学大学院社会学研究科博士課程修了。精神科クリニック，民間企業EAPを経て2004年より現職。
　主な著訳書に『認知療法実践ガイド』（2004年，星和書店，共訳），『認知療法・認知行動療法カウンセリング初級ワークショップ』（2005年，星和書店），『認知療法・認知行動療法面接の実際』（2006年，星和書店），『認知療法全技法ガイド』（2006年，星和書店，共訳），『認知療法実践ガイド：困難事例編』（2007年，星和書店，共訳），『認知行動療法, べてる式』（2007年，医学書院，共編著）などがある。

分担翻訳者

序章＆第1章	山本真規子（慶應義塾大学保健管理センター，国立成育医療センター）
第2章	森本幸子（仙台白百合女子大学，洗足ストレスコーピング・サポートオフィス）
第3章	那田華恵（洗足ストレスコーピング・サポートオフィス，目白ジュンクリニック）
第4章	吉村由未（洗足ストレスコーピング・サポートオフィス，国立成育医療センター）
第5章	坂井一史（株式会社ジャパンEAPシステムズ，東京大学大学院教育学研究科博士課程）
第6章	山口（森脇）愛子（帝京大学文学部心理学科）
第7章	二宮真之（CDA：キャリアディベロップメントアドバイザー）
第8章	松浦恵子（洗足ストレスコーピング・サポートオフィス，葛飾赤十字産院）
第9章	津高京子（洗足ストレスコーピング・サポートオフィス，目白ジュンクリニック）
第10章	久保田康文（洗足ストレスコーピング・サポートオフィス）

スキーマ療法（りょうほう）
―― パーソナリティの問題（もんだい）に対（たい）する統合的認知行動療法（とうごうてきにんちこうどうりょうほう）アプローチ

2008年 8月25日　初刷
2024年 1月10日　六刷

著　者　ジェフリー・E・ヤング，
　　　　ジャネット・S・クロスコ，マジョリエ・E・ウェイシャー
監訳者　伊藤　絵美
発行者　立石　正信

印刷・平河工業社　　製本・誠製本

発行所　株式会社　金剛出版
〒112-0005　東京都文京区水道1-5-16
電話 03-3815-6661　振替 00120-6-34848
URL：http://www.kongoshuppan.co.jp

ISBN978-4-7724-1046-5　C3011　　Printed in Japan　©2008

好評既刊

世界でたったひとつのCBT

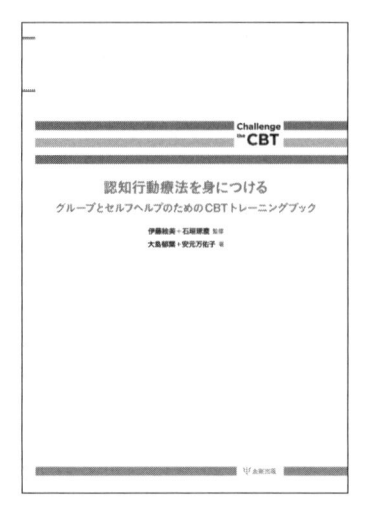

[監修]=伊藤絵美　石垣琢麿
[著]=大島郁葉　安元万佑子

●B5判　●並製　●208頁　●定価 3,080円

シリーズ「Challenge the CBT」第2弾。
クライエントの症例に応じたオーダーメイド型CBTを学ぶグループと
セルフヘルプのための一冊。

Challenge the CBTシリーズ
認知行動療法を身につける
グループとセルフヘルプのためのCBTトレーニングブック

価格は10%税込です。

好評既刊

クライアント対応に自身がもてる
CBTトレーナー必携マニュアル

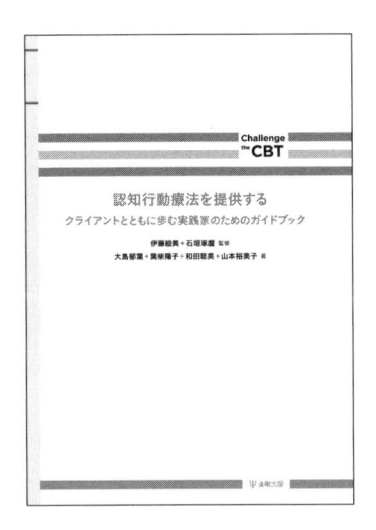

［監修］＝伊藤絵美　石垣琢麿

［著］＝大島郁葉　葉柴陽子　和田聡美　山本裕美子

● B5判　● 並製　● 240頁　● 定価 3,520円

『認知行動療法を身につける』を上手に使って、
うつ・ストレス・不安に対処するための
トレーナー必携マニュアル！

Challenge the CBTシリーズ
認知行動療法を提供する
クライアントとともに歩む実践家のためのガイドブック

価格は10％税込です。

好評既刊

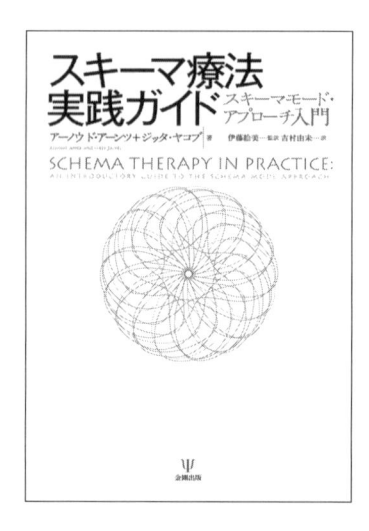

[著]=アーノウド・アーンツ　ジッタ・ヤコブ
[著]=伊藤絵美　[訳]=吉村由未

●A5判　●上製　●360頁　●定価 4,840円

境界性パーソナリティ障害など
対人関係に課題を抱えたクライエント対象とする
「スキーマ療法」プラクティカルガイド。

スキーマ療法実践ガイド
スキーマモード・アプローチ入門

価格は10%税込です。